华夏病理网翻译丛书

淋巴结病理学图谱

Atlas of Lymph Node Pathology

原　著　Roberto N. Miranda
　　　　Joseph D. Khoury
　　　　L. Jeffrey Medeiros

主　译　陈　健　董红岩

副主译　张　雷　张功学

审　校　梅开勇　薛德彬

人民卫生出版社

Translation from the English edition：

Atlas of Lymph Node Pathology，by Roberto N. Miranda，Joseph D. Khoury，
L. Jeffrey Medeiros

Copyright © Springer Science+Business Media New York 2013

Springer Science+Business Media New York is a part of Springer Science+Business Media.
All Rights Reserved.

图书在版编目（CIP）数据

淋巴结病理学图谱/（美）罗伯托·N. 米兰达（Roberto
N. Miranda）原著；华夏病理网组织翻译；陈健，董红岩主译.
—北京：人民卫生出版社，2018
　　ISBN 978-7-117-26953-7

　　Ⅰ.①淋…　Ⅱ.①罗…②华…③陈…④董…　Ⅲ.①淋
巴结-病理学-图谱　Ⅳ.①R733.4-64

　　中国版本图书馆 CIP 数据核字（2018）第 129802 号

人卫智网	www.ipmph.com	医学教育、学术、考试、健康， 购书智慧智能综合服务平台
人卫官网	www.pmph.com	人卫官方资讯发布平台

淋巴结病理学图谱

主　　译：陈　健　董红岩
出版发行：人民卫生出版社（中继线 010-59780011）
地　　址：北京市朝阳区潘家园南里 19 号
邮　　编：100021
E – mail：pmph @ pmph. com
购书热线：010-59787592　010-59787584　010-65264830
印　　刷：北京汇林印务有限公司
经　　销：新华书店
开　　本：889×1194　1/16　印张：28
字　　数：907 千字
版　　次：2018 年 9 月第 1 版　2018 年 9 月第 1 版第 1 次印刷
标准书号：ISBN 978-7-117-26953-7
定　　价：299.00 元

打击盗版举报电话：010-59787491　E-mail：WQ @ pmph. com
（凡属印装质量问题请与本社市场营销中心联系退换）

译 者 名 单

主　译　陈　健　董红岩

副主译　张　雷　张功学

审　校　梅开勇　薛德彬

译校者（按汉语拼音排序）

　　　　蔡　颖　江苏省无锡市人民医院病理科

　　　　车拴龙　广州金域医学检验中心/延边大学肿瘤研究中心

　　　　陈　健　河北省解放军 252 医院病理科

　　　　董红岩　山东省临沂市人民医院病理科

　　　　付　勇　新疆军区总医院病理科

　　　　李国霞　复旦大学附属闵行医院病理科

　　　　李晓波　哈尔滨医科大学病理系

　　　　梅开勇　广州医科大学附属第二医院病理科

　　　　王天真　哈尔滨医科大学病理系

　　　　王晓杰　山东省潍坊心脏病医院病理科

　　　　薛德彬　华夏病理网学术部

　　　　张功学　枣阳市第一人民医院病理科

　　　　张　雷　河南省人民医院病理科

　　　　张　磊　哈尔滨医科大学病理系

译 者 前 言

淋巴结分布于身体各个部位,是人体免疫系统的重要组成部分。受感染、炎症或肿瘤的影响,淋巴结的组织形态会发生相应改变。淋巴结病理学诊断一直是外科病理学中的难点之一,例如炎症性反应性改变的病因诊断,良恶性病变的鉴别诊断,以及恶性肿瘤的分型诊断等等,只有最精确的病理诊断才能更好地为临床服务。

《淋巴结病理学图谱》(Atlas of Lymph Node Pathology)是由 Liang Cheng(程亮)主编的《解剖病理学图谱》(Atlas of Anatomic Pathology)系列丛书之一,此丛书依据器官系统来编写,简要介绍良性、先天性、炎症性、非肿瘤性和肿瘤性病变的诊断和分类,内容简明实用,以帮助读者快速查阅。《淋巴结病理学图谱》共分为 12 个部分,98 个章节,不仅介绍了常见淋巴结感染性和反应性病变的诊断与鉴别诊断,还结合 2008 版 WHO 分类对淋巴造血系统肿瘤进行了介绍,涵盖了疾病的流行病学、发病机制、临床表现、组织形态学特征、辅助诊断技术、治疗和预后等,还包括淋巴造血系统肿瘤的分子生物学和遗传学特征等。本书图文并茂,内容简洁明了,是一本不可多得的参考书。

由于译者的英文水平和专业实践能力有限,纰漏和错误在所难免,敬请读者批评指正。

陈健
2018 年

原 著 前 言

为方便快速查阅,本图谱对各种影响淋巴结的疾病进行了简要回顾。主要适用于病理医师、病理实习医师、肿瘤科医师、初级保健医师,以及对淋巴结肿瘤和非肿瘤性疾病诊断感兴趣的学生。本图谱编写顺序从感染性淋巴结炎到反应性淋巴结病,最后是肿瘤,后者以细胞分化起源来分类。淋巴细胞或造血细胞肿瘤依据 2008 版 WHO 分类来介绍,描述其特征和变异表现。

细胞起源是当前淋巴造血肿瘤分类的基础,但即使进行了大量研究工作,仍不能对所有肿瘤进行精确分类。此外,目前的分类越来越精细,常必须使用辅助诊断技术,并需与临床特征相结合,包括患者的遗传背景、免疫状态、病史或基础疾病,以及地域分布等。有鉴于此,本书中还将涉及基础疾病的发病机制,并强调在实际工作中淋巴结病理形态学评估的重要性。我们决不低估辅助技术对诊断的重要性和价值,例如免疫组织化学技术、流式细胞免疫表型分析、传统细胞遗传学、FISH 和分子诊断技术等。我们只是想告诉读者,必须在组织形态学评估的基础上,谨慎选择相应的辅助诊断技术。

我们希望本图谱对读者有帮助。本图谱的编写是一件令人愉悦的工作,也真诚希望它能满足读者的需要。

Roberto N. Miranda,MD

Joseph D. Khoury,MD

L. Jeffrey Medeiros,MD

(陈健 译)

原 著 致 谢

献给我的妻子 Norma、我的孩子 Alonso 和 Andrea、我的母亲 Milly 和已故的父亲 Hernan、我的姐妹 Elena 和 Carina 及我的兄弟 Hernan 和 Aaron。

Roberto N. Miranda，MD

献给我的妻子 Leah、我的孩子 Gabriel 和 Sophie、我的父母 David 和 Jacqueline、我的妹妹 Christiane 及我的弟弟 Claude。

Joseph D. Khoury，MD

献给我的父亲 Leonard Luiz Medeiros（1919—2010），他是一个好人。

L. Jeffrey Medeiros，MD

目　　录

第五篇　未成熟 B 或 T 细胞淋巴瘤/白血病

第六篇　成熟 B 细胞淋巴瘤

第七篇　成熟 T 和 NK 细胞肿瘤

第八篇　霍奇金淋巴瘤

第九篇　免疫缺陷相关性淋巴组织增生性疾病

第十篇　组织细胞和树突细胞肿瘤

第十一篇　髓系和单核细胞系肿瘤

第十二篇　淋巴结内非造血组织增生

第一篇
正常淋巴结

第1章
正常淋巴结结构和功能

淋巴结属于免疫系统的一部分,在先天性和适应性免疫反应中发挥关键作用[1,2]。淋巴管将淋巴液运输至淋巴结。淋巴液经输入淋巴管进入淋巴结后,从被膜下窦进入精细的淋巴窦网络,最终穿过淋巴结髓质进入输出淋巴管。淋巴液在淋巴结实质内的运输过程中,抗原与适应性免疫系统的效应细胞接触,启动级联免疫反应,识别并最终消除外源性抗原和病原体。血液经门部小动脉和小静脉进出淋巴结。淋巴结实质内的特化血管称为高内皮微静脉。淋巴结属于二级淋巴器官(又称为周围淋巴器官),后者还包括脾脏和黏膜相关淋巴组织。一级淋巴器官(又称为中枢淋巴器官)为骨髓和胸腺,是产生 B 细胞和 T 细胞的部位。

淋巴结的显微结构分为三个区域:皮质、副皮质和髓质。淋巴结皮质主要由(初级和(或)次级)淋巴滤泡构成。初级淋巴滤泡是未受抗原刺激的圆形结构,由一致的小淋巴细胞构成。抗原刺激后,初级淋巴滤泡转化为次级淋巴滤泡,后者含有处于不同功能成熟阶段的淋巴细胞。次级淋巴滤泡主要由三个区域构成:边缘区、套区和生发中心。消退期的次级淋巴滤泡表现为上述三个区域变小,特别是边缘区。初级淋巴滤泡和次级淋巴滤泡内以 B 细胞为主。副皮质区富含 T 细胞,可为小细胞或大细胞,这取决于这些细胞的成熟阶段。髓质含淋巴细胞、浆样淋巴细胞、浆母细胞和成熟浆细胞。髓质是浆细胞的主要成熟部位,浆细胞具有产生抗体的能力。

所有淋巴结均具有共同的组织学特征,但存在一些与解剖部位相关的差异。例如,肠系膜淋巴结的边缘区、髓索和髓窦非常明显,而外周淋巴结倾向于次级淋巴滤泡体积更大、数量更多,特别是有活动性抗原刺激区域的引流淋巴结[1]。

免疫组化有助于显示淋巴结的不同区域(表 1.1 和表 1.2)。B 细胞标记(CD19、CD20、PAX5)主要表达于皮质区。生发中心特征性表达 CD10 和 BCL6,不表达抗凋亡蛋白 BCL2。T 细胞标记(CD2、CD3、CD4、CD5、CD7 和 CD8)主要表达于副皮质区。滤泡辅助性 T 细胞位于生发中心内。

淋巴结取材方法包括细针穿刺活检、粗针穿刺活检和开放活检。细针穿刺活检和粗针穿刺活检最好在影像(CT 或超声)引导下进行。这些取材方法各有优缺点。细针穿刺活检的损伤最小,细胞形态学细节保存最好,并且可用于所有的标准化辅助检测,但此方法不能提供组织结构方面的信息。粗针穿刺活检是大多数临床机构首选的淋巴结活检方法,不仅损伤小,还可提供组织结构方面的信息。开放活检(切除活检)能提供最充足的诊断标本,但属于侵入性手术操作。

对于疑似原发性淋巴结病变的患者,无论采用何种取材方式,所获得的标本均应优先满足组织学检查和多色流式细胞术免疫分型的需要。福尔马林固定、石蜡包埋的组织适用于 FISH 和分子检测,因此,不再强调保存新鲜组织用于细胞遗传学评估和分子病理诊断。

表1.1   淋巴结内主要的功能性和支持性细胞成分

功能性细胞	主要分布	功能	形态	免疫表型
B细胞	皮质			CD19+、CD20+、CD79b+
童贞B细胞	初级淋巴滤泡套区	未经刺激的再循环B细胞	小淋巴细胞,染色质致密,胞质稀少	IgM+、IgD+
中心母细胞	生发中心,暗区	早期活化B细胞	大无裂细胞	IgM弱+、CD10+、BCL6+
中心细胞	生发中心,亮区	开始分泌免疫球蛋白的活化B细胞	小裂细胞	IgA+、IgG+、CD10+、BCL6+
记忆B细胞	边缘区	记忆B细胞	小圆形淋巴细胞,中等量胞质	IgM+、IgG+
浆细胞	髓质	分泌免疫球蛋白	核偏位,嗜碱性胞质	胞质免疫球蛋白;CD138+
T细胞	副皮质区	适应性细胞免疫	小淋巴细胞,团块状染色质	CD2+、sCD3+、CD5+、CD7+
辅助T细胞	副皮质区	抗原提呈		CD4+
滤泡辅助T细胞	生发中心	生发中心内的T辅助细胞		CD4+、PD1+、CXCL13+、BCL6+、CD10+、CXCR5+
细胞毒性T细胞	副皮质区	调节功能	含胞质颗粒的淋巴细胞	CD8+
NK细胞	副皮质区	先天免疫	小淋巴细胞	CD2+、CD56+、cCD3+/sCD3−
滤泡树突细胞	生发中心	抗原提呈	成对出现的空泡状核	CD21+、CD23+、CD35+、HLA-DR+
指状突树突细胞	副皮质区	抗原提呈	核卵圆形、空泡状、有凹痕;中等量胞质	HLA-DR+、CD1a+、S100+
组织细胞	生发中心	抗原提呈;吞噬	核卵圆形、空泡状;常见丰富的透明或颗粒状胞质	CD68+、CD163+
	副皮质区	抗原提呈	核卵圆形、空泡状;粉红色胞质	CD68+
	淋巴窦			CD68+

Ig,免疫球蛋白;NK,自然杀伤

表1.2   淋巴结结构和免疫表型标记物

结构	阳性	阴性
生发中心	CD10、CD20、BCL6	BCL2
B细胞成分	CD10、CD20、BCL6	BCL2
T细胞成分	CD10、CD3、BCL6、PD-1	
滤泡树突细胞	CD21、CD23、CD35	
套区	CD20、IgD	
边缘区	CD20、IgM	
副皮质区	CD2、CD3、CD4	
窦细胞	CD68、CD163	T细胞标记物、B细胞标记物
窦内衬细胞和血管内衬细胞	CD34、FⅧ-RA	

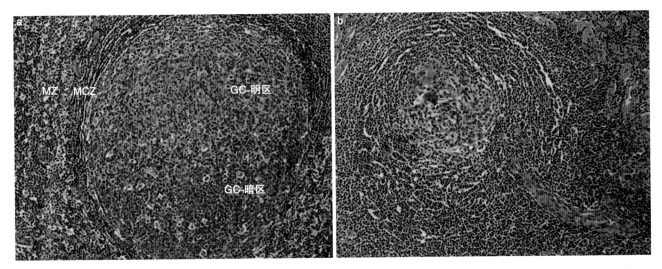

图 1.1　(a)次级淋巴滤泡由边缘区(MZ)、套区(MCZ)和生发中心(GC)构成。套区细胞是未受抗原刺激的童贞 B 细胞，边缘区细胞是经历生发中心反应并存活的淋巴细胞，生发中心含中心细胞、中心母细胞、可染小体巨噬细胞和滤泡树突细胞。生发中心极性分布形成"明区"和"暗区"。暗区淋巴细胞增殖活性高，核分裂象多，富含中心母细胞(大无裂细胞)，亮区富含中心细胞(小裂细胞)和滤泡树突细胞。(b)生发中心消退，表现为生发中心淋巴细胞耗竭和边缘区消失

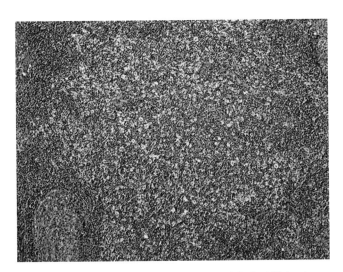

图 1.2　副皮质区富于 T 细胞。图示副皮质区增生，含有小淋巴细胞和许多组织细胞

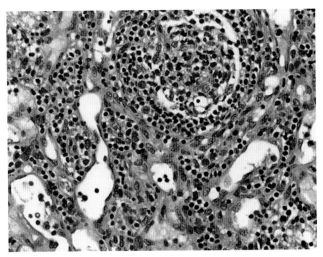

图 1.3　腹腔淋巴结的淋巴窦非常明显

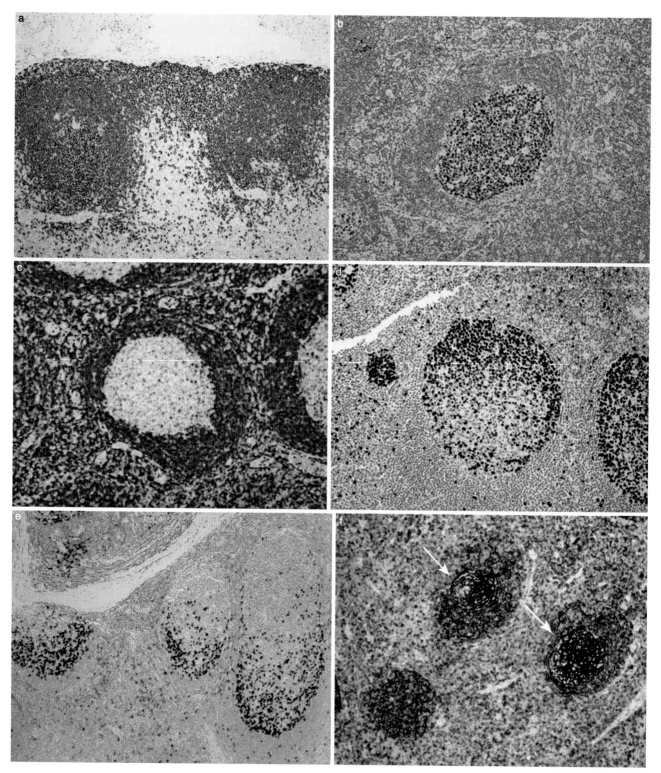

图 1.4　(a) 免疫组化 CD20 染色,滤泡内多数细胞阳性,副皮质区散在阳性。生发中心 B 细胞阳性表达 BCL6(b),不表达 BCL2(c)。(d) 免疫组化 Ki-67 染色突出显示生发中心的极性分布,暗区增殖指数显著高于亮区。(e) 滤泡辅助 T 细胞主要位于亮区,表达 PD1。(f) 滤泡树突细胞呈 CD23 强阳性(箭头)。反应性病变的淋巴细胞也可表达 CD23,如本例所示

(陈健　译)

参考文献

1. Ioachim HL, Medeiros LJ. The normal lymph node. In: Ioachim's lymph node pathology. 4th ed. Philadelphia: Wolters Kluwer/ Lippincott Williams & Wilkins; 2009. p. 1–14.

2. Campo E, Jaffe ES, Harris NL. Normal lymphoid organs and tissues. In: Jaffe ES, Harris NL, Vardiman JW, Campo E, Arber DA, editors. Hematopathology. Philadelphia: Saunders/Elsevier; 2011. p. 97–117.

第二篇
非特异性反应性改变

第 2 章
反应性滤泡增生

淋巴结内反应性滤泡增生（reactive follicular hyperplasia，RFH）的特征是淋巴滤泡数量增多，体积增大。淋巴滤泡是 B 细胞免疫反应的功能单位，可触发体液免疫并导致 B 细胞活化的炎症和免疫反应常伴有 RFH。从广义上讲，可导致 RFH 的疾病包括细菌感染、病毒感染和自身免疫性疾病。一些患者病因不明。滤泡增生常伴有淋巴结内其他结构增生。

形态学观察，RFH 表现为滤泡数量增多，体积增大[1]，许多增大的滤泡外形不规则，可相互融合，但套区和边缘区结构清楚。生发中心常扩大，可见亮区和暗区。这些反应性生发中心内散在分布许多可染小体巨噬细胞，形成星空现象。单纯的 RFH 中，副皮质区缩小。即使窦细胞（或窦内衬细胞）数量增多，淋巴窦一般也保持开放。反应性淋巴细胞累及淋巴结被膜的情况并不少见，但罕见反应性滤泡进入淋巴结周围的

软组织中[2]。

RFH 需要与具有结节状生长模式的肿瘤性淋巴组织增生性疾病鉴别，特别是滤泡性淋巴瘤（follicular lymphoma，FL）。与 RFH 不同，FL 的淋巴滤泡一般更多，分布均匀（背靠背），大小一致，可染小体巨噬细胞不如 RFH 丰富，套区常不清楚[3,4]。除这些形态学线索外，采用免疫组织化学和流式细胞术进行免疫表型分析，也有助于鉴别诊断。对 RFH 和 FL 鉴别诊断最有意义的免疫标记是 B 细胞淋巴瘤 2（BCL2），BCL2 在反应性生发中心不表达，而在 FL 中常阳性。证实 RFH 内 B 细胞为多克隆最有效的方法是流式细胞术分析。罕见情况下，形态学和免疫表型分析仍不能明确地鉴别 RFH 与肿瘤性 B 细胞增生，此时可能需要行免疫球蛋白重链基因重排检测。

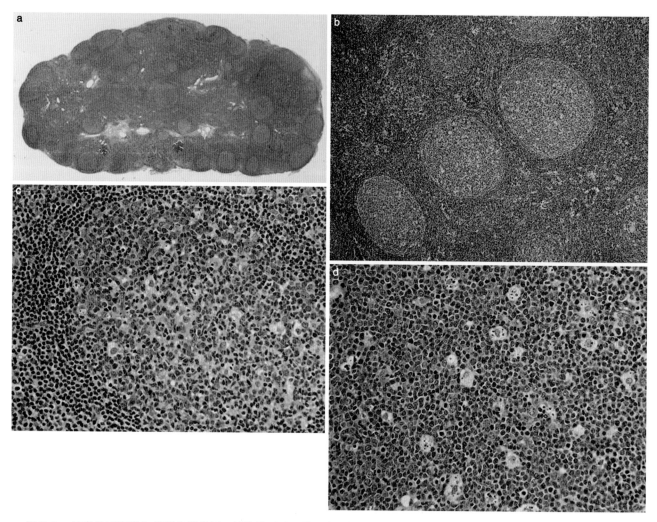

图2.1　反应性滤泡增生的形态学特征。低倍镜下可见淋巴滤泡数量增多,体积增大(a),但生发中心、套区和边缘区结构清楚(b)。(c)亮区(富含中心细胞)和暗区(富含中心母细胞)的极性分布模式保持。(d)生发中心含有丰富的可染小体巨噬细胞,形成星空现象

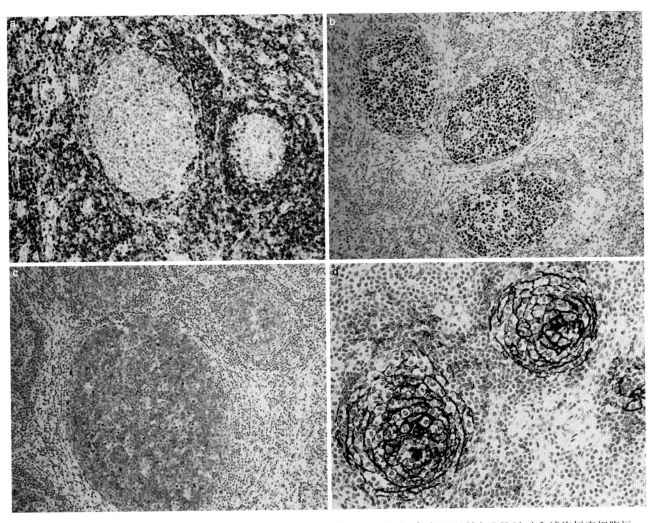

图 2.2　免疫组化检查,反应性滤泡增生的特征是生发中心不表达 BCL2(a),表达 CD10(b)、BCL6(c)和滤泡树突细胞标记 CD23(d)

（陈健　译）

参考文献

1. Ioachim HL, Medeiros LJ. Reactive lymphoid hyperplasia. In: Ioachim's lymph node pathology. 4th ed. Philadelphia: Wolters Kluwer/Lippincott Williams & Wilkins; 2009. p. 172–80.

2. Segal GH, Perkins SL, Kjeldsberg CR. Benign lymphadenopathies in children and adolescents. Semin Diagn Pathol. 1995;12:288–302.

3. De Wolf-Peeters C, Delabie J. Anatomy and histophysiology of lymphoid tissue. Semin Oncol. 1993;20:555–69.

4. Van der Valk P, Meijer CJ. The histopathology of reactive lymph nodes. Am J Surg Pathol. 1987;11:866–82.

3

第3章
反应性副皮质区增生

反应性副皮质区增生(reactive paracortical hyperplasia,RPH)或弥漫性副皮质区增生的特征是淋巴结副皮质区扩大。副皮质区(滤泡间区)富于T细胞,还含有指状突树突细胞和组织细胞。在可触发T细胞免疫的炎症和免疫反应刺激下,副皮质区扩大。可能的病因包括感染、疫苗注射、免疫失调性疾病和药物等[1]。最常引起RPH的病毒包括单纯疱疹病毒(HSV)、EB病毒(EBV)和巨细胞病毒(CMV)。一些患者病因不明。

RPH几乎从不单独出现,常伴有淋巴结其他结构的增生,但可以主要表现为副皮质区增生。形态学观察,RPH表现为淋巴结的富于T细胞区弥漫扩大,病变区由小淋巴细胞、免疫母细胞、指状突树突细胞和组织细胞构成,这种异质性构成在低倍镜下的表现被描述为"斑点状"或"虫蚀样"。RPH有时伴有高内皮微静脉增多,也可出现具有 Hodgkin-Reed-Sternberg 细胞部分特征的良性细胞(HRS 样细胞)。淋巴窦开放,窦内的小淋巴细胞和窦细胞(或窦内衬细胞)常增多。皮病性淋巴结炎可视为 RPH 的少见形式(见第31章)[2,3,4]。

免疫组化检查,增生细胞主要为T细胞,表达CD2、CD3、CD5、CD7、CD43、CD4和(或)CD8。RPH中的免疫母细胞和HRS样细胞可表达CD20或CD30,因此需要分别与大B细胞淋巴瘤和间变性大细胞淋巴瘤鉴别。此外,相当多的反应性细胞可表达Ki-67。针对HSV、EBV(LMP1)或CMV的病毒特异性免疫染色,以及EBER原位杂交检测,对一些病例的诊断可能有帮助。一些旺炽性RPH可能类似于T细胞淋巴瘤,可能需要分子检测辅助诊断。T细胞受体基因重排证实RPH为多克隆性病变。

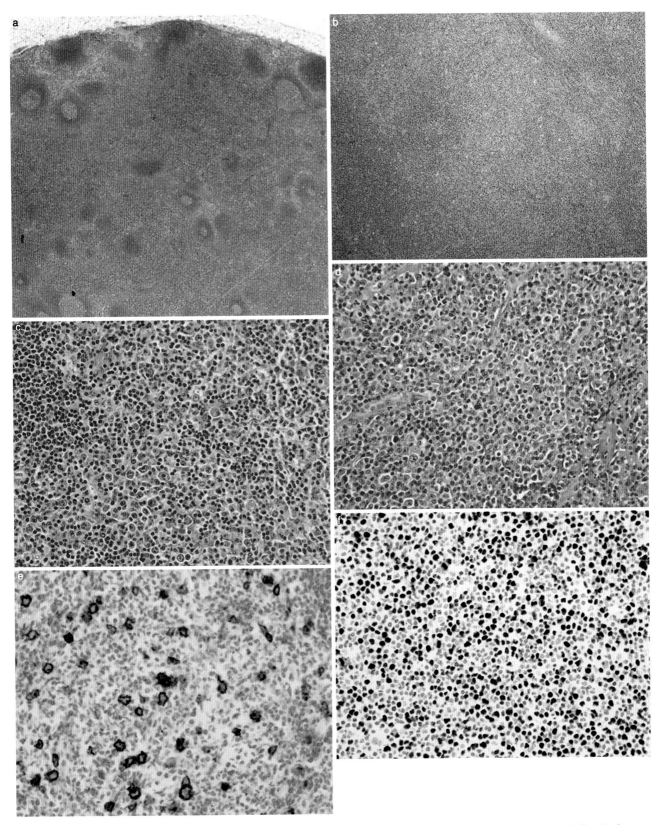

图 3.1　反应性副皮质区增生的特征是淋巴结的富于 T 细胞区扩大 (a) ,病变区由异质性细胞群构成,包括小淋巴细胞、免疫母细胞、指状突树突细胞和组织细胞(b) 。免疫母细胞(c) 和类似 HRS 细胞的良性细胞(d,右下)偶见于反应性副质区增生。(e) 免疫母细胞和类似 HRS 样细胞常表达 CD30。(f) Ki-67 免疫染色,反应性副皮质区增生可呈现高增殖指数。(图 c 和图 e 由 Bonnie Kemp 医生提供)

（陈健　译）

参考文献

1. Ioachim HL, Medeiros LJ. Reactive lymphoid hyperplasia. In: Ioachim's lymph node pathology. 4th ed. Philadelphia: Wolters Kluwer/Lippincott Williams and Wilkins; 2009. p. 172–80.
2. Van den Oord JJ, De Wolf-Peeters C, Desmet VJ, et al. Nodular alteration of the paracortical area. An in situ immunohistochemical analysis of primary, secondary, tertiary T-nodules. Am J Pathol. 1985;120:55–66.
3. Segal GH, Perkins SL, Kjeldsberg CR. Benign lymphadenopathies in children and adolescents. Semin Diagn Pathol. 1995;12: 288–302.
4. Van der Valk P, Meijer CJ. The histopathology of reactive lymph nodes. Am J Surg Pathol. 1987;11:866–82.

第三篇
感染性淋巴结炎

第4章
细菌性(化脓性)淋巴结炎

4

急性淋巴结炎由细菌感染引起。条件致病菌感染可累及区域淋巴结,导致急性淋巴结炎,并可发展为化脓性淋巴结炎。常见致病菌为金黄色葡萄球菌,其次为 A 组链球菌[1,2]。

受累淋巴结可肿大或不肿大。在细菌性淋巴结炎的早期,淋巴结结构保持完整,淋巴窦扩张,其内含弱嗜酸性蛋白液,并混有大量中性粒细胞和巨噬细胞(淋巴窦渗出性炎)。最终形成微脓肿,微脓肿可增大并融合,形成化脓性淋巴结炎,并可发展为脓肿或窦道。组织切片中有可能见到细菌菌落。在急性炎症消退期,炎性病灶内可见大量淋巴细胞、浆细胞和吞噬碎屑的巨噬细胞[3]。

虽然许多病例经革兰染色不能发现病菌,但此方法仍是一种有用的辅助检查手段。因此,为微生物学检测而获取的无菌标本应优先用于鉴定致病菌和药敏检测。PCR 技术对检测病原体非常有帮助,特别是生长缓慢或难以培养的微生物[4,5]。

急性(化脓性)淋巴结炎主要的鉴别诊断是富于中性粒细胞的间变性大细胞淋巴瘤(anaplastic large cell lymphoma ,ALCL),此型 ALCL 在大量中性粒细胞背景中可仅有少量肿瘤细胞,免疫组化检测 CD30 有助于识别肿瘤细胞[6,7]。

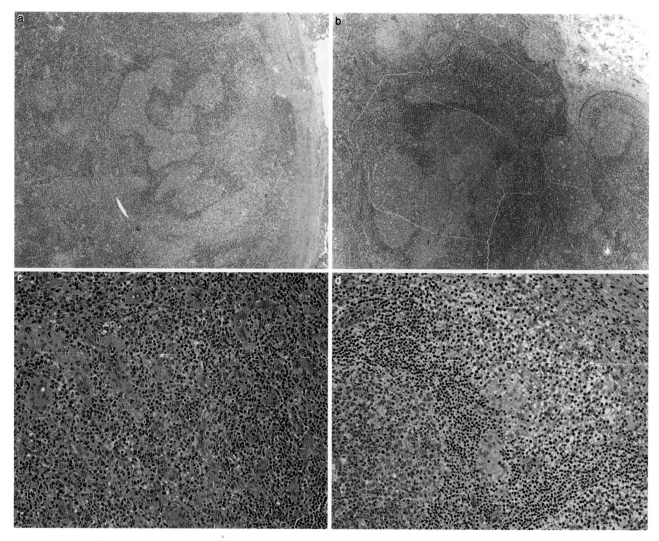

图4.1　细菌性淋巴结炎。(a)低倍观察,化脓性炎症从皮质延伸到髓质(底部)。(b)反应性皮质增生,被膜增厚,急性炎症病灶相互融合(左中),被膜内及其周围有炎细胞浸润。(c)副皮质区内也有散在急性炎细胞浸润。(d)扩张的被膜下窦内(右)充满急性炎细胞和组织细胞

(陈健　译)

参考文献

1. Rosado FG, Stratton CW, Mosse CA. Clinicopathologic correlation of epidemiologic and histopathologic features of pediatric bacterial lymphadenitis. Arch Pathol Lab Med. 2011;135: 1490–3.
2. Freidig EE, McClure SP, Wilson WR, et al. Clinical-histologic-microbiologic analysis of 419 lymph node biopsy specimens. Rev Infect Dis. 1986;8:322–8.
3. Ioachim HL, Medeiros LJ. Ordinary bacterial lymphadenitis. In: Ioachim's lymph node pathology. 4th ed. Philadelphia: Wolters Kluwer/Lippincott Williams & Wilkins; 2009. p. 106–9.
4. Angelakis E, Roux V, Raoult D, et al. Real-time PCR strategy and detection of bacterial agents of lymphadenitis. Eur J Clin Microbiol Infect Dis. 2009;28:1363–8.
5. Choi P, Qin X, Chen EY, et al. Polymerase chain reaction for pathogen identification in persistent pediatric cervical lymphadenitis. Arch Otolaryngol Head Neck Surg. 2009;135:243–8.
6. Tamiolakis D, Georgiou G, Prassopoulos P, et al. Neutrophil-rich anaplastic large cell lymphoma (NR-ALCL) mimicking lymphadenitis: a study by fine-needle aspiration biopsy. Leuk Lymphoma. 2004;45:1309–10.
7. Mann KP, Hall B, Kamino H, et al. Neutrophil-rich, Ki-1-positive anaplastic large-cell malignant lymphoma. Am J Surg Pathol. 1995;19:407–16.

第5章
慢性肉芽肿性淋巴结炎

慢性肉芽肿性淋巴结炎是炎症性免疫反应的一种独特形式,表现为上皮样组织细胞有序排列形成肉芽肿。临床上常见慢性肉芽肿性炎累及淋巴结。多种感染性和非感染性病因可导致慢性肉芽肿性淋巴结炎[1]。从广义上讲,在外源性物质不能被免疫系统清除的情况下,由活化巨噬细胞吞噬,从而形成肉芽肿性炎。

与肉芽肿性炎相关的因素包括感染性病原体(细菌、真菌和原生动物)、异物(缝线、木材等)和角化物,因此将慢性肉芽肿性淋巴结炎分为感染性和非感染性两大类。一些感染源所致的慢性肉芽肿性淋巴结炎至少在某些阶段会有淋巴结化脓性反应。本病常见多核巨细胞。表5.1列举了慢性肉芽肿性淋巴结炎的部分病因。

结合组织学、微生物学、血清学检查和(或)临床表现,许多病例可识别或推断出其病因。无特异性病原体的病例可归入非特异性慢性肉芽肿性淋巴结炎[2,3]。

表5.1　肉芽肿性炎淋巴结炎

疾病	坏死
非感染性肉芽肿性淋巴结炎	
结节病	无
恶性肿瘤引流区(精原细胞瘤、霍奇金淋巴瘤等)	无
Crohn 病	无
异物(例如缝线、木材等)	无
铍中毒	无
各种矿物质	无
Wegener 肉芽肿	有
Churg-Strauss 综合征	有
风湿/类风湿	有
感染性肉芽肿性淋巴结炎	
常为化脓性炎	
兔热病	有
猫抓病	有
耶尔森菌淋巴结炎	无
性病淋巴肉芽肿	有
布鲁杆菌	有
真菌感染[a]	不定
常为非化脓性炎	
结核	有
非结核性分枝杆菌感染	无
麻风	有
弓形体病	有
利什曼病	有

[a]包括组织胞浆菌病、芽生菌病、副球孢子菌病、球孢子菌病、孢子丝菌病、隐球菌病、曲霉菌病、毛霉菌病、念珠菌病等

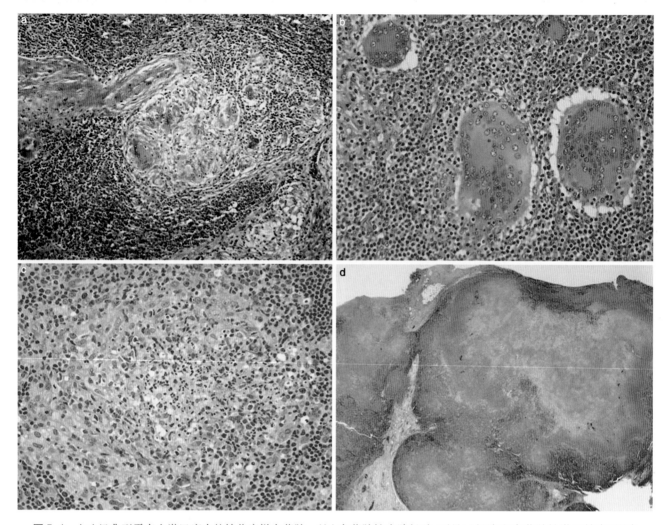

图5.1 （a）经典型霍奇金淋巴瘤内的结节病样肉芽肿。（b）肉芽肿性皮肤松弛，可见巨细胞和肉芽肿性淋巴结病（图中未显示）。（c）猫抓病，可见肉芽肿和早期化脓性炎。（d）淋巴结结核，显示广泛的坏死性肉芽肿性炎

（陈健 译）

参考文献

1. Asano S. Granulomatous lymphadenitis. J Clin Exp Hematop. 2012;52:1–16.
2. Zumla A, James DG. Granulomatous infections: etiology and classification. Clin Infect Dis. 1996;23:146–58.
3. Khurram M, Tariq M, Shahid P. Breast cancer with associated granulomatous axillary lymphadenitis: a diagnostic and clinical dilemma in regions with high prevalence of tuberculosis. Pathol Res Pract. 2007;203:699–704.

第6章
结核性淋巴结炎

6

结核性淋巴结炎是由结核分枝杆菌感染导致的细菌性淋巴结炎。结核分枝杆菌为革兰阳性需氧杆菌,抗酸染色阳性,长 2 ~ 4μm。结核病是世界性的健康问题,在发达国家,结核病最常见于人免疫缺陷病毒(HIV)感染患者,以及来自结核高发地区的移民。肺外结核病以淋巴结结核最常见。淋巴结结核常表现为单侧颈部一个或数个淋巴结无痛性肿大[1-3]。

淋巴结结核特征性表现为淋巴结实质内出现坏死性肉芽肿。大体观察,坏死区呈干酪样,称为干酪样坏死。组织学观察,结核肉芽肿的中心为坏死物,围绕上皮样组织细胞、多核朗汉斯巨细胞和淋巴细胞。中央的坏死由无结构嗜酸性物质构成,其内散在核碎片。上皮样组织细胞为高度活化的巨噬细胞,可分泌多种细胞因子,其中一些可诱导组织纤维化。肉芽肿的早期阶段富于细胞,晚期可透明变性和钙化。多种抗酸染色方法均可用于识别组织切片中的结核分枝杆菌,最常用的方法为 Ziehl-Neelsen 法、Kinyoun 法和 Fite-Faraco 法,这些方法的结果一样,均为细长的亮红色杆菌,轻微弯曲。在抗酸染色的应用中存在的问题是缺乏室间标准化和没有自动化染色平台[4]。免疫组织化学方法也可用于检测结核分枝杆菌,据报道其敏感性和特异性更高[5,6]。结核杆菌多位于坏死区域周边的上皮样细胞之间。免疫荧光技术可用于唾液涂片的直接检测。

快速检测结核分枝杆菌的技术取得了长足进步。PCR 方法的特异性最高。质谱法进行蛋白分析也已进入临床应用。结核分枝杆菌在培养基中生长缓慢,这些新方法的主要目的正是为了节省等待细菌生长的时间[7-9]。

肉芽肿性淋巴结炎的诊断需要与多种病因所导致的淋巴结炎鉴别,例如非结核性分枝杆菌、真菌、自身免疫性疾病、结节病、恶性肿瘤引流区(经典型霍奇金淋巴瘤、精原细胞瘤等)和药物介导的免疫反应等。

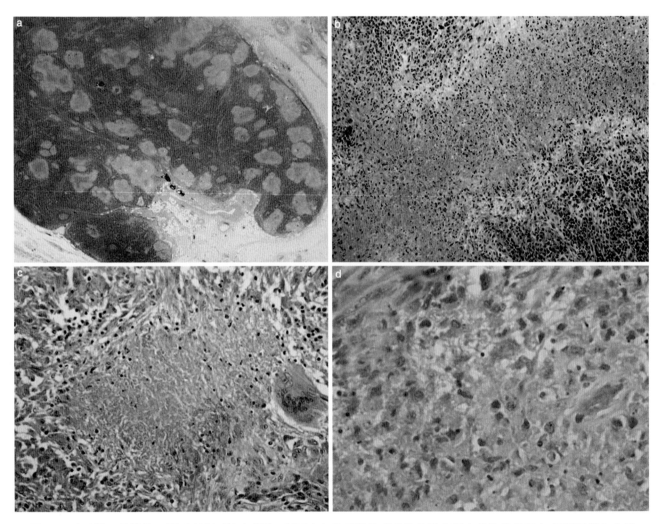

图6.1　（a）淋巴结结核，可见多灶坏死性肉芽肿。坏死中心为无结构嗜酸性物质和退变的核碎片（b），周围围绕上皮样组织细胞和多核朗汉斯巨细胞（c）。（d）Ziehl-Neelsen染色通常只能检出极少量抗酸杆菌

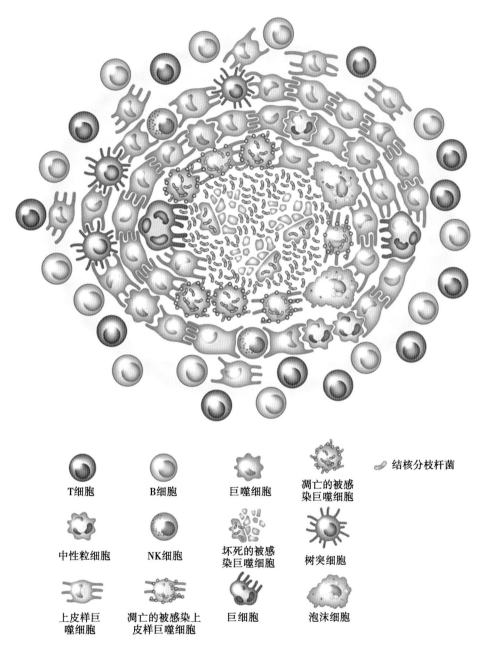

				结核分枝杆菌
T细胞	B细胞	巨噬细胞	凋亡的被感染巨噬细胞	
中性粒细胞	NK细胞	坏死的被感染巨噬细胞	树突细胞	
上皮样巨噬细胞	凋亡的被感染上皮样巨噬细胞	巨细胞	泡沫细胞	

图 6.2　结核肉芽肿示意图。上皮样组织细胞是一种特化的巨噬细胞,彼此间通过交错的细胞膜紧密连接在一起,可融合形成多核巨细胞,或因胞质内脂质聚集而呈泡沫状,后者常见于坏死中心的边缘。细菌常见于坏死区内,此区内还有巨噬细胞碎片。结核肉芽肿内还可见到中性粒细胞、树突细胞、B 细胞、T 细胞、NK 细胞和纤维母细胞。(改编自 Ramakrishnan[10])

(陈健　译)

参考文献

1. Aggarwal P, Wali JP, Singh S, et al. A clinico-bacteriological study of peripheral tuberculous lymphadenitis. J Assoc Physicians India. 2001;49:808–12.
2. Hochedez P, Zeller V, Truffot C, et al. Lymph-node tuberculosis in patients infected or not with HIV: general characteristics, clinical presentation, microbiological diagnosis and treatment. Pathol Biol (Paris). 2003;51:496–502.
3. Baskota DK, Prasad R, Kumar Sinha B, Amatya RC. Distribution of lymph nodes in the neck in cases of tuberculous cervical lymphadenitis. Acta Otolaryngol. 2004;124:1095–8.
4. Wu RI, Mark EJ, Hunt JL. Staining for acid-fast bacilli in surgical pathology: practice patterns and variations. Hum Pathol. 2012;43:1845–51.
5. Mustafa T, Wiker HG, Mfinanga SG, et al. Immunohistochemistry using a Mycobacterium tuberculosis complex specific antibody for improved diagnosis of tuberculous lymphadenitis. Mod Pathol. 2006;19:1606–14.
6. Ulrichs T, Lefmann M, Reich M, et al. Modified immunohistological staining allows detection of Ziehl-Neelsen-negative Mycobacterium tuberculosis organisms and their precise localization in human tissue. J Pathol. 2005;205:633–40.
7. Linasmita P, Srisangkaew S, Wongsuk T, et al. Evaluation of real-time polymerase chain reaction for detection of the 16S ribosomal RNA gene of Mycobacterium tuberculosis and the diagnosis of cervical tuberculous lymphadenitis in a country with a high tuberculosis incidence. Clin Infect Dis. 2012;55:313–21.
8. McNerney R, Maeurer M, Abubakar I, et al. Tuberculosis diagnostics and biomarkers: needs, challenges, recent advances, and opportunities. J Infect Dis. 2012;205 Suppl 2:S147–58.
9. Wilson ML. Recent advances in the laboratory detection of Mycobacterium tuberculosis complex and drug resistance. Clin Infect Dis. 2011;52:1350–5.
10. Ramakrishnan L. Revisiting the role of the granuloma in tuberculosis. Nat Rev Immunol. 2012;12:352–66.

第7章
非结核性分枝杆菌性淋巴结炎

7

是指由非结核性分枝杆菌(nontuberculous myco-bacteria,NTM)感染引起的细菌性淋巴结炎。非结核性分枝杆菌(也称非典型分枝杆菌)是一种普遍存在的机会致病菌,不具有传染性,其所致疾病主要见于免疫功能低下的个体。NTM 感染与 HIV 感染和医源性免疫抑制有关。与结核分枝杆菌一样,NTM 抗酸染色阳性,但两者在培养基中的表现不同。与淋巴结炎相关的最常见 NTM 类型见表7.1。

表7.1　与淋巴结炎相关的非结核性分枝杆菌类型

海分枝杆菌
偶发分枝杆菌
堪萨斯分枝杆菌
瘰疬分枝杆菌
鸟-胞内分枝杆菌复合菌组

NTM 感染多见于移植受者或 HIV 感染患者。据报道,毛细胞白血病患者的 NTM 感染率尤其高,可达9% ~ 25%,其中最常见的类型是堪萨斯分枝杆菌[1,2]。非结核性分枝杆菌所致慢性淋巴结炎也可见于儿童[3]。经培养证实的 NTM 淋巴结炎中,近 80% 由鸟-胞内分枝杆菌复合菌组(*M. avium-intracellulare complex* ,MAC)引起[4]。随检测技术的进步,分离和准确识别 NTM 类型的能力得到提高,人们发现与NTM 感染相关的疾病越来越多[5]。

组织学观察,NTM 性淋巴结炎的主要特征是同时存在化脓性和非坏死性肉芽肿性炎症,前者一般与继发感染无关,更可能是炎症反应的一部分。组织切片行抗酸染色时,所观察到的 NTM 数量可能远远多于结核分枝杆菌感染。分枝杆菌病(播散性 MAC)患者的淋巴结结构常消失,被大片淡染的 Gaucher 样组织细胞取代,后者含丰富的泡沫状、条纹状胞质,胞质内有MAC 杆菌[6]。这些病例少见肉芽肿形成。

NTM 淋巴结炎需要与多种疾病鉴别,例如结核、真菌、自身免疫性疾病、结节病、恶性肿瘤引流区和药物介导性免疫反应等。

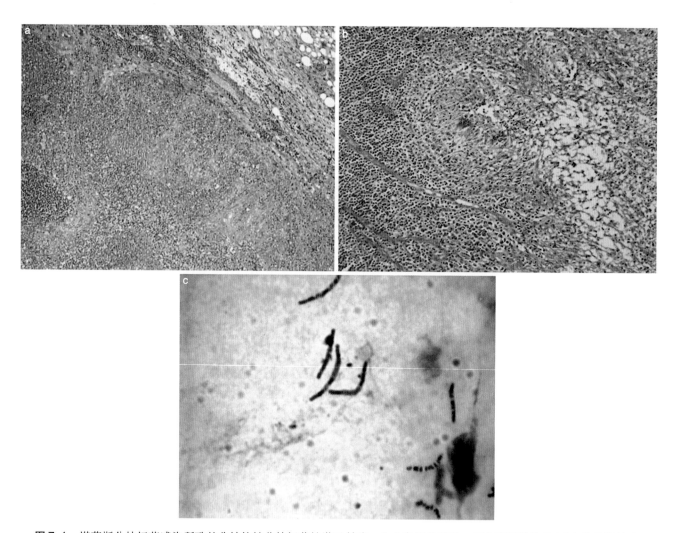

图7.1   堪萨斯分枝杆菌感染所致的非结核性分枝杆菌性淋巴结炎。(a)常见化脓灶。(b)肉芽肿性炎(中)伴化脓性炎(右)。(c)涂片抗酸染色阳性。(西班牙 Mar Garcia 医生提供图片)

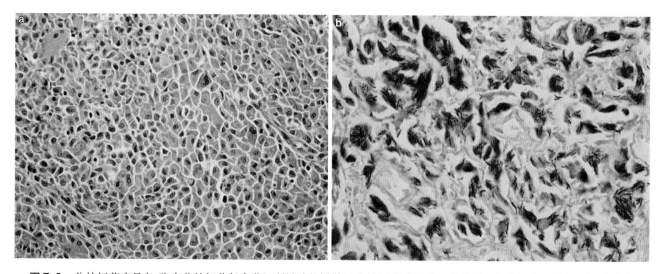

图7.2   分枝杆菌病是鸟-胞内分枝杆菌复合菌组所导致的播散性分枝杆菌感染的一种类型。(a)Gauher 样组织细胞片状排列,胞质丰富淡染,泡沫状、条纹样,含有细菌。(b)抗酸染色可见阳性杆菌

(陈健 译)

参考文献

1. Tadmor T, Polliack A. Unusual clinical manifestations, rare sites of involvement, and the association of other disorders with hairy cell leukemia. Leuk Lymphoma. 2011;52 Suppl 2:57–61.
2. Weinstein RA, Golomb HM, Grumet G, et al. Hairy cell leukemia: association with disseminated atypical mycobacterial infection. Cancer. 1981;48:380–3.
3. Lincoln EM, Gilbert LA. Disease in children due to mycobacteria other than Mycobacterium tuberculosis. Am Rev Respir Dis. 1972;105:683–714.
4. Wolinsky E. Mycobacterial lymphadenitis in children: a prospective study of 105 nontuberculous cases with long-term follow-up. Clin Infect Dis. 1995;20:954–63.
5. Griffith DE, Aksamit T, Brown-Elliott BA, et al. An official ATS/IDSA statement: diagnosis, treatment, and prevention of nontuberculous mycobacterial diseases. Am J Respir Crit Care Med. 2007;175:367–416.
6. Ioachim HL. Biopsy diagnosis in human immunodeficiency virus infection and acquired immunodeficiency syndrome. Arch Pathol Lab Med. 1990;114:284–94.

8

第8章
分枝杆菌性梭形细胞假瘤

分枝杆菌性梭形细胞假瘤是分枝杆菌感染所致肉芽肿性炎的一种表现形式,其特征是组织细胞具有梭形细胞形态。罕见情况下,分枝杆菌性淋巴结炎可表现为分枝杆菌性梭形细胞假瘤,也称为组织样型分枝杆菌性淋巴结炎,最常见的致病菌为鸟-胞内分枝杆菌复合菌组(MAC),其次为麻风分枝杆菌和结核分枝杆菌。多见于免疫功能低下个体,一般与获得性免疫缺陷综合征(AIDS)相关[1,2]。本病多见于淋巴结,也可累及皮肤、脾和脑。

组织学观察,梭形细胞形态温和,束状排列,有时可见漩涡状结构[3,4]。梭形细胞表达组织细胞相关标记,例如 CD68、CD163、溶菌酶和 α1-抗胰凝乳蛋白酶[2,3,5]。据文献报道,一些病例可能表达 actin 和 desmin[6]。通过抗酸染色可容易地观察到分枝杆菌。

需要与分枝杆菌性梭形细胞假瘤鉴别的疾病包括卡波西肉瘤、炎性假瘤、肌纤维母细胞瘤、平滑肌瘤和平滑肌肉瘤。在 AIDS 患者,本病可与卡波西肉瘤共存(表8.1)。

表8.1　淋巴结内梭形细胞病变的鉴别诊断

分枝杆菌性梭形细胞假瘤
卡波西肉瘤
炎性假瘤
肌纤维母细胞瘤
平滑肌瘤
平滑肌肉瘤
转移性肉瘤样癌
转移性肉瘤

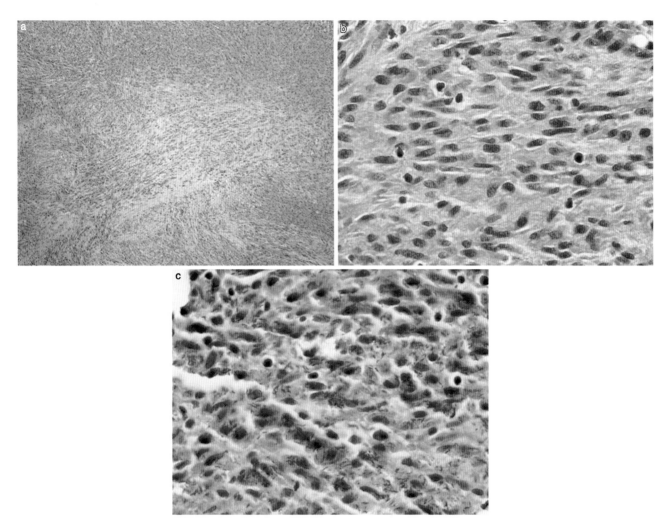

图 8.1　（a）分枝杆菌性梭形细胞假瘤表现为狭长细胞交错束状排列。（b）高倍放大，细胞核形态温和，胞质丰富。（c）抗酸染色可见大量分枝杆菌

（陈健 译）

参考文献

1. Logani S, Lucas DR, Cheng JD, et al. Spindle cell tumors associated with mycobacteria in lymph nodes of HIV-positive patients: "Kaposi sarcoma with mycobacteria" and "mycobacterial pseudotumor". Am J Surg Pathol. 1999;23:656–61.
2. Wolf DA, Wu CD, Medeiros LJ. Mycobacterial pseudotumors of lymph node. A report of two cases diagnosed at the time of intraoperative consultation using touch imprint preparations. Arch Pathol Lab Med. 1995;119:811–4.
3. Chen KT. Mycobacterial spindle cell pseudotumor of lymph nodes. Am J Surg Pathol. 1992;16:276–81.
4. Wood C, Nickoloff BJ, Todes-Taylor NR. Pseudotumor resulting from atypical mycobacterial infection: a "histoid" variety of Mycobacterium avium-intracellulare complex infection. Am J Clin Pathol. 1985;83:524–7.
5. Sciallis AP, Chen B, Folpe AL. Cellular spindled histiocytic pseudotumor complicating mammary fat necrosis: a potential diagnostic pitfall. Am J Surg Pathol. 2012;36:1571–8.
6. Umlas J, Federman M, Crawford C, et al. Spindle cell pseudotumor due to Mycobacterium avium-intracellulare in patients with acquired immunodeficiency syndrome (AIDS). Positive staining of mycobacteria for cytoskeleton filaments. Am J Surg Pathol. 1991; 15:1181–7.

9

第 9 章
猫抓病性淋巴结炎

猫抓病性淋巴结炎由巴尔通体感染引起,以坏死性肉芽肿为特征。猫抓病(Cat-scratch disease,CSD)是由巴尔通体感染导致的自限性疾病,经猫传染,一般为抓伤,但也可经猫咬或舔而传染。细菌位于猫的循环红细胞内,携带病菌的猫无症状[1]。病菌经跳蚤传染给幼猫[2]。巴尔通体为革兰阴性菌,在组织切片中最好的显示方法是 Warthin-Starry 银染。多数 CSD 患者年龄<18 岁,在猫所致损伤 1~3 周后出现淋巴病,一般为单侧性[3,4]。可伴有全身症状,例如发热、乏力或全身疼痛。在免疫功能健全的患者,CSD 具有自限性,如未治疗,病程可持续 6~12 周。循环内抗巴尔通体的 IgM 和(或)IgG 抗体是本病非常有用的血清学标志[4]。

猫抓病性淋巴结炎首先表现为生发中心内可染小体巨噬细胞增多,和特征性的细胞间无定形嗜酸性蛋白样物沉积。有可能见到斑片状分布的有中等量淡染胞质的单核样细胞[5]。随病程进展,开始出现小的脓肿和坏死,最初位于被膜下窦,逐渐融合并延伸至髓质。最终,巨噬细胞围绕微脓肿,并获得上皮样形态,从而形成特征性的星状肉芽肿。偶见多核郎罕巨细胞。巴尔通体位于坏死区内和血管结构内,在疾病所

有阶段均可通过银染色观察到。Warthin-Starry 银染法是检测巴尔通体的敏感方法,结合 Brown-Hopps 革兰染色可提高其特异性。杜克雷嗜血杆菌 Warthin-Starry 银染阳性,但 Brown-Hopps 革兰染色阴性[5]。免疫组织化学法和 PCR 法也可用于巴尔通体检测[6-8]。

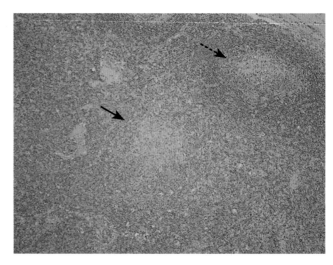

图9.1 猫抓病性淋巴结炎,早期改变。碎裂的生发中心内可见无定形嗜酸性蛋白样物沉积(虚线箭头)。副皮质区可见一个小的肉芽肿(实线箭头)

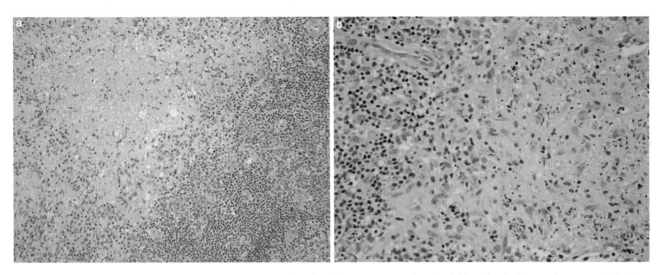

图9.2 （a）坏死灶周围有上皮样巨噬细胞围绕,是猫抓病的特征之一。（b）坏死细胞核固缩、碎裂,此现象可见于疾病的任何阶段

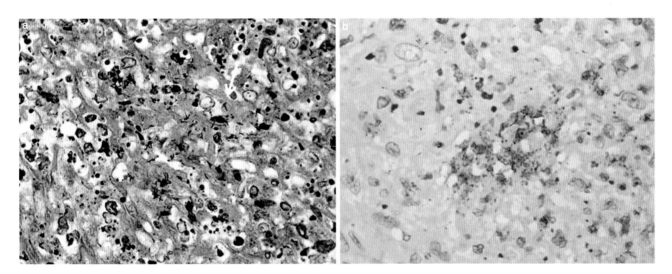

图9.3 巴尔通体可由Warthin-Starry染色（a）或免疫组化（b）方法证实

（陈健 译）

参考文献

1. Dehio C. Molecular and cellular basis of bartonella pathogenesis. Annu Rev Microbiol. 2004;58:365–90.
2. Stutzer B, Hartmann K. Chronic Bartonellosis in cats: what are the potential implications? J Feline Med Surg. 2012; 14:612–21.
3. Zangwill KM, Hamilton DH, Perkins BA, et al. Cat scratch disease in Connecticut. Epidemiology, risk factors, and evaluation of a new diagnostic test. N Engl J Med. 1993;329:8–13.
4. Klotz SA, Ianas V, Elliott SP. Cat-scratch disease. Am Fam Physician. 2011;83:152–5.
5. Miller-Catchpole R, Variakojis D, Vardiman JW, et al. Cat scratch disease. Identification of bacteria in seven cases of lymphadenitis. Am J Surg Pathol. 1986;10:276–81.
6. Bergmans AM, Rossen JW. Detection of Bartonella spp. DNA in clinical specimens using an internally controlled real-time PCR assay. Methods Mol Biol. 2013;943:217–28.
7. Caponetti GC, Pantanowitz L, Marconi S, et al. Evaluation of immunohistochemistry in identifying Bartonella henselae in cat-scratch disease. Am J Clin Pathol. 2009;131:250–6.
8. Cheuk W, Chan AK, Wong MC, et al. Confirmation of diagnosis of cat scratch disease by immunohistochemistry. Am J Surg Pathol. 2006;30:274–5.

10

第 10 章
淋巴结杆菌性血管瘤病

淋巴结杆菌性血管瘤病是一种由巴尔通体感染导致的微血管增生性瘤样病变,常见于 HIV 感染所致的免疫缺陷患者,而其他可抑制免疫系统的疾病罕见伴发本病,例如慢性淋巴细胞白血病/小淋巴细胞淋巴瘤、实质器官移植等[1,2]。杆菌性血管瘤病可累及任何器官,以皮肤最常见。流行病学研究显示,本病与猫接触史相关,巴尔通体经跳蚤完成猫之间的传染,然后储存于猫体内。巴尔通体为革兰阴性菌,是免疫功能正常和功能低下个体多种疾病的致病因素,包括猫抓病、紫癜肝病和心内膜炎[3-6]。巴尔通体所致的杆菌性血管瘤病几乎仅见于 HIV 阳性个体,而以坏死性肉芽肿性淋巴结炎为特征的猫抓病见于 HIV 阴性、免疫功能正常的个体[6]。

皮肤病变临床表现为红色或紫色结节或斑块,可少至数个病灶,也可多达无数个。组织学观察,皮肤和淋巴结病变均表现为毛细血管瘤(化脓性肉芽肿)样的微血管增生[7,8],有可能见到实性增生区。内皮细胞核有轻微多形性,含一至数个小核仁,核分裂象易见。血管周围的间质含颗粒状物质,其内的炎细胞多为中性粒细胞,并可见 Warthin-Starry 染色阳性的菌团。大量红细胞外渗也是本病的特征之一。

免疫组织化学有助于确定杆菌性血管瘤病的血管特征。内皮细胞表达 CD31、CD34、荆豆素和Ⅷ因子。除 Warthin-Starry 染色外,免疫组织化学法和 PCR 法也可用于检测巴尔通体[9]。

淋巴结内杆菌性血管瘤病需要与其他血管病变鉴别。表 10.1 概括了需要与杆菌性血管瘤病鉴别的疾病及其主要特征。

表 10.1 淋巴结内的血管病变

疾病	主要特征
杆菌性血管瘤病	圆形血管结构 有中性粒细胞 巴尔通体检测阳性 Ⅷ因子阳性 HHV-8 阴性
淋巴窦血管转化	所有淋巴窦均血管化 常位于被膜下 常有淋巴管阻塞病史
毛细血管瘤	血管内衬扁平内皮细胞 无非典型性或核分裂象
HIV 相关淋巴结病,B 型	厚壁成熟血管 累及淋巴滤泡
卡波西肉瘤	裂隙样血管 梭形内皮细胞 部分病例可见嗜酸性小球 浆细胞 HHV-8 阳性
Castleman 病	成熟血管,管壁透明变 淋巴滤泡退化
血管免疫母细胞性 T 细胞淋巴瘤	淋巴结正常结构消失 树枝状成熟血管 嗜酸性粒细胞和浆细胞 具有滤泡辅助 T 细胞免疫表型 单克隆 T 细胞群
血管肉瘤	内皮细胞有核异型性 非典型核分裂象 血管腔形成不完整

HHV-8,人疱疹病毒 8;HIV,人免疫缺陷病毒

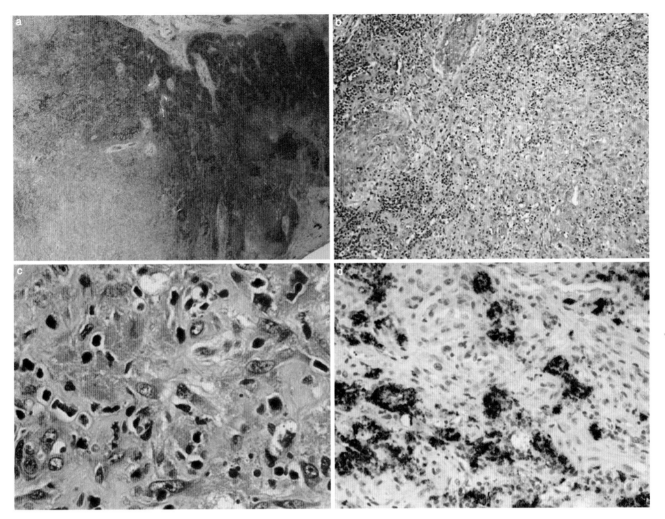

图 10.1　（a）淋巴结杆菌性血管瘤病常见实性生长（左下），低倍镜下显示为弱嗜酸性区域。（b）内皮细胞与急性炎细胞混合，常伴有间质嗜酸性无定形物质沉积(c)。（d）免疫组化显示巴尔通体

（陈健　译）

参考文献

1. Tappero JW, Mohle-Boetani J, Koehler JE, et al. The epidemiology of bacillary angiomatosis and bacillary peliosis. JAMA. 1993;269:770–5.

2. Psarros G, Riddell JT, Gandhi T, et al. Bartonella henselae infections in solid organ transplant recipients: report of 5 cases and review of the literature. Medicine (Baltimore). 2012;91:111–21.

3. Biswas S, Rolain JM. Bartonella infection: treatment and drug resistance. Future Microbiol. 2010;5:1719–31.

4. Jacomo V, Kelly PJ, Raoult D. Natural history of Bartonella infections (an exception to Koch's postulate). Clin Diagn Lab Immunol. 2002;9:8–18.

5. Regnery RL, Anderson BE, Clarridge 3rd JE, et al. Characterization of a novel Rochalimaea species, R. henselae sp. nov., isolated from blood of a febrile, human immunodeficiency virus-positive patient. J Clin Microbiol. 1992;30:265–74.

6. Koehler JE, Sanchez MA, Garrido CS, et al. Molecular epidemiology of bartonella infections in patients with bacillary angiomatosis-peliosis. N Engl J Med. 1997;337:1876–83.

7. Chan JK, Lewin KJ, Lombard CM, et al. Histopathology of bacillary angiomatosis of lymph node. Am J Surg Pathol. 1991;15:430–7.

8. LeBoit PE, Berger TG, Egbert BM, et al. Bacillary angiomatosis. The histopathology and differential diagnosis of a pseudoneoplastic infection in patients with human immunodeficiency virus disease. Am J Surg Pathol. 1989;13:909–20.

9. Gasquet S, Maurin M, Brouqui P, et al. Bacillary angiomatosis in immunocompromised patients. AIDS. 1998;12:1793–803.

11

第11章
性病淋巴肉芽肿性淋巴结炎

性病淋巴肉芽肿（lymphogranuloma venereum，LGV）是由沙眼衣原体引起的一种淋巴结炎。沙眼衣原体是一种性传播性胞内菌，有15个致病性血清型，可引起沙眼（A-C血清型）、生殖道感染（D-K血清型）和LGV（L1-L3血清型）[1,2]。LGV呈全球性分布，但以热带地区最常见。此外，LGV在男同性恋中发病率更高，过去15年中在北欧和美国有过爆发。

沙眼衣原体接触后2～7天，开始出现初期病变，表现为生殖器无痛性疱疹样溃疡。女性患者的初期病变常累及宫颈。在之后的1周至2个月，逐渐出现单侧局部淋巴结肿大，并有触痛。双侧淋巴结肿大可见于多达三分之一的患者。由于淋巴结引流区域不同，男性更常见腹股沟淋巴结肿大，而女性更常见肛周或深部盆腔淋巴结肿大。随病程进展，曾经的触痛性、可移动性淋巴结质地变硬，并相互粘连。一些患者的淋巴结可发生破裂，并形成引流窦道[3]。男同性恋患者可发生LGV性结直肠炎，可伴或不伴有淋巴结肿大

大[4]。

组织学检查，LGV性淋巴结炎的早期病变表现为小灶性中性粒细胞和坏死物聚集。之后，这些小病灶相互融合，形成较大脓肿，最初由淋巴细胞和浆细胞围绕，最终变为由上皮样组织细胞和多核巨细胞围绕。坏死区和化脓区域内可见特征性组织细胞，其胞质空泡含有沙眼衣原体。Giemsa染色或HE染色可能见到空泡内细菌，表现为淡蓝色结构，Warthin-Starry染色显示更清楚[5]。淋巴结未受累区域结构保存，通常表现为反应性滤泡增生和淋巴窦扩张。疾病后期有可能出现淋巴结纤维化和继发性淋巴水肿，尤其是未经治疗的病例。

对于怀疑沙眼衣原体感染的患者，血清学检测有助于LGV性淋巴结炎的诊断。多种分子检测手段可用于明确诊断，其中许多检测方法可以区分LGV性血清型和非LGV性血清型[6]，这种区分在临床上很重要，因为前者需要更长期、更强效的治疗[7]。

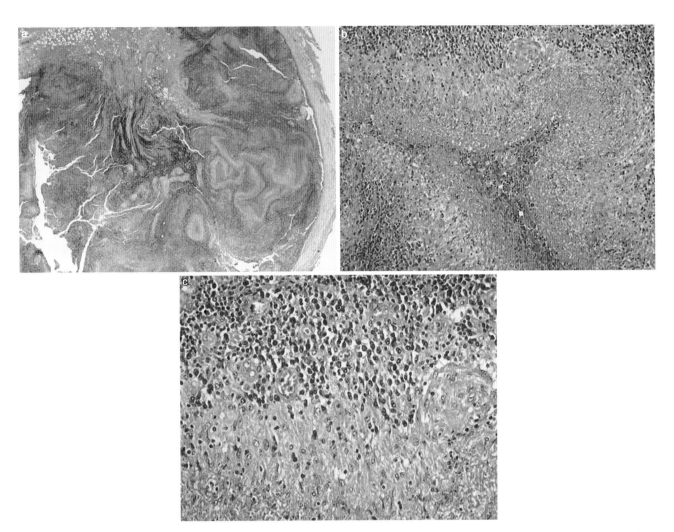

图 11.1　（a）性病淋巴肉芽肿累及淋巴结的特征是坏死区融合（地图状坏死）。（b）坏死区含有细胞碎片，周围围绕胞质淡嗜酸性的上皮样组织细胞。（c）在坏死区周围存在大量浆细胞，常提示为 LGV

（董红岩　译）

参考文献

1. Stothard DR, Boguslawski G, Jones RB. Phylogenetic analysis of the Chlamydia trachomatis major outer membrane protein and examination of potential pathogenic determinants. Infect Immun. 1998;66:3618–25.
2. Byrne GI. Chlamydia trachomatis strains and virulence: rethinking links to infection prevalence and disease severity. J Infect Dis. 2010;201 Suppl 2:S126–33.
3. White JA. Manifestations and management of lymphogranuloma venereum. Curr Opin Infect Dis. 2009;22:57–66.
4. Arnold CA, Limketkai BN, Illei PB, et al. Syphilitic and lympho-granuloma venereum (LGV) proctocolitis: clues to a frequently missed diagnosis. Am J Surg Pathol. 2013;37:38–46.
5. Ioachim HL, Medeiros LJ. Lymphogranuloma venereum lymphad-enitis. In: Lymph node pathology. 4th ed. Philadelphia: Wolters Kluwer/Lippincott, Williams and Wilkins; 2009. p. 119–22.
6. Rodriguez-Cerdeira C, Sanchez-Blanco E, Molares-Vila A, et al. Unveiling new molecular factors useful for detection of pelvic inflammatory disease due to Chlamydia trachomatis infection. ISRN Obstet Gynecol. 2012;2012:581725.
7. Twin J, Stevens MP, Garland SM, et al. Rapid determination of lym-phogranuloma venereum serovars of Chlamydia trachomatis by quantitative high-resolution melt analysis (HRMA). J Clin Microbiol. 2012;50:3751–3.

12

第 12 章
Whipple 病性淋巴结炎

Whipple 病性淋巴结炎是由 *Tropheryma whipplei*（*T. whipplei*）引起的细菌性淋巴结炎。Whipple 病由 George Whipple 于 1907 年首次描述，是一种系统性感染性疾病，特征包括发热、腹泻、吸收不良导致的体重减轻、腹腔淋巴结肿大、游走性多关节炎或多关节痛[1]。也可发生心内膜炎和中枢神经系统受累[2,3]。几十年来病原体一直不明，现已明确，它是一种与放线菌相关的革兰阳性菌[4-7]。*T. whipplei* 见于土壤和污水，未发现动物宿主。Whipple 病罕见，在农民和所从事职业有土壤或动物暴露的人群中发病率最高，最常见于男性，平均年龄 50 岁[8-10]。*T. whipplei* 感染并寄居在细胞质内。本病的发生机制似乎与抗原提呈异常及 *T. whipplei* 特异性 Th1 反应性减弱有关[1,11]。

组织学观察，Whipple 病的特征是富于脂质的（泡沫状）巨噬细胞浸润。巨噬细胞胞质内含有耐淀粉酶 PAS 阳性的包涵体，该包涵体为吞噬的 *T. whipplei*。这些巨噬细胞可见于胃肠道的黏膜固有层，并可见于几乎其他任何器官，包括淋巴结、关节、心脏和中枢神经系统[12]。淋巴结病变的特征是淋巴窦和实质内可见单个或松散聚集的泡沫状巨噬细胞浸润。含 PAS 阳性沉积物的囊腔可伴有非坏死性肉芽肿性反应[13]。针吸活检可用于 Whipple 病的诊断[14]。

电镜观察，*T. whipplei* 呈杆状，直径 50～500nm，有三层细胞壁。通过 *T. whipplei* 特异性抗体的免疫组化方法，可更特异、更直观地在组织切片中观察到该细菌[15,16]。

可对 *T. whipplei* 进行细胞培养，但是在培养中识别该微生物具有挑战性，并不是确诊 Whipple 病的理想方法。以聚合酶链反应（PCR）为基础的方法可以检测到 *T. whipplei* 特异性的 16S 核糖体 DNA 序列，这种方法在监测 Whipple 病患者时尤为有用[1,12]。但由于该细菌广泛存在于周围环境中，因此，PCR 检测结果必须与 Whipple 病的组织学以及其他临床特征相结合。

Whipple 病确诊后采用抗生素治疗，患者通常可以完全康复。常用的治疗方案是静脉给予头孢曲松，随后长期（1～2 年）口服复方新诺明和复方磺胺甲噁唑。

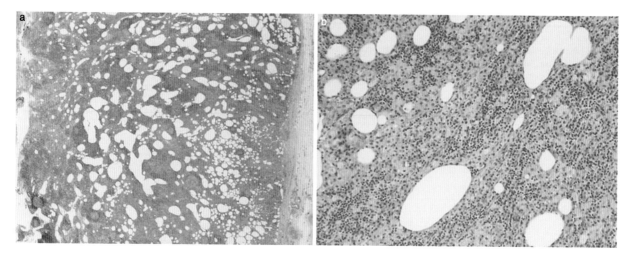

图 12.1　Whipple 病累及淋巴结的特征是副皮质区泡沫状巨噬细胞浸润和囊腔形成（a,b）。在组织切片中，PAS 染色（c）和六胺银染色（d）可显示 *T. whipplei*

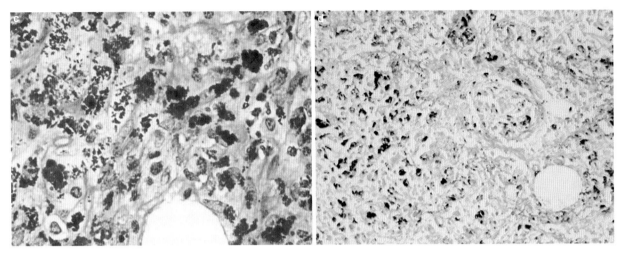

图 12.1（续）

（董红岩　译）

参考文献

1. Schneider T, Moos V, Loddenkemper C, Marth T, Fenollar F, Raoult D. Whipple's disease: new aspects of pathogenesis and treatment. Lancet Infect Dis. 2008;8:179–90.

2. Geissdorfer W, Moos V, Moter A, et al. High frequency of Tropheryma whipplei in culture-negative endocarditis. J Clin Microbiol. 2012;50: 216–22.

3. Black DF, Aksamit AJ, Morris JM. MR imaging of central nervous system Whipple disease: a 15-year review. AJNR Am J Neuroradiol. 2010;31:1493–7.

4. Bentley SD, Maiwald M, Murphy LD, et al. Sequencing and analysis of the genome of the Whipple's disease bacterium Tropheryma whipplei. Lancet. 2003;361:637–44.

5. Raoult D, Ogata H, Audic S, et al. Tropheryma whipplei Twist: a human pathogenic Actinobacteria with a reduced genome. Genome Res. 2003;13:1800–9.

6. Relman DA, Schmidt TM, MacDermott RP, Falkow S. Identification of the uncultured bacillus of Whipple's disease. N Engl J Med. 1992;327:293–301.

7. Schoedon G, Goldenberger D, Forrer R, et al. Deactivation of macrophages with interleukin-4 is the key to the isolation of Tropheryma whippelii. J Infect Dis. 1997;176:672–7.

8. Dutly F, Altwegg M. Whipple's disease and "Tropheryma whippelii". Clin Microbiol Rev. 2001;14:561–83.

9. Fleming JL, Wiesner RH, Shorter RG. Whipple's disease: clinical, biochemical, and histopathologic features and assessment of treatment in 29 patients. Mayo Clin Proc. 1988;63: 539–51.

10. Durand DV, Lecomte C, Cathebras P, Rousset H, Godeau P. Whipple disease. Clinical review of 52 cases. The SNFMI Research Group on Whipple Disease. Societe Nationale Francaise de Medecine Interne. Medicine (Baltimore). 1997;76:170–84.

11. Desnues B, Ihrig M, Raoult D, Mege JL. Whipple's disease: a macrophage disease. Clin Vaccine Immunol. 2006;13:170–8.

12. Arnold CA, Moreira RK, Lam-Himlin D, De Petris G, Montgomery E. Whipple disease a century after the initial description: increased recognition of unusual presentations, autoimmune comorbidities, and therapy effects. Am J Surg Pathol. 2012;36:1066–73.

13. Ereno C, Lopez JI, Elizalde JM, Ibanez T, Fernandez-Larrinoa A, Toledo JD. A case of Whipple's disease presenting as supraclavicular lymphadenopathy. A case report. APMIS. 1993;101: 865–8.

14. Saleh H, Williams TM, Minda JM, Gupta PK. Whipple's disease involving the mesenteric lymph nodes diagnosed by fine-needle aspiration. Diagn Cytopathol. 1992;8:177–80.

15. Baisden BL, Lepidi H, Raoult D, Argani P, Yardley JH, Dumler JS. Diagnosis of Wihipple disease by immunohistochemical analysis: a sensitive and specific method for the detection of Tropheryma whipplei (the Whipple bacillus) in paraffin-embedded tissue. Am J Clin Pathol. 2002;118:742–8.

16. Lepidi H, Fenollar F, Gerolami R, et al. Whipple's disease: immunospecific and quantitative immunohistochemical study of intestinal biopsy specimens. Hum Pathol. 2003;34:589–96.

13

第 13 章
梅毒性淋巴结炎

梅毒性淋巴结炎是由梅毒螺旋体引起的淋巴结炎，一般通过性接触传播。近几十年来，梅毒发病率呈上升趋势，原因在于全球 HIV 流行、吸毒和不安全性行为的人群增加。感染梅毒的妊娠期女性可通过胎盘传染胎儿，引起宫内感染。

梅毒螺旋体是一种螺旋菌，长 5 ～ 15μm，厚 0.2μm，中央为圆柱形原生质，其外包绕 3 层细胞膜，后者由磷脂和少量蛋白质构成，可有效地抵抗宿主免疫反应[1]。

梅毒螺旋体感染分为三期。一期梅毒的特征是感染部位出现下疳（溃疡），常在两周内自发性消退。受累区域淋巴结无痛性肿大、质硬。二期梅毒在感染 6～8 周后出现，表现为全身淋巴结肿大，伴局部或泛发性皮肤和黏膜病变。生殖器区病变呈疣状、潮湿，被称为扁平湿疣。在随后的两年中，这些病变可自行消退或复发。三期梅毒的特征是大的坏死性、液化性病变，被称为树胶肿，可见于各个器官，例如皮肤、心血管系统和中枢神经系统。三期梅毒在使用抗生素之前的年代常见，但现在很少见。本病的发生机制并不是很明确。宿主免疫功能不全和超敏反应被假定为疾病复发和三期梅毒坏死性病变的本质。

梅毒性淋巴结肿大可见于疾病的任意阶段，包括间期[2]。梅毒螺旋体在淋巴结内生存和繁殖。在一期梅毒中，腹股沟淋巴结是最常见的淋巴结肿大部位，位于原发感染灶附近。颈部淋巴结是一期梅毒第二常见的淋巴结肿大部位。在二期梅毒中，最常见全身淋巴结肿大，尤其是股部、肱骨内上踝部、颈部和腋窝淋巴结[3]。

对于有感染性传播疾病风险的人群，或可疑的梅毒患者，推荐进行相应的检测评估。性病研究实验室（VDRL）检测和快速血浆反应素环状卡片试验（RPR）属于筛查试验，并不完全特异，常用于初筛。这两种方法不能直接检测梅毒螺旋体，而是检测抗心磷脂抗体，后者常见于梅毒螺旋体感染患者。这些筛查试验因为花费少且操作简便，各个单位均可开展，因此仍在使用。然而，已发现一些因素可导致假阳性结果，例如妊娠、多种类型的病毒感染、结核和自身免疫性疾病，因此，所有梅毒筛查试验结果都必须与临床病史结合，任何阳性结果都需要用检测梅毒的特异性试验来证实[4]。

组织学观察，梅毒感染的淋巴结表现为旺炽性滤泡增生，滤泡形状怪异，含有大量可染小体巨噬细胞。滤泡间区扩张，由小淋巴细胞、浆细胞和免疫母细胞混合构成[2]。淋巴结被膜常因纤维化和慢性炎细胞浸润而增厚[3]。淋巴细胞和浆细胞浸润血管壁，或在血管周围袖套状分布，此现象主要见于被膜内。小血管内皮细胞增生。淋巴结髓质可见大量浆细胞，有时弥漫成片[5]。可见散在组织细胞，包括小的肉芽肿和孤立的多核巨细胞。淋巴结病变晚期，被膜可弥漫纤维化并伸入淋巴结内小梁，形成"扇贝形"被膜[2]。

暗视野显微镜可用于观察一、二期梅毒新鲜标本中的梅毒螺旋体，但此技术只限于少数研究机构，并不常规使用。Warthin-Starry 染色可显示梅毒螺旋体，后者常与淋巴细胞混合，或位于血管壁内。梅毒螺旋体特异性抗体的免疫组化方法可用于固定后石蜡包埋组织切片的检测。一、二期梅毒的新鲜标本也可用免疫荧光检测梅毒螺旋体。PCR 方法可用于诊断，但可能不够敏感[6]。

治疗方法取决于疾病分期，以青霉素及其衍生物为基础药物。二、三期梅毒的治疗常需要更长时间。预防性传播性疾病或经胎盘感染是控制梅毒的关键。

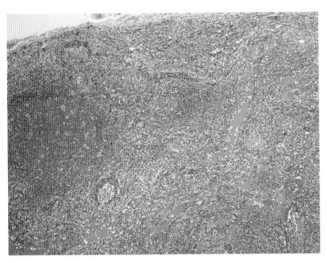

图13.1　梅毒性淋巴结炎,低倍放大。可见被膜炎症、滤泡增生和淋巴窦内单核样 B 细胞增生。增厚的炎性被膜凹向下方的滤泡,形成所谓的扇贝样结构

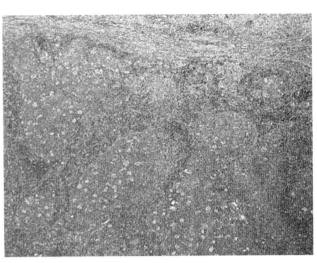

图13.2　梅毒性淋巴结炎,低倍放大。可见滤泡增生和单核样 B 细胞增生。该视野中增生的生发中心含大量可染小体巨噬细胞。单核样 B 细胞增生表现为胞质淡染或透明的细胞簇状排列,提示这些细胞位于淋巴窦内

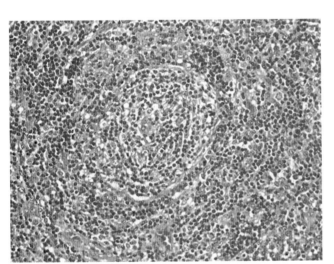

图13.3　梅毒性淋巴结炎,高倍放大。被膜下区的一个小血管周围有同心圆状排列的淋巴细胞围绕,即袖套状淋巴细胞浸润

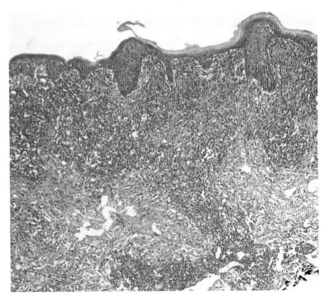

图13.4　二期梅毒患者生殖器病变的皮肤活检,符合扁平湿疣。可见鳞状上皮增生,真皮内可见致密炎细胞沿血管浸润

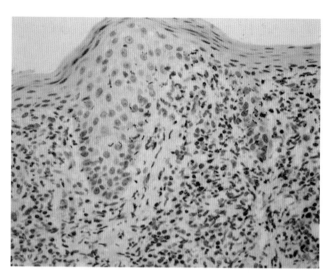

图 13.5　扁平湿疣患者的皮肤，免疫组化抗密螺旋体抗体染色。表皮内可见梅毒螺旋体

（董红岩　译）

参考文献

1. Radolf JD, Norgard MV, Schulz WW. Outer membrane ultrastructure explains the limited antigenicity of virulent Treponema pallidum. Proc Natl Acad Sci U S A. 1989;86:2051–5.
2. Wang X, Li WQ, Liu HM, et al. Isolated syphilitic cervical lymphadenopathy: report of two cases and review of the literature. J Int Med Res. 2012;40:1988–2000.
3. Hartsock RJ, Halling LW, King FM. Luetic lymphadenitis: a clinical and histologic study of 20 cases. Am J Clin Pathol. 1970;53:304–14.
4. Larsen SA. Syphilis. Clin Lab Med. 1989;9:545–57.
5. Farhi DC, Wells SJ, Siegel RJ. Syphilitic lymphadenopathy. Histology and human immunodeficiency virus status. Am J Clin Pathol. 1999;112:330–4.
6. Grange PA, Gressier L, Dion PL, et al. Evaluation of a PCR test for detection of Treponema pallidum in swabs and blood. J Clin Microbiol. 2012;50:546–52.

第 14 章
布鲁杆菌病性淋巴结炎

14

布鲁杆菌病性淋巴结炎是由布鲁杆菌属引起的系统性细菌感染。布鲁杆菌病(马耳他热)是全世界最常见的动物传染性疾病之一,由布鲁杆菌属的革兰阴性球杆菌引起[1,2]。David Bruce 于 1887 年首先提出这种微生物可引发疾病,其命名也由此而来。布鲁杆菌属有很多成员,最常见为流产布鲁杆菌、羊布鲁杆菌、猪布鲁杆菌、绵羊布鲁杆菌、犬布鲁杆菌、林鼠布鲁杆菌和田鼠布鲁杆菌[3]。本病最常因摄入未灭菌的生乳制品或家畜肉而传染。细菌还可通过吸入,或直接经皮肤伤口或黏膜进入人体,此方式常见于高危人群,例如兽医、屠宰场或肉类加工厂工人。人感染布鲁杆菌属后,可出现多种系统性非特异性症状,包括关节痛、发热、全身乏力和厌食[4]。一部分患者可出现神经性症状、肝肿大、脾肿大和(或)淋巴结肿大[5]。在过去的几十年里,有几个国家已经通过疫苗接种成功控制并努力根除本病,减少了家畜布鲁杆菌感染的发病率[6]。

布鲁杆菌病性淋巴结炎的组织学特征类似于猫抓病,其特征包括反应性滤泡增生、富于脂质的(泡沫状)巨噬细胞伴模糊的肉芽肿形成,以及微脓肿。这些改变可能继发于单核细胞内化布鲁杆菌后,这些细胞对布鲁杆菌感染的应答发生下调[7,8]。

从血液、骨髓或体液中分离出布鲁杆菌即可确诊布鲁杆菌病。若存在布鲁杆菌病最常见致病菌种的近期或远期暴露的血清学证据,即使没有细菌培养结果,也可诊断[9,10]。目前已有几种基于多聚酶链反应(PCR)的布鲁杆菌检测方法[11]。布鲁杆菌病性淋巴结炎与类似淋巴结炎(即猫抓病)的区别主要在于血清学表现。布鲁杆菌病可经抗生素(如链霉素和庆大霉素)治愈,通常需要用药若干周,原因在于该细菌位于细胞内。

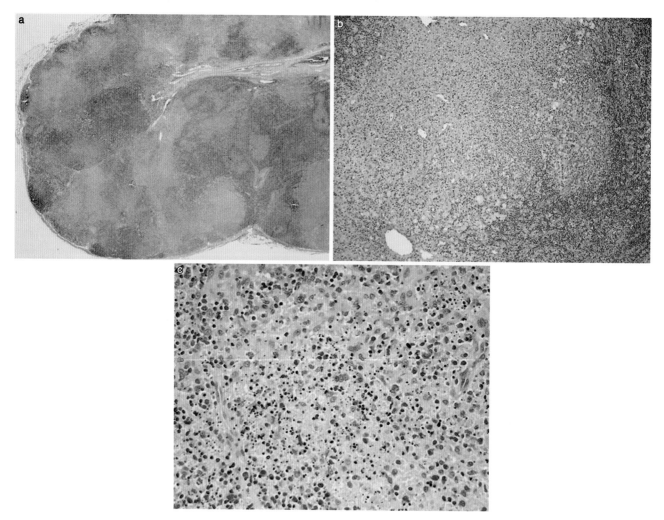

图14.1　布鲁杆菌病性淋巴结炎,广泛的泡沫状巨噬细胞浸润(a)和微脓肿形成(b),微脓肿区由巨噬细胞、浆细胞和核碎片混合构成(c)

（董红岩　译）

参考文献

1. Young EJ. Brucella species. In: Mandell GL, Bennett JE, Dolin R, editors. Principles and practice of infectious diseases. Philadelphia: Livingstone; 2005. p. 2669–72.

2. Pappas G, Papadimitriou P, Akritidis N, Christou L, Tsianos EV. The new global map of human brucellosis. Lancet Infect Dis. 2006;6:91–9.

3. von Bargen K, Gorvel JP, Salcedo SP. Internal affairs: investigating the Brucella intracellular lifestyle. FEMS Microbiol Rev. 2012;36:533–62.

4. Dean AS, Crump L, Greter H, Hattendorf J, Schelling E, Zinsstag J. Clinical manifestations of human brucellosis: a systematic review and meta-analysis. PLoS Negl Trop Dis. 2012;6:e1929.

5. Buzgan T, Karahocagil MK, Irmak H, et al. Clinical manifestations and complications in 1028 cases of brucellosis: a retrospective evaluation and review of the literature. Int J Infect Dis. 2010;14: e469–78.

6. Godfroid J, Scholz HC, Barbier T, et al. Brucellosis at the animal/ecosystem/human interface at the beginning of the 21st century. Prev Vet Med. 2011;102:118–31.

7. Barrionuevo P, Delpino MV, Velasquez LN, et al. Brucella abortus inhibits IFN-gamma-induced FcgammaRI expression and FcgammaRI-restricted phagocytosis via toll-like receptor 2 on human monocytes/macrophages. Microbes Infect. 2011;13: 239–50.

8. Pollak CN, Delpino MV, Fossati CA, Baldi PC. Outer membrane vesicles from Brucella abortus promote bacterial internalization by human monocytes and modulate their innate immune response. PLoS One. 2012;7:e50214.

9. Araj GF. Update on laboratory diagnosis of human brucellosis. Int J Antimicrob Agents. 2010;36 Suppl 1:S12–7.

10. Gomez MC, Nieto JA, Rosa C, et al. Evaluation of seven tests for diagnosis of human brucellosis in an area where the disease is endemic. Clin Vaccine Immunol. 2008;15:1031–3.

11. Yu WL, Nielsen K. Review of detection of Brucella spp. by polymerase chain reaction. Croat Med J. 2010;51:306–13.

第 15 章
弓形虫性淋巴结炎

15

弓形虫性淋巴结炎是弓形虫感染引起的淋巴结炎。弓形虫病见于世界各地,其血清阳性率在美国为15%,在一些欧洲国家高达50%。弓形虫感染通常没有症状,气候温暖潮湿地区的居民大部分有弓形虫感染的血清学证据。弓形虫的生命周期复杂,猫是其终宿主,在此完成有性繁殖阶段。滋养体在猫的小肠内繁殖,卵囊随粪便排出。弓形虫的中间宿主包括哺乳动物和人类,通常因摄入卵囊污染的泥土、生肉或未煮熟的肉类而感染[1]。滋养体在中间宿主小肠内从卵囊中释放出来,进入体循环和内脏,以包囊的形式存在于任何类型的有核细胞中,并可在宿主的余生中始终保持休眠状态。当患者发生免疫缺陷时,感染可再激活。胎儿可经胎盘感染,移植器官也可传染本病,但都不常见。

弓形虫是一种胞内微生物,在宿主细胞内可通过阻止胞内体-溶酶体小室与包囊相融合而存活下来。CD40介导的巨噬细胞活化可通过自噬作用而消灭寄生物,含有寄生物的囊泡被吞噬溶解[2]。

少数弓形虫病患者可有临床症状。淋巴结炎主要发生于免疫功能正常的患者,通常局限于颈部、枕部和锁骨上区淋巴结,常伴有轻微发热和肌痛。系统性弓形虫病主要见于任何因素导致的免疫缺陷患者,例如白血病、淋巴瘤或HIV感染。系统性弓形虫病常累及大脑,预后不良。在CD4+淋巴细胞数<$0.1×10^9$/L的获得性免疫缺陷综合征患者中,约30%患者所感染的弓形虫可再激活[3]。

弓形虫感染的诊断需要血清学证据的支持,有多种方法可用于检测抗弓形虫细胞壁的IgG或IgM抗体,包括酶联免疫吸附测定或间接免疫荧光法。结合反应活性和抗体效价可判定活动性感染的可能性[4]。IgM反应在感染1周内就可以检测到,并持续升高,但之后IgM抗体下降并消失。IgM效价的假阳性较常见[5]。初次感染2周后出现IgG抗体,第8周达到高峰,通常可持续终身[6]。

淋巴结活检标本的组织学表现主要有3个特征:滤泡显著增生;上皮样组织细胞簇环绕并侵蚀生发中心;淋巴窦扩张,其内单核样B细胞增生。增生滤泡内可见大量中心母细胞、核分裂象和可染小体巨噬细胞。上皮样组织细胞呈边界不清的簇状分布,或表现为模糊的肉芽肿。单核样B细胞可大可小,呈融合簇状环绕淋巴窦,或位于其内。单核样B细胞中等大,胞质透明、量少或中等,核居中,卵圆形,核轮廓不规则,核仁不明显。无核分裂或坏死。滤泡间区常见高内皮微静脉增生、浆细胞增多和活化淋巴细胞。

由滤泡增生、上皮样组织细胞和单核样B细胞增生构成的三联征对弓形虫病的诊断敏感而特异[7,8]。但近期一项研究发现,此三联征仅见于约60%的弓形虫性淋巴结炎病例[9],且在其他疾病(如传染性单核细胞增多症)中也可出现[10]。我们曾在HIV感染患者的反应性淋巴结中发现这种三联征。此外,三联征的任意表现单独出现时都没有特异性。我们认为,三联征中的上皮样组织细胞出现于生发中心内时,最能提示弓形虫性淋巴结炎。

淋巴结内的弓形虫形似假囊,很难观察到,即使对免疫功能正常患者的淋巴结进行系统性检查,结果也是如此[9]。当寄生物局限于假囊内时,称为缓殖子,繁殖缓慢。免疫缺陷患者受累器官的间质或基质内有可能发现游离的滋养体,印片中显示得更清楚,表现为单个或簇状速殖子,速殖子呈新月形,直径 2~6μm。

抗弓形虫抗体的免疫组化方法可用于检测弓形虫,单个散在的速殖子和假囊内致密排列的缓殖子均阳性。受累淋巴结为反应性改变,增生的滤泡和单核样B细胞表达广谱B细胞标记(如CD20、CD79a)。生发中心不表达BCL2。组织细胞表达相应标记(如CD68和溶菌酶)。

弓形虫感染患者的预后与宿主免疫状态和临床表

现高度相关。最常用的治疗方法是乙胺嘧啶联合磺胺嘧啶和亚叶酸[11,12]。当患者免疫功能正常时，药物治疗仅限于症状迁延或病情严重者。伴有 HIV 感染的

患者接受抗逆转录病毒治疗后，80% 患者的临床表现会有所改善[12,13]。

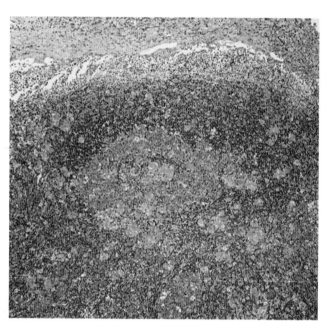

图 15.1   弓形虫性淋巴结炎，低倍放大。可见一个大的淋巴滤泡，有几个小的组织细胞簇侵蚀套区和生发中心。弓形虫性淋巴结炎在免疫功能正常的患者中更常见

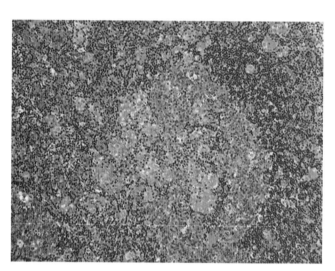

图 15.2   弓形虫性淋巴结炎，高倍放大。生发中心增生，内有数个小的上皮样组织细胞簇，组织细胞胞质丰富嗜酸性，此特征与弓形虫感染高度相关

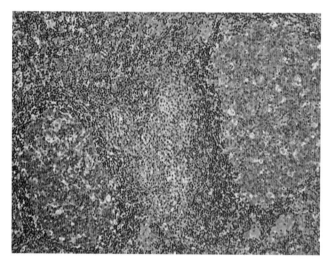

图 15.3   弓形虫性淋巴结炎。滤泡间区可见单核样 B 细胞聚集于淋巴窦内，细胞中等大，胞质稍丰富、淡染，核中位、卵圆形，核轮廓不规则

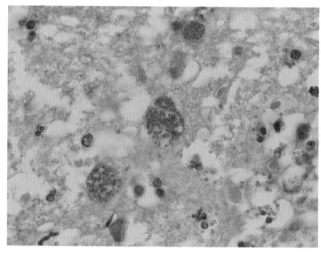

图 15.4   HIV 感染所致免疫缺陷患者，脑组织中可见弓形虫速殖子聚集

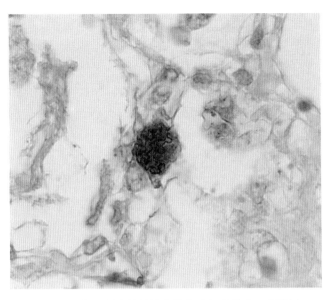

图 15.5　抗弓形虫特异性抗体免疫组化染色。假囊内的缓殖子阳性，表现为小的卵圆形结构。缓殖子因其繁殖缓慢而得名。假囊见于免疫功能正常的患者

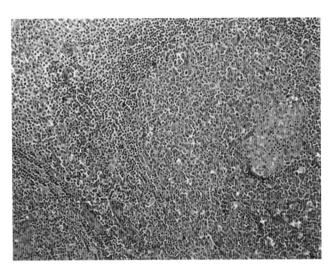

图 15.6　HIV 感染患者的淋巴结，可见滤泡增生、生发中心内小的肉芽肿、单核样 B 细胞。本例的组织学表现提示，此三联征对弓形虫性淋巴结炎并不特异

（董红岩 译）

参考文献

1. Rai SK, Matsumura T, Ono K, et al. High Toxoplasma seroprevalence associated with meat eating habits of locals in Nepal. Asia Pac J Public Health. 1999;11:89–93.
2. Subauste CS. Autophagy in immunity against Toxoplasma gondii. Curr Top Microbiol Immunol. 2009;335:251–65.
3. Falusi O, French AL, Seaberg EC, et al. Prevalence and predictors of Toxoplasma seropositivity in women with and at risk for human immunodeficiency virus infection. Clin Infect Dis. 2002;35:1414–7.
4. Montoya JG, Remington JS. Studies on the serodiagnosis of toxoplasmic lymphadenitis. Clin Infect Dis. 1995;20:781–9.
5. Liesenfeld O, Press C, Montoya JG, et al. False-positive results in immunoglobulin M (IgM) toxoplasma antibody tests and importance of confirmatory testing: the Platelia Toxo IgM test. J Clin Microbiol. 1997;35:174–8.
6. Montoya JG. Laboratory diagnosis of Toxoplasma gondii infection and toxoplasmosis. J Infect Dis. 2002;185 Suppl 1: S73–82.
7. Miettinen M. Histological differential diagnosis between lymph node toxoplasmosis and other benign lymph node hyperplasias. Histopathology. 1981;5:205–16.
8. Eapen M, Mathew CF, Aravindan KP. Evidence based criteria for the histopathological diagnosis of toxoplasmic lymphadenopathy. J Clin Pathol. 2005;58:1143–6.
9. Lin MH, Kuo TT. Specificity of the histopathological triad for the diagnosis of toxoplasmic lymphadenitis: polymerase chain reaction study. Pathol Int. 2001;51:619–23.
10. Kojima M, Kashimura M, Itoh H, et al. Infectious mononucleosis lymphoadenitis showing histologic findings indistinguishable from toxoplasma lymphadenitis. A report of three cases. Pathol Res Pract. 2010;206:361–4.
11. Montoya JG, Liesenfeld O. Toxoplasmosis. Lancet. 2004;363:1965–76.
12. Kaplan JE, Benson C, Holmes KH, Brooks JT, Pau A, Masur H. Guidelines for prevention and treatment of opportunistic infections in HIV-infected adults and adolescents: recommendations from CDC, the National Institutes of Health, and the HIV Medicine Association of the Infectious Diseases Society of America. MMWR Recomm Rep. 2009;58:1–207; quiz CE1–4.
13. Chirgwin K, Hafner R, Leport C, et al. Randomized phase II trial of atovaquone with pyrimethamine or sulfadiazine for treatment of toxoplasmic encephalitis in patients with acquired immunodeficiency syndrome: ACTG 237/ANRS 039 study. AIDS Clinical Trials Group 237/Agence Nationale de Recherche sur le SIDA, Essai 039. Clin Infect Dis. 2002;34:1243–50.

16

第 16 章
真菌性淋巴结炎:组织胞浆菌、隐球菌和球孢子菌

很多真菌可感染人类,特别是免疫缺陷患者。理论上,任何真菌感染均可累及淋巴结。真菌性淋巴结炎的病理学表现在很多方面都颇为相似。本章主要讨论三种具有代表性的真菌性淋巴结炎。

组织胞浆菌病

组织胞浆菌病由荚膜组织胞浆菌感染所致,属于获得性免疫缺陷综合征(AIDS)的一种表现[1]。组织胞浆菌病呈世界性分布,在中美洲、美国中西部和中南部的河谷地区呈地方性流行。组织胞浆菌生长于被鸟类和蝙蝠排泄物污染的酸性土壤中,这些排泄物可促进其生长。

疫区内免疫功能正常个体属于易感人群,免疫抑制患者的感染风险最高[2]。AIDS 患者、极幼或极老患者的急性感染可致死。慢性感染见于免疫功能正常的中年或老年人[2]。据估计,疫区有高达50%的成人曾被感染[3]。

本病常通过含有小分生孢子的气溶胶传播。吸入组织胞浆菌可引起局限性肺炎,并可继发血行播散。严重暴露可导致弥漫性肺部疾病。细胞免疫出现于2~3周内,通常可使感染得到控制,免疫功能抑制可使组织胞浆菌再次激活。AIDS 患者的组织胞浆菌感染更容易播散[1,2,4]。患有慢性阻塞性肺疾病的患者可能会形成空洞、瘘管或气胸。感染组织胞浆菌的 AIDS 患者中,约有15%也存在结核分枝杆菌感染[4,5]。

当疾病播散时,真菌抗原更容易检测出来,可以在尿液、血清、脑脊液或支气管肺泡灌洗液中检测到。但由于与其他真菌存在交叉反应,在检测淋巴瘤、结核或结节病患者时可能出现假阳性结果。慢性感染患者的抗原滴度一般保持较高水平,但在免疫缺陷患者可能较低。组织胞浆菌可以在萨布罗右旋糖琼脂上生长。

为提高所分离出的真菌量,推荐在不同时间对不同标本进行培养。真菌的鉴定可能需要使用 DNA 探针进行分子检测[6]。

影像学表现多样,包括弥漫性浸润、纤维型浸润、空洞形成和淋巴结肿大。感染播散患者的腹部影像学可表现为肝大、脾大、淋巴结肿大和肾上腺肿大[2,4]。

组织学观察,淋巴结和其他受累器官可见肉芽肿形成,后者由含多少不等组织胞浆菌的上皮样组织细胞和多核巨细胞构成。真菌直径 2~4 μm,圆形,有窄基出芽。常见坏死性肉芽肿。曾有组织胞浆菌感染史或暴露史的患者,其淋巴结或其他器官常有陈旧性病灶,后者伴有硬化或钙化,其内有可能发现组织胞浆菌。六胺银(GMS)染色和 PAS 染色可用于显示组织胞浆菌。骨髓受累可表现为肉芽肿性炎。与组织切片特殊染色相比,骨髓标本的真菌培养对组织胞浆菌的检测更敏感。

播散性疾病和慢性疾病用两性霉素 B、氟康唑或伊曲康唑治疗[1,2,7]。伴发结核者需要相应的额外治疗[4,5]。

隐球菌病

隐球菌病是由新型隐球菌感染所致。新型隐球菌是一种腐生真菌,致病性不高,但免疫缺陷患者特别容易感染。新型隐球菌呈世界性分布,存在于鸟巢和鸽粪中,通过吸入肺内的气溶胶而传播。吸入真菌可导致急性或潜伏感染,潜伏感染可被重新激活。宿主的免疫状态是发病的关键因素,而真菌毒力的作用非常小。新型隐球菌产生的蛋白酶和磷脂酶可干扰宿主对真菌的吞噬和破坏。

隐球菌感染多见于免疫抑制患者,包括 AIDS、恶性肿瘤、自身免疫性疾病或医源性免疫抑制患者。虽然 AIDS 患者在接受抗逆转录病毒治疗(ART)后的隐

球菌感染率有所下降,但在美国仍约有 7% ~ 15% 的 AIDS 患者会发生隐球菌感染。免疫抑制患者的陈旧性病灶可能再激活,或发生新的感染,并出现严重症状,包括疾病播散、累及脑膜和中枢神经系统。隐球菌感染可累及中枢神经系统和呼吸道,少见部位包括皮肤、骨和外周血。相比之下,免疫功能正常者发生的感染通常没有临床症状,病灶常纤维化。

乳胶凝集反应或酶联免疫分析可用于对血清或体液进行血清学检测。

影像学检查可表现为孤立性或多发性肺结节、浸润性病变、空洞或实变。其他表现包括胸腔积液、淋巴结肿大、支气管内病变和肺不张[8]。

淋巴结或其他受累器官的组织学表现为非干酪性肉芽肿,并可见特征性的同心圆状空腔,空腔的边缘由隐球菌的荚膜构成,厚 3 ~ 5μm,其内为着色淡的隐球菌[9]。退变的隐球菌可释放间质性黏液样物质,并可融合形成囊腔。隐球菌有窄基出芽。新型隐球菌的荚膜由多糖构成,PAS 和黏液卡红染色为红色[9],GMS 或 Masson-Fontana 染色时细胞壁为黑色。间质反应常不明显,隐球菌似乎漂浮在间质内,或与实质细胞混合。有时真菌周围可有纤维化。

细胞学检查可见炎细胞和散在的隐球菌。在支气管肺疾病患者的支气管肺泡灌洗液中,隐球菌的检出率较高。墨染制片通常用于脑脊液中隐球菌的检查,表现为直径 5 ~ 20μm 的球形荚膜菌。

隐球菌在固态琼脂糖培养基上生长。DNA 探针可用于确定诊断[6]。

轻、中度隐球菌性肺疾病的治疗包括氟康唑、伊曲康唑或两性霉素 B[7,8]。重症疾病或中枢神经系统受累患者的治疗包括使用两性霉素 B 和氟康唑。预后差,与免疫抑制程度相关[10]。

球孢子菌病

球孢子菌病由粗球孢子菌或 *posadasii* 球孢子菌感染所致。球孢子菌生长于温暖的沙质土壤内。球孢子菌感染呈地方性流行于美国西南部和部分南美洲的半干旱或干旱地区[11],可在沙尘暴、地震和旱灾后爆发。风险人群包括农民、军人、考古学家和免疫抑制患者,后者包括 AIDS 患者、器官移植后或接受免疫调节剂治疗的患者。一些非疫区病例可能与其旅游经历有关。实验室工作人员有偶然暴露的风险。在处理可能带有球孢子菌的样本时,推荐使用生物安全 2 级水平的操作和设备[12]。

60% 患者的肺部感染没有症状,也可有一些非特异性症状,包括社区获得性肺炎样症状。球孢子菌感染会诱发细胞免疫应答,具有自限性,大多数患者没有后遗症,但局部病灶可能持续存在。疾病播散的发生率不足 5%。球孢子菌感染有几种表现形式。急性肺炎发生于真菌暴露后约 1 ~ 3 周,表现为重度疲劳。影像学检查表现为小叶性肺炎和淋巴结肿大,约 10% 患者有胸腔积液。其他表现包括多形性红斑、结节性红斑和中毒性红斑。弥漫性肺炎的出现提示有血行播散,常见于免疫抑制患者,表现为病情重、高热、呼吸困难和低氧血症。疾病持续 3 个月以上时考虑为慢性进行性肺炎,患者有持续性咳嗽、咯血和体重减轻。原发感染后可形成肺结节和空洞,可以没有症状,也可表现为咳嗽、胸痛和咯血。约 5% 的患者有肺外病变,可累及皮肤、淋巴结、骨和关节,常在肺部疾病几个月之后发生。中枢神经系统病变包括球孢子菌瘤或肉芽肿性炎[12]。

异常的实验室检查结果包括红细胞沉降率升高和嗜酸性粒细胞增多。脑脊液可见白细胞增多,以淋巴细胞为主,伴蛋白增多和糖降低。

球孢子菌属为二相性真菌,在土壤中呈菌丝形态,可以在干燥的沙漠中存活多年。还可为分节孢子形态,彼此间由薄壁空muri体分隔,可弥散到空气中,易被吸入。真菌被吸入后,虽然大多数感染没有症状,病变自发消退,但可在易感患者的肺内生长。该真菌可分裂并形成大而圆的球形结构,外层壁很厚,可破裂并释放出无数的内生孢子,这些内生孢子将形成新球形结构。真菌可以进入体循环,播散至脑膜、骨、皮肤或软组织[12]。

Calcofluor white 荧光染色是直接检测球孢子菌的敏感方法,可显示真菌细胞壁内的甲壳素和纤维素。酶联免疫分析、免疫扩散或补体结合试验等血清学检测既敏感又特异,但与荚膜组织胞浆菌和巴西副球孢子菌之间存在交叉反应。滴度与真菌负荷有关,因此滴度监测可用于判断预后。免疫抑制患者的真菌滴度下降。

组织学检查可见肉芽肿性炎和直径为 10 ~ 100μm 的圆形真菌球,后者内外均有内生孢子,直径 2 ~ 5μm。在组织细胞、多核巨细胞、微脓肿或干酪样坏死灶内都可以发现真菌球,也可观察到纤细的有隔菌丝。感染的急性期可以中性粒细胞、组织细胞和嗜酸性粒细胞为主。PAS 和 GMS 染色可用于显示球孢子菌。

脑心浸液、Sabouraud 培养基和血琼脂培养基均适用于球孢子菌属培养。培养结果显示有隔菌丝和呈分支状出现的节生孢子。该真菌在呼吸道样本中的分离率最高,在血液中的分离率最低,而在脑脊液中则常为阴性。核酸杂交试验可用于分离真菌的鉴定[6]。

治疗需要使用氟康唑、伊曲康唑或两性霉素B[7,12]。

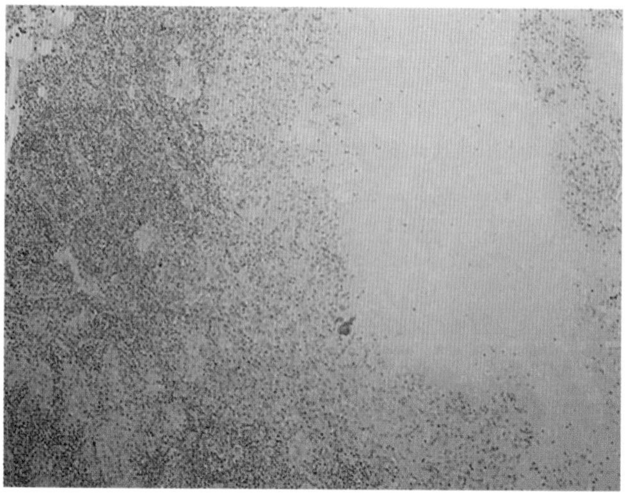

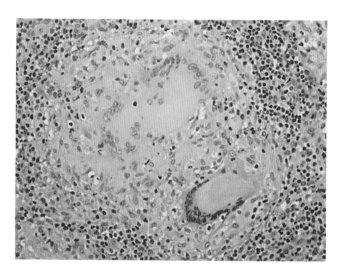

图 16.1　荚膜组织胞浆菌感染患者的淋巴结,可见肉芽肿融合,伴中央坏死

图 16.2　荚膜组织胞浆菌引起的肉芽肿性淋巴结炎。肉芽肿由许多上皮样组织细胞和多核巨细胞构成,可见一个多核郎罕巨细胞,核排列成花环状

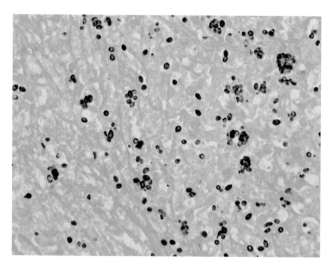

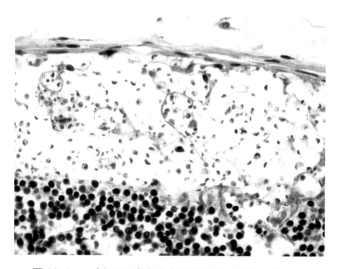

图 16.3　六胺银(GMS)染色,淋巴结内的组织胞浆菌阳性

图 16.4　一例 HIV 感染患者的淋巴结,被膜下窦内充满隐球菌。HE 染色时,隐球菌着色淡,多数空腔对应于隐球菌的荚膜和凝胶样物质。图下方的小淋巴细胞间也混有一些隐球菌

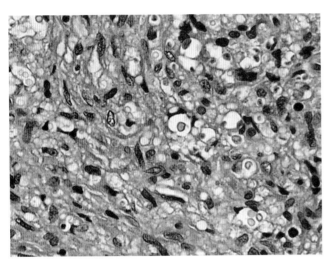

图 16.5　隐球菌感染患者皮肤活检,高倍放大。可见组织细胞和许多空腔,后者是有厚荚膜的隐球菌

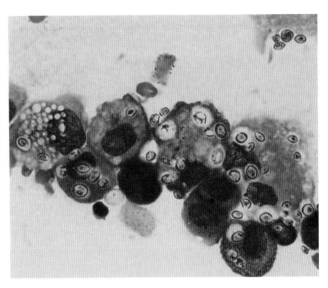

图 16.6　HIV 感染患者支气管肺泡灌洗液的细胞学涂片,可见组织细胞内充满隐球菌,荚膜表现为透明空隙

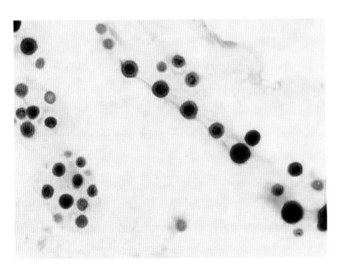

图 16.7　一例 HIV 感染患者的脑脊液,黏液卡红染色显示隐球菌的荚膜

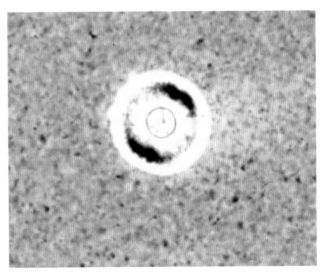

图 16.8　一例 HIV 感染患者的脑脊液,墨染在隐球菌荚膜周围形成负像

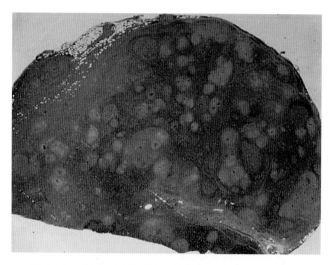

图 16.9　粗球孢子菌感染患者的淋巴结,整个淋巴结可见许多肉芽肿,被膜纤维化,淋巴结周围有淋巴细胞浸润

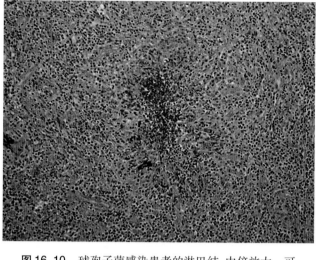

图 16.10　球孢子菌感染患者的淋巴结,中倍放大。可见坏死性肉芽肿,中央为化脓性炎

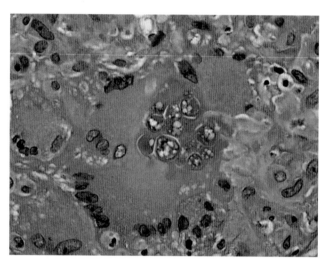

图 16.11　肉芽肿,高倍放大。一个多核巨细胞内含有大量球孢子菌

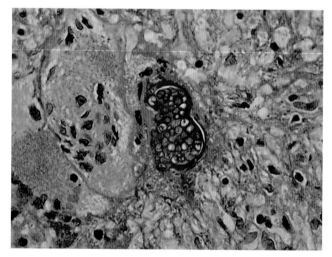

图 16.12　PAS 染色可见一个厚壁真菌球,内含球孢子菌的内生孢子

（董红岩　译）

参考文献

1. Brilhante RS, Fechine MA, Mesquita JR, et al. Histoplasmosis in HIV-positive patients in Ceara, Brazil: clinical-laboratory aspects and in vitro antifungal susceptibility of Histoplasma capsulatum isolates. Trans R Soc Trop Med Hyg. 2012;106:484–8.

2. McKinsey DS, McKinsey JP. Pulmonary histoplasmosis. Semin Respir Crit Care Med. 2011;32:735–44.

3. Kauffman CA. Histoplasmosis. Clin Chest Med. 2009;30:217–25, v.

4. Antinori S, Magni C, Nebuloni M, et al. Histoplasmosis among human immunodeficiency virus-infected people in Europe: report of 4 cases and review of the literature. Medicine (Baltimore). 2006;85:22–36.

5. Agudelo CA, Restrepo CA, Molina DA, et al. Tuberculosis and histoplasmosis co-infection in AIDS patients. Am J Trop Med Hyg. 2012;87:1094–8.

6. Wengenack NL, Binnicker MJ. Fungal molecular diagnostics. Clin Chest Med. 2009;30:391–408, viii.

7. Moen MD, Lyseng-Williamson KA, Scott LJ. Liposomal amphotericin B: a review of its use as empirical therapy in febrile neutropenia and in the treatment of invasive fungal infections. Drugs. 2009;69:361–92.

8. Brizendine KD, Baddley JW, Pappas PG. Pulmonary cryptococcosis. Semin Respir Crit Care Med. 2011;32:727–34.

9. Ioachim HL. Biopsy diagnosis in human immunodeficiency virus infection and acquired immunodeficiency syndrome. Arch Pathol Lab Med. 1990;114:284–94.

10. Saag MS, Graybill RJ, Larsen RA, et al. Practice guidelines for the management of cryptococcal disease. Infectious Diseases Society of America. Clin Infect Dis. 2000;30:710–8.

11. Tsang CA, Anderson SM, Imholte SB, et al. Enhanced surveillance of coccidioidomycosis, Arizona, USA, 2007-2008. Emerg Infect Dis. 2010;16:1738–44.

12. Stevens DA. Coccidioidomycosis. N Engl J Med. 1995;332:1077–82.

第 17 章
传染性单核细胞增多症

17

传染性单核细胞增多症(infectious mononucleosis, IM)是与 Epstein-Barr 病毒(EBV)急性感染相关的一系列临床病理综合征。诊断 IM 的典型三联征包括咽炎、淋巴结肿大和发热。症状通常持续数周,但也可继发很多疾病,如脾破裂、心肌炎和噬血细胞综合征。免疫抑制患者发生的 IM 可致死。

EBV 是人类疱疹病毒 4 型,其基因组编码大约 100 种病毒蛋白。世界上大部分人群都可发生 EBV 病毒感染,在欠发达国家感染率更高。病毒通过直接接触人类唾液而传播,最初感染口腔上皮细胞或 B 淋巴细胞,最终以潜伏感染形式存在于记忆 B 细胞内[1]。原发感染通常没有症状,或者引起自限性 IM。在急性感染期,病毒复制并表达各种病毒相关蛋白,如病毒壳抗原(viral capsid antigen, VCA)、早期抗原(early antigen, EA)和 EBV 核抗原(EBV nuclear antigens, EBNA)。感染 1 周后,宿主发生体液免疫应答,产生对抗病毒抗原的抗体[1]。随后宿主发生细胞介导的免疫应答。

EBV 感染有两个阶段,裂解期和潜伏期。在裂解期,EBV 病毒以线性方式复制,表达大量病毒基因。在潜伏期,病毒形成环状附加体,病毒基因的表达具有高度限制性[2]。病毒糖蛋白 gp350 与 B 细胞的 C3d 补体受体(CD21)结合。潜伏期的基因表达受 DNA 甲基化和组蛋白修饰的调控,导致记忆 B 细胞中的 EBV 基因组沉默,或在肿瘤细胞、生发中心 B 细胞和淋巴母细胞内表达细胞依赖型潜在启动子[2,3]。在免疫缺陷或免疫抑制患者中,裂解期 EBV 复制持续激活,在血液中可以检测到病毒载量增高[2]。

实验室检查结果包括淋巴细胞增多和单核细胞增多。胞质丰富淡蓝染且核增大的淋巴细胞被称为非典型淋巴细胞(又称 Downey 2 型细胞)。Monospot 试验(传染性单核细胞增多症检测试剂盒)用于检测凝集马红细胞的嗜异性抗体,对 IM 高度敏感。抗病毒抗原的抗体用于确定诊断和疾病分期,RT-PCR 和病毒载量检测有助于不肯定病例的诊断[4]。CD4:CD8 比值通常降低。

偶因需要排除淋巴瘤而行淋巴结活检,但在分析年轻病例时要慎重,因为 IM 的组织病理学改变可类似淋巴瘤。扁桃体偶因增大并阻塞气道而被摘除。

IM 最典型的组织学特征是多形性浸润导致滤泡间区或副皮质区扩张,低倍镜下为斑驳状图像。浸润细胞包括大小不一的淋巴细胞、浆细胞、免疫母细胞和指状突树突细胞。EBV 感染的其他早期特征包括滤泡增生和散在单核样 B 细胞簇[5]。常见显著的高内皮微静脉、单个细胞坏死或斑片状坏死。淋巴窦可扩张,内充满单核样 B 细胞、小淋巴细胞和免疫母细胞。免疫母细胞可局灶性或弥漫性增多,甚至类似于弥漫性大 B 细胞淋巴瘤。此外,淋巴母细胞也可有非典型核或有双核,类似于 H 细胞或者 R-S 细胞。

免疫表型分析,增生滤泡表达 B 细胞标记,如 CD20 或 PAX-5,生发中心不表达 BCL2。副皮质区以 T 淋巴细胞为主,CD8+淋巴细胞通常比 CD4+淋巴细胞更多。免疫母细胞表达 CD30,常表达 CD45/LCA,不表达 CD15。免疫母细胞可以是 B 细胞系或 T 细胞系,也可以是两种细胞系混合存在。

EBV 可以通过 EBER 原位杂交,或免疫组化 LMP-1 染色来证实。EBV 可感染许多细胞,大部分是滤泡间区的大细胞,罕见感染生发中心内的细胞[6]。

T 细胞受体基因和免疫球蛋白基因分子检测显示,T 细胞和 B 细胞都是多克隆的,罕见情况下,T 细胞受体基因的 PCR 分析可显示单克隆性重排。

通常采用支持疗法,类固醇激素可用于重症患者,抗病毒治疗的作用还不明确[4]。

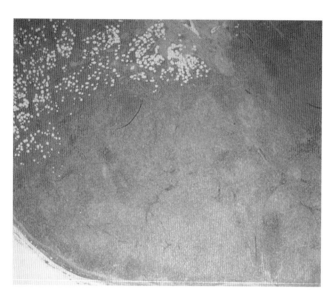

图 17.1   传染性单核细胞增多症,低倍放大。可见整个淋巴结结构变形,滤泡和副皮质区/滤泡间区增生

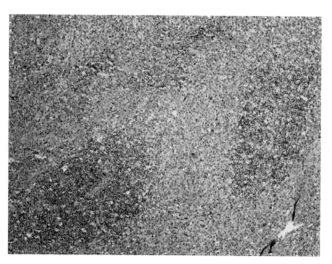

图 17.2   传染性单核细胞增多症,中倍放大。可见两个增生的生发中心,有很多可染小体巨噬细胞。周围的滤泡间区弥漫扩张

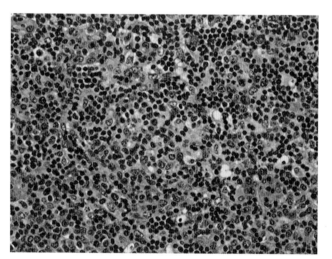

图 17.3   滤泡间区可见混合的小、中、大淋巴细胞,有显著核仁的细胞是免疫母细胞

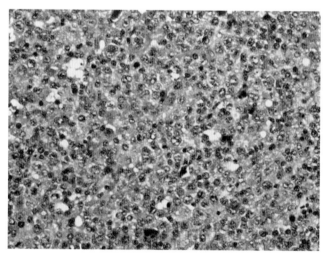

图 17.4   传染性单核细胞增多症,高倍放大。滤泡间区可见许多核呈空泡状的大细胞,类似于弥漫性大 B 细胞淋巴瘤

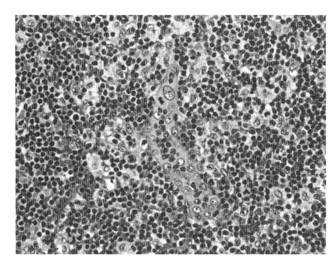

图 17.5　滤泡间区扩张,常伴有内皮细胞肥胖的高内皮微静脉(HEV)。在有很多大细胞的病例中,内皮细胞肥胖的 HEV 是支持传染性单核细胞增多症诊断的有用特征,有助于与弥漫性大 B 细胞淋巴瘤鉴别

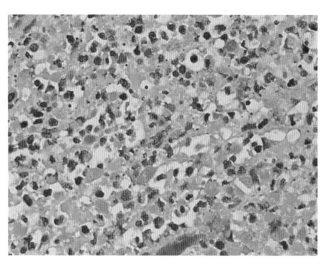

图 17.6　单个细胞坏死和小灶性坏死。传染性单核细胞增多症中常见灶性或多灶性凝固性坏死,以及核碎裂

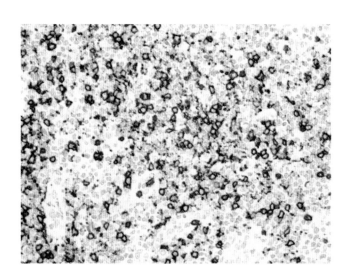

图 17.7　免疫组化 CD20 染色,滤泡间区仅少量细胞阳性

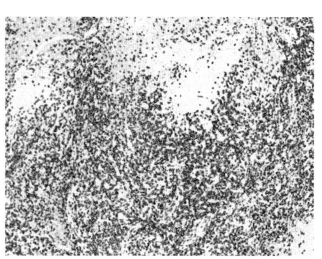

图 17.8　免疫组化 CD3 染色,滤泡间区大量细胞阳性。大多数传染性单核细胞增多症的滤泡间区以 T 细胞为主,且 CD8+细胞多于 CD4+细胞

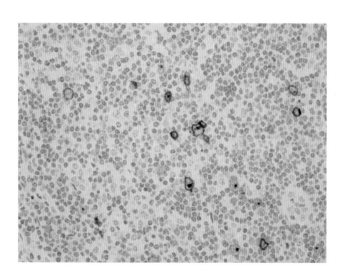

图 17.9　免疫组化 CD30 染色,少数免疫母细胞阳性。这些阳性细胞的核圆形、核膜薄,核仁中等大,缺乏 H 细胞或 R-S 细胞的典型特征

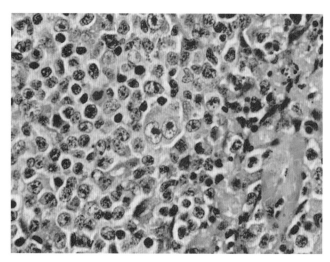

图 17.10　本例可见类似于 R-S 细胞的大双核细胞。与经典型霍奇金淋巴瘤不同,这些细胞为 B 细胞免疫表型:CD45+、CD20+、CD30+(强弱不等)和 CD15-

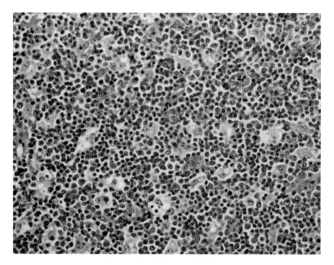

图 17.11　传染性单核细胞增多症,副皮质区增生,指状突树突细胞胞质丰富,使副皮质区形成斑驳状图像

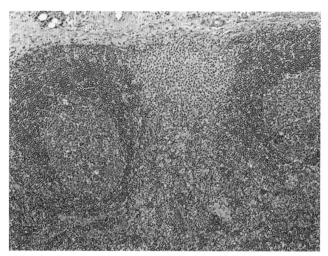

图 17.12　传染性单核细胞增多症,低倍放大。两个生发中心之间的被膜下区可见单核样 B 细胞聚集。单核样 B 细胞簇常见于传染性单核细胞增多症早期阶段。该患者抗 EBV 病毒壳抗原(VCA)的 IgM 增高、IgG 阴性,抗 EBNA 阴性,符合急性感染

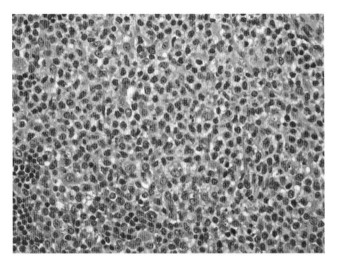

图 17.13　传染性单核细胞增多症,高倍放大。被膜下的单核样细胞有中等丰富胞质,核形不规则。单核样细胞簇的出现提示为 IM 早期

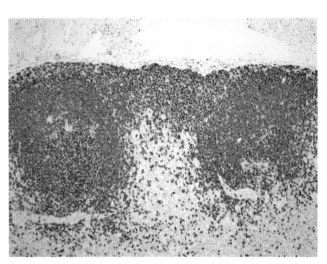

图 17.14　免疫组化 CD20 染色。滤泡间区聚集的单核样细胞阳性,提示为 B 细胞

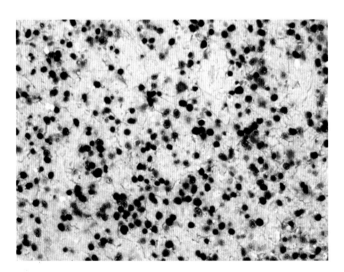

图 17.15　EBER 原位杂交。滤泡间区散在阳性细胞,大部分为中等至大淋巴细胞

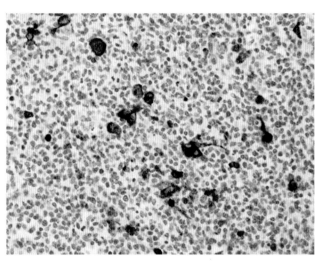

图 17.16　免疫组化 LMP-1 染色,仅散在阳性细胞,主要为大细胞,一些有树枝状突起。LMP-1 免疫组化检测的敏感性不如 EBER 原位杂交

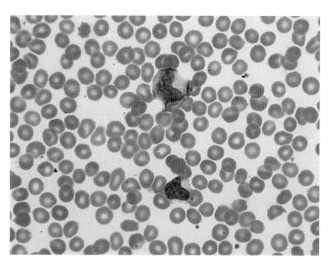

图 17.17　外周血涂片，可见一个非典型淋巴细胞，胞质丰富、浅蓝色，核大而不规则，核仁明显。非典型淋巴细胞占外周血细胞的 10% 以上时才支持传染性单核细胞增多症诊断

（董红岩　译）

参考文献

1. Hadinoto V, Shapiro M, Greenough TC, et al. On the dynamics of acute EBV infection and the pathogenesis of infectious mononucleosis. Blood. 2008;111:1420–7.
2. Niller HH, Wolf H, Minarovits J. Regulation and dysregulation of Epstein-Barr virus latency: implications for the development of autoimmune diseases. Autoimmunity. 2008;41:298–328.
3. Niller HH, Wolf H, Ay E, Minarovits J. Epigenetic dysregulation of epstein-barr virus latency and development of autoimmune disease. Adv Exp Med Biol. 2011;711:82–102.
4. Vouloumanou EK, Rafailidis PI, Falagas ME. Current diagnosis and management of infectious mononucleosis. Curr Opin Hematol. 2012;19:14–20.
5. Anagnostopoulos I, Hummel M, Falini B, et al. Epstein-Barr virus infection of monocytoid B-cell proliferates: an early feature of primary viral infection? Am J Surg Pathol. 2005;29:595–601.
6. Niedobitek G, Herbst H, Young LS, et al. Patterns of Epstein-Barr virus infection in non-neoplastic lymphoid tissue. Blood. 1992;79:2520–6.

第 18 章
单纯疱疹病毒性淋巴结炎和水痘-带状疱疹性淋巴结炎

单纯疱疹病毒性淋巴结炎

单纯疱疹是一种常见的皮肤黏膜感染性疾病,可见于世界各地,主要通过直接接触被感染的分泌物而在人与人之间传播。单纯疱疹病毒(herpes simplex virus,HSV)是一种 α 疱疹病毒,包括 1 型和 2 型。该病毒为双链 DNA,编码 80 多种蛋白。1 型 HSV 的原发感染多发生于儿童和青少年,一般通过口对口传播,常和龈口炎有关,复发病例常表现为唇疱疹。1 型 HSV 也可表现为系统性感染。2 型 HSV 多见于成人,常通过性接触传播,与生殖器溃疡有关。这些疾病表现模式可以相互重叠。HSV 原发感染大多没有症状,常在感染再次激活后才被发现[1-3]。血清学检测表明,该感染在有多个性伴侣的人中更为常见。

原发感染导致病毒殖入上皮细胞和淋巴细胞内,继而进入感觉神经和自主神经,然后到达背根神经节并潜伏下来。HSV 感染的再激活导致复发性皮肤或黏膜病变,其严重程度随复发次数增多而降低。免疫缺陷患者的病变可持续存在。

免疫功能正常患者的 HSV 淋巴结炎很少需要活检,尤其是感染的临床表现很典型时[4]。当恶性血液系统疾病患者有不明原因的淋巴结肿大、或者怀疑疾病有进展时,常会进行淋巴结活检。HSV 淋巴结肿大常提示感染的再激活,但是也可出现在原发感染时。淋巴结肿大通常是局限性的,很少与全身性疾病或皮肤病变有关[4,5]。HSV 再激活导致的淋巴结肿大在慢性淋巴细胞性白血病/小淋巴细胞性淋巴瘤(CLL/SLL)患者更常见,病毒感染和淋巴瘤可同时或相继累及同一个活检部位[6]。CLL/SLL 相关的免疫抑制和免疫抑制治疗可能参与 HSV 再激活。对于 CLL/SLL 患者,最重要的是不要把病毒感染性改变误判为大细胞淋巴瘤转化的表现(Richter 综合征)。与 HSV 易感

相关的其他淋巴瘤或白血病包括霍奇金淋巴瘤、淋巴母细胞淋巴瘤/白血病、套细胞淋巴瘤、急性髓性白血病和慢性髓性白血病。免疫缺陷患者的 HSV 感染可为自限性、局限性或播散性[7]。

组织学观察,HSV 淋巴结炎的特征性表现为坏死区域的边界相对清楚,内含核碎片、嗜酸性粒细胞残迹、中性粒细胞和含病毒包涵体的细胞。炎性浸润常累及淋巴结被膜和结周脂肪组织。HSV 包涵体位于多核细胞或单核细胞的细胞核内,受累细胞核呈嗜酸性毛玻璃样,周围有一圈透明空晕,被称为 Cowdry A 型包涵体。

HSV 淋巴结炎的组织学改变与其他病毒感染相似。副皮质区不同程度扩大,极端病例可取代大部分淋巴结结构,淋巴滤泡消失。副皮质区细胞成分复杂,由小、中、大淋巴细胞构成,可见核仁显著的免疫母细胞[4,5]。偶见浆细胞、嗜酸性粒细胞和组织细胞。一些病例有极为丰富的免疫母细胞,可类似弥漫性大 B 细胞淋巴瘤。淋巴滤泡可以增生,或因副皮质区显著扩大而消失。淋巴窦可以增生。

超微结构检查可见病毒颗粒,含有核心和衣壳,衣壳可聚集,最常见于核周隙内。可用免疫组化或原位杂交检测来识别淋巴结内 HSV 所感染的细胞。一些报道病例的感染细胞为 T 细胞,而另一些病例为纤维母细胞或内皮细胞。淋巴结内任意细胞类型都可以感染 1 型或 2 型 HSV[5,7]。也可用分子检测或病毒培养来鉴定病毒。

免疫功能正常患者的 HSV 感染预后很好,免疫抑制患者可出现感染播散和死亡。治疗根据症状的严重程度和免疫状态而异[8]。据报道,淋巴结肿大的 CLL/SLL 患者发生 HSV 感染时,通常没有其他病毒感染症状,不需要抗病毒治疗[6,9]。抗病毒药物(如阿昔洛韦、伐昔洛韦和泛昔洛韦)可以降低疾病的严重程度,当患者有疼痛或持续性症状时,可以和麻醉剂联合使

用[8,10]。

水痘-带状疱疹性淋巴结炎

水痘-带状疱疹病毒（the varicella-zoster virus, VZV）又称人类疱疹病毒3型，是一种DNA疱疹病毒，可导致两种不同的临床表现。水痘通常发生于儿童，提示为原发性感染，带状疱疹常发生于成人的皮肤，提示为复发性感染。在原发感染期间，VZV进入呼吸道并在局部繁殖，先进入局部淋巴结，然后播散入血液和其他器官。原发感染所激发的特异性细胞免疫使病毒潜伏在脑神经节或脊神经节内，再激活时病变沿着受累神经分布。特异性细胞免疫功能减低的患者可发生疾病播散，有致死风险。

VZV通过空气传播，少数可经接触含病毒颗粒的疱液传播[11]。年幼儿童所患水痘的症状轻微，具有自限性，可表现为乏力、厌食和低热，皮肤出现斑丘疹，随后发展为含透明液体的无痛性水疱。带状疱疹是一种疼痛性皮疹，局限于单侧的单个或多个皮区，表现为小疱或大疱，常伴化脓或出血。带状疱疹见于约10%的成人，以老年人为主，可能与细胞免疫功能减低有关[12,13]。免疫抑制患者易于发生带状疱疹。带状疱疹偶可作为潜在的系统性疾病（如淋巴瘤或白血病）的首发症状[14]。VZV感染患者可有淋巴结肿大，但是很少进行淋巴结活检，因为患者通常都有VZV感染的典型临床表现。最常受累的淋巴结位于颈部、锁骨上和腋部。

VZV淋巴结炎的组织学改变与HSV淋巴结炎相似。副皮质区不同程度增生，内含小、中、大淋巴细胞，可见免疫母细胞和大量核分裂象，有时疑似淋巴瘤[15]。免疫母细胞有明显核仁，偶见大的核内包涵体，周围有透明空晕。还可见嗜酸性粒细胞和组织细胞。组织细胞胞质丰富、淡染，形成低倍镜下的斑驳状图像[15]。背侧脊神经节内的病毒再激活时，表现为重度炎症和神经细胞出血性坏死，神经节发生神经元丢失，随后传入神经纤维发生纤维化[16]。HSV和VZV感染的皮肤病变都表现为小淋巴细胞和免疫母细胞构成的多形性浸润。使用基于PCR的分子检测偶可发现IgH基因或T细胞受体基因的单克隆性重排[17]。

皮肤病变破溃处或病变处液体的印片行Giemsa染色，可以见到巨细胞或含包涵体的细胞。水痘-带状疱疹抗血清的直接免疫荧光检测表现为核阳性，该血清与HSV或巨细胞病毒没有交叉反应。

超微结构检查，部分转化淋巴细胞内可见病毒颗粒。感染细胞的胞质内或细胞外有可能见到有包被的病毒颗粒。

水痘在美国是一种常见病，疫苗接种大大降低了感染率和死亡率。接种过疫苗的患者只出现轻微症状[12,13]。美国建议给60岁以上的老年人接种带状疱疹疫苗，因为据估计这群人中大约32%至少有过一次的带状疱疹感染[13]。带状疱疹可有严重后遗症，特别是疱疹后神经痛[13]。抗病毒治疗和麻醉剂或类固醇激素可减轻症状[18]。死亡主要见于免疫功陷患者，这些患者的VZV感染中枢神经系统。

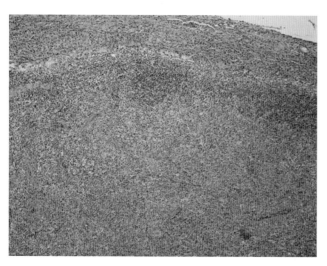

图18.1　单纯疱疹病毒淋巴结炎，低倍放大。副皮质区扩张，残留一个小淋巴滤泡。副皮质区增生是HSV淋巴结炎的一个常见特征

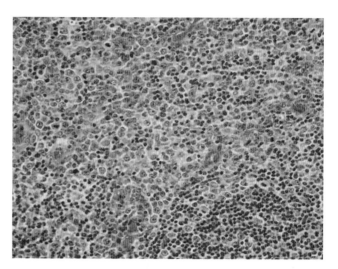

图18.2　单纯疱疹病毒淋巴结炎，高倍放大。副皮质区扩张，可见小、中、大淋巴细胞混合浸润。在感染的这一阶段见不到核内包涵体或坏死

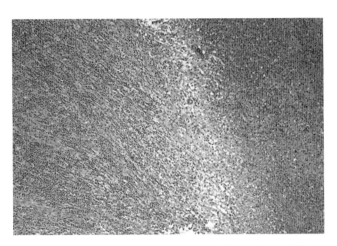

图 18.3　单纯疱疹病毒淋巴结炎,中倍放大。慢性淋巴细胞性白血病/小淋巴细胞性淋巴瘤(CLL/SLL)患者。左侧分布均匀的小淋巴细胞区为 CLL/SLL,右侧出现广泛坏死,因此疑有其他病变。CLL/SLL 患者有免疫抑制,因此易于感染 HSV

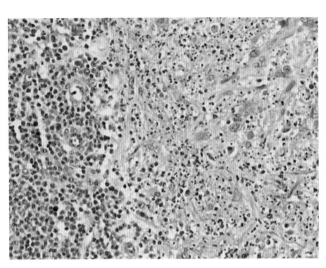

图 18.4　单纯疱疹病毒淋巴结炎,高倍放大。左侧分布均匀的小淋巴细胞区为 CLL/SLL,右侧凝固性坏死灶内含有形态扭曲的病毒感染细胞。本例患者咳嗽、盗汗和体重减轻

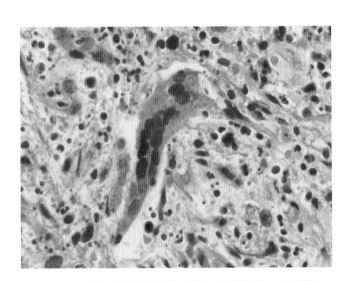

图 18.5　单纯疱疹病毒淋巴结炎,高倍放大。坏死背景中可见一个多核巨细胞,该细胞的大部分细胞核内都有包涵体

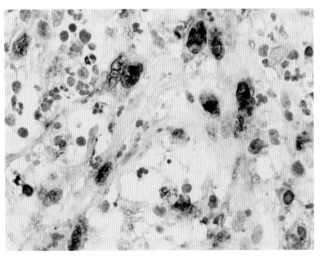

图 18.6　免疫组化 1、2 型 HSV 鸡尾酒抗体染色,大细胞阳性

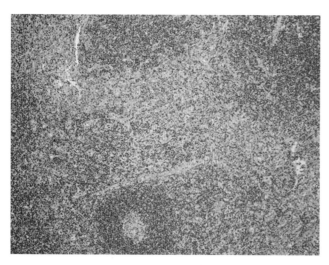

图 18.7   水痘-带状疱疹病毒淋巴结炎,低倍放大。滤泡间区扩张,胞质丰富的组织细胞使其呈斑驳状外观。患者几周前发生皮肤带状疱疹

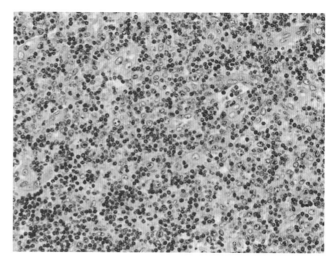

图 18.8   皮肤带状疱疹引流区淋巴结,高倍放大。滤泡间区可见多形性浸润,由小、中、大淋巴细胞构成,可见免疫母细胞

（董红岩 译）

参考文献

1. Xu F, Sternberg MR, Kottiri BJ, et al. Trends in herpes simplex virus type 1 and type 2 seroprevalence in the United States. JAMA. 2006;296:964–73.

2. Corey L, Wald A, Celum CL, Quinn TC. The effects of herpes simplex virus-2 on HIV-1 acquisition and transmission: a review of two overlapping epidemics. J Acquir Immune Defic Syndr. 2004;35: 435–45.

3. Arduino PG, Porter SR. Herpes simplex virus type 1 infection: overview on relevant clinico-pathological features. J Oral Pathol Med. 2008;37:107–21.

4. Miliauskas JR, Leong AS. Localized herpes simplex lymphadenitis: report of three cases and review of the literature. Histopathology. 1991;19:355–60.

5. Tamaru J, Mikata A, Horie H, et al. Herpes simplex lymphadenitis. Report of two cases with review of the literature. Am J Surg Pathol. 1990;14:571–7.

6. Joseph L, Scott MA, Schichman SA, Zent CS. Localized herpes simplex lymphadenitis mimicking large-cell (Richter's) transformation of chronic lymphocytic leukemia/small lymphocytic lymphoma. Am J Hematol. 2001;68:287–91.

7. Howat AJ, Campbell AR, Stewart DJ. Generalized lymphadenopathy due to herpes simplex virus type I. Histopathology. 1991;19: 563–4.

8. Cernik C, Gallina K, Brodell RT. The treatment of herpes simplex infections: an evidence-based review. Arch Intern Med. 2008;168:

1137–44.

9. Higgins JP, Warnke RA. Herpes lymphadenitis in association with chronic lymphocytic leukemia. Cancer. 1999;86:1210–5.

10. O'Brien JJ, Campoli-Richards DM. Acyclovir. An updated review of its antiviral activity, pharmacokinetic properties and therapeutic efficacy. Drugs. 1989;37:233–309.

11. Ku CC, Besser J, Abendroth A, Grose C, Arvin AM. Varicella-Zoster virus pathogenesis and immunobiology: new concepts emerging from investigations with the SCIDhu mouse model. J Virol. 2005;79:2651–8.

12. Gnann Jr JW, Whitley RJ. Clinical practice. Herpes zoster. N Engl J Med. 2002;347:340–6.

13. Harpaz R, Ortega-Sanchez IR, Seward JF. Prevention of herpes zoster: recommendations of the Advisory Committee on Immunization Practices (ACIP). MMWR Recomm Rep. 2008;57:1–30; quiz CE2–4.

14. Yawn BP, Wollan PC, Kurland MJ, St Sauver JL, Saddier P. Herpes zoster recurrences more frequent than previously reported. Mayo Clin Proc. 2011;86:88–93.

15. Dorfman RF, Warnke R. Lymphadenopathy simulating the malignant lymphomas. Hum Pathol. 1974;5:519–50.

16. Hope-Simpson RE. The nature of herpes zoster: a long-term study and a new hypothesis. Proc R Soc Med. 1965;58:9–20.

17. Leinweber B, Kerl H, Cerroni L. Histopathologic features of cutaneous herpes virus infections (herpes simplex, herpes varicella/zoster): a broad spectrum of presentations with common pseudolymphomatous aspects. Am J Surg Pathol. 2006;30:50–8.

18. Dworkin RH, Johnson RW, Breuer J, et al. Recommendations for the management of herpes zoster. Clin Infect Dis. 2007;44 Suppl 1:S1–26.

第 19 章
巨细胞病毒性淋巴结炎

19

巨细胞病毒(cytomegalovirus，CMV)呈全球性分布。在美国 15 岁以上人群中，约 50% 有曾经感染 CMV 的血清学证据，在有高危性行为的人群中，血清学阳性率高达 90%[1,2]。

CMV 是一种 DNA 病毒，属于疱疹病毒家族成员之一。病毒由一个致密核心和一个二十面体衣壳构成，周围有包被。CMV 通过输血和胎盘途径传播，也可通过唾液、呼吸道分泌物或精液在人与人之间传播。原发性感染大部分发生于儿童，通常没有症状或有流感样症状。然后，病毒融合到宿主基因组中潜伏下来，常规实验室检查不能发现免疫功能正常个体的 CMV 感染。获得性免疫缺陷状态可使 CMV 感染再激活。有人提出，病毒诱导的 IL-10 可降低宿主抗病毒免疫应答的强度和特异性[3]。在 CMV 繁殖、播散和促血管生成时，宿主的内皮细胞最常被感染[4]。少见情况下，CMV 可感染淋巴组织内的组织细胞，以及骨髓中的粒细胞、树突细胞和单核细胞[5]。

CMV 感染的临床表现与宿主的免疫状态有关，免疫功能正常的儿童或成人通常无症状，但少数可导致单核细胞增多症样综合征，此综合征的出现一般提示为原发感染，症状包括发热、乏力、盗汗[6]和皮疹，淋巴结肿大和脾肿大(约 10%～20%)不如 EBV 所致传染性单核细胞增多症多见。宫内 CMV 感染通常继发于母体的原发性感染，可导致播散性损害并致死。原发性感染后，宿主发生 CD4＋和 CD8＋T 细胞介导的细胞免疫。各种类型免疫抑制患者 CMV 感染的发病率或死亡率均较高，且常是感染再激活或再次感染的结果[7]。免疫缺陷患者的 CMV 感染可播散并累及任何器官，包括肾上腺、肺、胃肠道、中枢神经系统和淋巴结。

CMV 感染患者的实验室检查特征为血涂片中白细胞和淋巴细胞增多，单核细胞>50%，非典型淋巴细胞>10%。活化淋巴细胞大多是 T 细胞。可联合用于证实 CMV 感染的血清学检查包括病毒特异性 IgG 和 IgM 抗体[6]、病毒培养[8]、CMV 抗原血症检测[9]和基于 PCR 的检测[10]。这些方法最常用于评估免疫抑制患者的潜在 CMV 感染。

CMV 感染可累及任何区域淋巴结，其组织学改变与其他病毒感染相似，例如 EBV 感染所致的传染性单核细胞增多症性淋巴结炎。淋巴结表现为滤泡增生，淋巴窦内单核样细胞 B 细胞聚集，副皮质区扩张伴血管增生，指状突树突细胞和免疫母细胞(更常见)形成的低倍镜下的斑驳图像。有时候可见核仁明显的大细胞，类似于 R-S 细胞或 H 细胞。

CMV 感染的细胞很大，其改变具有特征性。核显著增大，含一个大的中位病毒包涵体，常被描述为"鹰眼"样改变。病毒包涵体嗜酸性，周围有透明空晕。CMV 包涵体是最大的病毒包涵体之一，平均直径可达 15μm，因此被命名为"巨细胞病毒"。核内包涵体旁常可见到一个核仁，这被认为是 CMV 感染的恒定特征。感染细胞的胞质丰富，常含有多个嗜碱性包涵体，每个直径 2～4μm。胞质内的包涵体 PAS 阳性。电镜观察，感染细胞的核内可见病毒颗粒，有致密的 DNA 核心、衣壳和被膜。

免疫组化抗 CMV 抗体染色或原位杂交可显示核内包涵体，周围一些没有病毒感染相关改变的小细胞偶可阳性[11]。感染细胞多为 T 细胞[12]。CMV 感染细胞可胞质阳性表达 CD15，常定位于核旁[13]。

预后不一，取决于宿主的免疫状态。免疫功能正常患者没有症状，或只有轻微的自限性症状，不需要治疗。对于有症状或重度感染风险高的患者，推荐使用抗病毒治疗，包括更昔洛韦、缬更昔洛韦或膦甲酸。对于免疫抑制患者，尤其是实体器官或干细胞移植患者，预防性使用抗病毒药物(如缬更昔洛韦)非常重要[14]。

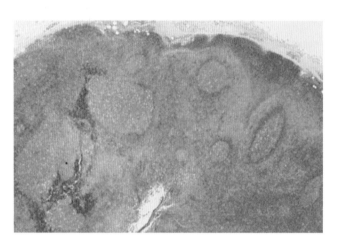

图 19.1 巨细胞病毒性淋巴结炎,淋巴结全景图。淋巴滤泡增生,生发中心显著,滤泡间区扩张,单核样 B 细胞增生,胞质透明或淡染,在滤泡周围呈索状排列。(Claudio Cotta 医生提供图片)

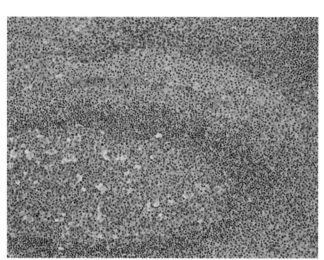

图 19.2 巨细胞病毒性淋巴结炎,中倍放大。淋巴滤泡增生,生发中心增大,可见星空现象。滤泡由扩张的淋巴窦部分环绕,窦内含单核样 B 细胞。(Claudio Cotta 医生提供图片)

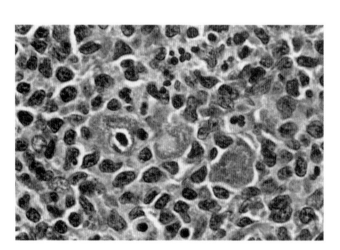

图 19.3 巨细胞病毒性淋巴结炎,高倍放大。扩张的淋巴窦内含有单核样 B 细胞。中央可见两个 CMV 感染的大细胞,左边的大细胞可见显著的核内病毒包涵体,这两个大细胞都可见多个胞质内包涵体

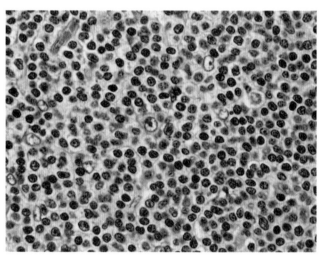

图 19.4 巨细胞病毒性淋巴结炎,高倍放大。滤泡间区扩张,由小淋巴细胞和免疫母细胞混合构成,免疫母细胞体积大,核呈空泡状,有一个显著核仁。此特征也常见于其他病毒性淋巴结炎。(Claudio Cotta 医生提供图片)

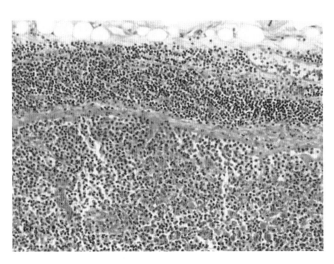

图 19.5　巨细胞病毒性淋巴结炎。被膜可见淋巴细胞浸润,被膜下窦扩张、内含单核样 B 细胞

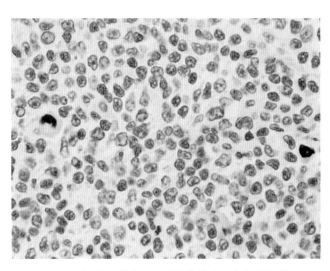

图 19.6　免疫组化抗 CMV 抗体染色,核内包涵体阳性。与常规的 HE 染色相比,此方法能识别更多的阳性细胞

（董红岩　译）

参考文献

1. Staras SA, Dollard SC, Radford KW, Flanders WD, Pass RF, Cannon MJ. Seroprevalence of cytomegalovirus infection in the United States, 1988–1994. Clin Infect Dis. 2006;43:1143–51.

2. Staras SA, Flanders WD, Dollard SC, Pass RF, McGowan Jr JE, Cannon MJ. Influence of sexual activity on cytomegalovirus seroprevalence in the United States, 1988–1994. Sex Transm Dis. 2008; 35:472–9.

3. Chang WL, Barry PA. Attenuation of innate immunity by cytomegalovirus IL-10 establishes a long-term deficit of adaptive antiviral immunity. Proc Natl Acad Sci U S A. 2010;107:22647–52.

4. Fiorentini S, Luganini A, Dell'Oste V, et al. Human cytomegalovirus productively infects lymphatic endothelial cells and induces a secretome that promotes angiogenesis and lymphangiogenesis through interleukin-6 and granulocyte-macrophage colony-stimulating factor. J Gen Virol. 2011;92:650–60.

5. Soderberg-Naucler C, Fish KN, Nelson JA. Reactivation of latent human cytomegalovirus by allogeneic stimulation of blood cells from healthy donors. Cell. 1997;91:119–26.

6. Wreghitt TG, Teare EL, Sule O, Devi R, Rice P. Cytomegalovirus infection in immunocompetent patients. Clin Infect Dis. 2003;37: 1603–6.

7. Ross SA, Arora N, Novak Z, Fowler KB, Britt WJ, Boppana SB. Cytomegalovirus reinfections in healthy seroimmune women. J Infect Dis. 2010;201:386–9.

8. Zurlo JJ, O'Neill D, Polis MA, et al. Lack of clinical utility of cytomegalovirus blood and urine cultures in patients with HIV infection. Ann Intern Med. 1993;118:12–7.

9. Bek B, Boeckh M, Lepenies J, et al. High-level sensitivity of quantitative pp 65 cytomegalovirus (CMV) antigenemia assay for diagnosis of CMV disease in AIDS patients and follow-up. J Clin Microbiol. 1996;34:457–9.

10. Brytting M, Xu W, Wahren B, Sundqvist VA. Cytomegalovirus DNA detection in sera from patients with active cytomegalovirus infections. J Clin Microbiol. 1992;30:1937–41.

11. Strickler JG, Manivel JC, Copenhaver CM, Kubic VL. Comparison of in situ hybridization and immunohistochemistry for detection of cytomegalovirus and herpes simplex virus. Hum Pathol. 1990;21: 443–8.

12. Younes M, Podesta A, Helie M, Buckley P. Infection of T but not B lymphocytes by cytomegalovirus in lymph node. An immunophenotypic study. Am J Surg Pathol. 1991;15: 75–80.

13. Rushin JM, Riordan GP, Heaton RB, Sharpe RW, Cotelingam JD, Jaffe ES. Cytomegalovirus-infected cells express Leu-M1 antigen. A potential source of diagnostic error. Am J Pathol. 1990;136: 989–95.

14. Sun HY, Wagener MM, Singh N. Prevention of posttransplant cytomegalovirus disease and related outcomes with valganciclovir: a systematic review. Am J Transplant. 2008;8:2111–8.

20

第20章
人免疫缺陷病毒性淋巴结炎

人免疫缺陷病毒(HIV)感染从20世纪80年代开始世界性流行,但在之前几十年就有HIV病毒感染的证据。据估计,有3300万人因感染HIV而罹患获得性免疫缺陷综合征(AIDS),其中约60%生活在撒哈拉以南的非洲地区,有120万人生活在美国[1-6]。病毒主要通过性接触、胃肠外和围产期途径传播[1,2]。从感染到出现症状之间的潜伏期长短不一。病毒主要攻击CD4+T淋巴细胞,因此疾病表现为免疫缺陷,术语AIDS涵盖了最被认可的HIV感染相关表现。处于疾病急性期的患者有高度传染性。

人免疫缺陷病毒1(HIV-1)是慢病毒属的成员之一,慢病毒属是逆转录病毒的一个亚科。HIV-1有9个基因。gp120和gp41是形成被膜的糖蛋白,对病毒附着和进入细胞必不可少。病毒核心有四个核衣壳蛋白:p24、p17、p9和p7。病毒核心还包含两份拷贝的RNA单链和包括逆转录酶在内的几种酶,逆转录酶催化产生的双链DNA可整合到宿主基因组中。

HIV对CD4+淋巴细胞、树突状细胞和单核细胞有趋向性。有人提出,病毒糖蛋白gp120对CD4有亲和力,易于与之结合。感染的起始阶段,血液中病毒水平很高。被感染的淋巴细胞和单核细胞迁移到淋巴器官,导致反应性淋巴结炎。淋巴结的滤泡树突细胞(FDC)捕获HIV并提呈给T淋巴细胞。因此,T淋巴细胞负责传播病毒,而单核细胞和滤泡树突细胞则作为病毒存贮库。生发中心(GC)内可检测到病毒颗粒。细胞毒性淋巴细胞持续性破坏被感染的CD4+淋巴细胞,可导致淋巴细胞显著减少。被感染的FDC可发生卷曲[7]。

感染的急性期表现为流感样综合征,可出现皮疹和淋巴结肿大,常难以诊断为HIV感染。淋巴结肿大可以在没有其他相关症状的情况下持续存在,可持续数年,此为感染的慢性期,但在此阶段内仍有CD4+淋

巴细胞持续性破坏,当低于$0.2×10^9$/L时,开始出现免疫缺陷症状。如未经治疗,患者发生机会性感染和肿瘤,提示进入终末期[8]。在非洲和印度,HIV感染患者常伴有结核分枝杆菌感染。在美国,最常见的机会感染是荚膜组织胞浆菌和肺孢子虫[8]。艾滋病患者罹患非霍奇金淋巴瘤的风险增加[10]。

感染急性期患者具有高传染性,因此应该及时进行HIV检测。血清学筛查试验可检测HIV抗原gp120、gp41或p24。对于有典型临床表现的患者,高病毒载量或p24抗原阳性可明确诊断。感染急性期的其他异常实验室检查结果包括白细胞减少、血小板减少和肝酶升高。慢性期内,CD4+淋巴细胞进行性减少。

淋巴结大小不等,这取决于疾病的组织学分期和是否伴有相关疾病。组织病理学特征多变,不具有特异性。HIV淋巴结炎的组织学改变可大致分为A、B、C三种模式,分别对应感染的急性期、慢性期和终末期,当其出现时,可提示HIV感染。

A型的特征是滤泡旺炽性增生,皮髓质可见大量显著的淋巴滤泡。可见生发中心显著的大淋巴滤泡,其生发中心呈椭圆形、匍行性或"沙漏"状,含有显著的中心母细胞、大量核分裂象和可染小体巨噬细胞。小淋巴细胞可聚集并破坏生发中心,此现象称为滤泡溶解,常与出血有关。套区减少或缺失。淋巴窦内常充满单核样B细胞。淋巴结内可见到重叠深染的核,被称为多核细胞。

B型模式由A、C两型混合构成,部分区域淋巴滤泡破坏、生发中心退化,另一些区域表现为淋巴细胞减少、浆细胞增多、小血管增生,两种区域交替分布。

C型的特征是结内的淋巴细胞显著减少,淋巴滤泡萎缩或燃尽,体积变小,主要含滤泡树突细胞、一条厚壁小动脉和散在淋巴细胞。滤泡间区血管增生,浆

细胞和组织细胞增多,伴不规则胶原沉积。

一般而言,从组织学 A 型到 C 型模式,HIV 感染进展为 AIDS 的风险逐渐升高[9]。这种组织学改变模式也与 CD4+淋巴细胞计数进行性下降相关。机会性感染、卡波西肉瘤和非霍奇金淋巴瘤最常与淋巴结 C 型模式相关[8]。

有些 HIV 感染患者在淋巴结或其他部位可发生多形性淋巴组织增生性疾病,形态学类似于移植后多形性淋巴组织增生性疾病,有些患者可进展为弥漫性大 B 细胞淋巴瘤。HIV 感染患者发生的淋巴瘤满足普通淋巴瘤病例的诊断标准,包括单克隆性 B 细胞群、EBV 阳性病例可检测到 EBV 的单克隆性整合。

免疫组化检测显示,淋巴滤泡表达广谱 B 细胞标记,生发中心为 CD10+、BCL6+和 BCL2-。抗 HIV 抗原的特异性抗体可用于显示病毒,例如 FDC 胞质内的 p24、p15 和 p17,或其胞膜上的 gp41[11-13]。流式细胞术免疫表型分析显示有多型性 B 淋巴细胞,CD4+T 淋巴细胞远远少于 CD8+T 淋巴细胞。

超微结构检查,在滤泡树突细胞内可见病毒颗粒,在淋巴细胞、巨噬细胞和内皮细胞的胞质内可见微管蛋白网状包涵体[14]。

无论 CD4+细胞计数如何,所有 HIV 感染患者都推荐使用高活性抗逆转录病毒治疗(HAART),最近改称抗逆转录病毒治疗(ART),治疗应持续终生[15,16]。推荐的初始方案包括两种核苷逆转录酶抑制剂(替诺福韦/恩曲他滨或阿巴卡韦/拉米夫定),以及非核苷类逆转录酶抑制剂(依法韦仑)、利托那韦加强的蛋白酶抑制剂(阿扎那韦或达芦那韦)或整合酶链转移抑制剂(雷特格韦)[16]。抗逆转录病毒治疗可抑制病毒复制、降低 HIV 的传播风险、改善免疫功能,可明显降低肾脏、心血管和精神性疾病的发病率和死亡率[2,17,18]。

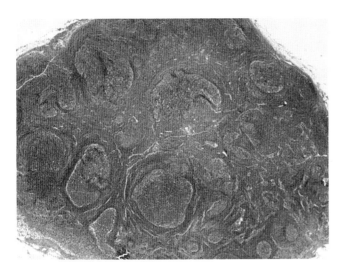

图 20.1　人免疫缺陷病毒感染患者淋巴结,低倍放大。皮髓质可见大量淋巴滤泡,很多滤泡呈沙漏状或呈匍行状,符合 A 型模式

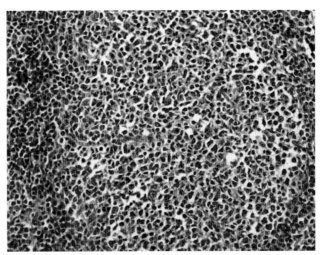

图 20.2　人免疫缺陷病毒性感染患者淋巴结的生发中心。中心母细胞丰富,可见大量核分裂象和可染小体巨噬细胞,符合 A 型模式

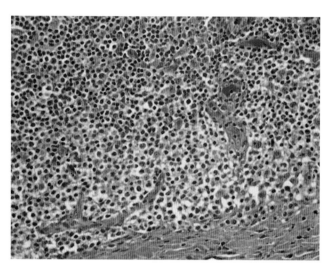

图 20.3　人免疫缺陷病毒感染患者淋巴结的生发中心。可见大片单核样 B 细胞聚集,细胞中等大,胞质透明,核中位、深染

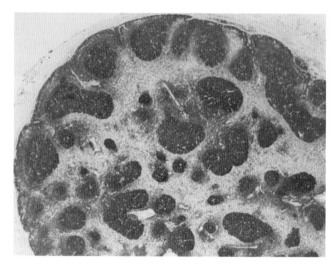

图 20.4　人免疫缺陷病毒感染患者淋巴结,免疫组化 CD20 染色,可见大量淋巴滤泡。滤泡体积大,相互融合,占据皮髓质。符合 A 型模式

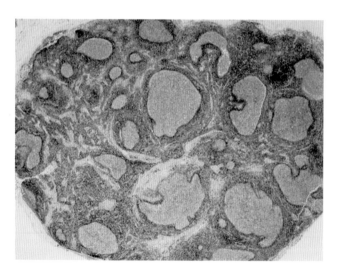

图 20.5　人免疫缺陷病毒感染患者淋巴结,免疫组化 BCL2 染色,生发中心阴性、周围的小淋巴细胞阳性。符合 A 型模式

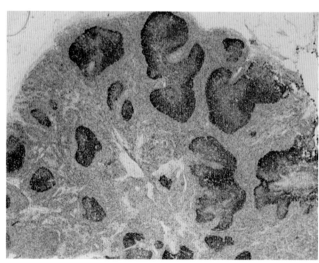

图 20.6　人免疫缺陷病毒感染患者淋巴结,免疫组化 Ki-67 染色,生发中心强阳性并具有极性,生发中心形态不规则,提示反应性改变。符合 A 型模式

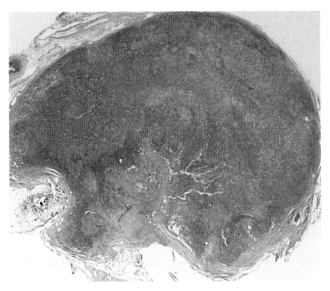

图 20.7 人免疫缺陷病毒感染患者淋巴结,低倍放大。可见大淋巴滤泡和一些退化的生发中心,符合 B 型模式

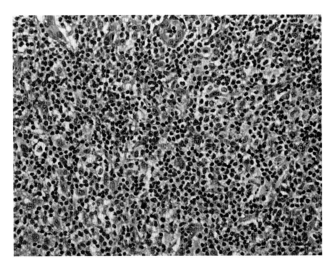

图 20.8 人免疫缺陷病毒感染患者淋巴结,高倍放大。副皮质区增生,可见小淋巴细胞、组织细胞和含黑色素的组织细胞

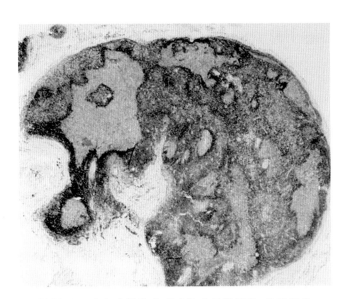

图 20.9 人免疫缺陷病毒感染患者淋巴结,免疫组化 BCL2 染色,生发中心阴性,周围的小淋巴细胞阳性,符合 B 型模式

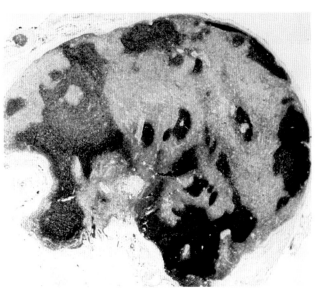

图 20.10 人免疫缺陷病毒感染患者淋巴结,免疫组化 CD21 染色。滤泡树突细胞网阳性,结果提示存在融合的大滤泡、匍行滤泡,以及小的萎缩生发中心。符合 B 型模式

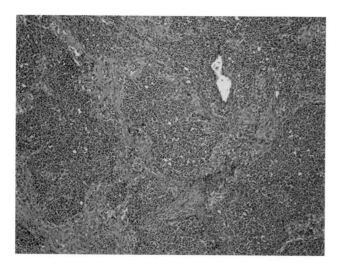

图20.11　人免疫缺陷病毒感染患者淋巴结。淋巴结结构变形,淋巴滤泡消失,淋巴窦增生,符合 C 型模式

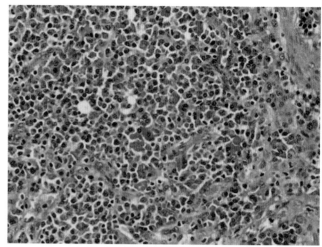

图20.12　人免疫缺陷病毒感染患者淋巴结,高倍放大。淋巴结内大部分细胞都是浆细胞,符合 C 型模式。有些浆细胞含胞质小球,即 Russel 小体

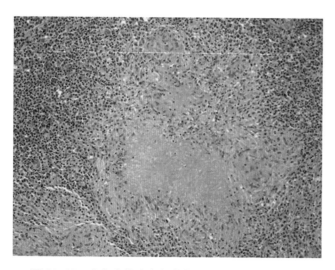

图20.13　人免疫缺陷病毒感染患者淋巴结,可见结核分枝杆菌引起的坏死性肉芽肿。HIV 感染患者中常见的机会感染包括分枝杆菌、真菌和细菌

（董红岩　译）

参考文献

1. UNAIDS. Report on the Global AIDS Epidemic. 2010. Joint United Nations Programme on HIV/AIDS. http://www.unaids.org/globalreport/global_report.htm. Accessed 13 Mar 2013.
2. Prevention CfDCa. Epidemiology of HIV/AIDS-United States. MMWR Morb Mortal Wkly Rep. 2006;55:589.
3. Ioachim HL, Medeiros LJ. Human immunodeficiency virus lymphadenitis. In: Ioachim HL, Medeiros LJ, editors. Ioachim's lymph node pathology. 4th ed. Philadelphia: Wolters Kluwer/Lippincott Williams & Wilkins; 2009. p. 99–105.
4. Muzzafar T. Human immunodeficiency virus lymphadenitis. In: Medeiros LJ, editor. Diagnostic pathology: lymph nodes and spleen with Extranodal lymphomas. 1st ed. Altona: Amirsys, Inc; 2011. p. 2-94–2-103.
5. Ioachim HL, Lerner CW, Tapper ML. The lymphoid lesions associated with the acquired immunodeficiency syndrome. Am J Surg Pathol. 1983;7:543–53.
6. Brynes RK, Chan WC, Spira TJ, Ewing Jr EP, Chandler FW. Value of lymph node biopsy in unexplained lymphadenopathy in homosexual men. JAMA. 1983;250:1313–7.
7. Ioachim HL. Immunopathogenesis of human immunodeficiency virus infection. Cancer Res. 1990;50:5612S–7S.
8. Sepkowitz KA. One disease, two epidemics—AIDS at 25. N Engl J Med. 2006;354:2411–4.
9. Chadburn A, Metroka C, Mouradian J. Progressive lymph node histology and its prognostic value in patients with acquired immunodeficiency syndrome and AIDS-related complex. Hum Pathol. 1989;20:579–87.
10. Wenig BM, Thompson LD, Frankel SS, et al. Lymphoid changes of the nasopharyngeal and palatine tonsils that are indicative of human immunodeficiency virus infection. A clinicopathologic study of 12 cases. Am J Surg Pathol. 1996;20:572–87.
11. Baroni CD, Pezzella F, Pezzella M, et al. Expression of HIV in lymph node cells of LAS patients. Immunohistology, in situ hybridization, and identification of target cells. Am J Pathol. 1988;133:498–506.
12. Schuurman HJ, Krone WJ, Broekhuizen R, Goudsmit J. Expression of RNA and antigens of human immunodeficiency virus type-1 (HIV-1) in lymph nodes from HIV-1 infected individuals. Am J Pathol. 1988;133:516–24.
13. de Paiva GR, Laurent C, Godel A, et al. Discovery of human immunodeficiency virus infection by immunohistochemistry on lymph node biopsies from patients with unexplained follicular hyperplasia. Am J Surg Pathol. 2007;31:1534–8.
14. Sidhu GS, Stahl RE, El-Sadr W, Cassai ND, Forrester EM, Zolla-Pazner S. The acquired immunodeficiency syndrome: an ultrastructural study. Hum Pathol. 1985;16:377–86.
15. Berry SA, Fleishman JA, Moore RD, Gebo KA. Trends in reasons for hospitalization in a multisite United States cohort of persons living with HIV, 2001-2008. J Acquir Immune Defic Syndr. 2012;59:368–75.
16. Thompson MA, Aberg JA, Hoy JF, et al. Antiretroviral treatment of adult HIV infection: 2012 recommendations of the international Antiviral Society-USA panel. JAMA. 2012;308:387–402.
17. Puhan MA, Van Natta ML, Palella FJ, Addessi A, Meinert C. Excess mortality in patients with AIDS in the era of highly active antiretroviral therapy: temporal changes and risk factors. Clin Infect Dis. 2010;51:947–56.
18. Ferrer E, Curto J, Esteve A, et al. Progression to AIDS or death in HIV-infected patients initiating cART with CD4 < 200 cells/microL: the role of CD4 and viral load changes during follow-up. J Int AIDS Soc. 2012;15:18148.

第四篇
反应性淋巴结病

第 21 章
淋巴结炎性假瘤

21

淋巴结炎性假瘤是一种纤维母细胞和组织细胞的良性增生性疾病，主要累及淋巴被膜和小梁（即间质网）。确切病因尚不清楚，据认为是一种过度炎症反应，在局部细胞因子（尤其是 IL-1）的影响下，纤维母细胞增生，并伴有混合性炎细胞浸润[1,2]。除淋巴结外，炎性假瘤还可见于其他部位，其命名也多种多样，例如肺的浆细胞肉芽肿，胃肠道炎症性纤维性息肉。部分患者有发热和盗汗等系统性症状。很多淋巴结外病例还伴有 EBV 感染，可在梭形细胞成分中可检测到[3,4]。目前认为，炎性假瘤与结节性筋膜炎存在关联。推测本病与 IgG4 相关性疾病也可能有关，但迄今为止，相关证据非常少[5,6]。

淋巴结炎性假瘤罕见，以淋巴结原发病的形式出现。结外炎性假瘤很少累及区域内的引流淋巴结[7]。炎性假瘤可发生于任何部位淋巴结，发病年龄 7 ~ 82 岁，无性别差异。症状和体征不恒定，包括发热、盗汗、贫血、高丙种球蛋白血症和淋巴结病等[1,2,8,9]。

组织学观察，淋巴结炎性假瘤主要局限于淋巴结门部软组织、小梁和被膜。病变分为三个阶段：①早期：表现为部分累及淋巴结间质的小结节；②中期：结节融合，形成由纤维母细胞和炎细胞构成的病变，取代淋巴结实质；③后期：病变硬化，炎细胞稀少[2]。纤维母细胞无序增生，含中等量嗜酸性胞质，核拉长，无非典型性，核仁小或不明显。血管增生，内衬扁平内皮细胞。病变内的炎细胞包括淋巴细胞、浆细胞和中性粒细胞。有些病例还可散在多核巨细胞。免疫表型分析，梭形细胞常表达 SMA，不表达 CD34 和 XIIIa 因子。组织细胞表达 CD4、CD68、CD163 和溶菌酶。淋巴细胞主要为 T 细胞。

淋巴结炎性假瘤的鉴别诊断包括肌纤维母细胞瘤（缺乏丰富的炎细胞）、经典型霍奇金淋巴瘤、分枝杆菌性梭形细胞假瘤（抗酸杆菌阳性）、梅毒（血管炎，梅毒螺旋体阳性）、滤泡树突状细胞肉瘤（CD21+、CD23+和 CD35+）、纵隔淋巴结碳末沉着和碳矽沉着性梭形细胞假瘤（分别含有碳末沉着色素或双折射性硅酸盐结晶），以及转移性恶性肿瘤（恶性黑色素瘤、肉瘤样癌和梭形细胞肉瘤）。

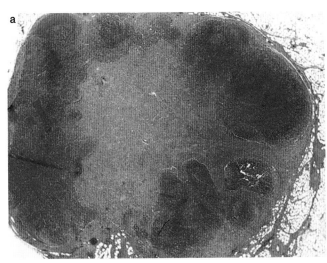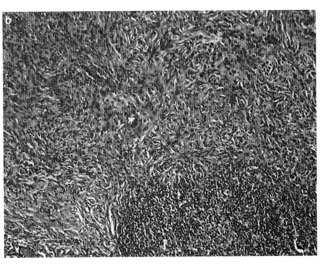

图 21.1 淋巴结炎性假瘤。（a）低倍放大，间质病变部分取代淋巴结结构，主要累及髓质/门部、小梁和被膜；（b）纤维母细胞成分表现为无序增生的梭形细胞；（c、d）梭形细胞核无非典型性，背景可见小淋巴细胞、嗜酸性粒细胞和浆细胞；（e）晚期病变显著硬化，细胞稀少；（f）梭形细胞表达 SMA

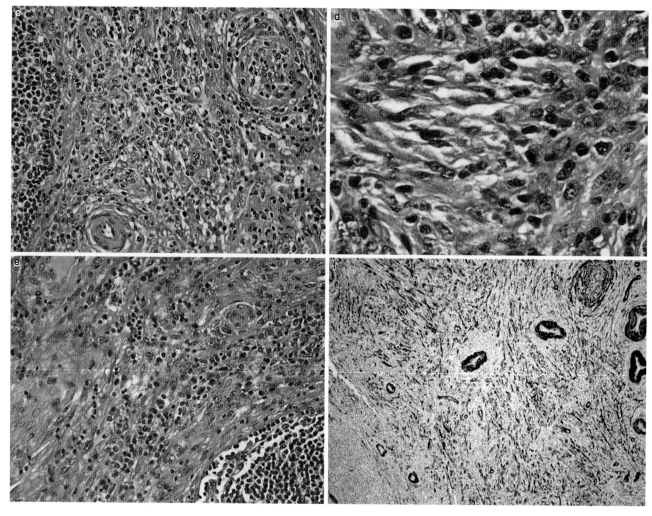

图 21.1（续）

（付勇 译）

参考文献

1. Perrone T, De Wolf-Peeters C, Frizzera G. Inflammatory pseudotumor of lymph nodes. A distinctive pattern of nodal reaction. Am J Surg Pathol. 1988;12:351–61.
2. Moran CA, Suster S, Abbondanzo SL. Inflammatory pseudotumor of lymph nodes: a study of 25 cases with emphasis on morphological heterogeneity. Hum Pathol. 1997;28:332–8.
3. Kojima M, Nakamura S, Shimizu K, et al. Inflammatory pseudotumor of lymph nodes: clinicopathologic and immunohistological study of 11 Japanese cases. Int J Surg Pathol. 2001;9:207–14.
4. Arber DA, Kamel OW, Van de Rijn M, et al. Frequent presence of the Epstein-Barr virus in inflammatory pseudotumor. Hum Pathol. 1995;26:1093–8.
5. Yamamoto H, Yamaguchi H, Aishima S, et al. Inflammatory myofibroblastic tumor versus IgG4-related sclerosing disease and inflammatory pseudotumor: a comparative clinicopathologic study. Am J Surg Pathol. 2009;33:1330–40.
6. Saab ST, Hornick JL, Fletcher CD, Olson SJ, Coffin CM. IgG4 plasma cells in inflammatory myofibroblastic tumor: inflammatory marker or pathogenic link? Mod Pathol. 2011;24:606–12.
7. Myint MA, Medeiros LJ, Sulaiman RA, Aswad BI, Glantz L. Inflammatory pseudotumor of the ileum. A report of a multifocal, transmural lesion with regional lymph node involvement. Arch Pathol Lab Med. 1994;118:1138–42.
8. Facchetti F, De Wolf Peeters C, De Wever I, Frizzera G. Inflammatory pseudotumor of lymph nodes. Immunohistochemical evidence for its fibrohistiocytic nature. Am J Pathol. 1990;137:281–9.
9. Davis RE, Warnke RA, Dorfman RF. Inflammatory pseudotumor of lymph nodes. Additional observations and evidence for an inflammatory etiology. Am J Surg Pathol. 1991;15:744–56.

第 22 章
生发中心进行性转化

22

生发中心进行性转化(progressive transformation of germinal centers,PTGC)是一种良性反应性改变,表现为滤泡大小不等,其中许多含显著的生发中心,伴套区小 B 细胞侵入淋巴滤泡。PTGC 的估计发病率为 3.5%[1]。好发于成年男性,男女比例约 3:1[2,3]。一项研究中的患者年龄为 10 ~ 78 岁,中位年龄 53 岁[3],但另一项研究中的患者较年轻,中位年龄为 28 岁[2]。

PTGC 可能是多种病因导致的反应性改变。在反应性滤泡增生的淋巴结内常可见到局灶性 PTGC。PTGC 也表现为急性泛发性病变,常见于青少年和年轻成人[2,4,5]。部分 PTGC 病例伴发于淋巴瘤,最常见的是结节性淋巴细胞为主型霍奇金淋巴瘤[5-8]。最近有研究发现,淋巴结 PTGC 伴有 IgG4+浆细胞增多。PTGC 的发病机制仍不清楚。有证据表明,PTGC 是一个连续性的反应性改变过程,从滤泡增生开始,直至滤泡崩解,最终形成有套区 B 细胞浸润生发中心的 PTGC[10]。部分 PTGC 可复发,在最近一项儿童病例研究中,复发率高达 1/3[6]。

组织学观察,PTGC 病变常常局限,半数以上病例的受累淋巴滤泡不超过 5%[3],广泛累及少见[5]。PTGC 淋巴滤泡增大,约是次级淋巴滤泡的 2 ~ 3 倍,特征性表现为套区小淋巴细胞侵入生发中心。病变早期,生发中心和套区之间的界限变模糊。之后,迁移而来的套区细胞越来越多,导致生发中心逐渐溶解。病变晚期,生发中心内出现片状小淋巴细胞,仅散在残存的中心细胞和中心母细胞[1,7,11,12]。滤泡间区通常不受累及。部分病例的 PTGC 结节周围可出现上皮样组织细胞簇。

免疫表型分析,侵入 PTGC 生发中心的小淋巴细胞包括 B 细胞和 T 细胞[8,10],其中 B 细胞具有套区细胞免疫表型,表达广谱 B 细胞标记、IgD 和 BCL2,不表达 CD10 和 BCL6。T 细胞中 CD4 亚群多于 CD8 亚群,并可见许多 CD57 阳性和 PD-1/CD237 阳性细胞,反常地均匀分布于整个生发中心[8,10,13]。滤泡树突细胞网可用 CD21 和 CD23 显示,随着病变进展,逐渐遭到破坏[14]。PTGC 淋巴滤泡中固有的生发中心细胞表达 CD10 和 BCL6,不表达 BCL2,这与正常生发中心相同。已报道罕见 PTGC 的生发中心表达 BCL2,符合原位滤泡性淋巴瘤[15]。

多年前有观点认为 PTGC 和 NLPHL 之间具有相关性[6,7,16]。已经证实,NLPHL 患者活检标本中 PTGC 的检出率升高。但前瞻性研究发现,PTGC 患者的 NLPHL 发病率并没有显著增加。存在这样一种未经证实的可能性,即可能只是某种当前组织学检查不能识别的 PTGC 类型与 NLPHL 风险升高有关。

PTGC 的鉴别诊断包括 NLPHL、富于淋巴细胞型经典霍奇金淋巴瘤的结节性亚型、滤泡性淋巴瘤、透明血管型 Castleman 病[6]、IgG4 相关性硬化性疾病[9,17]和免疫失调性疾病[18]。NLPHL 的特征是出现结节状结构和大的 LP 细胞。经典型霍奇金淋巴瘤含有 R-S 细胞和 H 细胞,表达 CD15 和 CD30,通常不表达 CD20。非霍奇金 B 细胞淋巴瘤为单克隆性增生,可通过流式细胞免疫表型分析或分子生物学方法证实。PTGC 缺乏透明血管改变和滤泡间区间质增生,这不同于透明血管型 Castleman 病。

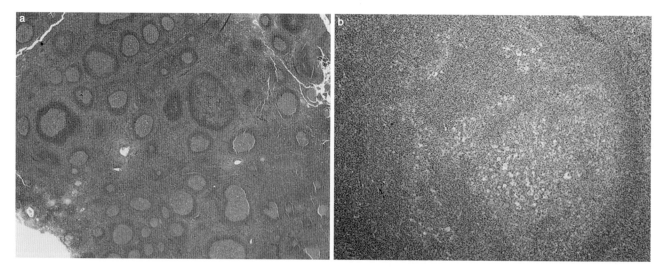

图22.1 生发中心进行性转化。(a)滤泡增生背景中可见一个进行性转化的增大滤泡(右中上部);(b)发中心进行性转化的特征是套区和生发中心的界限变模糊。小淋巴细胞从套区迁移至生发中心

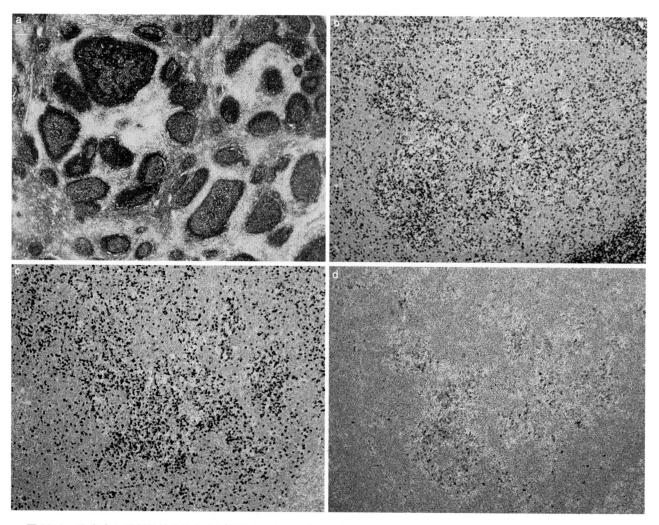

图22.2 生发中心进行性转化的免疫组化特点。(a)发中心进行性转化滤泡(左上)主要由 B 细胞构成,表达 CD20,类似于次级淋巴滤泡;(b)CD3 阳性的小 T 细胞数量较少,主要位于残存的生发中心;(c)大多数 T 细胞 CD57 阳性;残存的生发中心细胞 CD10 阳性(d),BCL2 阴性(e)

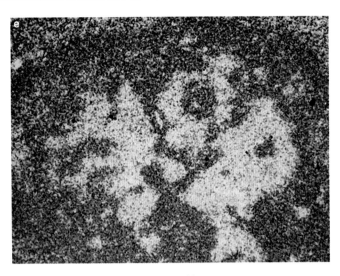

图 22.2（续）

（付勇 译）

参考文献

1. Hansmann ML, Fellbaum C, Hui PK, Moubayed P. Progressive transformation of germinal centers with and without association to Hodgkin's disease. Am J Clin Pathol. 1990;93:219–26.
2. Hicks J, Flaitz C. Progressive transformation of germinal centers: review of histopathologic and clinical features. Int J Pediatr Otorhinolaryngol. 2002;65:195–202.
3. Kojima M, Nakamura S, Motoori T, et al. Progressive transformation of germinal centers: a clinicopathological study of 42 Japanese patients. Int J Surg Pathol. 2003;11:101–7.
4. Verma A, Stock W, Norohna S, Shah R, Bradlow B, Platanias LC. Progressive transformation of germinal centers. Report of 2 cases and review of the literature. Acta Haematol. 2002;108:33–8.
5. Ferry JA, Zukerberg LR, Harris NL. Florid progressive transformation of germinal centers. A syndrome affecting young men, without early progression to nodular lymphocyte predominance Hodgkin's disease. Am J Surg Pathol. 1992;16:252–8.
6. Shaikh F, Ngan BY, Alexander S, Grant R. Progressive transformation of germinal centers in children and adolescents: an intriguing cause of lymphadenopathy. Pediatr Blood Cancer. 2013;60:26–30.
7. Osborne BM, Butler JJ. Clinical implications of progressive transformation of germinal centers. Am J Surg Pathol. 1984;8:725–33.
8. Nguyen PL, Ferry JA, Harris NL. Progressive transformation of germinal centers and nodular lymphocyte predominance Hodgkin's disease: a comparative immunohistochemical study. Am J Surg Pathol. 1999;23:27–33.
9. Grimm KE, Barry TS, Chizhevsky V, et al. Histopathological findings in 29 lymph node biopsies with increased IgG4 plasma cells. Mod Pathol. 2012;25:480–91.
10. Chang CC, Osipov V, Wheaton S, Tripp S, Perkins SL. Follicular hyperplasia, follicular lysis, and progressive transformation of germinal centers. A sequential spectrum of morphologic evolution in lymphoid hyperplasia. Am J Clin Pathol. 2003;120:322–6.
11. Osborne BM, Butler JJ, Gresik MV. Progressive transformation of germinal centers: comparison of 23 pediatric patients to the adult population. Mod Pathol. 1992;5:135–40.
12. Poppema S, Kaiserling E, Lennert K. Hodgkin's disease with lymphocytic predominance, nodular type (nodular paragranuloma) and progressively transformed germinal centres – a cytohistological study. Histopathology. 1979;3:295–308.
13. van den Oord JJ, de Wolf-Peeters C, Desmet VJ. Immunohistochemical analysis of progressively transformed follicular centers. Am J Clin Pathol. 1985;83:560–4.
14. Jones D. Dismantling the germinal center: comparing the processes of transformation, regression, and fragmentation of the lymphoid follicle. Adv Anat Pathol. 2002;9:129–38.
15. Handa T, Maki K, Segawa A, Masawa N, Mitani K. In situ follicular lymphoma associated with progressive transformation of germinal centers. Int J Surg Pathol. 2011;19:521–3.
16. Burns BF, Colby TV, Dorfman RF. Differential diagnostic features of nodular L & H Hodgkin's disease, including progressive transformation of germinal centers. Am J Surg Pathol. 1984;8:253–61.
17. Cheuk W, Chan JK. Lymphadenopathy of IgG4-related disease: an underdiagnosed and overdiagnosed entity. Semin Diagn Pathol. 2012;29:226–34.
18. Good DJ, Gascoyne RD. Atypical lymphoid hyperplasia mimicking lymphoma. Hematol Oncol Clin North Am. 2009;23:729–45.

23

第 23 章
Kikuchi-Fujimoto 淋巴结病

Kikuchi-Fujimoto 淋巴结病（或 Kikuchi 淋巴结病）又称坏死性淋巴结炎，是一种罕见的局部自限性组织细胞坏死性淋巴结炎，常伴低热及其他系统性症状，由 Kikuchi 等[1] 和 Fujimoto 等[2] 首先于 1972 年分别在日文文献中描述。本病可能与病毒有关，但确切病因仍不清楚[3]。CD8+细胞毒性 T 细胞广泛凋亡可能是本病主要的发病机制[4]。

不论种族和地域背景，各年龄段的男性和女性均可发病，日本和其他东亚国家的年轻女性发病率最高[5]。本病可急性或亚急性发病，表现为单侧颈部淋巴结疼痛或触痛性肿大，常见于颈外侧区。少数病例可累及其他部位淋巴结，包括腋下和腹股沟区。罕见病例表现为全身淋巴结肿大或累及深部淋巴结。本病常伴有系统性症状，包括低度或中度发热、寒颤、咽喉痛、肌痛和皮疹，少数病例可出现肝脾肿大[6,7]。组织细胞坏死性淋巴结炎具有自限性，绝大多数患者在数周到数月内自发消退，复发率约为 3%。暴发性致死病例罕见，仅为个案报道，不清楚这些病例是否为真正的组织细胞坏死性淋巴结炎。

组织细胞坏死性淋巴结炎最常见的组织学改变是出现局限性坏死，内含大量凋亡细胞和核碎片，坏死灶周围有许多组织细胞。从疾病出现到消退，可出现几种代表病变进程的组织学改变模式。依据淋巴结活检时间点的不同，可以其中一种或几种组织学模式为主，并可与某些临床特征相对应（表 23.1）[8]。此外，不同病例的坏死程度可能差异明显，坏死广泛者可类似于非霍奇金淋巴瘤。病变早期表现为淋巴结副皮质区组织细胞增生，伴有 T 细胞、免疫母细胞和浆样单核细胞，组织细胞可呈新月形或印戒样，此期没有明显的凋亡或坏死。之后，凋亡和坏死逐渐明显，表现为副皮质区内出现楔形坏死，内含嗜酸性纤维素样物和核碎片，缺乏中性粒细胞和嗜酸性粒细胞是本病的特征。组织细胞内有可能见到被吞噬的细胞。坏死区域周围还可见浆样单核细胞、免疫母细胞和栓塞的血管。之后，含脂质的淡染组织细胞围绕坏死区域，这些细胞在随后阶段变得更加丰富。组织细胞丰富的区域内也有淋巴细胞和浆细胞。组织细胞坏死性淋巴结炎常累及结周组织，邻近的纤维脂肪组织内可出现凋亡的淋巴细胞和组织细胞[9]。

表 23.1　组织细胞坏死性淋巴结炎的组织学模式

组织学模式	特 征	临床特点
淋巴组织细胞性	中等至大细胞增生，包括组织细胞、浆样单核细胞和免疫母细胞，细胞凋亡和核碎片不明显	无特殊
吞噬细胞性	大量组织细胞，可见吞噬活性和凋亡细胞	无特殊
坏死性	明确的坏死病灶，偶见纤维素性血栓	高热>39℃
泡沫细胞	有空泡的泡沫样组织细胞聚集在坏死灶周围	无特殊

免疫表型分析，组织细胞坏死性淋巴结炎中的组织细胞表达溶菌酶、髓过氧化物酶、CD68 和 CD163。浆样单核细胞表达 CD123 或 TCL-1。免疫母细胞表达 CD30，且部分病例中阳性细胞数量多。组织细胞坏死

性淋巴结炎还含有许多 T 细胞,CD8+细胞多于 CD4+细胞。病灶内 B 细胞数量少,但可有显著的反应性滤泡增生。

如前所述,大多数患者在数周内自发消退,因此,最重要的是与其他累及淋巴结并伴有坏死的良恶性疾病鉴别(表 23.2)。

表 23.2　组织细胞坏死性淋巴结炎需要鉴别的疾病及其特征

疾病	特征
淋巴结梗死	凝固性坏死广泛,无细胞凋亡(核碎片)
	通常是非霍奇金淋巴瘤的一种表现形式
	细胞残影可表达广谱 B 或 T 细胞抗原
系统性红斑狼疮	苏木素小体
	血管炎
	核 DNA 沉积(Azzopardi 现象)
	出现许多浆细胞,可见中性粒细胞
感染性坏死性肉芽肿性淋巴结炎(如结核、真菌、猫抓病)	肉芽肿形成,或上皮样组织细胞和巨细胞增生
	通过特殊染色、培养、血清学和(或)分子生物学方法可明确病因
EBV 感染(传染性单核细胞增多症)	坏死局限
	病变通常不呈楔形,或富含浆细胞和组织细胞
	可出现 R-S 样细胞
	可出现噬红细胞现象
	存在 EBV 感染的血清学证据
	许多细胞 EBER 原位杂交检测阳性
单纯疱疹病毒性淋巴结炎	出现病毒包涵体和多核巨细胞
	坏死区域中性粒细胞丰富
	病毒抗原免疫组化标记阳性
过敏反应中出现的坏死灶	坏死灶边缘可见嗜酸性粒细胞和浆细胞
非霍奇金淋巴瘤	可有残存的恶性肿瘤细胞
	可有核异型性
转移癌	CK 阳性

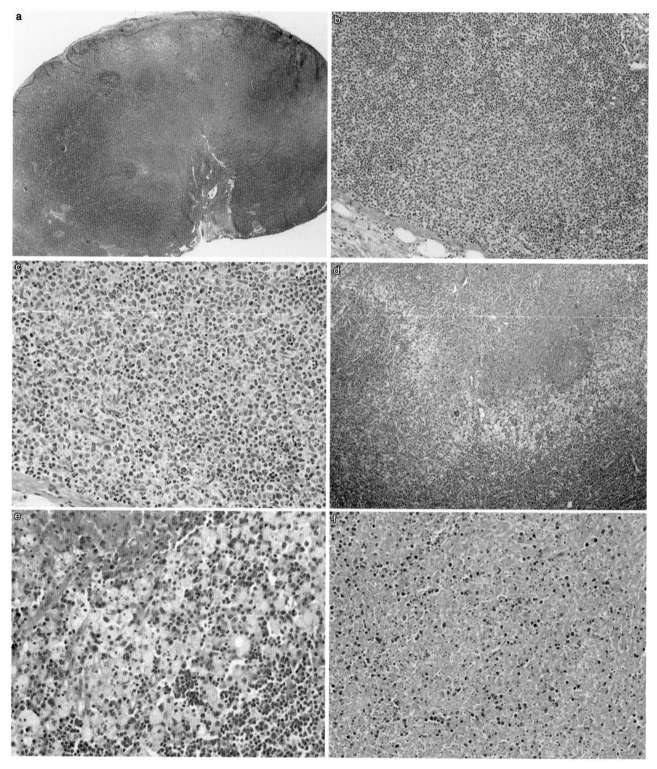

图 23.1　组织细胞坏死性淋巴结炎。(a)淋巴结结构部分消失,副皮质区和髓质区可见融合性坏死灶。可见被膜受累(上中部);(b、c)副皮质区组织细胞增生,伴有小淋巴细胞和免疫母细胞;(d、e)许多泡沫样组织细胞围绕坏死区域;(f)坏死区由纤维素样物质、凋亡细胞和核碎片组成

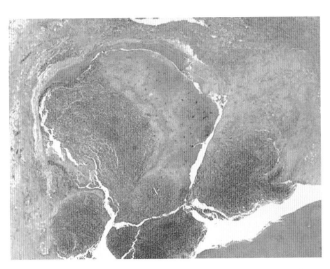

图 23.2　组织细胞坏死性淋巴结炎,坏死广泛。粗针穿刺活检标本疑为非霍奇淋巴瘤。淋巴结活检标本诊断为组织细胞坏死性淋巴结炎。流式细胞术免疫表型分析和免疫球蛋白基因重排检测均未发现单克隆性 B 细胞

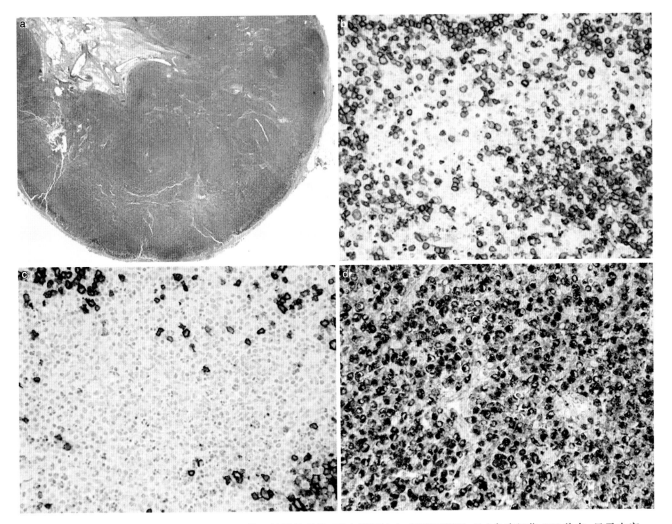

图 23.3　组织细胞坏死性淋巴结炎。(a)淋巴结结构保持,副皮质区扩大,坏死不明显;(b)免疫组化 CD3 染色,显示丰富的小 T 细胞背景;(c)免疫组化 CD20 染色,仅有少量 B 细胞;(d)免疫组化 CD68 染色,显示丰富的组织细胞;(e)组织细胞坏死性淋巴结炎中的组织细胞表达髓过氧化物酶;(f)免疫组化 CD123 染色,可见许多浆样单核细胞

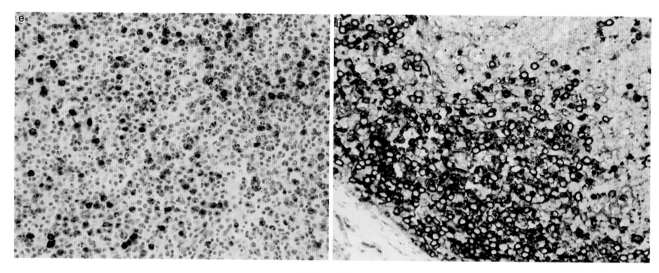

图23.3（续）

（付勇 译）

参考文献

1. Kikuchi M. Lymphadenitis showing focal reticulum cell hyperplasia with nuclear debris and phagocytes: a clinicopathological study. Acta Haematol Jpn. 1972;35:379–80.
2. Fujimoto Y, Kozima Y, Yamaguchi K. Cervical subacute necrotizing lymphadenitis: a new clinicopathologic entity. Naika. 1972;20:920–7.
3. Rosado FG, Tang YW, Hasserjian RP, McClain CM, Wang B, Mosse CA. Kikuchi–Fujimoto lymphadenitis: role of parvovirus B-19, Epstein-Barr virus, human herpesvirus 6, and human herpesvirus 8. Hum Pathol. 2013;44:255–9.
4. Hutchinson CB, Wang E. Kikuchi–Fujimoto disease. Arch Pathol Lab Med. 2010;134:289–93.
5. Onciu M, Medeiros LJ. Kikuchi–Fujimoto lymphadenitis. Adv Anat Pathol. 2003;10:204–11.
6. Kucukardali Y, Solmazgul E, Kunter E, Oncul O, Yildirim S, Kaplan M. Kikuchi–Fujimoto disease: analysis of 244 cases. Clin Rheumatol. 2007;26:50–4.
7. Kuo TT. Kikuchi's disease (histiocytic necrotizing lymphadenitis). A clinicopathologic study of 79 cases with an analysis of histologic subtypes, immunohistology, and DNA ploidy. Am J Surg Pathol. 1995;19:798–809.
8. Dorfman RF, Berry GJ. Kikuchi's histiocytic necrotizing lymphadenitis: an analysis of 108 cases with emphasis on differential diagnosis. Semin Diagn Pathol. 1988;5:329–45.
9. Tsang WY, Chan JK, Ng CS. Kikuchi's lymphadenitis. A morphologic analysis of 75 cases with special reference to unusual features. Am J Surg Pathol. 1994;18:219–31.

第 24 章
Rosai-Dorfman 病

Rosai-Dorfman 病是一种组织细胞良性增生性疾病,又称窦组织细胞增生伴巨淋巴结病,其中的组织细胞具有独特的细胞学和免疫表型特征。本病罕见,Destombes[1]首先报道 4 例,之后 Rosai 和 Dorfman[2,3]详细描述了本病的特征。所有年龄和种族均可发病,大多数患者为年轻人,男性多见[4]。本病可累及任何部位淋巴结,但大多数患者表现为双侧颈部淋巴结肿大。多达 40% 的患者有结外累及,常形成肿块,可累及部位包括皮肤、上呼吸道、软组织、胃肠道、骨、乳腺和中枢神经系统[4,5]。部分病例可出现发热和盗汗等系统性症状。实验室检查偶可发现多克隆性高丙种球蛋白血症和(或)溶血性贫血。部分患者可有免疫功能失调性疾病,包括肾小球肾炎、Wiskott-Aldrich 综合征和关节炎性疾病[6]。

Rosai-Dorfman 病可为家族性发病,可见于同卵双胞胎,提示可能存在遗传易感性[7,8]。已发现本病与自身免疫性淋巴组织增生综合征之间具有相关性[9]。Rosai-Dorman 病的病因仍不清楚,有人提出病毒可能是本病的致病因素。40 年前有人提出,沙门菌感染的形态学改变与本病有相似之处[10],但到目前为止,尚未发现本病存在沙门菌或其他感染源的证据。大多数病例无需治疗,可在发病 1 年后自行缓解[4]。免疫失调显著的重症病例可能需要支持治疗。一小部分病例具有侵袭性,预后差,偶可致死[11,12]。

Rosai-Dorfman 病累及的淋巴结显著肿大,常相互粘连。低倍镜观察,淋巴结总体结构保留,淋巴窦扩张,其内充满增生的大组织细胞,伴有小淋巴细胞和浆细胞。淋巴结其余区域表现为滤泡增生,滤泡间区浆细胞增多。核分裂象罕见,缺乏粒细胞。组织细胞的特征是体积大,胞质丰富嗜酸性,胞界清楚,核中位,有一个显著核仁[4,13]。这些组织细胞存在伸入运动(即胞质内可见许多小淋巴细胞和浆细胞)。以上细胞学特征在细针穿刺涂片中

也可能见到[14,15]。

淋巴结内的 Rosai-Dorfman 病病灶也可能很小,仅在检查淋巴瘤累及的淋巴结时偶然发现。肿瘤相关性 Rosai-Dorfman 病的病灶通常很小,一般对患者没有影响。最常伴有小灶性 Rosai-Dorfman 病的肿瘤是结节性淋巴细胞为主型霍奇金淋巴瘤和滤泡性淋巴瘤,其他类型均罕见[16-19]。

结外 Rosai-Dorfman 病的组织学表现不具有特征性,大的组织细胞较少,且常不出现伸入运动[4,13]。结外病变常有纤维化。

免疫组化染色有助于诊断 Rosai-Dorfman 病,对结外病变的诊断帮助更大。本病中,组织细胞的免疫表型特征为 S-100 阳性,CD1a 和 langerin 阴性。常表达组织细胞相关性标记物 CD4、CD14、CD68 和 CD163。组织细胞吞入的小淋巴细胞包括 T 细胞和 B 细胞。浆细胞表达多型免疫球蛋白轻链。人类疱疹病毒 4 型(EBV)、6 型和 8 型(卡波西肉瘤疱疹病毒)检测阴性[20,21]。

目前还未在 Rosai-Dorfman 病中发现遗传学改变。传统细胞遗传学分析常常显示二倍体核型[22]。没有免疫球蛋白基因或 T 细胞受体基因单克隆性重排。X 染色体连锁人类雄激素受体多态性分析表明,Rosai-Dorfman 病的组织细胞是多克隆性增生[23]。

Rosai-Dorfman 病的鉴别诊断主要包括 Langerhans 组织细胞增生症、间变性大细胞淋巴瘤、淋巴结转移性肿瘤和慢性肉芽肿性炎。Langerhans 组织细胞增生症的特征是灶状坏死、嗜酸性粒细胞浸润,以及 Langerhans 细胞独特的细胞学特征(核折叠和线性核沟)。Langerhans 细胞也表达 CD1a 和 CD207(langerin)。间变性大细胞淋巴瘤的肿瘤细胞形态一致,强阳性表达 CD30 和 ALK,不表达 S-100。淋巴结转移性肿瘤常为上皮或黑色素细胞来源。上皮性肿瘤具有粘附性,常伴有中性粒细胞,CK 阳性。转移性黑色素瘤通常

S-100阳性,类似于 Rosai-Dorfman 病,但肿瘤细胞有异型性,常伴有坏死和核分裂象。慢性肉芽肿性炎与结外 Rosai-Dorfman 病的鉴别诊断相当困难[23],主要依靠识别 Rosai-Dorfman 病中组织细胞的特征,以及慢性肉芽肿性炎有充分形成的肉芽肿结构。有坏死或微生物感染证据者,更可能是慢性肉芽肿性炎。

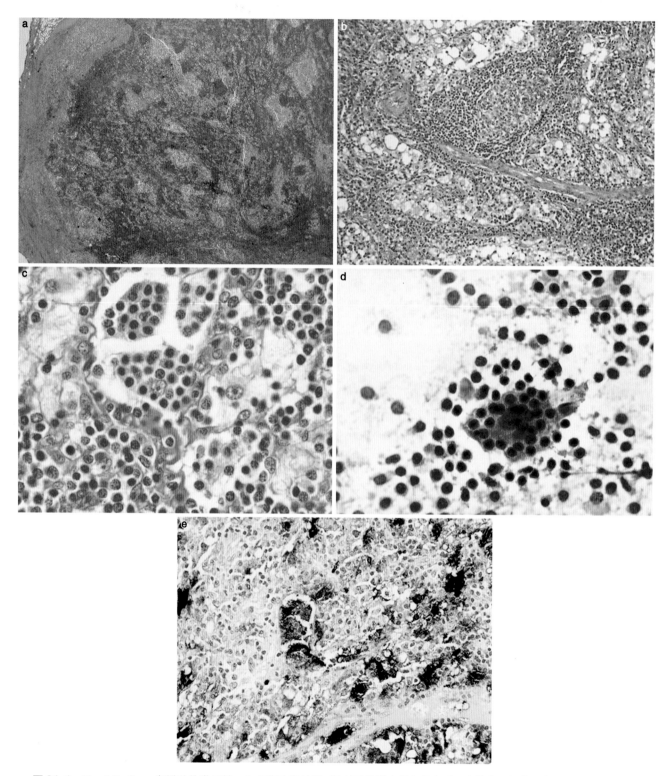

图24.1 Rosai-Dorfman 病累及的淋巴结。(a)淋巴窦扩张,窦内可见增生的组织细胞,胞体大,胞质淡染;(b)窦内许多组织细胞可见伸入运动;(c)伸入运动表现为胞质内含小淋巴细胞和浆细胞;(d)细胞学制片可见到 Rosai-Dorfman 病中特征性的组织细胞;(e)组织细胞表达 S-100

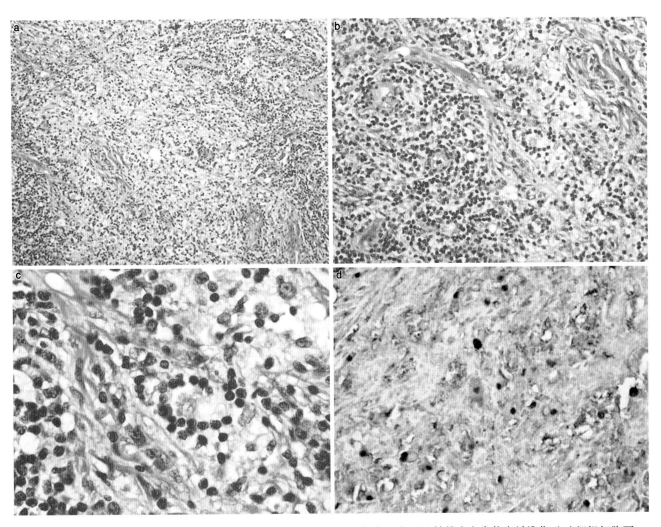

图 24.2　结外 Rosai-Dorfman 病。(a) 病变由大量胞质淡染的组织细胞组成;(b) 结外病变常伴有纤维化;(c) 组织细胞可见伸入运动(左中部),胞质内含小淋巴细胞和浆细胞;(d) 组织细胞表达 S-100

（付勇　译）

参考文献

1. Destombes P. Adenitis with lipid excess, in children or young adults, seen in the Antilles and in Mali. (4 cases) [in French]. Bull Soc Pathol Exot Filiales. 1965;58:1169–75.

2. Rosai J, Dorfman RF. Sinus histiocytosis with massive lymphadenopathy. A newly recognized benign clinicopathological entity. Arch Pathol. 1969;87:63–70.

3. Rosai J, Dorfman RF. Sinus histiocytosis with massive lymphadenopathy: a pseudolymphomatous benign disorder. Analysis of 34 cases. Cancer. 1972;30:1174–88.

4. Foucar E, Rosai J, Dorfman R. Sinus histiocytosis with massive lymphadenopathy (Rosai-Dorfman disease): review of the entity. Semin Diagn Pathol. 1990;7:19–73.

5. Wenig BM, Abbondanzo SL, Childers EL, Kapadia SB, Heffner DR. Extranodal sinus histiocytosis with massive lymphadenopathy (Rosai-Dorfman disease) of the head and neck. Hum Pathol. 1993;24:483–92.

6. Foucar E, Rosai J, Dorfman RF, Eyman JM. Immunologic abnormalities and their significance in sinus histiocytosis with massive lymphadenopathy. Am J Clin Pathol. 1984;82:515–25.

7. Kismet E, Koseoglu V, Atay AA, Deveci S, Demirkaya E, Tuncer K. Sinus histiocytosis with massive lymphadenopathy in three brothers. Pediatr Int. 2005;47:473–6.

8. Rossbach HC, Dalence C, Wynn T, Tebbi C. Faisalabad histiocytosis mimics Rosai-Dorfman disease: brothers with lymphadenopathy, intrauterine fractures, short stature, and sensorineural deafness. Pediatr Blood Cancer. 2006;47:629–32.

9. Maric I, Pittaluga S, Dale JK, Niemela JE, Delsol G, Diment J, et al. Histologic features of sinus histiocytosis with massive lymphadenopathy in patients with autoimmune lymphoproliferative syndrome. Am J Surg Pathol. 2005;29:903–11.

10. Rosai J. Rosai-Dorfman disease-like changes in mesenteric lymph nodes secondary to Salmonella infection. Histopathology. 2011;59:1261.

11. Foucar E, Rosai J, Dorfman RF. Sinus histiocytosis with massive lymphadenopathy. An analysis of 14 deaths occurring in a patient registry. Cancer. 1984;54:1834–40.

12. Buchino JJ, Byrd RP, Kmetz DR. Disseminated sinus histiocytosis with massive lymphadenopathy: its pathologic aspects. Arch Pathol Lab Med. 1982;106:13–6.

13. Lampert F, Lennert K. Sinus histiocytosis with massive lymphadenopathy: fifteen new cases. Cancer. 1976;37:783–9.

14. Alvarez Alegret R, Martinez Tello A, Ramirez T, Gallego P,

Martinez D, Garcia Julian G. Sinus histiocytosis with massive lymphadenopathy (Rosai-Dorfman disease): diagnosis with fine-needle aspiration in a case with nodal and nasal involvement. Diagn Cytopathol. 1995;13:333–5.

15. Trautman BC, Stanley MW, Goding GS, Rosai J. Sinus histiocytosis with massive lymphadenopathy (Rosai-Dorfman disease): diagnosis by fine-needle aspiration. Diagn Cytopathol. 1991;7:513–6.

16. Lu D, Estalilla OC, Manning Jr JT, Medeiros LJ. Sinus histiocytosis with massive lymphadenopathy and malignant lymphoma involving the same lymph node: a report of four cases and review of the literature. Mod Pathol. 2000;13:414–9.

17. Maia DM, Dorfman RF. Focal changes of sinus histiocytosis with massive lymphadenopathy (Rosai-Dorfman disease) associated with nodular lymphocyte predominant Hodgkin's disease. Hum Pathol. 1995;26:1378–82.

18. Pang CS, Grier DD, Beaty MW. Concomitant occurrence of sinus histiocytosis with massive lymphadenopathy and nodal marginal zone lymphoma. Arch Pathol Lab Med. 2011;135:390–3.

19. Akria L, Sonkin V, Braester A, Cohen HI, Suriu C, Polliack A. Rare coexistence of Rosai-Dorfman disease and nodal marginal zone lymphoma complicated by severe life-threatening autoimmune hemolytic anemia. Leuk Lymphoma. 2013;54:1553–6.

20. Ortonne N, Fillet AM, Kosuge H, Bagot M, Frances C, Wechsler J. Cutaneous Destombes-Rosai-Dorfman disease: absence of detection of HHV-6 and HHV-8 in skin. J Cutan Pathol. 2002;29:113–8.

21. Tsang WY, Yip TT, Chan JK. The Rosai-Dorfman disease histiocytes are not infected by Epstein-Barr virus. Histopathology. 1994;25:88–90.

22. Haroche J, Charlotte F, Arnaud L, von Deimling A, Helias-Rodzewicz Z, Hervier B, et al. High prevalence of BRAF V600E mutations in Erdheim-Chester disease but not in other non-Langerhans cell histiocytoses. Blood. 2012;120:2700–3.

23. Paulli M, Bergamaschi G, Tonon L, Viglio A, Rosso R, Facchetti F, et al. Evidence for a polyclonal nature of the cell infiltrate in sinus histiocytosis with massive lymphadenopathy (Rosai-Dorfman disease). Br J Haematol. 1995;91:415–8.

第 25 章
Kimura 病

25

Kimura 病（木村病）是一种以淋巴细胞增生、嗜酸性粒细胞增多，以及纤维化为特点的慢性炎症性疾病，最常累及头颈部皮下组织和淋巴结。本病由 Kimura 等[1] 于 1946 年首次报道，多见于亚洲国家，非亚洲国家仅有散发病例[2]。多见于 20～30 岁年轻人，男性好发[2-4]。Kimura 病最好发于头颈部区域，常表现为耳廓周围皮下包块伴区域淋巴结肿大[3]。高达 40% 病例有两个或更多的皮下包块。少数病例表现为孤立性淋巴结肿大[5]。Kimura 病可累及其他部位，例如涎腺（腮腺）、口腔、腋下、腹股沟和四肢等[3,6]。大多数病例伴有外周血嗜酸性粒细胞增多（10%～50%，取决于计数方法）和血清 IgE 增高。多数病例预后良好，手术切除、类固醇激素及放疗等方法通常有效[7,8]。

淋巴结最大径 1～4cm，常相互粘连。组织学表现为淋巴滤泡反应性增生，伴广泛嗜酸性粒细胞浸润，伴嗜酸性微脓肿形成，并可浸润生发中心，导致淋巴滤泡溶解[3,6]。嗜酸性粒细胞浸润常伴不同程度血管增生。许多病例含有 Warthin-Finkeldey 型多核细胞，常位于生发中心内。嗜酸性粒细胞增多的皮下病变或淋巴结中，组织细胞的胞质内有可能见到 Charcot-Leyden 结晶和其他晶体结构[2,5]。

Kimura 病皮下病变的特征是淋巴细胞浸润，嗜酸性粒细胞丰富，可见有生发中心的淋巴滤泡，伴毛细血管增生[2,3]。常可见浆细胞和一些肥大细胞。病史长的患者中，病变可纤维化，血管数量较早期病变减少。细胞学对 Kimura 病诊断的价值有限[9]。

Kimura 病的鉴别诊断主要是血管淋巴组织增生伴嗜酸性粒细胞增多（angiolymphoid hyperplasia with eosinophilia，ALHE）[5,10]。尽管两者组织形态相似，但 ALHE 表现为皮肤丘疹，累及真皮浅层，不伴有淋巴结病，常见于白人，女性好发。其他的鉴别诊断包括感染，以及药物或外源性抗原引起的过敏反应。

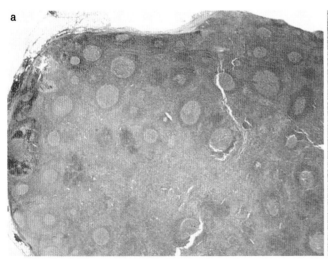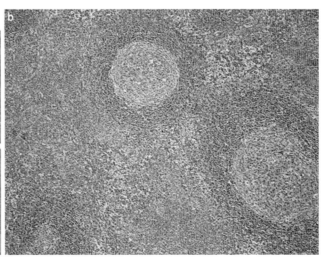

图 25.1　Kimura 淋巴结病。（a）淋巴结结构保持，淋巴滤泡增生，滤泡间区扩大；（b）滤泡间区可见嗜酸性粒细胞广泛浸润，局灶性嗜酸性微脓肿形成；（c）嗜酸性粒细胞浸润伴有血管增生

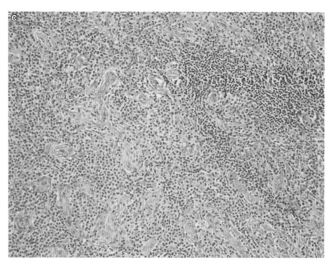

图 25.1（续）

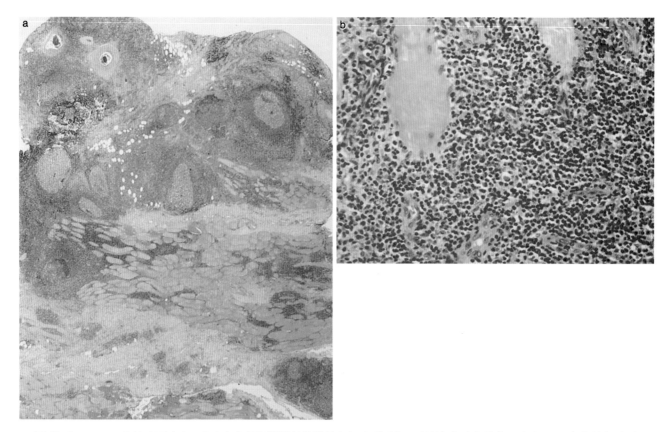

图25.2　Kimura 病的皮下病变。(a)病变侵犯深部纤维结缔组织和骨骼肌,可见许多反应性淋巴滤泡;(b)病变特征为嗜酸性粒细胞增多

（付勇　译）

参考文献

1. Kimura T, Yoshhimura S, Ishikawa E. On the unusual granulation combined with hyperplastic changes of lymphatic tissue. Trans Soc Pathol Jpn. 1948;37:179–80.

2. Chen H, Thompson LD, Aguilera NS, Abbondanzo SL. Kimura disease: a clinicopathologic study of 21 cases. Am J Surg Pathol. 2004;28:505–13.

3. Li TJ, Chen XM, Wang SZ, Fan MW, Semba I, Kitano M. Kimura's disease: a clinicopathologic study of 54 Chinese patients. Oral Surg Oral Med Oral Pathol Oral Radiol Endod. 1996;82:549–55.

4. Xu X, Fu J, Fang Y, Liang L. Kimura disease in children: a case report and a summary of the literature in Chinese. J Pediatr Hematol Oncol. 2011;33:306–11.

5. Kuo TT, Shih LY, Chan HL. Kimura's disease. Involvement of regional lymph nodes and distinction from angiolymphoid hyperplasia with eosinophilia. Am J Surg Pathol. 1988;12:843–54.

6. Hui PK, Chan JK, Ng CS, Kung IT, Gwi E. Lymphadenopathy of Kimura's disease. Am J Surg Pathol. 1989;13:177–86.

7. Kapoor NS, O'Neill JP, Katabi N, Wong RJ, Shah JP. Kimura disease: diagnostic challenges and clinical management. Am J Otolaryngol. 2012;33:259–62.

8. Day TA, Abreo F, Hoajsoe DK, Aarstad RF, Stucker FJ. Treatment of Kimura's disease: a therapeutic enigma. Otolaryngol Head Neck Surg. 1995;112:333–7.

9. Deshpande AH, Nayak S, Munshi MM, Bobhate SK. Kimura's disease. Diagnosis by aspiration cytology. Acta Cytol. 2002;46:357–63.

10. Wells GC, Whimster IW. Subcutaneous angiolymphoid hyperplasia with eosinophilia. Br J Dermatol. 1969;81:1–14.

26

第 26 章
单中心 Castleman 病

单中心 Castleman 病累及淋巴结,是一种病因不明的局限性(单中心性)良性淋巴组织增生性疾病。可分为两种类型:透明血管型和浆细胞型。过去的描述中还存在混合型,但现在将其中大多数病例归入浆细胞型。

透明血管型 Castleman 病

透明血管型 Castleman 病(hyaline vascular variant Castleman disease,HV-CD)是一种良性淋巴组织增生性疾病,最常好发于年轻人,中位年龄 35 岁左右,16 岁以下儿童少见[1],无性别差异。HV-CD 占单中心 Castleman 病的 80% ~90%。多数病例表现为局部淋巴结肿大或出现包块,表浅者可触及,深部病例常为影像学检查时偶然发现。HV-CD 可累及任何部位淋巴结,但以胸部和纵隔淋巴结最常见[2]。多数病例无症状,部分病例有淋巴结增大导致的占位性症状[3]。实验室检查不具有特异性。文献曾报道罕见的多中心 HV-CD,这些病例可有 B 症状[4]。回顾性研究发现,这些所谓的多中心型 HV-CD 病例中,部分可能含有浆细胞型 Castleman 病成分,活检标本显示为混合型特征。小部分 HV-CD 出现淀粉样变,可导致肾病综合征[5,6]。

HV-CD 经手术切除可治愈,有压迫症状且无法切除的患者经放疗可得以缓解[7]。HV-CD 的预后非常好[3,8]。据报道,HV-CD 与 FDCS 及低级别血管源性肿瘤具有相关性。

HV-CD 的病因不清楚。目前认为,IL-6 分泌异常及其受体激活是 Castleman 病的主要机制[9]。血管内皮细胞生长因子稳态异常可能也参与其中[10]。滤泡树突细胞发育不良可能与本病相关。依据定义,HHV8(卡波西肉瘤疱疹病毒)与 HV-CD[11]不相关。

大体检查,HV-CD 累及的淋巴结可很小,也可非常大,中位直径 7cm[12]。HV-CD 的形态学改变特征包括

滤泡和滤泡间区两个方面,不同病例间两者的比例可有差异。滤泡可见于皮质和髓质,其改变具有特征性,生发中心的淋巴细胞耗竭,主要由滤泡树突细胞(FDC)构成,即所谓的退化生发中心,有可能存在发育不良的 FDC。套区淋巴细胞呈同心圆样环绕生发中心(所谓的"洋葱皮"样排列)[11]。管壁透明变性的血管穿入退化的生发中心,形成透明血管病变,也称为"棒棒糖"结构。另一常见改变是在一个大的淋巴滤泡中出现两个或更多的生发中心(所谓的"孪生滤泡")。

HV-CD 的另一改变是滤泡间区的间质成分增多,可见大量高内皮微静脉,管壁不同程度硬化。一些病例的硬化非常广泛,并可伴有营养不良性钙化。滤泡间区可有明显的浆样树突细胞聚集,这种细胞以前被称为浆样 T 细胞或浆样单核细胞[13]。滤泡间区间质增多导致淋巴窦闭塞,被膜下窦受压是 HV-CD 的一个早期表现。HV-CD 不伴有浆细胞增多,这不同于浆细胞型 Castleman 病[11]。

依据滤泡改变和间质改变的比例,将 HV-CD 分为"经典型"和"间质丰富型"。多数病例以滤泡成分为主,或滤泡成分与间质成分相当。"间质丰富型"以间质改变为优势成分,滤泡成分很少[11,12]。

免疫组化染色检测,HV-CD 不表达 HHV8 的 LANA 蛋白(潜伏相关核抗原)。退化生发中心内的滤泡树突细胞表达 CD21、CD23、CD35 和 EGFR[11,14]。分子检测无 IGH 和 TCR 基因单克隆重排证据。据报道,罕见病例存在克隆性细胞遗传学异常。

单中心浆细胞型 Castleman 病

单中心浆细胞型 Castleman 病(plasma cell variant Castleman disease,PC-CD)的特征是多型性浆细胞增多导致滤泡间区扩大。依据定义,本病 HHV8 阴性,且不具有多中心 Castleman 病的特征或 POEMS 综合征

（周围神经病、器官肥大症、内分泌疾病、单克隆 M 蛋白、皮肤病变）。

　　PC-CD 占单中心 Castleman 病的 10% ～ 20%，无性别差异[4]。可发生任何年龄，好发于 20 ～ 40 岁。大多数病例表现为局部外周淋巴结肿大，常伴有 B 症状[4]。很少累及胸部或纵隔淋巴结[2]。文献报道，一部分 PC-CD 患者在出现 B 症状的同时，还表现出一些实验室检查异常，例如贫血和高丙种球蛋白血症，但其中相当多的病例不能排除多中心 Castleman 病或 PC-CD 伴 POEMS 综合征。与 HV-CD 相同，PC-CD 常可通过外科手术切除而治愈[7]。

　　与 PC-CD 相似的淋巴结改变还可出现于自身免疫性疾病中，特别是类风湿性关节炎。罕见情况下，PV-CD 样改变还可见于某些淋巴系统恶性肿瘤中，最常见为（混合细胞型）经典型霍奇金淋巴瘤、弥漫性大 B 细胞淋巴瘤、套细胞淋巴瘤和外周 T 细胞淋巴瘤[3,15]。这些均表明，PC-CD 更可能是一种非特异性反应模式，而非独立的病变实体。

　　组织学观察，PC-CD 的特征是淋巴结结构保留，滤泡间区不同程度扩大，内含大量浆细胞，后者缺乏核异型性，但可出现反应性双核细胞。Russell 小体可仅局灶出现，也可广泛分布。滤泡间区血管成分显著[11]。生发中心一般为增生表现，仅少数出现与 HV-CD 相似的退化改变。套区一般清楚，缺乏浆母细胞（见第 27 章）。被膜下淋巴窦开放。PC-CD 偶可出现类似 HV-CD 的滤泡特征（所谓的"混合型"）。

　　免疫表型分析或原位杂交检测表明，浆细胞具有多型性，表达 κ 和 λ 轻链。B 细胞也表现为多样性。退化生发中心 FDC 增多，表达 CD21、CD23 和 CD35。分子检测无 IGH 或 TCR 基因单克隆重排。

Castleman 病的鉴别诊断

　　HV-CD 需要鉴别的疾病很多，包括慢性抗原刺激部位引流区的慢性反应性淋巴结炎。这些淋巴结可出现淋巴滤泡退化和滤泡间区扩大。HIV 感染后期也可出现滤泡退化和滤泡间区血管增生。当多中心 Castleman 病出现显著退化改变时，可误诊为 HV-CD。结合临床表现、HIV 和 HHV-8 状态，有助于鉴别。

　　单中心 PC-CD 的鉴别诊断也很广泛，但主要鉴别对象为 HHV-8 阳性多中心 Castleman 病，后者常伴有 HIV 感染[16]。HHV-8 检测并结合临床表现是鉴别诊断所必需的。还需要与 POEMS 综合征鉴别，需要结合临床表现和实验室检查。自身免疫性疾病患者可出现淋巴结病，伴滤泡间区浆细胞显著增多。伴浆细胞分化的边缘区 B 细胞淋巴瘤可类似于 PV-CD，但这些肿瘤是 B 细胞来源，且表达单克隆 Ig。经典型霍奇金淋巴瘤，特别是混合细胞型，肿瘤细胞可不明显，但肿瘤细胞的免疫表型为 CD15 +/-、CD30 +、PAX5 +（弱）和 CD45/LCA-。血管免疫母细胞性 T 细胞淋巴瘤（AITL）也可类似于单中心 Castleman 病。AITL 的特征是扩大的滤泡间区内含异型淋巴细胞、浆细胞、嗜酸性粒细胞，伴血管增生，肿瘤性 T 细胞常表达 CD10、BCL6、CXCL13 和 PD-1，伴 TCR 基因单克隆重排。

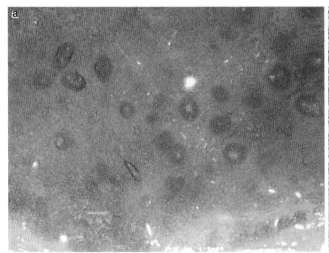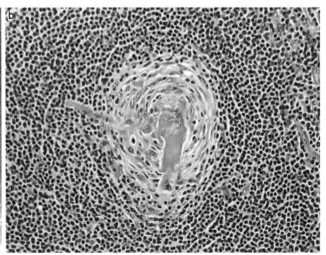

图 26.1　透明血管型 Castleman 病（HV-CD）。（a）HV-CD 的特征是许多淋巴滤泡退化，滤泡间区间质增多；淋巴组织扩展至淋巴结被膜和毗邻的软组织（左下）；（b）退化淋巴滤泡的生发中心，淋巴细胞显著减少，可见许多滤泡树突细胞。一条透明变性血管穿入这个退化生发中心，形成所谓"棒棒糖"结构；（c）在一个大淋巴滤泡中可见两个生发中心（"孪生"现象）；（d）滤泡间区间质增多，许多高内皮微静脉的管壁不同程度硬化。在 HV-CD 中没有浆细胞显著增多；（e）滤泡间区间质增多，可伴被膜下窦闭塞。套区淋巴细胞同心圆状围绕生长中心形成"洋葱皮"样结构

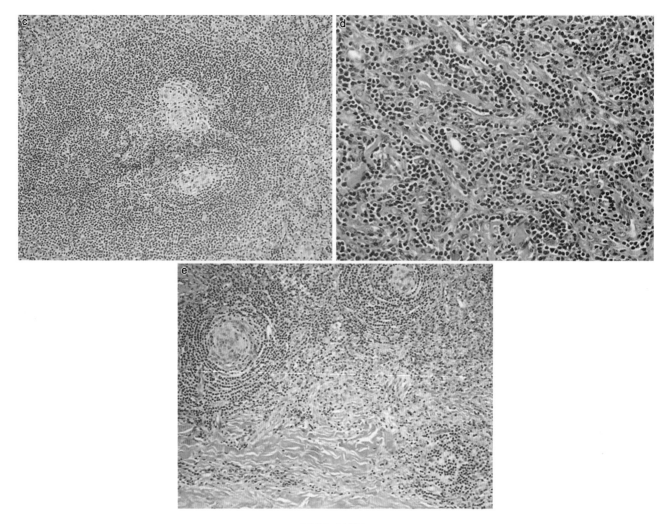

图 26.1(续)

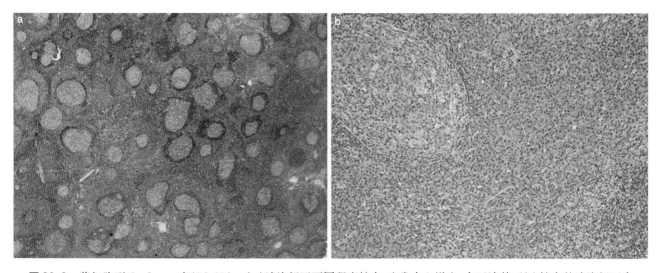

图 26.2　浆细胞型 Castleman 病(PC-CD)。(a)滤泡间区不同程度扩大,生发中心增生,套区清楚;(b)扩大的滤泡间区富于浆细胞;(c)Russell 小体。浆细胞显示多型性特点:(d)κ 轻链阳性,(e)λ 轻链阳性

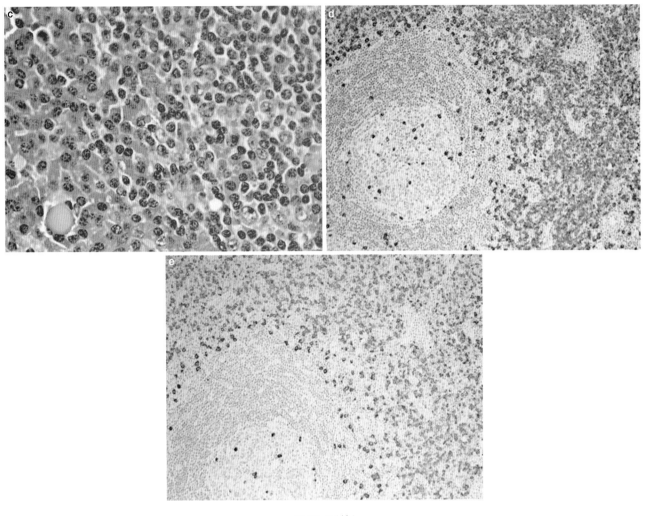

图 26. 2(续)

（付勇 译）

参考文献

1. Chen H, Thompson LD, Aguilera NS, Abbondanzo SL. Kimura disease: a clinicopathologic study of 21 cases. Am J Surg Pathol. 2004;28:505–13.

2. An HJ, Yoon DH, Kim S, Shin SJ, Huh J, Lee KH, et al. Blastic plasmacytoid dendritic cell neoplasm: a single-center experience. Ann Hematol. 2013;92:351–6.

3. Jaye DL, Geigerman CM, Herling M, Eastburn K, Waller EK, Jones D. Expression of the plasmacytoid dendritic cell marker BDCA-2 supports a spectrum of maturation among CD4+ CD56+ hematodermic neoplasms. Mod Pathol. 2006;19:1555–62.

4. Khoury JD, Medeiros LJ, Manning JT, Sulak LE, Bueso-Ramos C, Jones D. CD56(+) TdT(+) blastic natural killer cell tumor of the skin: a primitive systemic malignancy related to myelomonocytic leukemia. Cancer. 2002;94:2401–8.

5. Bekkenk MW, Jansen PM, Meijer CJ, Willemze R. CD56+ hematological neoplasms presenting in the skin: a retrospective analysis of 23 new cases and 130 cases from the literature. Ann Oncol. 2004;15:1097–108.

6. Grouard G, Rissoan MC, Filgueira L, Durand I, Banchereau J, Liu YJ. The enigmatic plasmacytoid T cells develop into dendritic cells with interleukin (IL)-3 and CD40-ligand. J Exp Med. 1997;185:1101–11.

7. Petrella T, Facchetti F. Tumoral aspects of plasmacytoid dendritic cells: what do we know in 2009? Autoimmunity. 2010;43:210–4.

8. Petrella T, Bagot M, Willemze R, Beylot-Barry M, Vergier B, Delaunay M, et al. Blastic NK-cell lymphomas (agranular CD4+CD56+ hematodermic neoplasms): a review. Am J Clin Pathol. 2005;123:662–75.

9. Garnache-Ottou F, Feuillard J, Ferrand C, Biichle S, Trimoreau F, Seilles E, et al. Extended diagnostic criteria for plasmacytoid dendritic cell leukaemia. Br J Haematol. 2009;145:624–36.

10. Pagano L, Valentini CG, Pulsoni A, Fisogni S, Carluccio P, Mannelli F, et al. Blastic plasmacytoid dendritic cell neoplasm with leukemic presentation: an Italian multicenter study. Haematologica. 2013;98:239–46.

11. Lucioni M, Novara F, Fiandrino G, Riboni R, Fanoni D, Arra M, et al. Twenty-one cases of blastic plasmacytoid dendritic cell neoplasm: focus on biallelic locus 9p21.3 deletion. Blood. 2011;118:4591–4.

12. Kuo TT, Shih LY, Chan HL. Kimura's disease. Involvement of regional lymph nodes and distinction from angiolymphoid hyperplasia with eosinophilia. Am J Surg Pathol. 1988;12:843–54.

13. Montes-Moreno S, Ramos-Medina R, Martinez-Lopez A, Barrionuevo Cornejo C, Parra Cubillos A, Quintana-Truyenque S, et al. SPIB, a novel immunohistochemical marker for human blastic

plasmacytoid dendritic cell neoplasms: characterization of its expression in major hematolymphoid neoplasms. Blood. 2013;121:643–7.

14. Cota C, Vale E, Viana I, Requena L, Ferrara G, Anemona L, et al. Cutaneous manifestations of blastic plasmacytoid dendritic cell neoplasm-morphologic and phenotypic variability in a series of 33 patients. Am J Surg Pathol. 2010;34:75–87.

15. Wang H, Cao J, Hong X. Blastic plasmacytoid dendritic cell neoplasm without cutaneous lesion at presentation: case report and literature review. Acta Haematol. 2012;127:124–7.

16. Amin HM, Medeiros LJ, Manning JT, Jones D. Dissolution of the lymphoid follicle is a feature of the HHV8+ variant of plasma cell Castleman's disease. Am J Surg Pathol. 2003;27:91–100.

第 27 章
多中心 Castleman 病

27

多中心 Castleman 病(multicentric Castleman disease,MCD)是一种少见的系统性淋巴组织增生性疾病,与人类疱疹病毒-8(HHV8)感染有关。患者表现为淋巴结肿大,并伴有系统性症状,例如发热、盗汗和体重减轻等[1,2]。疾病常累及外周和腹部淋巴结,也可累及脾和肝脏。实验室检查常发现红细胞沉降率、C-反应蛋白、血清乳酸脱氢酶和 IL-6 增高。可有血细胞减少,特别是贫血和血小板减少。大多数 MCD 病例患者伴有 HIV 感染,部分病例伴 POEMS 综合征(周围神经病、器官肥大、内分泌疾病、单克隆 M 蛋白和皮肤病变),罕见病例可既无 HIV 感染,也无 POEMS 综合征[1,2]。

HHV8 也称为卡波西肉瘤疱疹病毒,是一种 γ 疱疹病毒,常与 MCD 相关,通常合并 HIV 感染[3,4]。其他与 HHV8 相关的疾病包括卡波西肉瘤、原发性渗出性淋巴瘤和小部分弥漫性大 B 细胞淋巴瘤[5]。因此,伴 HHV8 感染的 MCD 患者,特别合并 HIV 感染者,可伴发同时性或异时性卡波西肉瘤或 B 细胞淋巴瘤。HHV8 的一种早期裂解蛋白是 IL-6 的类似物,IL-6 途径的异常激活可能在 MCD 发病中发挥重要作用,此途径在单中心浆细胞型 Castleman 病中也有重要作用[6]。IL-6 过表达的小鼠模型可发生类似 MCD 的病变[7]。

MCD 需要进行系统性治疗,预后有差异,受合并疾病的影响,例如免疫缺陷或 POEMS 综合征[8,9]。治疗方法包括抗 CD20 单抗、抗 IL-6 单抗和化疗药物等治疗[10,11]。

MCD 的组织改变与浆细胞型 Castleman 病基本相同,特征性表现为滤泡间区扩大,成熟浆细胞弥漫片状分布,伴不同程度血管增生[12]。伴有 HHV8 感染病例常常合并 HIV 感染,同时出现浆母细胞,常位于套区与滤泡间区交界处。这些浆母细胞不成熟,常有非典型性,HHV8 阳性[13]。HHV8 相关性 MCD 常见滤泡溶解,表现为外套层边界模糊。MCD 的滤泡常退化,伴透明血管病变[8]。

MCD 的免疫表型与浆细胞型 Castleman 病相似。免疫组化标记潜伏相关核抗原(LANA)可用于识别 HHV8 感染。大多数病例含多型性浆细胞。一些病例可见单型浆细胞构成的小结节,但分子检测结果仍为多克隆性细胞群。文献中曾将这些结节称为微淋巴瘤,没有临床意义。一些病例 IgG4 阳性细胞数量增多,血清 IgG4 水平增高[11,14]。

虽然通常缺乏单克隆性 *IGH* 或 *TCR* 基因重排,但一些 MCD 伴有这些基因的单克隆重排[15,16]。MCD 未见报道频发染色体异常[17]。仅报道一例 MCD 伴有 t(7;14)(p22;q22),累及 IL-6 位点[18]。

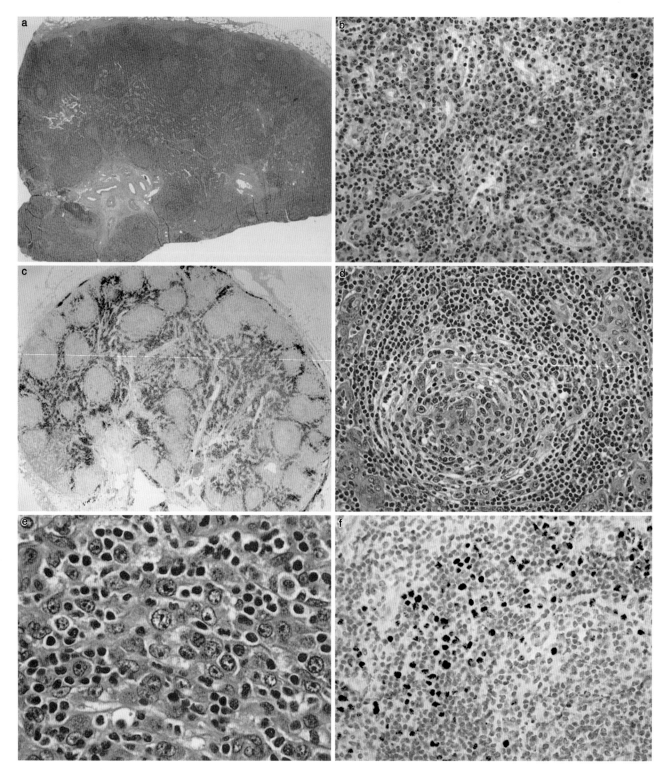

图27.1   多中心 Castleman 病。(a)淋巴结表现为滤泡增生,滤泡间区扩大,伴血管增生;(b)与浆细胞型 Castleman 病一样,滤泡间区富于浆细胞,伴血管增生;(c)浸润滤泡间区的浆细胞阳性表达 CD138;(d)MCD 可见一些退化的淋巴滤泡;(e)滤泡间区浆细胞增多;(f)浆母细胞表达 HHV8(体积更大的细胞着色更强),主要位于套区

（付勇 译）

参考文献

1. Jaye DL, Geigerman CM, Herling M, Eastburn K, Waller EK, Jones D. Expression of the plasmacytoid dendritic cell marker BDCA-2 supports a spectrum of maturation among CD4+ CD56+ hematodermic neoplasms. Mod Pathol. 2006;19:1555–62.

2. Khoury JD, Medeiros LJ, Manning JT, Sulak LE, Bueso-Ramos C, Jones D. CD56(+) TdT(+) blastic natural killer cell tumor of the skin: a primitive systemic malignancy related to myelomonocytic leukemia. Cancer. 2002;94:2401–8.

3. Hui PK, Chan JK, Ng CS, Kung IT, Gwi E. Lymphadenopathy of Kimura's disease. Am J Surg Pathol. 1989;13:177–86.

4. Kapoor NS, O'Neill JP, Katabi N, Wong RJ, Shah JP. Kimura disease: diagnostic challenges and clinical management. Am J Otolaryngol. 2012;33:259–62.

5. Deshpande AH, Nayak S, Munshi MM, Bobhate SK. Kimura's disease. Diagnosis by aspiration cytology. Acta Cytol. 2002;46:357–63.

6. Wells GC, Whimster IW. Subcutaneous angiolymphoid hyperplasia with eosinophilia. Br J Dermatol. 1969;81:1–14.

7. Suthaus J, Stuhlmann-Laeisz C, Tompkins VS, Rosean TR, Klapper W, Tosato G, et al. HHV-8-encoded viral IL-6 collaborates with mouse IL-6 in the development of multicentric Castleman disease in mice. Blood. 2012;119:5173–81.

8. Amin HM, Medeiros LJ, Manning JT, Jones D. Dissolution of the lymphoid follicle is a feature of the HHV8+ variant of plasma cell Castleman's disease. Am J Surg Pathol. 2003;27:91–100.

9. Dispenzieri A. How I, treat POEMS syndrome. Blood. 2012;119:5650–8.

10. Kimura T, Yoshhimura S, Ishikawa E. On the unusual granulation combined with hyperplastic changes of lymphatic tissue. Trans Soc Pathol Jpn. 1948;37:179–80.

11. Day TA, Abreo F, Hoajsoe DK, Aarstad RF, Stucker FJ. Treatment of Kimura's disease: a therapeutic enigma. Otolaryngol Head Neck Surg. 1995;112:333–7.

12. Lucioni M, Novara F, Fiandrino G, Riboni R, Fanoni D, Arra M, et al. Twenty-one cases of blastic plasmacytoid dendritic cell neoplasm: focus on biallelic locus 9p21.3 deletion. Blood. 2011;118:4591–4.

13. Dupin N, Diss TL, Kellam P, Tulliez M, Du MQ, Sicard D, et al. HHV-8 is associated with a plasmablastic variant of Castleman disease that is linked to HHV-8-positive plasmablastic lymphoma. Blood. 2000;95:1406–12.

14. Xu X, Fu J, Fang Y, Liang L. Kimura disease in children: a case report and a summary of the literature in Chinese. J Pediatr Hematol Oncol. 2011;33:306–11.

15. Al-Maghrabi J, Kamel-Reid S, Bailey D. Immunoglobulin and T-cell receptor gene rearrangement in Castleman's disease: molecular genetic analysis. Histopathology. 2006;48:233–8.

16. Soulier J, Grollet L, Oksenhendler E, Miclea JM, Cacoub P, Baruchel A, et al. Molecular analysis of clonality in Castleman's disease. Blood. 1995;86:1131–8.

17. Menke DM, DeWald GW. Lack of cytogenetic abnormalities in Castleman's disease. South Med J. 2001;94:472–4.

18. Nakamura H, Nakaseko C, Ishii A, Kogure K, Kawano E, Hashimoto S, et al. Chromosomal abnormalities in Castleman's disease with high levels of serum interleukin-6 [in Japanese]. [Rinsho ketsueki]. Jap J Clin Hematol. 1993;34:212–7.

28

第 28 章
类风湿性关节炎相关性淋巴结病

类风性关节炎（rheumatoid arthritis，RA）在全世界的发病率约为0.8%，男女比例3:1~5:1，好发年龄35~50岁[1,2]。RA病因不清楚，遗传因素和环境因素似乎在发病中起到一定作用[3]。已发现大约46个基因位点与RA危险性增加有关[4]，其中一些定位于10p15、12q13和22q13[5]。血清学阳性病例与人类白细胞抗原（HLA）-DR1、HLA-DR4和HLA-DR10相关。血清学阳性个体中，吸烟和体重超标似也与RA的发病相关[6]。感染性病原体可作为RA的抗原激活因子，可能的病毒感染源包括EBV、巨细胞病毒和微小病毒。

实验室检查显示RA患者的T细胞功能受损。RA由巨噬细胞和滑膜内衬细胞释放的炎症介质和细胞因子介导。患者的CD4+T辅助细胞被活化。细胞因子包括TNF-α、IL-1和IL-6。类风湿因子在80%的RA病例中可检测到，是一种自身抗体，与IgG分子的Fc部分起反应。但类风湿因子并不特异，也可见其他自身免疫疾病患者，无症状的普通人群中也有较低的阳性率[7]。与类风湿因子相比，抗瓜氨酸肽抗体对RA诊断的敏感性更高、特异性更强。Felty综合征包括自身免疫性中性粒细胞减少、脾大和RA。

RA通常发病隐匿，罕见病例可急性起病。RA发病时无特异性症状，之后出现全身性关节痛。多达75%的患者会在疾病的某一时间点发生淋巴结病，可表现为局限性或全身性淋巴结肿大。任何部位淋巴结均可受累，最常见于颈部、锁骨上和腋窝[2]。

受累淋巴结表现为显著的反应性滤泡增生，滤泡大小和外形不一[1]。大的生发中心常有显著的"星空现象"，伴嗜酸性物质沉积，后者常PAS阳性，一些病例可见营养不良性钙化。常有滤泡间区浆细胞增多，且多数病例很显著。浆细胞体积小，常见胞质内小球（Russell小体）。生发中心有套区围绕。可见散在免疫母细胞、中性粒细胞和组织细胞，甚至结节病样肉芽肿。微静脉的内皮细胞增生。免疫抑制治疗可导致滤泡增生不明显，髓质和滤泡间区扩大[1,2]。

RA患者的肺内可出现间质性和结节性淋巴浆细胞浸润，浸润灶内可形成生发中心。类风湿结节可见于滑膜、软组织或肺，可伴有反应性淋巴浆细胞浸润[1,2,8]。

免疫表型分析，病变由T、B细胞混合构成。B细胞表达多型免疫球蛋白轻链。生发中心B细胞表达B系抗原、CD10和BCL6，不表达BCL2。滤泡树突细胞网表达滤泡树突细胞标记，如CD21、CD23或CD35。滤泡间区含许多T细胞和浆细胞。免疫母细胞一般位于滤泡间区，常弱表达CD30[1,2]。浆细胞表达多型胞质免疫球蛋白轻链和浆细胞相关标记（例如CD38、CD138）。

约20%病例的生发中心或滤泡间区可见散在EBER原位杂交阳性细胞。分子检测发现T细胞受体基因和免疫球蛋白受体基因多克隆性重排。

RA是一种进行性关节病，而淋巴结病起伏不定。治疗方法为使用免疫抑制剂（例如氨甲蝶呤），可联合应用糖皮质激素和免疫调节剂（TNF-α单克隆抗体）[9]。

RA患者发生淋巴瘤的风险升高，约为普通人群的2倍，以弥漫性大B细胞淋巴瘤最常见。很难分清淋巴瘤风险升高的原因，是由于疾病本身，还是由于治疗所致。已经明确，RA的治疗与EBV+淋巴组织增生性疾病风险升高相关，其中包括弥漫性大B细胞淋巴瘤和经典型霍奇金淋巴瘤[1,8,10]。

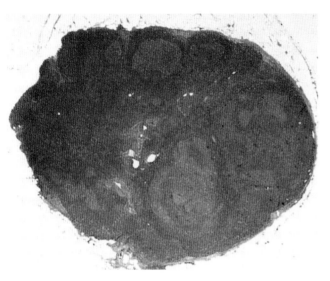

图 28.1　类风湿性关节炎累及淋巴结，患者有全身淋巴结肿大，低倍放大。可见大量淋巴滤泡，生发中心显著，套区明显，符合旺炽性反应性淋巴滤泡增生

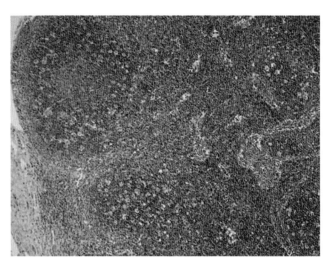

图 28.2　类风湿性关节炎累及淋巴结。反应性淋巴滤泡有大的生发中心，可见大量可染小体巨噬细胞

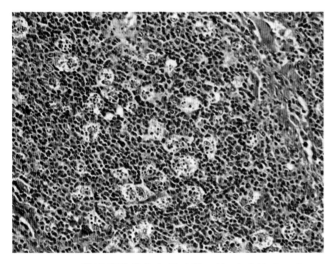

图 28.3　类风湿性关节炎累及淋巴结，高倍放大。生发中心可见大量可染小体巨噬细胞

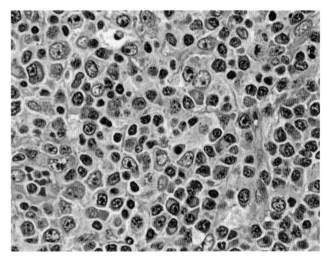

图 28.4　类风湿性关节炎累及淋巴结，高倍放大。滤泡间区含小淋巴细胞和散在浆细胞，偶见免疫母细胞

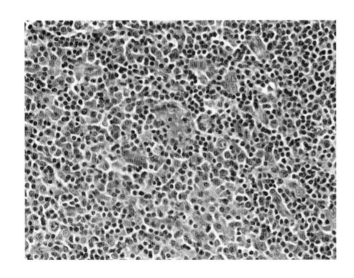

图 28.5　类风湿性关节炎累及淋巴结，高倍放大。滤泡间区含小淋巴细胞和散在免疫母细胞，图下半部可见大量浆细胞

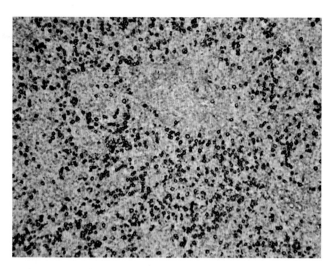

图28.6　免疫组化 Igκ 轻链染色,浆细胞阳性。与 Igλ 轻链染色阳性数量相当,大约为 1:1,符合多型/反应性模式

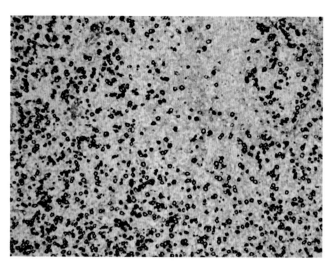

图28.7　免疫组化 Igλ 轻链染色,浆细胞阳性。κ 和 λ 阳性细胞比率为 1:1,符合多型性/反应性模式

（付勇　译）

参考文献

1. Medeiros LJ. Rheumatoid arthritis-related lymphadenopathy. In: Medeiros LJ, editor. Diagnostic pathology: lymph nodes and spleen with Extranodal lymphomas. 1st ed. Altona: Amirsys, Inc; 2011. p. 3-58–65.
2. Ioachim HL, Medeiros LJ. Rheumatoid lymphadenopathy. In: Ioachim HL, Medeiros LJ, editors. Ioachim's lymph node pathology. 4th ed. Philadelphia: Wolters Kluwer/Lippincott Williams & Wilkins; 2009. p. 218–22.
3. Klareskog L, Padyukov L, Lorentzen J, Alfredsson L. Mechanisms of disease: genetic susceptibility and environmental triggers in the development of rheumatoid arthritis. Nat Clin Pract Rheumatol. 2006;2:425–33.
4. Eyre S, Bowes J, Diogo D, et al. High-density genetic mapping identifies new susceptibility loci for rheumatoid arthritis. Nat Genet. 2012;44:1336–40.
5. Barton A, Thomson W, Ke X, et al. Rheumatoid arthritis susceptibility loci at chromosomes 10p15, 12q13 and 22q13. Nat Genet. 2008;40:1156–9.
6. de Hair MJ, Landewe RB, van de Sande MG, et al. Smoking and overweight determine the likelihood of developing rheumatoid arthritis. Ann Rheum Dis. 2012 [Epub ahead of print].
7. Nielsen SF, Bojesen SE, Schnohr P, Nordestgaard BG. Elevated rheumatoid factor and long term risk of rheumatoid arthritis: a prospective cohort study. BMJ. 2012;345:e5244.
8. Muzzafar T. Immunomodulating agent-associated lymphoproliferative disorders. In: Medeiros LJ, editor. Diagnostic pathology: lymph nodes and spleen with Extranodal lymphomas. Altona: Amirsys, Inc; 2011. p. 11-20–7.
9. Zeidler J, Zeidler H, Graf von der Schulenburg JM. Therapy of rheumatoid arthritis with methotrexate: claims data analysis of treatment patterns. Z Rheumatol. 2012;71:900–7.
10. Gaulard P, Swerdlow SH, Harris NL, Jaffe ES, Sundstrom C. Other iatrogenic immunodeficiency-associated lymphoproliferative disorders. In: Swerdlow SH, Campo E, Harris NL, et al., editors. WHO classification of tumours of haematopoietic and lymphoid tissues. Lyon: International Agency for Research on Cancer; 2008. p. 350–1.

第 29 章
系统性红斑狼疮性淋巴结病

29

系统性红斑狼疮(systemic lupus erythematosus, SLE)性淋巴结病是与 SLE 相关的淋巴结肿大。SLE 是一种自身免疫性疾病,其特征为自体免疫性 CD4+T 细胞数量增多,适应性免疫系统功能失调,导致自身抗体和免疫复合物对多个器官造成损伤[1]。SLE 分布广泛,但更常见于非白人女性,年龄 10～30 岁。SLE 病因不清。总体而言,SLE 更常见于女性,青春期前男女比例 1:3,而在生育期则高达 1:9。妊娠可导致病情加重,这表明女性激素,特别是雌激素,参与了 SLE 发病。ER 在许多免疫细胞中有表达,包括淋巴细胞、单核细胞和树突细胞。通过与 ER 结合,雌激素可促进 TH2 细胞因子微环境的形成,并可促进自体反应性 T、B 细胞的存活。另有数据表明,遗传易感性和环境因素也参与了 SLE 发病[1-4]。

SLE 的临床表现差异很大,症状多种多样,病变或轻或重[5]。大多数患者有全身症状,例如发热、乏力和体重减轻等。其他常见症状包括关节痛、肌痛和面颊部皮肤红斑。器官损害常累及肾(肾小球肾炎)、浆膜(胸膜炎,心包炎)和神经系统[5]。SLE 诊断标准见表 29.1[6,7]。

表 29.1　系统性红斑狼疮诊断标准

诊断时至少需具备四条标准[6]
面颊部红斑
盘状红斑
光敏感
口腔溃疡
关节炎
浆膜炎
肾功能不全
神经系统病变
血液学异常(血细胞减少)
免疫学异常(抗双链 DNA、抗 Sm 和抗磷脂的自身抗体)
抗核抗体

活动性 SLE 患者常见局限性或泛发性淋巴结肿大,年轻个体更常见。可累及任何部位淋巴结,最常受累部位依次为颈部、肠系膜、腋窝、腹股沟和腹膜后淋巴结[8-11]。

需要强调的是,当使用免疫抑制治疗时,SLE 淋巴结病的病理表现会不同程度减轻。一些 SLE 患者因其他原因(例如癌症)而切除的淋巴结中,组织学表现可能不具有特异性。活动性 SLE 患者的淋巴结肿大最大径一般不超过 3cm,常质脆,伴坏死和出血[8,12,13]。

组织学观察,活动性 SLE 的淋巴结特征是副皮质区增生,副皮质区中心常有不同程度坏死。病变早期,坏死边缘可见存活的淋巴组织,包括组织细胞、免疫母细胞和浆细胞。浆细胞常很丰富,有时可见 Russell 小体[8,13]。坏死区域最终由肉芽组织和组织细胞包绕。淋巴结内的坏死区域可见不同程度机化。苏木素小体由嗜碱性无定形坏死物质聚集形成,直径 5～12μm,含核 DNA、多糖和免疫球蛋白,PAS 染色或 Feulgen 染色阳性[12]。苏木素小体对 SLE 有特异性,但仅见于部分病例[11,14]。SLE 淋巴结中,坏死区域内或其附近的血管壁可坏死,伴纤维素样物质沉积(Azzopardi 型改变)[11,15]。其他改变还包括淋巴滤泡增生[13]和所谓"洋葱皮样"袖套,后者表现为中等大血管周围有胶原和免疫复合物围绕。

免疫表型分析显示为混合性 T 细胞,CD8 阳性细胞占优势,CD4 阳性细胞少。多型 B 细胞和浆细胞也可出现。免疫组化染色显示,SLE 淋巴结仍保持正常的 T、B 细胞分布。一项研究发现多达 25% 的 SLE 淋巴结病 EBV 阳性[16]。

SLE 淋巴结病的鉴别诊断主要包括组织细胞坏死性淋巴结炎、淋巴结梗死、传染性单核细胞增多症、猫抓病性淋巴结炎和分枝杆菌性淋巴结炎。当 SLE 淋巴结病发生于组织细胞坏死性淋巴结炎的好发部位时,仅依靠组织学表现难以鉴别,除非存在苏木素小体,必须依据 SLE 诊断标准来与之鉴别(表 29.1)。淋巴结梗死罕见,可见于恶性肿瘤患者的区域淋巴结,或发生于近期外科手术之后。淋巴结梗死不伴有 SLE 的其他特征。传染性单核细胞增多症常表现为滤泡和副皮质区增生,但坏死常局限,原位杂交和(或)血清学检查有 EBV 感染证据。猫抓病性淋巴结炎的特征是伴中性粒细胞的坏死灶、肉芽肿性炎、Warthin-Starry 染色或血清学检查有巴尔通体感染证据。分枝杆菌性淋巴结炎有非常明显的肉芽肿形成,且抗酸染色阳性。

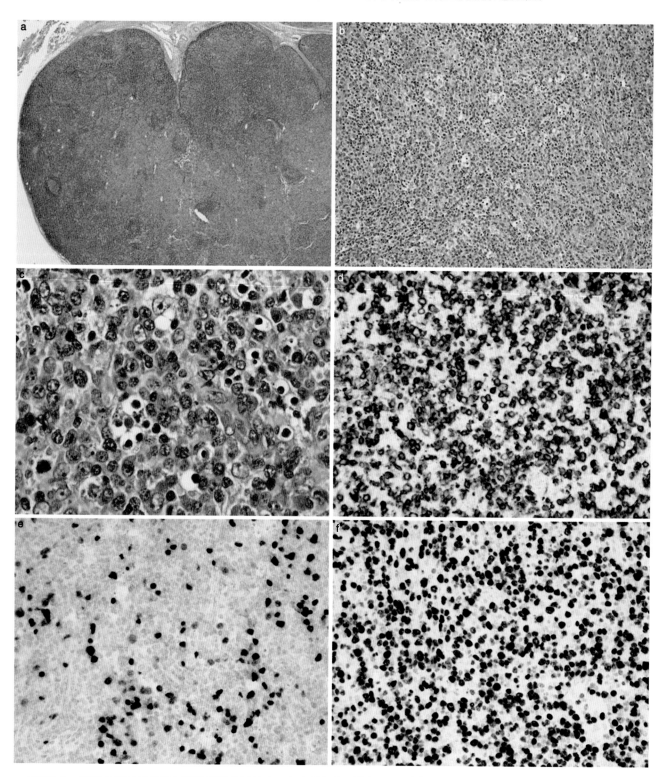

图29.1　近期发病的系统性红斑狼疮性淋巴结病。(a)副皮质区增生;(b)副皮质扩大,许多区域有星空现象;(c)可见散在巨噬细胞和凋亡细胞;(d)免疫组化 CD3 染色,副皮质区 T 淋巴细胞丰富;(e)免疫组化 PAX5 染色,仅见少量 B 淋巴细胞;(f)免疫组化 Ki-67 染色,副皮质区许多细胞阳性

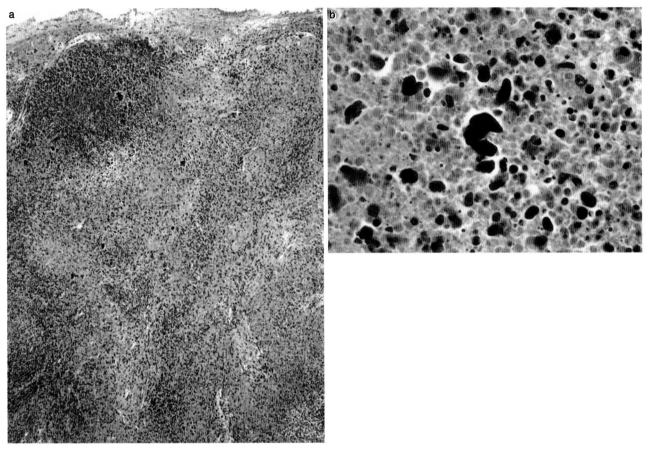

图 29.2　系统性红斑狼疮性淋巴结病，伴广泛坏死。(a)坏死位于副皮质区中心；(b)苏木素小体

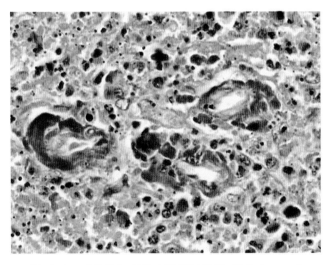

图 29.3　系统性红斑狼疮性淋巴结病，可见 Azzopardi 型改变

（付勇　译）

参考文献

1. Tsokos GC. Systemic lupus erythematosus. N Engl J Med. 2011;365:2110–21.
2. Moser KL, Kelly JA, Lessard CJ, Harley JB. Recent insights into the genetic basis of systemic lupus erythematosus. Genes Immun. 2009;10:373–9.
3. Smith-Bouvier DL, Divekar AA, Sasidhar M, Du S, Tiwari-Woodruff SK, King JK, et al. A role for sex chromosome complement in the female bias in autoimmune disease. J Exp Med. 2008;205:1099–108.
4. Crispin JC, Liossis SN, Kis-Toth K, Lieberman LA, Kyttaris VC, Juang YT, et al. Pathogenesis of human systemic lupus erythematosus: recent advances. Trends Mol Med. 2010;16:47–57.
5. Mittoo S, Gelber AC, Hitchon CA, Silverman ED, Pope JE, Fortin PR, et al. Clinical and serologic factors associated with lupus pleuritis. J Rheumatol. 2010;37:747–53.
6. Hochberg MC. Updating the American College of Rheumatology revised criteria for the classification of systemic lupus erythematosus. Arthritis Rheum. 1997;40:1725.
7. Tan EM, Cohen AS, Fries JF, Masi AT, McShane DJ, Rothfield NF, et al. The 1982 revised criteria for the classification of systemic lupus erythematosus. Arthritis Rheum. 1982;25:1271–7.
8. Kojima M, Motoori T, Asano S, Nakamura S. Histological diversity of reactive and atypical proliferative lymph node lesions in systemic lupus erythematosus patients. Pathol Res Pract. 2007;203:423–31.
9. Kitsanou M, Andreopoulou E, Bai MK, Elisaf M, Drosos AA. Extensive lymphadenopathy as the first clinical manifestation in systemic lupus erythematosus. Lupus. 2000;9:140–3.
10. Shapira Y, Weinberger A, Wysenbeek AJ. Lymphadenopathy in systemic lupus erythematosus. Prevalence and relation to disease manifestations. Clin Rheumatol. 1996;15:335–8.
11. Fox RA, Rosahn PD. The lymph nodes in disseminated lupus erythematosus. Am J Pathol. 1943;19:73–99.
12. Bowerfind Jr ES, Moore RD, Weisberger AS. Histochemical studies of lymph nodes in disseminated lupus erythematosus. AMA Arch Pathol. 1956;62:472–8.
13. Kojima M, Nakamura S, Morishita Y, Itoh H, Yoshida K, Ohno Y, et al. Reactive follicular hyperplasia in the lymph node lesions from systemic lupus erythematosus patients: a clinicopathological and immunohistological study of 21 cases. Pathol Int. 2000;50:304–12.
14. Eisner MD, Amory J, Mullaney B, Tierney Jr L, Browner WS. Necrotizing lymphadenitis associated with systemic lupus erythematosus. Semin Arthritis Rheum. 1996;26:477–82.
15. Medeiros LJ, Kaynor B, Harris NL. Lupus lymphadenitis: report of a case with immunohistologic studies on frozen sections. Hum Pathol. 1989;20:295–9.
16. Kojima M, Motoori T, Itoh H, Shimizu K, Iijima M, Tamaki Y, et al. Distribution of Epstein-Barr virus in systemic rheumatic disease (rheumatoid arthritis, systemic lupus erythematosus, dermatomyositis) with associated lymphadenopathy: a study of 49 cases. Int J Surg Pathol. 2005;13:273–8.

第 30 章
结节病性淋巴结病

30

结节病是一种病因未明的特发性系统性肉芽肿性疾病[1]。本病可见于世界各地，最常累及 20~40 岁年轻人。人口统计学研究发现，结节病好发于女性和非洲裔美国人[2]。遗传易感性似乎与结节病风险升高相关，特别是主要组织相容性位点，例如 HLA-A1、HLA-B8 和 HLA-DR3。数项研究发现，T 细胞和 NK 细胞免疫功能下调与结节病相关[3-5]。

结节病患者的症状变化很大[6]，包括急性发热、体重减轻和结节性红斑。肺和（或）心脏进行损伤的患者还可出现慢性非特异性症状[7]。结节病可累及任何器官，最常表现为胸内淋巴结肿大、肺部病变和皮肤或眼部症状[1]。实验室检查结果不具有特异性，包括血清血管紧张素转换酶升高、红细胞沉降率增快、肝功能异常、高钙血症和高钙尿症。结节病预后不确定。肉芽肿性炎可继发间质纤维化，这样的患者有可能表现为侵袭性临床过程，特别是病变累及肺部者。但许多结节病患者最终可自愈。

结节病的症状、体征和组织学表现（见下文）均不具有特异性，因此只有在排除其他系统性肉芽肿性炎后才能诊断。需要注意的是，有研究者通过 PCR 方法从具有结节病临床病理特征的标本中检测到结核分枝杆菌和痤疮丙酸杆菌[8,9]。尚不清楚这属于合并感染，或是实验室污染，因为无论采用培养或是分子技术，大多数结节病中都没有检测到微生物。

组织学观察，结节病的特征是非坏死性肉芽肿性炎，可累及任何器官。淋巴结受累常见，肉芽肿数量可多可少，部分融合，偶可占据大部分淋巴结实质。肉芽肿内的上皮样组织细胞致密同心性排列，偶混有多核郎罕巨细胞。大多数病例没有坏死，偶有肉芽肿的中心可见小灶性纤维素样坏死。依据当前定义，用于检测真菌和抗酸杆菌的特殊染色、分子检测和微生物检测结果均阴性。

结节病肉芽肿内或其附近可见多种包涵体，包括 Schaumann 小体、星状小体和 Hamazaki-Wesenberg 小体。Schaumann 小体表现为细胞内的嗜碱性板层状卵圆形结构，由含钙的蛋白质构成。星状小体表现为细胞内的蜘蛛样嗜酸性无定形物质，由复合脂蛋白构成。Hamazaki-Wesenberg 小体一般见于结节病累及的淋巴结，表现为被膜下窦内或其附近的细胞外巨大溶酶体，银染色时可类似于芽殖酵母，不要误认为真菌。晚期病变常伴有纤维化。

结节病患者可发生多种恶性肿瘤，包括淋巴瘤和白血病，这些肿瘤可与结节病共存于同一个淋巴结内。一项瑞士住院结节病患者研究发现，结节病患者发生淋巴瘤和白血病的风险显著升高[10]。多种类型 B 和 T 细胞瘤，以及髓系和淋巴细胞性白血病均可发生于结节病患者。根据我们在大型肿瘤中心工作的经验，其中以慢性淋巴细胞白血病/小淋巴细胞淋巴瘤和其他低度恶性 B 细胞淋巴瘤最常见，可与结节病同时发生。诊断结节病时，病理医师必须注意观察背景淋巴细胞有无单形性或细胞学非典型性，必要时辅以免疫标记来除外淋巴瘤。此外，淋巴瘤中也可出现结节病样肉芽肿，但患者并没有结节病的证据。

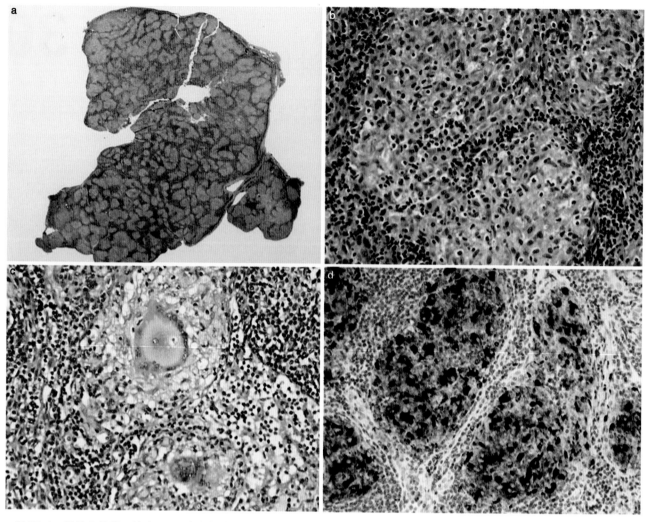

图 30.1　结节病性淋巴结病。(a)多发性非坏死性肉芽肿,广泛累及淋巴结;(b)典型的结节病肉芽肿,由致密排列的上皮样组织细胞构成,缺乏坏死;(c)结节病性淋巴结病中常见巨细胞,偶可位于被膜下窦中;(d)结节病肉芽肿中的组织细胞表达 CD68

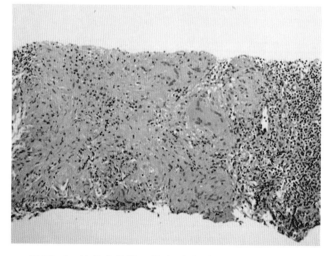

图 30.2　结节病性淋巴结病,粗针穿刺活检标本。可见许多多核郎罕巨细胞

（付勇　译）

参考文献

1. Iannuzzi MC, Rybicki BA, Teirstein AS. Sarcoidosis. N Engl J Med. 2007;357:2153–65.

2. Rybicki BA, Major M, Popovich Jr J, Maliarik MJ, Iannuzzi MC. Racial differences in sarcoidosis incidence: a 5-year study in a health maintenance organization. Am J Epidemiol. 1997;145: 234–41.

3. Roberts SD, Kohli LL, Wood KL, Wilkes DS, Knox KS. CD4+CD28-T cells are expanded in sarcoidosis. Sarcoidosis Vasc Diffuse Lung Dis. 2005;22:13–9.

4. Grunewald J, Eklund A. Role of CD4+ T cells in sarcoidosis. Proc Am Thorac Soc. 2007;4:461–4.

5. Mizuki M, Eklund A, Grunewald J. Altered expression of natural killer cell inhibitory receptors (KIRs) on T cells in bronchoalveolar lavage fluid and peripheral blood of sarcoidosis patients. Sarcoidosis Vasc Diffuse Lung Dis. 2000;17: 54–9.

6. Judson MA. The diagnosis of sarcoidosis. Clin Chest Med. 2008;29: 415–27, viii.

7. Statement on sarcoidosis. Joint Statement of the American Thoracic Society (ATS), the European Respiratory Society (ERS) and the World Association of Sarcoidosis and Other Granulomatous Disorders (WASOG) adopted by the ATS Board of Directors and by the ERS Executive Committee, February 1999. Am J Respir Crit Care Med. 1999;160:736–55.

8. Gupta D, Agarwal R, Aggarwal AN, Jindal SK. Molecular evidence for the role of mycobacteria in sarcoidosis: a meta-analysis. Eur Respir J. 2007;30:508–16.

9. Ishige I, Usui Y, Takemura T, Eishi Y. Quantitative PCR of mycobacterial and propionibacterial DNA in lymph nodes of Japanese patients with sarcoidosis. Lancet. 1999;354: 120–3.

10. Ji J, Shu X, Li X, Sundquist K, Sundquist J, Hemminki K. Cancer risk in hospitalized sarcoidosis patients: a follow-up study in Sweden. Ann Oncol. 2009;20:1121–6.

31

第 31 章
皮病性淋巴结炎

皮病性淋巴结炎是一种独特的淋巴结反应模式，以副皮质区增生为特征，内含指状突树突细胞（interdigitating dendritic cells，IDC）、Langerhans 细胞（Langerhans cells，LC）、含色素的巨噬细胞和小 T 细胞。皮病性淋巴结炎被认为是对皮肤抗原刺激增加的过度反应[1,2]。

皮病性淋巴结炎常表现为浅表淋巴结肿大，最常见于腋窝或腹股沟区[3]。大多数病例患有慢性皮肤病，经过数月至数年发展为皮病性淋巴结炎。与本病相关的皮肤病变包括天疱疮、银屑病、湿疹、神经性皮炎、老年性萎缩和中毒性休克综合征[4-6]。值得注意的，高达 75% 的蕈样霉菌病（mycosis fungoides，MF）和Sezary 综合征（Sezary syndrome，SS）患者伴有淋巴结病，淋巴结肿大的原因可能是皮病性淋巴结炎，或皮病性淋巴结炎伴 MF/SS 累及淋巴结[5,7,8]。一些皮病性淋巴结炎改变轻微的患者可没有皮肤病变，或没有可以解释淋巴结改变的其他病因[3,6]。

皮病性淋巴结炎的标志性特征是副皮质区扩大，病变常局限，淋巴结结构保留。在早期阶段，IDC、LC、巨噬细胞和小 T 细胞的混合性浸润可很局限，随病程发展，可形成模糊结节，部分取代淋巴结结构[6]。早期病变的淋巴滤泡可增生，但后期常萎缩[2]。副皮质扩张区域的边缘可有显著浆细胞增多。血管增生不明显，此特征有助于与 T 细胞淋巴瘤鉴别。皮病性淋巴结炎与 MF/SS 早期累及淋巴结的形态学鉴别很困难，最好采用辅助诊断技术来评估 T 细胞受体的克隆性（见下文）。IDC 和 LC 从形态学上无法区分，均表现为胞质淡嗜酸性的细长细胞，核形不规则，可见核沟[9,10]。

免疫组化染色有助于识别副皮质扩张区域内的细胞成分。IDC 表达 S-100 和 fascin；LC 表达 S-100、CD1a 和 langerin（CD207）。IDC 和 LC 均不表达CD21、CD35、CD123 和 CD163，但可表达 TCL1、CD4（弱）和 CD68。巨噬细胞表达 CD68 和 CD163。散在的免疫母细胞表达 CD30。T 细胞表达广谱 T 细胞抗原，大多数为 CD4 阳性细胞，CD8 阳性细胞很少。

对于伴 MF/SS 累及的病例，流式细胞术免疫表型分析有助于识别异常 T 细胞群，表现为部分 CD4 阳性T 细胞缺失 CD26，并有 Vβ 限制证据。T 细胞受体基因的分子评估有助于鉴别皮肤病性淋巴结病伴或不伴 MF/SS 早期累及[11,12]。

鉴别诊断包括反应性副皮质区增生、经典型霍奇金淋巴瘤、Langerhans 组织细胞增生症、髓系肉瘤伴单核细胞分化和转移性黑色素瘤。反应性副皮质区增生中的 IDC 和 LC 相对少见；经典型霍奇金淋巴瘤可见 R-S 细胞和 H 细胞，表达 CD15 和 CD30，不表达 CD45/LCA。Langerhans 组织细胞增生症累及淋巴结时，倾向于窦内分布，至少早期病变是如此，且常伴有许多嗜酸性粒细胞和灶性坏死[13]。髓系肉瘤伴单核细胞分化者表达髓系/单核细胞抗原，不表达S-100、CD1a 和 CD207。转移性黑色素瘤累及淋巴窦，细胞有异型性，核仁明显，核分裂象易见，表达S-100、Melan-A/MART1、HMB-45 和其他黑色素瘤相关抗原。

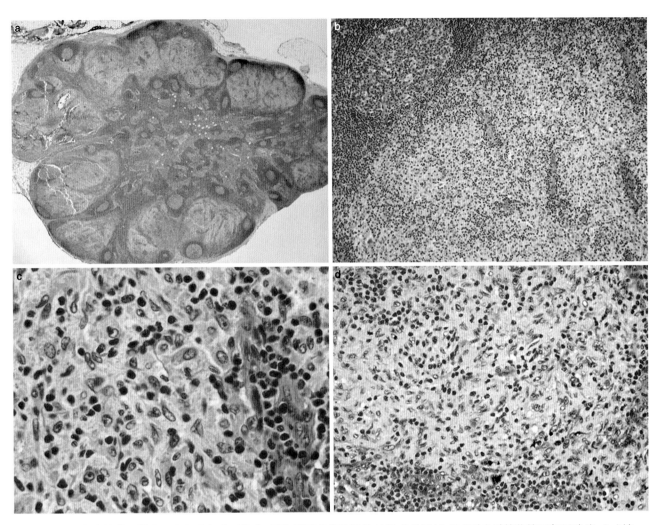

图 31.1　皮病性淋巴结炎。(a) 副皮质区扩大,低倍镜下表现为浅染的结节状区域;(b) 副皮质结节挤压邻近滤泡;(c) 淡染区由 IDC、LC 和组织细胞组成;(d) 常见含色素的组织细胞,多为黑色素

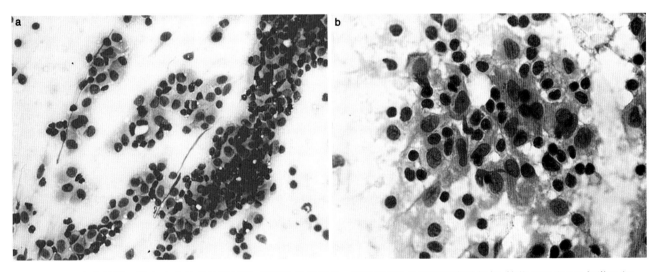

图 31.2　皮病性淋巴结炎改变显著的淋巴结,穿刺涂片和印片。IDC 和 LC 的细胞形态学相似,簇状 IDC 和 LC 与淋巴细胞混合。(a:Wright-Giemsa 染色;b:HE 染色)

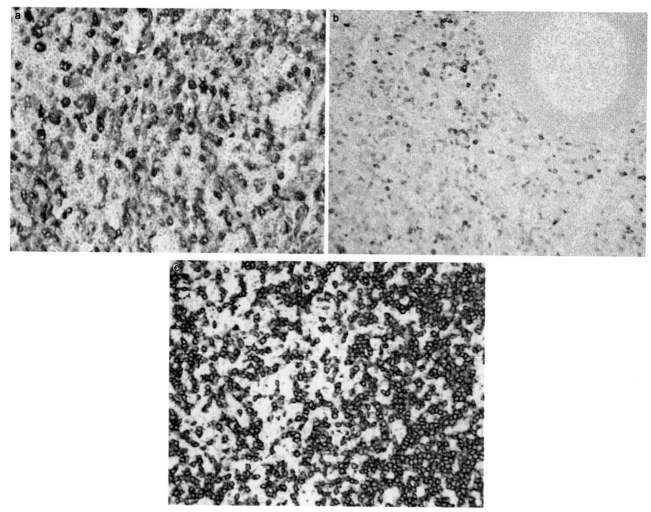

图 31.3 皮病性淋巴结炎的主要细胞成分包括 IDC、LC、组织细胞和小淋巴细胞。（a）IDC 和 LC 均表达 S-100；（b）LC 表达 CD1a；（c）小淋巴细胞多为 CD3 阳性的 T 细胞

（车拴龙 译）

参考文献

1. Geissmann F, Dieu-Nosjean MC, Dezutter C, et al. Accumulation of immature Langerhans cells in human lymph nodes draining chronically inflamed skin. J Exp Med. 2002;196:417–30.
2. Merad M, Ginhoux F, Collin M. Origin, homeostasis and function of Langerhans cells and other langerin-expressing dendritic cells. Nat Rev Immunol. 2008;8:935–47.
3. Cooper RA, Dawson PJ, Rambo ON. Dermatopathic lymphadenopathy a clinicopathologic analysis of lymph node biopsy over a fifteen-year period. Calif Med. 1967;106:170–5.
4. Kojima M, Nakamura S, Itoh H, et al. Clinical implication of dermatopathic lymphadenopathy among Japanese: a report of 19 cases. Int J Surg Pathol. 2004;12:127–32.
5. Winter LK, Spiegel JH, King T. Dermatopathic lymphadenitis of the head and neck. J Cutan Pathol. 2007;34:195–7.
6. Gould E, Porto R, Albores-Saavedra J, Ibe MJ. Dermatopathic lymphadenitis. The spectrum and significance of its morphologic features. Arch Pathol Lab Med. 1988;112:1145–50.
7. Burke JS, Colby TV. Dermatopathic lymphadenopathy. Comparison of cases associated and unassociated with mycosis fungoides. Am J Surg Pathol. 1981;5:343–52.
8. Cangiarella J, Symmans WF, Shapiro RL, et al. Aspiration biopsy and the clinical management of patients with malignant melanoma and palpable regional lymph nodes. Cancer. 2000;90:162–6.
9. Verma SK, Chowdhury N. A case of dermatopathic lymphadenitis diagnosed by fine needle aspiration. Pathology. 2006;38:466–8.
10. Iyer VK, Kapila K, Verma K. Fine needle aspiration cytology of dermatopathic lymphadenitis. Acta Cytol. 1998;42:1347–51.
11. Assaf C, Hummel M, Steinhoff M, et al. Early TCR-beta and TCR-gamma PCR detection of T-cell clonality indicates minimal tumor disease in lymph nodes of cutaneous T-cell lymphoma: diagnostic and prognostic implications. Blood. 2005;105:503–10.
12. Galindo LM, Garcia FU, Hanau CA, et al. Fine-needle aspiration biopsy in the evaluation of lymphadenopathy associated with cutaneous T-cell lymphoma (mycosis fungoides/Sezary syndrome). Am J Clin Pathol. 2000;113:865–71.
13. Edelweiss M, Medeiros LJ, Suster S, Moran CA. Lymph node involvement by Langerhans cell histiocytosis: a clinicopathologic and immunohistochemical study of 20 cases. Hum Pathol. 2007;38:1463–9.

第 32 章
噬血细胞性淋巴组织细胞增生症/噬血细胞综合征

32

噬血细胞综合征是一种急性非肿瘤性系统性疾病,表现血细胞减少和器官内组织细胞浸润,常伴有噬红细胞现象,如未治疗可导致死亡[1]。

噬血细胞性淋巴组织细胞增生症(hemophagocytic lymphohistiocytosis,HLH)用于描述原发性/家族性和继发性噬血细胞综合征。年总发病率约为 1.2/100 万。原发性 HLH 与多种凋亡相关基因异常有关,常见于婴儿和年幼儿童,成人罕见。原发性 HLH 的基因突变影响细胞毒性细胞的功能,是一种常染色体隐性遗传疾病。

继发性 HLH 是本章讨论的重点,多见于年长儿童和成人,亦可见于年幼儿童。基础病因包括感染、恶性肿瘤、代谢疾病、风湿性疾病和免疫缺陷病。可导致 HLH 的感染源包括 EBV[2]、单纯疱疹病毒、HIV 和巨细胞病毒。风湿性疾病包括类风湿性关节炎、系统性红斑狼疮、Still 病和川崎综合征[3]。恶性肿瘤包括急性白血病、骨髓增生异常综合征、T/NK 细胞淋巴瘤/白血病、B 细胞白血病和淋巴瘤(例如血管内大 B 细胞淋巴瘤)[2,4]。免疫缺陷病包括 HIV 感染、医源性或器官移植后免疫缺陷病(表 32.1)[5]。

表 32.1 噬血细胞性淋巴组织细胞增生症的分类

Ⅰ. 家族性

类型	相对频率(%)	基因	蛋白	蛋白功能	染色体位点
FHL-1		HPLH1	未知	未知	9p21.3-q22
FHL-2	20~40	PRF-1	穿孔素	诱导靶细胞形成孔	10q22
FHL-3	20	UNC13D	Rab27a/Munc13-4	分泌细胞毒性颗粒	17q25.3
FHL-4	10	STX11	突触融合蛋白 11	胞内运输	6q24.1
FHL-5		STXBP2	MUNC18-2	分泌细胞毒性颗粒	19p13.3-p13.2

Ⅱ. 获得性

感染

自身炎症性和自身免疫性疾病(巨噬细胞活化综合征)

恶性肿瘤

免疫抑制、造血干细胞移植和器官移植、获得性免疫缺陷综合征

代谢因素

导致 HLH 的免疫系统失调常引起器官衰竭。目前认为,细胞因子如 IL-2、IL-6、TNF-α、IFN-γ 和前列腺素等的大量释放,可导致组织细胞/抗原提呈细胞和细胞毒性 CD8+T 细胞显著活化和增殖,从而损伤器官。基因表达谱研究发现,编码预凋亡信号的基因和与先天性、适应性免疫应答相关的基因均表达下调,而编码促炎细胞因子和抗凋亡因子的基因表达上调[6]。原发性 HLH 中,穿孔素和粒酶基因突变,导致两者不能诱导靶细胞凋亡。当这些缺陷蛋白被释放到细胞毒性细胞与靶细胞之间的突触连接时,凋亡途径不足以清除靶细胞[7]。继发性 HLH 的发病机制更不清楚,部分患者与原发性 HLH 一样,也有相同缺陷蛋白的多态性。

有些学者认为 HLH 不同于巨噬细胞活化综合征,后者是类风湿性关节炎或系统性炎症性疾病的一种严重并发症,由 T 淋巴细胞和巨噬细胞过度活化和增殖导致。但目前并未就此观点达成一致,两者可出现于同一病例。此外,对比研究也并不容易[1,8,9],因为并不是所有病例都会充分发展,也不是所有的表现都会马上出现[1]。

患者临床表现为发热、血细胞减少、肝脾肿大、代谢异常、脑病和器官衰竭。出现这些症状的原因包括细胞因子水平升高,组织细胞和 CD8+T 细胞高度活化并浸润多个器官,导致器官进行性损伤[7]。实验室检查异常包括血清铁蛋白升高、甘油三酯升高和凝血功能异常。

HLH 的诊断采用组织细胞协会提出的标准,即分子检测结果符合 HLH,或满足临床和实验室检查标准(表 32.2)[1]。当满足如下 8 标准中的至少 5 条时,可诊断为 HLH:发热;脾肿大;血细胞减少;高甘油三酯血症或低纤维蛋白原血症;骨髓、脾脏或淋巴结中见噬红细胞现象;NK 细胞活性低或无;血清铁蛋白升高;可溶性 CD25 升高[1]。穿孔素缺陷的患者存在 NK 细胞活性异常。可溶性 CD25 水平升高提示 T 细胞活化,可用于诊断和随访。注意,其中有几条标准不具有特异性。此外,CD163 是血红蛋白-触珠蛋白复合物的受体,也是清道夫巨噬细胞的标志物,有人提出可溶性 CD163 是监测 HLH 患者的有用指标[10]。

组织学观察,淋巴结、脾、肝和骨髓中可见大量组织细胞和数量不等的淋巴细胞。淋巴结结构保留,窦内充满形态温和的小淋巴细胞和组织细胞(即,无异型性及核分裂象)。部分组织细胞吞噬红细胞,少数可吞噬淋巴细胞和中性粒细胞。骨髓或受累器官内可见大量吞噬有细胞的组织细胞,这种吞噬现象是活化组织细胞的标志[5]。淋巴结内的噬血细胞现象没有骨髓中明显。

表 32.2   HLH 的诊断标准[1]

Ⅰ. 分子检测结果符合 HLH
Ⅱ. HLH 诊断标准
1. 发热
2. 脾肿大
3. 血细胞减少(2 系或 3 系) (a)血红蛋白<9g/dl (b)血小板<100×10⁹/L (c)中性粒细胞<1×10⁹/L
4. 高甘油三酯血症(≥265mg/dl)或低纤维蛋白原血症(≤1.5g/L)
5. 淋巴结、骨髓或脾脏可见噬红细胞现象,无恶性肿瘤证据ᵃ
6. NK 细胞活性低或无
7. 铁蛋白≥500μ/L
8. 可溶性 CD25(IL-2R)≥2400U/ml

满足标准 Ⅰ 或标准 Ⅱ 可诊断 HLH,其中标准 Ⅱ 要求满足 8 个条件中的 5 条[1]。
ᵃ恶性肿瘤患者出现噬红细胞现象被视为继发性 HLH,因此恶性肿瘤的存在并不能除外 HLH

继发性 HLH 可见于淋巴瘤患者,最常见为 T 细胞或 NK 细胞淋巴瘤[2]。EBV 感染相关的继发性 HLH 可表现为淋巴结副皮质区多形性浸润,类似于传染性单核细胞增多症。HIV 感染相关的继发性 HLH 表现为淋巴结内生发中心增生,形态不规则,伴浆细胞增多。

免疫表型分析,组织细胞表达相关标志物,如 CD68 和溶菌酶,偶尔表达 S-100,不表达 CD1a。背景中的淋巴细胞为成熟 T 细胞免疫表型,无异常表达。浸润灶内常见细胞毒性淋巴细胞,表达 CD8、CD56 或 TIA-1。

患者预后差,尤其是未经治疗者。3 年生存率约为 55%。治疗组患者死亡率约为 20%,与感染(包括真菌)和中性粒细胞减少有关。

主要采取免疫抑制治疗,常用依托泊苷(VP-16)、大剂量地塞米松和(或)环孢菌素 A[1,11,12]。发现任何可诱发本病的因素对治疗非常有帮助,病因治疗可控制甚至治愈 HLH。利妥昔单抗对 EBV 阳性 HLH 病例有益[13]。与淋巴瘤相关的 HLH 还需要针对性的淋巴瘤治疗方案。HLH 可复发。原发性或重型 HLH 患者推荐造血干细胞移植[1,7]。

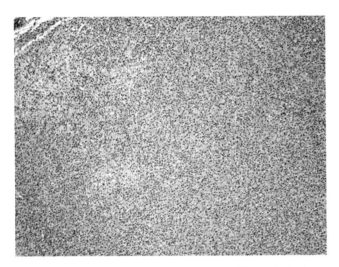

图32.1　4个月婴儿原发性噬血细胞性淋巴组织细胞增生症（HLH）的淋巴结。临床表现为发热、全血细胞减少、肝脾肿大和淋巴结肿大。大部分淋巴结结构被大量组织细胞和少量淋巴细胞取代。（Mary Ann Thompson 医生提供图片）

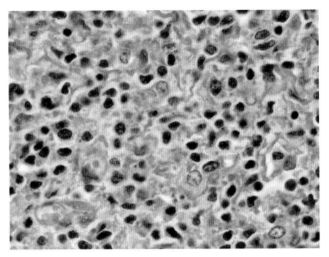

图32.2　4个月婴儿原发性噬血细胞性淋巴组织细胞增生症的淋巴结，高倍放大。临床表现为发热、全血细胞减少、肝脾肿大和淋巴结肿大。可见大量淋巴细胞（CD8+）。可见大量组织细胞，胞质不明显。细胞毒性分析发现，穿孔素水平和 NK 细胞活性均很低。（Mary Ann Thompson 医生提供图片）

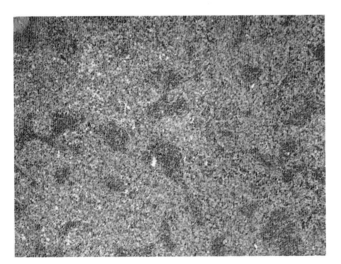

图32.3　噬血细胞性淋巴组织细胞增生症患者淋巴结，低倍放大。淋巴窦显著扩张，充满大量组织细胞

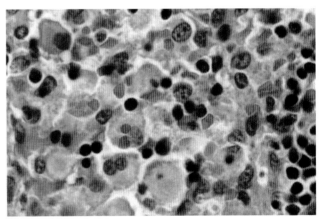

图32.4　继发性噬血细胞性淋巴组织细胞增生症患者淋巴结，高倍放大。可见大量组织细胞，部分胞质内可见红细胞

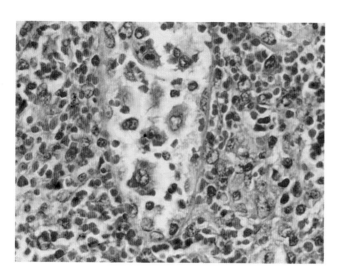

图 32.5   继发性噬血细胞性淋巴组织细胞增生症患者脾脏,高倍放大。红髓髓窦开放,其内的组织细胞可见噬红细胞现象

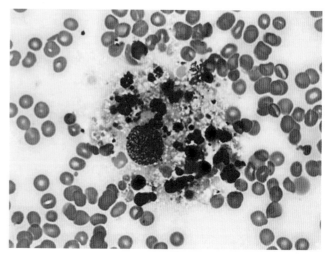

图 32.6   继发于急性单核细胞白血病的噬血细胞性淋巴组织细胞增生症,骨髓穿刺涂片。组织细胞胞质丰富,内含大量有核细胞和细胞碎片。组织细胞核大、染色质开放,符合急变期改变。此涂片中可见许多这样的细胞

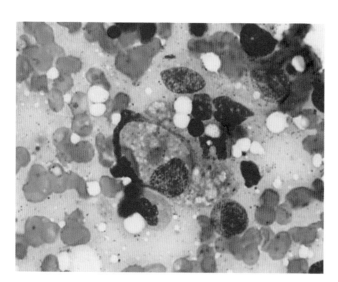

图 32.7   继发性噬血细胞性淋巴组织细胞增生症患者,表现为全血细胞减少和发热,骨髓穿刺涂片。一个中等大的组织细胞吞噬红细胞。一些 HLH 病例的骨髓象改变轻微,需要在其他器官查找明确的噬红细胞现象

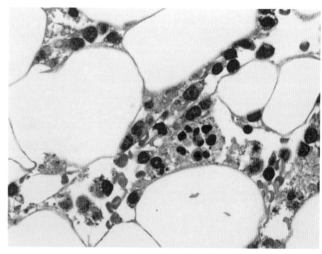

图 32.8   继发性噬血细胞性淋巴组织细胞增生症,患者有结外鼻型 NK/T 细胞淋巴瘤病史,继发 EBV 感染,骨髓穿刺涂片。组织细胞的核不明显,胞质内可见一簇红细胞前体。与骨髓活检切片相比,骨髓穿刺涂片更容易观察到噬红细胞现象

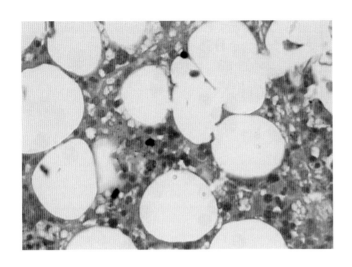

图 32.9　继发性噬血细胞性淋巴组织细胞增生症患者的骨髓，EBER 原位杂交。患者有结外鼻型 NK/T 细胞淋巴瘤病史，在获取此标本之前已完成治疗。此骨髓标本中未见淋巴瘤证据

（车拴龙　译）

参考文献

1. Henter JI, Horne A, Arico M, et al. HLH-2004: diagnostic and therapeutic guidelines for hemophagocytic lymphohistiocytosis. Pediatr Blood Cancer. 2007;48:124–31.
2. Gaffey MJ, Frierson Jr HF, Medeiros LJ, Weiss LM. The relationship of Epstein-Barr virus to infection-related (sporadic) and familial hemophagocytic syndrome and secondary (lymphoma-related) hemophagocytosis: an in situ hybridization study. Hum Pathol. 1993;24:657–67.
3. Atteritano M, David A, Bagnato G, et al. Haemophagocytic syndrome in rheumatic patients. A systematic review. Eur Rev Med Pharmacol Sci. 2012;16:1414–24.
4. Fung KM, Chakrabarty JH, Kern WF, et al. Intravascular large B-cell lymphoma with hemophagocytic syndrome (Asian variant) in a Caucasian patient. Int J Clin Exp Pathol. 2012;5:448–54.
5. Wang SA. Lymphohistiocytic hemophagocytosis. In: Medeiros LJ, editor. Diagnostic pathology: lymph nodes and spleen with extranodal sites. 1st ed. Altona: Amirsys; 2011. p. 3-78–87.
6. Sumegi J, Barnes MG, Nestheide SV, et al. Gene expression profiling of peripheral blood mononuclear cells from children with active hemophagocytic lymphohistiocytosis. Blood. 2011;117:e151–60.
7. Weitzman S. Approach to hemophagocytic syndromes. Hematology Am Soc Hematol Educ Program. 2011;2011:178–83.
8. Ramanan AV, Baildam EM. Macrophage activation syndrome is hemophagocytic lymphohistiocytosis—need for the right terminology. J Rheumatol. 2002;29:1105; author reply.
9. Grom AA. Macrophage activation syndrome and reactive hemophagocytic lymphohistiocytosis: the same entities? Curr Opin Rheumatol. 2003;15:587–90.
10. Schaer DJ, Schleiffenbaum B, Kurrer M, et al. Soluble hemoglobin-haptoglobin scavenger receptor CD163 as a lineage-specific marker in the reactive hemophagocytic syndrome. Eur J Haematol. 2005;74:6–10.
11. Bode SF, Lehmberg K, Maul-Pavicic A, et al. Recent advances in the diagnosis and treatment of hemophagocytic lymphohistiocytosis. Arthritis Res Ther. 2012;14:213.
12. Kleynberg RL, Schiller GJ. Secondary hemophagocytic lymphohistiocytosis in adults: an update on diagnosis and therapy. Clin Adv Hematol Oncol. 2012;10:726–32.
13. Milone MC, Tsai DE, Hodinka RL, et al. Treatment of primary Epstein-Barr virus infection in patients with X-linked lymphoproliferative disease using B-cell-directed therapy. Blood. 2005;105:994–6.

33

第 33 章
淋巴结梗死

淋巴结梗死是指融合性凝固性坏死累及部分或全部淋巴结实质，可能由缺血导致。恶性肿瘤化疗之后发生的淋巴结梗死不属于此类。大多数淋巴结梗死发生于确诊恶性肿瘤之后，少数病例发生于诊断恶性肿瘤或其他肿瘤之前[1-3]。与淋巴结梗死相关的非肿瘤状态包括近期细针穿刺活检[3-6]、纵隔镜检查[7]、传染性单核细胞增多症[8]、弥散性血管内凝血[9]和类风湿关节炎的金标准性局部治疗[10,11]。

组织学观察，淋巴结实质可见广泛的凝固性坏死，内含固缩细胞或完全坏死细胞。通常仅残留细胞轮廓（或细胞影）和间质网架结构。HE 染色时，坏死细胞和结构嗜酸性着色。坏死周边可见炎性浸润，这是为机化坏死组织而发生的宿主反应。炎性反应最初表现为纤维素样脓性渗出物，之后形成环状肉芽组织，可见含脂质的泡沫状组织细胞。淋巴结的外周区域有可能见到残存的外层皮质组织，呈狭窄的环状，主要见于浅表淋巴结[1]。区域血管内常见血栓。恶性肿瘤患者的结周脂肪组织内常可见存活的瘤组织。低级别 B 细胞淋巴瘤转化为高级别淋巴瘤的患者常可见存活的低级别成分，多位于结周脂肪组织内，这些病例的梗死成分更可能是弥漫性大 B 细胞淋巴瘤（diffuse large B-cell lymphoma，DL-BCL）。

许多肿瘤累及淋巴结时可发生梗死。根据我们的经验，许多类型肿瘤在累及淋巴结（或其他部位）时，更容易发生梗死，其中最常见的是滤泡性淋巴瘤转化形成的 DLBCL。淋巴结梗死也可见于滤泡性淋巴瘤（无 DLBCL 转化）、边缘区 B 细胞淋巴瘤转化为 DLBCL、慢性淋巴细胞白血病/小淋巴细胞淋巴瘤（Richter 综合征）、间变性大细胞淋巴瘤、T 淋巴母细胞淋巴瘤/白血病、髓系肉瘤[12]、组织细胞肉瘤、经典型霍奇金淋巴瘤[13]和转移癌等。

一些细胞化学染色方法可用于评估梗死淋巴结。网状纤维染色可用于显示淋巴结的网架结构。怀疑为感染性病变时，可使用微生物染色方法。凝固性坏死中的许多蛋白仍保留抗原性，至少在坏死的早期阶段得以保留，因此可通过免疫组化方法来识别[14-17]。一般而言，胞质蛋白或膜蛋白的降解速度比核蛋白慢，因此，针对梗死组织中的胞质或膜蛋白的抗体更可能获得阳性结果。但即使进行充分的免疫组化标记，仍难以评估细胞的大小和肿瘤的结构。

除非有容易分类的存活淋巴瘤区域，我们不会对梗死肿瘤进行分类。当怀疑淋巴结内梗死肿瘤为 B 细胞淋巴瘤时，我们描述为"坏死性 B 细胞病变，符合淋巴结梗死，可疑 B 细胞淋巴瘤"。

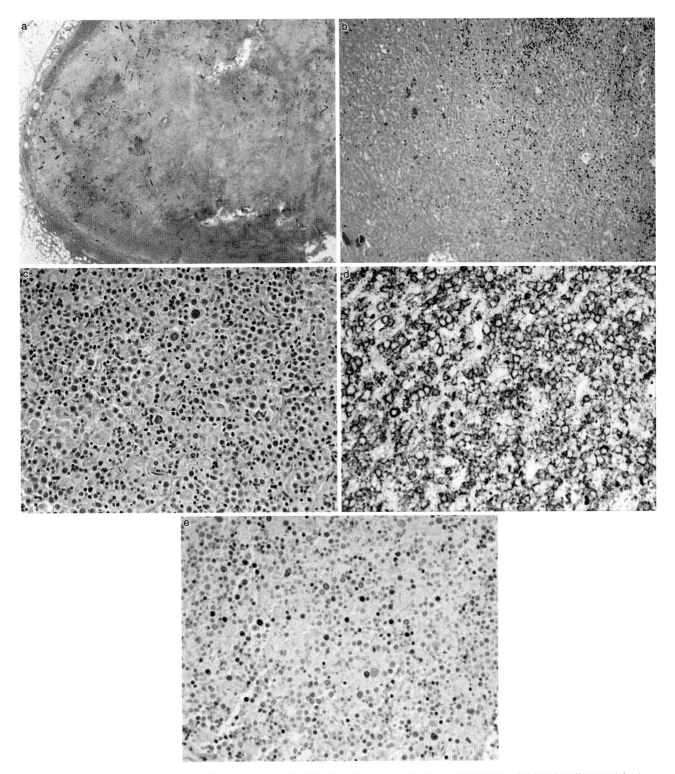

图 33.1　梗死的弥漫性大 B 细胞淋巴瘤,患者有滤泡性淋巴瘤病史。(a)淋巴结几乎全部梗死,仅周边残留薄层环形存活组织。(b)淋巴结中央的坏死组织内可见发生凝固性坏死的嗜酸性细胞轮廓,还可见核固缩和核碎片;(c)一些区域可见存活的弥漫性大细胞淋巴瘤;(d)CD20 抗原基本保留;(e)坏死区域和存活区域均表达 PAX5

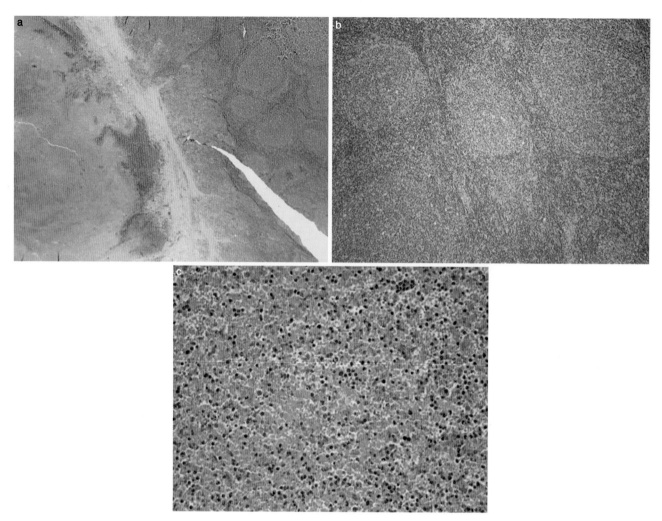

图33.2 梗死的滤泡性淋巴瘤。（a）滤泡性淋巴瘤取代淋巴结结构，大部分区域发生凝固性坏死。无高级别淋巴瘤转化；（b）存活组织符合低级别滤泡性淋巴瘤，滤泡型；（c）坏死区域可见明显的小细胞轮廓

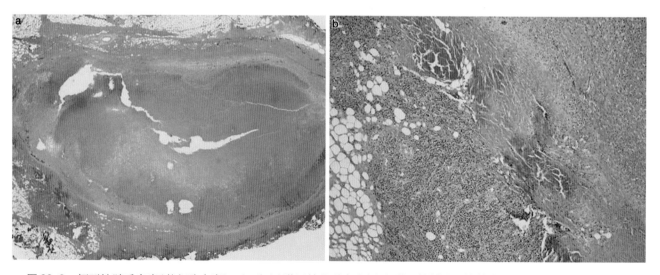

图33.3 梗死性髓系肉瘤（粒细胞肉瘤）。（a和b）淋巴结几乎完全梗死，淋巴结周边和结外脂肪组织内可见少量存活的瘤组织；（c）存活的肿瘤细胞为未成熟细胞，胞质少至中等，嗜酸性，核偏位，可见核裂；（d）存活区域弥漫表达髓过氧化物酶

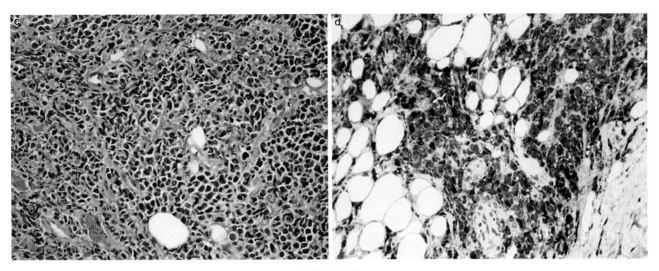

图 33. 3(续)

（车拴龙　译）

参考文献

1. Maurer R, Schmid U, Davies JD, Mahy NJ, Stansfeld AG, Lukes RJ. Lymph-node infarction and malignant lymphoma: a multicentre survey of European, English and American cases. Histopathology. 1986;10:571–88.
2. Strickler JG, Warnke RA, Weiss LM. Necrosis in lymph nodes. Pathol Annu. 1987;22(Pt 2):253–82.
3. Jiang X, West DS, Lagoo AS. Lymph node infarction: role of underlying malignancy, tumour proliferation fraction and vascular compromise—a study of 35 cases and a comprehensive review of the literature. Histopathology. 2013;62:315–25.
4. Davies JD, Webb AJ. Segmental lymph-node infarction after fine-needle aspiration. J Clin Pathol. 1982;35:855–7.
5. Nasuti JF, Gupta PK, Baloch ZW. Clinical implications and value of immunohistochemical staining in the evaluation of lymph node infarction after fine-needle aspiration. Diagn Cytopathol. 2001;25: 104–7.
6. Tsang WY, Chan JK. Spectrum of morphologic changes in lymph nodes attributable to fine needle aspiration. Hum Pathol. 1992;23:562–5.
7. Miller RR, Nelems B. Mediastinal lymph node necrosis: a newly recognized complication of mediastinoscopy. Ann Thorac Surg. 1989;48:247–50.
8. Kojima M, Nakamura S, Sugihara S, Sakata N, Masawa N. Lymph node infarction associated with infectious mononucleosis: report of a case resembling lymph node infarction associated with malignant lymphoma. Int J Surg Pathol. 2002;10:223–6.
9. Rao IS, Loya AC, Ratnakar KS, Srinivasan VR. Lymph node infarction—a rare complication associated with disseminated intra vascular coagulation in a case of dengue fever. BMC Clin Pathol. 2005;5:11.
10. Roberts C, Batstone PJ, Goodlad JR. Lymphadenopathy and lymph node infarction as a result of gold injections. J Clin Pathol. 2001;54:562–4.
11. Rothschild B, Marshall H. Lymphadenopathy and lymph node infarction in the course of gold therapy. Am J Med. 1986;80: 537–40.
12. Kojima M, Nakamura S, Shimizu K, Yamane Y, Itoh H, Masawa N. Granulocytic sarcoma presenting with lymph node infarction at disease onset. APMIS. 2003;111:1133–6.
13. Mori E, Enomoto Y, Nakamine H, et al. Lymph node infarction in classical Hodgkin's lymphoma. J Clin Exp Hematop. 2012;52:35–9.
14. Kojima M, Nakamura S, Yamane Y, et al. Antigen preservation in infarcted nodal B-cell lymphoma, with special reference to follicular center cell markers. Int J Surg Pathol. 2004;12:251–5.
15. Kojima M, Nakamura S, Shimizu K, et al. Usefulness of immunohistochemistry for recognizing metastatic colorectal adenocarcinoma in infarcted lymph nodes. Pathol Res Pract. 2005;200:771–4.
16. Norton AJ, Ramsay AD, Isaacson PG. Antigen preservation in infarcted lymphoid tissue. A novel approach to the infarcted lymph node using monoclonal antibodies effective in routinely processed tissues. Am J Surg Pathol. 1988;12:759–67.
17. Strauchen JA, Miller LK. Lymph node infarction. An immunohistochemical study of 11 cases. Arch Pathol Lab Med. 2003;127:60–3.

34

第 34 章
硅胶相关性淋巴结病

硅胶相关性淋巴结病是由于邻近部位植入物内的硅胶转运至淋巴结而导致的淋巴结肿大，最常见于乳腺植入物。硅胶是二甲基聚硅氧烷的聚合物，可为液态、凝胶、橡胶/合成橡胶的形式，取决于二甲基聚硅氧烷的聚合程度[1]。硅胶类型的选择取决于重建、美容或矫形手术所需的效果。硅胶不会生物降解，因此认为不会导致显著的人体组织反应[1]。植入硅胶假体部位的区域内引流淋巴结可发生硅胶相关性淋巴结病[2]。

乳房硅胶植入物的外壳（周围的包囊）是硅胶/合成橡胶，而植入物的内容物可以是硅胶或生理盐水[1,3]。经植入物外壳漏出的硅胶，以及植入物周围含硅胶的反应性组织细胞，均可通过淋巴管到达区域淋巴结。区域淋巴结以外的部位也常发现硅胶，包括肝、肺或其他远隔器官，提示硅胶可进入体循环。植入物破裂时，硅胶可以更广泛地侵入组织。

乳房植入物用于美容或乳腺癌术后重建，硅胶渗漏可导致淋巴结肿大[4]。最常见为腋窝淋巴结肿大，内乳淋巴结也可受累[5]。大多数硅胶相关性淋巴结病没有症状，仅在有癌症病史患者的检查中偶然发现。植入物破裂可导致局部疼痛或疼痛性淋巴结肿大[1]。乳房植入物破裂还可导致发热[6,7]。硅胶相关性淋巴结病的发病率尚不确定，一项研究系统性评估了乳腺植入物移除术患者的淋巴结，结果发现约90%的病例患有硅胶相关性淋巴结病[5]。硅胶可见于一个或多个淋巴结内，在植入后的 1～30 年内均可检测到[1,5]。

硅胶导致自身免疫性、神经性和肿瘤性疾病的观点尚未被证实[8]。但最新的研究发现，乳腺植入物与ALK 阴性间变性大细胞淋巴瘤（anaplastic large cell lymphoma，ALCL）有相关性，提示硅胶可能参与了该类淋巴瘤的发病[9]。

组织学观察，淋巴结表现为窦组织细胞增生，组织细胞或异物型多核巨细胞所含的硅胶表现为空泡样[3]。组织细胞之外也可见许多空泡，与淋巴细胞混合在一起。空泡大小不等，可形成小的聚集灶，也可占据淋巴结大部分区域。泡沫状组织细胞多少不等[5]。空泡可有轻微折光性，但不具有极性。硅胶在制片过程中被洗掉，因此呈空泡状[1,5]。一些组织细胞含细颗粒状胞质，这可能与硅酮弹性体有关[3]。硅胶相关性淋巴结病无细胞异型性、核分裂象和坏死。

硅胶相关性淋巴结病可与转移性乳腺癌共存。远处关节假体所导致的异物巨细胞反应，或盆腹部原发瘤的转移癌，均可累及腋窝淋巴结或锁骨上淋巴结[10]。

免疫表型分析，组织细胞表达 CD68、CD163 和溶菌酶，不表达 S-100 和 CD1a。超微结构检查可见电子不透明颗粒。硅元素可通过能量色散 X 线元素分析（EDXEA）或气相色谱/质谱等方法来鉴定[1,5,11]。

淋巴结内出现的硅胶并不影响预后，检查肿大淋巴结的目的是排除相关疾病的可能性，包括恶性肿瘤。

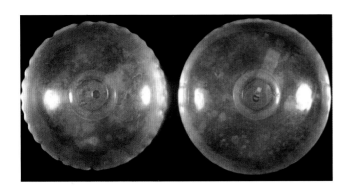

图34.1　因乳房皮肤回缩而移除的乳房植入物。植入物完好,无渗漏证据。植入物表面附着一层纤维囊(未显示)

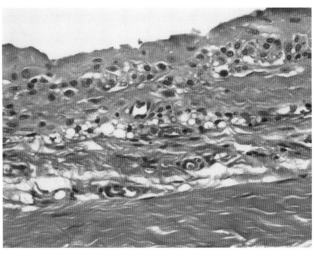

图34.2　乳房植入物放置15年后被移除,图示为纤维囊横切面的高倍放大。图上方为光滑的腔面。囊壁纤维条带间可见含透明空泡的组织细胞

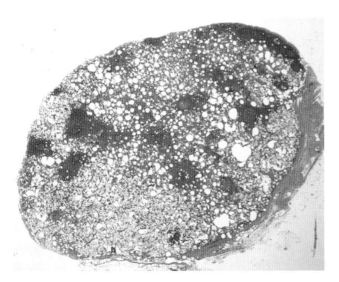

图34.3　乳房植入物移除患者的腋窝内肿大淋巴结,低倍放大。淋巴结大部分区域被组织细胞和大空泡(硅胶)取代

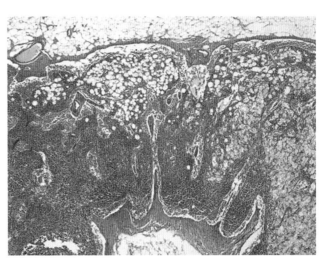

图34.4　硅胶植入物完整,患者淋巴结的淋巴窦内充满空泡和组织细胞,符合硅胶相关性淋巴结病

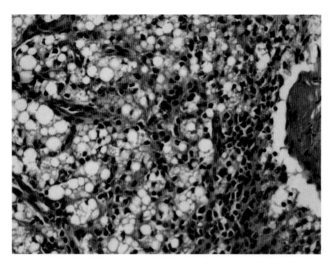

图34.5 硅胶相关性淋巴结病,高倍放大。可见许多含大小不等空泡的组织细胞,部分组织细胞含泡沫状胞质

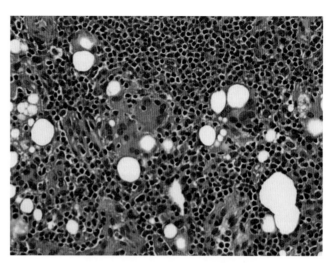

图34.6 硅胶相关性淋巴结病,高倍放大。由淋巴细胞、浆细胞、嗜酸性粒细胞和组织细胞构成的背景中可见大空泡。可见一些多核组织细胞

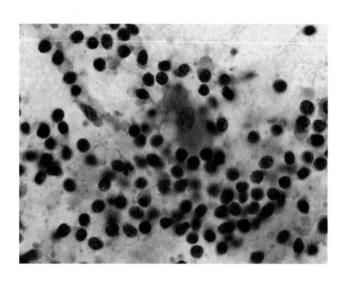

图34.7 乳房硅胶植入物患者的腋窝淋巴结,穿刺涂片。淋巴细胞背景中可见一个含折光性空泡的组织细胞,符合硅胶相关性淋巴结病

（车拴龙 译）

参考文献

1. Truong LD, Cartwright Jr J, Goodman MD, Woznicki D. Silicone lymphadenopathy associated with augmentation mammaplasty. Morphologic features of nine cases. Am J Surg Pathol. 1988;12: 484–91.

2. Lazaro MA, Garcia Morteo D, de Benyacar MA, et al. Lymphadenopathy secondary to silicone hand joint prostheses. Clin Exp Rheumatol. 1990;8:17–22.

3. Ioachim HL, Medeiros LJ. Silicone lymphadenopathy. In: Ioachim HL, Medeiros LJ, editors. Ioachim's lymph node pathology. 4th ed. Philadelphia: Wolters Kluwer/Lippincott Williams & Wilkins; 2009. p. 275–8.

4. Gil T, Mettanes I, Aman B, et al. Contralateral internal mammary silicone lymphadenopathy imitates breast cancer metastasis. Ann Plast Surg. 2009;63:39–41.

5. Katzin WE, Centeno JA, Feng LJ, Kiley M, Mullick FG. Pathology of lymph nodes from patients with breast implants: a histologic and spectroscopic evaluation. Am J Surg Pathol. 2005;29: 506–11.

6. Ho J. An unusual case of fever and lymphadenopathy. Acute Med. 2009;8:73–4.

7. Blum A, Abboud W, Shajrawi I, Tatour I. Prolonged fever due to silicone granulomatosis. Isr Med Assoc J. 2007;9: 121–2.

8. Sanchez-Guerrero J, Colditz GA, Karlson EW, Hunter DJ, Speizer FE, Liang MH. Silicone breast implants and the risk of connective-tissue diseases and symptoms. N Engl J Med. 1995;332: 1666–70.

9. Miranda RN. Breast implant-associated anaplastic large cell lymphoma. In: Medeiros LJ, editor. Diagnostic pathology: lymph nodes and spleen with Extranodal lymphomas. Altona: Amirsys; 2011. p. 10-2–9.

10. Omakobia E, Porter G, Armstrong S, Denton K. Silicone lymph-adenopathy: an unexpected cause of neck lumps. J Laryngol Otol. 2012;126:970–3.

11. Luke JL, Kalasinsky VF, Turnicky RP, Centeno JA, Johnson FB, Mullick FG. Pathological and biophysical findings associated with silicone breast implants: a study of capsular tissues from 86 cases. Plast Reconstr Surg. 1997;100:1558–65.

第 35 章
关节假体相关性淋巴结病

35

关节假体相关性淋巴结病是关节假体因摩擦而脱落的金属碎屑和粘合物所导致的淋巴结病。最常见的关节置换部位是膝关节和髋关节，因此本病最常见于盆腔淋巴结。受局部应力(磨损)和炎症反应(细胞因子、淋巴细胞和组织细胞)的影响，骨科所用的假体物质形成脱落颗粒，并转运至区域淋巴结，少数情况下转运至远处淋巴结，罕见情况下可转运至肝、脾或骨髓[1-3]。

骨科假体所用材料多种多样，目前主要使用不锈钢和钴铬合金。其他材料包括钛、锆、镍、钡和陶瓷。聚乙烯和陶瓷是主要的粘合质，大部分用于构造关节面。摩擦所产生的碎屑释放入关节周围组织，过度磨损可导致局部炎性反应，主要由组织细胞和异物巨细胞构成[4,5]。组织细胞清除摩擦碎屑的方式是将颗粒物质运送至区域淋巴结，之后可引流到更远部位[4,6,7]。

关节假体相关性淋巴结病通常没有症状，常在因其他疾病而行影像学检查时发现，包括恶性肿瘤的分期检查。假体部位可出现炎症改变和疼痛，过度磨损

的假体可能断裂[8-10]。

病变淋巴结肿大，直径 1~2cm，切面暗褐色。组织学表现为淋巴窦显著扩张，其内充满圆形至多角形组织细胞，胞质丰富，泡沫状或颗粒状。一些组织细胞含大的空泡，其内空虚无物。灶性可见多核巨细胞、肉芽肿或坏死[10]。金属颗粒常表现为黑色无双折光性微粒，直径 0.5~2μm。黑色粉尘样色素可能是钛颗粒。聚乙烯在常规染色时表现为透明物质，偏振光检查有双折射性[3,4,7]。

免疫表型分析，组织细胞表达 CD68、CD163、溶菌酶、α-1 抗胰蛋白酶、α-1 抗胰凝乳蛋白酶和组织蛋白酶 D[3,7]，不表达 CD1a 和 S-100。组织化学染色，组织细胞 PAS 染色和油红 O 染色阳性[4]。

电镜观察，组织细胞含丰富的溶酶体。能量色散 X 射线元素分析显示钴-铬和钛的特征峰[4]。

关节假体相关淋巴结病的诊断需要切除淋巴结活检。本病不影响生存，因此无需特殊治疗[1]。

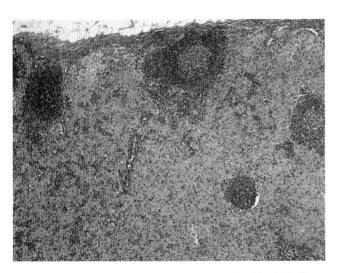

图 35.1 膝关节假体置换术后患者的淋巴结，中倍放大。可见反应性淋巴滤泡，淋巴窦或滤泡间区显著扩大，组织细胞丰富，小淋巴细胞散在分布

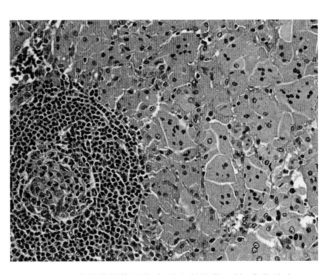

图 35.2 膝关节假体置换术后患者的淋巴结，高倍放大。反应性滤泡周围可见大量组织细胞，丰富的颗粒状胞质内含有散在黑色色素。黑色粉尘样小色素可能是钛颗粒

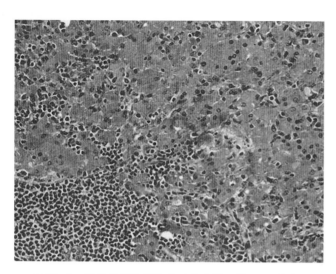

图35.3 膝关节假体置换术后患者淋巴结，PAS 染色。大多数组织细胞阳性

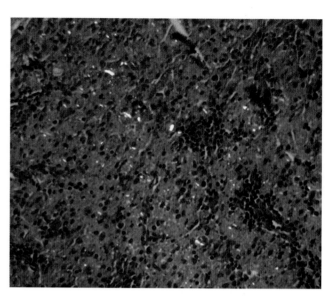

图35.4 膝关节假体置换术后患者淋巴结，偏振光显微镜，高倍放大。可见针形和点状双折射颗粒。符合聚乙烯，常规染色时表现为透明物质

（车拴龙　译）

参考文献

1. Ioachim HL, Medeiros LJ. Lymphadenopathy of metal debris associated with joint prostheses. In: Ioachim HL, Medeiros LJ, editors. Ioachim's lymph node pathology. Philadelphia: Wolters Kluwer/Lippincott Williams & Wilkins; 2009. p. 279–80.
2. Miranda RN. Lymphadenopathy associated with joint prostheses. In: Medeiros LJ, editor. Diagnostic pathology: lymph nodes and spleen with extranodal lymphomas. 1st ed. Altona: Amirsys, Inc.; 2011. p. 3–100, 3–5.
3. Albores-Saavedra J, Vuitch F, Delgado R, Wiley E, Hagler H. Sinus histiocytosis of pelvic lymph nodes after hip replacement. A histiocytic proliferation induced by cobalt-chromium and titanium. Am J Surg Pathol. 1994;18:83–90.
4. Basle MF, Bertrand G, Guyetant S, Chappard D, Lesourd M. Migration of metal and polyethylene particles from articular prostheses may generate lymphadenopathy with histiocytosis. J Biomed Mater Res. 1996;30:157–63.
5. Natu S, Sidaginamale RP, Gandhi J, Langton DJ, Nargol AV. Adverse reactions to metal debris: histopathological features of periprosthetic soft tissue reactions seen in association with failed metal on metal hip arthroplasties. J Clin Pathol. 2012;65:409–18.
6. Case CP, Langkamer VG, James C, et al. Widespread dissemination of metal debris from implants. J Bone Joint Surg Br. 1994;76:701–12.
7. Bos I, Johannisson R. Foreign body reactions in lymph nodes of oncology patients with joint prostheses—light, electron microscopic and immunohistological investigations. Pathol Res Pract. 2004;200:189–96.
8. Clark CR. A potential concern in total joint arthroplasty: systemic dissemination of wear debris. J Bone Joint Surg Am. 2000;82:455–6.
9. Clark CR, Bauer T. Routine pathological examination of operative specimens from primary total hip and total knee replacement: another look. J Bone Joint Surg Am. 2000;82-A:1529–30.
10. Santavirta S, Hoikka V, Eskola A, et al. Aggressive granulomatous lesions in cementless total hip arthroplasty. J Bone Joint Surg Br. 1990;72:980–4.

第 36 章
IgG4 相关性疾病性淋巴结病

36

免疫球蛋白 G4(IgG4)相关性疾病是一种以多器官硬化性炎症为特征的系统性病变,主要累及结外部位。IgG4 相关性疾病的其他特征包括 IgG4 阳性浆细胞增多和血清 IgG4 升高,类固醇治疗的效果非常好[1-4]。IgG4 相关性疾病可累及任何结外部位,最常见于胰腺(主要表现为硬化性胰腺炎)、肝胆系统、唾液腺(Kuttner 瘤)和泪腺(Mikulicz 病)[3,5-7]。

IgG4 相关性疾病也常伴有淋巴结病,影像学研究显示可见于多达 80% 的患者,最常累及纵隔、腹腔和腋窝淋巴结[8]。IgG4 相关性疾病性淋巴结病可为受累器官切除标本中、或影像学检查时偶然发现,也可出现于诊断结外 IgG4 相关性疾病之后。一部分患者以淋巴结病为 IgG4 相关性疾病的首发表现,结外病变在其之后出现[9,10]。值得注意的是,即使 IgG4 相关性疾病患者出现全身淋巴结肿大,受累淋巴结仍然很小(<2cm),血清乳酸脱氢酶水平无明显升高。正常情况下,组织中 IgG 阳性浆细胞所占比例为 3% ~ 6%[1]。

大多数器官的 IgG4 相关性疾病的主要组织学特征包括:致密淋巴浆细胞浸润;纤维化伴灶性席纹状结构;闭塞性静脉炎。其他特征还包括非闭塞性静脉炎和组织内嗜酸性粒细胞增多[2]。淋巴结内罕见上述改变,当出现时,更接近于炎性假瘤的表现[9]。IgG4 相关疾病患者的淋巴结一般缺乏纤维化和闭塞性静脉炎,而是表现为以下形态学改变:①多中心 Castleman 病样改变;②滤泡增生;③滤泡间区扩张;④生发中心进行性转化(表 36.1)[4,9,11]。上述所有改变中,均伴有滤泡间区和反应性滤泡的生发中心内浆细胞增多。Grimm 等[11]发现,一部分病例出现显著纤维化和滤泡间区嗜酸性粒细胞增多。Cheuk 和 Chan[5]认为,只有炎性假瘤样改变才是真正的 IgG4 相关性疾病累及淋巴结的表现,其他表现可能是对 IgG4 相关性疾病的宿主反应。

表 36.1　IgG4 相关疾病性淋巴结病的形态学改变

类型	特征
多中心 Castleman 病样改变	滤泡增生、滤泡退行性改变;透明变血管穿入生发中心,滤泡间区高内皮微静脉增生,浆细胞增多
滤泡增生	普通型滤泡增生 生发中心和滤泡间区浆细胞增多
滤泡间区扩张	滤泡减少,常萎缩 滤泡间区扩张,内见高内皮微静脉、小淋巴细胞、免疫母细胞、成熟浆细胞和嗜酸性粒细胞
生发中心进行性转化	滤泡增生背景中出现生发中心进行性转化的增大滤泡 生发中心和滤泡间区浆细胞增多
炎性假瘤样改变	淋巴结实质内局灶性硬化,伴混合性淋巴细胞、浆细胞和嗜酸性粒细胞

除了形态学改变外，本病的诊断还需要确定有 IgG4 阳性浆细胞增多。组织活检标本中 IgG4 阳性浆细胞数量增多的定义已经更新。Deshpande 等[4] 于 2012 年发表的共识意见中提出的诊断阈值为 IgG4 阳性浆细胞>100 个/HPF。此外，IgG4 阳性细胞至少占 IgG 阳性浆细胞的 40%。因此，在免疫组化评估 IgG4 时，同时要求评估 IgG 阳性细胞的总数。根据此标准，仅 IgG4 阳性细胞计数高，并不足以诊断 IgG4 相关性疾病。本病的诊断需要临床表现与实验室检查相结合。免疫组化 κ 轻链和 λ 轻链染色证实本病由多型性浆细胞构成。

一些研究认为 IgG4 相关性疾病患者的淋巴瘤风险升高。IgG4 相关性疾病患者已报道的淋巴瘤类型包括边缘区淋巴瘤、滤泡性淋巴瘤和大 B 细胞淋巴瘤[7,12-14]。我们曾遇到一例涎腺同时发生的 IgG4 相关性疾病和 MALT 淋巴瘤，瘤细胞含显著的 Russell 小体样结构。IgG4 相关疾病患者还可发生胰腺导管腺癌或其他上皮性恶性肿瘤[15-18]。需要更为严谨地流行病学研究来评估 IgG4 相关疾病患者发生淋巴瘤或其他实体肿瘤的风险。

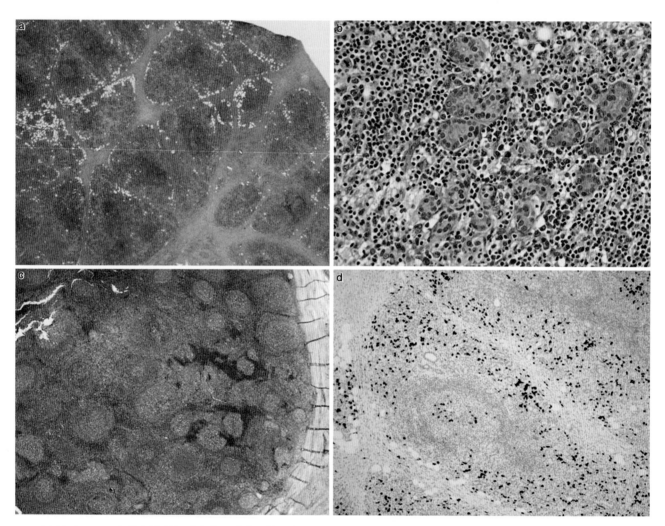

图 36.1   IgG4 相关硬化性涎腺炎伴区域淋巴结肿大（a）腮腺纤维化，实质内可见致密硬化带；（b）整个腮腺组织内可见致密淋巴浆细胞浸润，浸润灶富含 IgG4 阳性细胞（免疫标记结果未显示）；（c）颈部的区域淋巴结肿大伴普通型滤泡增生；（d）淋巴结内可见较多 IgG4 阳性细胞。主要位于滤泡间区，少量分布于生发中心。（Dennis O'Malley 医生提供图片）

（车拴龙 译）

参考文献

1. Kamisawa T, Nakajima H, Egawa N, et al. IgG4-related sclerosing disease incorporating sclerosing pancreatitis, cholangitis, sialadenitis and retroperitoneal fibrosis with lymphadenopathy. Pancreatology. 2006;6:132–7.
2. Hamano H, Kawa S, Horiuchi A, et al. High serum IgG4 concentrations in patients with sclerosing pancreatitis. N Engl J Med. 2001;344:732–8.
3. Stone JH, Khosroshahi A, Deshpande V, et al. Recommendations for the nomenclature of IgG4-related disease and its individual organ system manifestations. Arthritis Rheum. 2012;64:3061–7.
4. Deshpande V, Zen Y, Chan JK, et al. Consensus statement on the pathology of IgG4-related disease. Mod Pathol. 2012;25:1181–92.
5. Cheuk W, Chan JK. IgG4-related sclerosing disease: a critical appraisal of an evolving clinicopathologic entity. Adv Anat Pathol. 2010;17:303–32.
6. Stone JH, Zen Y, Deshpande V. IgG4-related disease. N Engl J Med. 2012;366:539–51.
7. Sato Y, Notohara K, Kojima M, et al. IgG4-related disease: historical overview and pathology of hematological disorders. Pathol Int. 2010;60:247–58.
8. Hamano H, Arakura N, Muraki T, et al. Prevalence and distribution of extrapancreatic lesions complicating autoimmune pancreatitis. J Gastroenterol. 2006;41:1197–205.
9. Cheuk W, Yuen HK, Chu SY, et al. Lymphadenopathy of IgG4-related sclerosing disease. Am J Surg Pathol. 2008;32:671–81.
10. Sato Y, Kojima M, Takata K, et al. Systemic IgG4-related lymphadenopathy: a clinical and pathologic comparison to multicentric Castleman's disease. Mod Pathol. 2009;22:589–99.
11. Grimm KE, Barry TS, Chizhevsky V, et al. Histopathological findings in 29 lymph node biopsies with increased IgG4 plasma cells. Mod Pathol. 2012;25:480–91.
12. Cheuk W, Yuen HK, Chan AC, et al. Ocular adnexal lymphoma associated with IgG4+ chronic sclerosing dacryoadenitis: a previously undescribed complication of IgG4-related sclerosing disease. Am J Surg Pathol. 2008;32:1159–67.
13. Cheuk W, Tam FK, Chan AN, et al. Idiopathic cervical fibrosis—a new member of IgG4-related sclerosing diseases: report of 4 cases, 1 complicated by composite lymphoma. Am J Surg Pathol. 2010;34:1678–85.
14. Takahashi N, Ghazale AH, Smyrk TC, Mandrekar JN, Chari ST. Possible association between IgG4-associated systemic disease with or without autoimmune pancreatitis and non-Hodgkin lymphoma. Pancreas. 2009;38:523–6.
15. Motosugi U, Ichikawa T, Yamaguchi H, et al. Small invasive ductal adenocarcinoma of the pancreas associated with lymphoplasmacytic sclerosing pancreatitis. Pathol Int. 2009;59:744–7.
16. Witkiewicz AK, Kennedy EP, Kennyon L, Yeo CJ, Hruban RH. Synchronous autoimmune pancreatitis and infiltrating pancreatic ductal adenocarcinoma: case report and review of the literature. Hum Pathol. 2008;39:1548–51.
17. Inoue H, Miyatani H, Sawada Y, Yoshida Y. A case of pancreas cancer with autoimmune pancreatitis. Pancreas. 2006;33:208–9.
18. Gill J, Angelo N, Yeong ML, McIvor N. Salivary duct carcinoma arising in IgG4-related autoimmune disease of the parotid gland. Hum Pathol. 2009;40:881–6.

37

第 37 章
药物超敏反应综合征继发性淋巴结病

药物超敏反应综合征（drug-induced hypersensitivity syndrome，DIHS）又称药疹伴嗜酸粒细胞增多和系统症状（eosinophilia and systemic symptom，DRESS）[1]。DIHS 是对药物治疗的宿主反应，可危及生命，临床表现为皮疹、发热、白细胞增多伴嗜酸性粒细胞增多或非典型淋巴细胞增多、淋巴结肿大、肝或肾功能障碍[1-3]。DIHS 的发病机制涉及 T 细胞和组织细胞活化并释放细胞因子。与 DIHS 相关的药物常有相对轻微的副作用，常为皮疹，不伴有系统症状，这些副作用不属于此综合征。导致 DIHS 的药物也可导致淋巴结肿大，同样不伴有系统症状，一些学者认为这种改变不属于 DIHS 范畴。但我们认为，需要更多的研究才能确定这种不伴系统症状的淋巴结肿大的性质，是一种独立疾病，还是症状较轻的 DIHS 亚型[1,4]。

当出现如下可能的药物反应表现时，应考虑到 DIHS 的可能性，包括：发热；皮肤病变；外周血嗜酸性粒细胞增多或非典型淋巴细胞增多；系统性症状，包括淋巴结肿大、肝炎、肾炎、肺炎或心肌炎[1]。血清学证据表明与疱疹病毒6（HHV-6）感染有关。DIHS 症状通常在停药后持续 2 周以上，再次接触可复发[5]。一些学者认为 DIHS 不同于相似药物引起的其他综合征，例如皮肤药疹、Stevens-Johnson 综合征，以及与苯妥英钠、卡马西平相关的"药物诱导性假性淋巴瘤或免疫母细胞性淋巴结病"[5,6]。所谓的"假性淋巴瘤或免疫母细胞性淋巴结病"常在停药后消退（潜伏期约为 4 个月，比 DIHS 更长）、无系统症状、无发热或器官受累、与 HHV-6 无关[5,7,8]。

对 DIHS 的发病机制了解很少。一种假设是药物作为半抗原分子与宿主的未知抗原发生反应。某些药物的代谢产物可能是 DIHS 的病因。有些药物可以激活 Th1 型 T 淋巴细胞，分泌干扰素 γ。C 反应蛋白升高提示 IL-6 的失调。IL-18 可刺激 T 细胞、NK 细胞和巨噬细胞，可能与本病相关[9,10]。

DIHS 在非洲裔美国人中比白种人更为常见。一部分患者证实存在与药物代谢功能不全相关的遗传多态性。DIHS 倾向于家族性发病，可能与药物代谢功能不全有关。部分患者有环氧化物酶缺陷，导致细胞色素 P450 对氧化代谢产物的降解减少，造成反应性芳烃氧化物积聚。同样，患者解毒能力降低可导致反应性环氧化物的中间产物积聚，也与 DIHS 发病相关。维生素 D 缺乏可能与 DIHS 相关，免疫缺陷患者的发病率更高，例如 HIV 感染者。

DIHS 最初发现于使用苯妥英的患者，但与之相关的最常见药物为卡马西平、别嘌呤醇、柳氮磺胺吡啶、苯巴比妥、拉莫三嗪和奈韦拉平[1]。该综合征的发病率为 1/10 000～10/10 000。最近一篇综述报道有 44 种药物可引起 DIHS[1,9,11]。

DIHS 患者大多为成人，男性多见，患者常有严重程度不等的基础疾病，包括神经系统疾病、心血管疾病、高尿酸血症和药物使用[7]。常急性出现的药物反应症状包括发热和皮疹（面部、躯干上部和手臂），偶表现为红皮病。常见眼周和面部水肿。约 40% 患者出现低血压，部分伴有心功能不全。约 50% 患者可发生局部或全身性淋巴结肿大[1]，最常累及颈部、腋窝和腹股沟淋巴结[12]，其他部位包括皮肤、骨髓和肝脏。肝炎常见，其严重程度与患者死亡相关。约 20% 患者出现间质性肺炎、间质性肾炎或关节炎[9,10]。

常有实验室检查异常，约 70% 患者白细胞增多，并有循环非典型淋巴细胞和嗜酸性粒细胞增多。可发生 Coombs 阴性溶血性贫血。C-反应蛋白通常升高。铁蛋白、甘油三酯和乳酸脱氢酶水平可升高，这可能与巨噬细胞活化有关。可以检测到低或高丙种球蛋白血症。80% 病例血清学和 PCR 检测 HHV-6 阳性[1]。可检测到具有抗病毒作用的 CD8+T 淋巴细胞，提示 HHV-6 感染再激活[1]。

组织学观察，淋巴结结构变形，滤泡增生，扩大的滤泡间区含有多少不等的小、大淋巴细胞、组织细胞、嗜酸性粒细胞和浆细胞。免疫母细胞可非常丰富，甚至成簇分布，一些免疫母细胞可非常大，类似 R-S 细胞或 H 细胞[12]。常见高内皮微静脉增生,内皮细胞明显,少数可见闭塞性血管炎和坏死。滤泡增生一般没有滤泡间区的改变明显,生发中心可破裂。当滤泡间区显著扩大,且淋巴细胞有非典型性时,可类似血管免疫母细胞性 T 细胞淋巴瘤。有皮损的患者可出现皮病性淋巴结炎样改变[9,10,12]。常见被膜和结周脂肪炎性浸润。过去曾报道与抗惊厥药物相关的淋巴瘤病例,这些病例需要依据当前的淋巴瘤诊断标准重新严格评估。

迟发型 DIHS 患者的淋巴结表现为副皮质区扩张,内含小淋巴细胞、嗜酸性粒细胞和免疫母细胞。生发中心萎缩或消失,罕见坏死[12]。皮肤、骨髓、脾脏和肝脏可见多少不等淋巴样浸润,浸润细胞与淋巴结内相似。

免疫组化研究显示,扩张的滤泡间区和副皮质区主要含 T 淋巴细胞。免疫母细胞表达 CD45/LCA 和

CD30,可表达 B 或 T 细胞标记,不表达 CD15。淋巴滤泡表达 CD10 和 BCL6,不表达 BCL2。浆细胞表达多型免疫球蛋白轻链。罕有 EBV 感染证据[9,10]。

流式细胞免疫表型分析显示以成熟 T 淋巴细胞为主,混合多型 B 细胞。分子检测未发现免疫球蛋白基因和 T 细胞受体基因单克隆性重排,支持为反应性改变。

DIHS 的症状和异常表现通常在停药后的 1~2 个月消失,但部分病例可持续加重[7]。主要的治疗方法为停药和应用皮质类固醇[1,9,10]。接受抗惊厥治疗的患者可用丙戊酸替代[5]。年轻患者的预后优于老年患者。死亡率约为 5%~10%,与肝功能失调、肾功能不全和间质性肺炎相关[1,5,11]。长期随访发现,部分患者出现自身免疫性疾病或严重感染[11]。罕见病例于再次药物暴露后死亡。

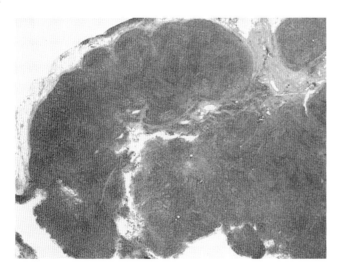

图 37.1　药物超敏反应综合征患者淋巴结,全景图片。生发中心增生,滤泡间区显著扩大。淋巴样浸润累及被膜和结周脂肪

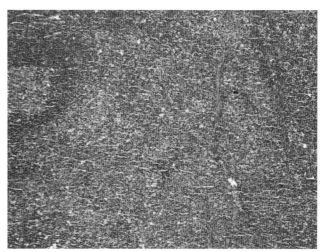

图 37.2　药物超敏反应综合征患者淋巴结,低倍放大。生发中心增生,滤泡间区显著扩大

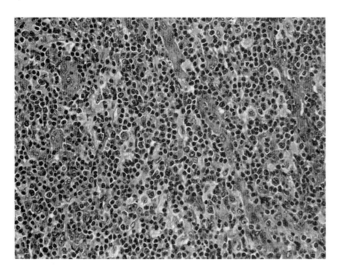

图 37.3　药物超敏反应综合征患者淋巴结,高倍放大。滤泡间区含小、中淋巴细胞、浆细胞和免疫母细胞

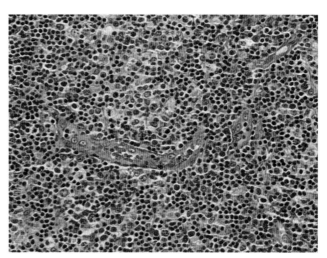

图 37.4　药物超敏反应综合征患者淋巴结,高倍放大。高内皮微静脉的内皮细胞显著

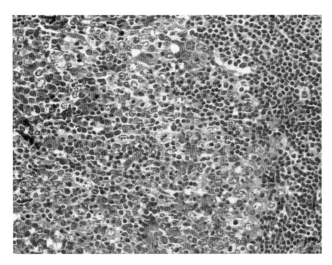

图37.5 药物超敏反应综合征患者淋巴结,中倍放大。DIHS患者淋巴结的生发中心常扩大,可见大量中心母细胞和可染小体巨噬细胞

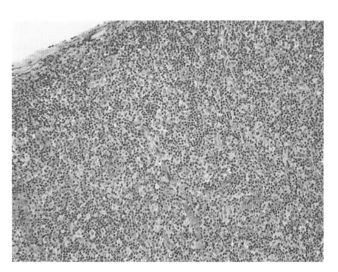

图37.6 药物超敏反应综合征患者淋巴结,中倍放大。副皮质区扩张,散在小血管和组织细胞

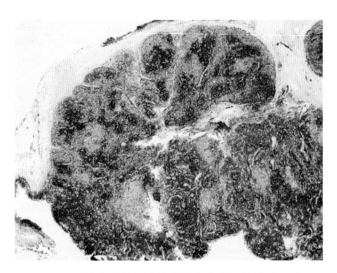

图37.7 药物超敏反应综合征患者淋巴结,免疫组化CD3染色。扩张的滤泡间区主要含T细胞

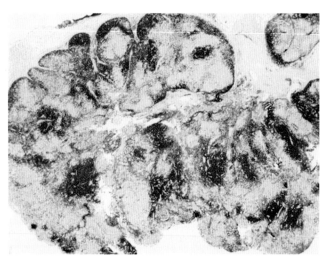

图37.8 药物超敏反应综合征患者淋巴结,免疫组化CD20染色。增生的淋巴滤泡阳性,散在分布

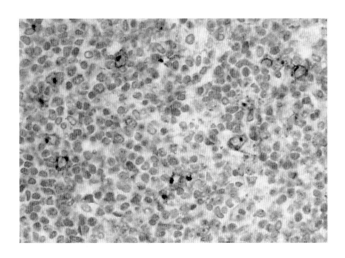

图37.9 药物超敏反应综合征患者淋巴结,免疫组化CD30染色。散在免疫母细胞阳性,定位于细胞膜和Golgi区

(车拴龙 译)

参考文献

1. Cacoub P, Musette P, Descamps V, et al. The DRESS syndrome: a literature review. Am J Med. 2011;124:588–97.
2. Sullivan JR, Shear NH. The drug hypersensitivity syndrome: what is the pathogenesis? Arch Dermatol. 2001;137:357–64.
3. Roujeau JC. Clinical heterogeneity of drug hypersensitivity. Toxicology. 2005;209:123–9.
4. Kardaun SH, Sidoroff A, Valeyrie-Allanore L, et al. Variability in the clinical pattern of cutaneous side-effects of drugs with systemic symptoms: does a DRESS syndrome really exist? Br J Dermatol. 2007;156:609–11.
5. Kano Y, Shiohara T. The variable clinical picture of drug-induced hypersensitivity syndrome/drug rash with eosinophilia and systemic symptoms in relation to the eliciting drug. Immunol Allergy Clin North Am. 2009;29:481–501.
6. Callot V, Roujeau JC, Bagot M, et al. Drug-induced pseudolymphoma and hypersensitivity syndrome. Two different clinical entities. Arch Dermatol. 1996;132:1315–21.
7. Shiohara T, Iijima M, Ikezawa Z, Hashimoto K. The diagnosis of a DRESS syndrome has been sufficiently established on the basis of typical clinical features and viral reactivations. Br J Dermatol. 2007;156:1083–4.
8. Rijlaarsdam JU, Scheffer E, Meijer CJ, Willemze R. Cutaneous pseudo-T-cell lymphomas. A clinicopathologic study of 20 patients. Cancer. 1992;69:717–24.
9. Ioachim HL, Medeiros LJ. Drug-induced lymphadenopathy. In: Ioachim HL, Medeiros LJ, editors. Ioachim's lymph node pathology. 4th ed. Philadelphia: Wolters Kluwer/Lippincott Williams & Wilkins; 2009. p. 255–8.
10. Muzzafar T. Lymphadenopathy secondary to drug-induced hypersensitivity syndrome. In: Ioachim HL, Medeiros LJ, editors. Diagnostic pathology, lymph nodes and spleen with Extranodal lymphomas. 1st ed. Altona: Amirsys, Inc; 2011. p. 3-110–3-7.
11. Ushigome Y, Kano Y, Ishida T, Hirahara K, Shiohara T. Short- and long-term outcomes of 34 patients with drug-induced hypersensitivity syndrome in a single institution. J Am Acad Dermatol. 2013;68(5):721–8.
12. Abbondanzo SL, Irey NS, Frizzera G. Dilantin-associated lymphadenopathy. Spectrum of histopathologic patterns. Am J Surg Pathol. 1995;19:675–86.

38

第 38 章
淀粉样变淋巴结病

淀粉样变淋巴结病是指淋巴结内出现任意类型的淀粉样蛋白沉积。淀粉样蛋白是一种病理性的胞外蛋白，具有特征性的交联 β 折叠结构，淀粉样蛋白积聚可导致多个实质器官损害。淀粉样蛋白的构成具有异质性。淀粉样蛋白有 25 种以上生化类型，其中最常见的有 3 种，第一种是突变免疫球蛋白基因编码的淀粉样轻链（amyloid light，AL）

蛋白，由异常浆细胞或浆样 B 细胞合成和分泌[1]，之后被巨噬细胞吞噬、加工，然后排入细胞外基质。第二种是淀粉样蛋白相关（amyloid-associated，AA）蛋白，是在肝脏内合成的一种非免疫球蛋白分子。第三种是 Aβ 淀粉样蛋白，发现于 Alzheimer 病患者的脑组织中。表 38.1 中归纳了最常见的淀粉样蛋白类型及其相应临床表现[2]。

表 38-1　常见淀粉样变类型的分类[2]

类型	前体蛋白	临床表现
AL（原发性）淀粉样变	κ 或 λ 轻链	系统性或局限性
AH 淀粉样变	γ、μ、α 免疫球蛋白重链	系统性或局限性
AA（继发性）淀粉样变	血清淀粉样蛋白 A	肾脏病变最常见；与慢性炎症相关；典型者为获得性病变，但家族性周期性发热综合征患者可能与遗传有关
LECT2	白细胞趋化因子 2	肾脏病变；获得性病变
TTR 淀粉样变		
突变型甲状腺素运载蛋白（家族性淀粉样变多神经病）	突变型甲状腺素运载蛋白	遗传性；外周神经病变、自主神经病变、玻璃体混浊和（或）心肌病
野生型甲状腺素运载蛋白（老年性淀粉样变性）	正常甲状腺素运载蛋白	限制性心肌病；腕管综合征
β2-微球蛋白淀粉样变（与长期透析有关）	β2-微球蛋白	腕管综合征，大关节病
Aβ 淀粉样变	Aβ 蛋白质前体	Alzheimer 病
其他遗传性淀粉样变		
A-纤维蛋白原（也称为家族性肾淀粉样变）	纤维蛋白原 α 链	肾脏病变
溶菌酶	溶菌酶	肾脏病变最常见
载脂蛋白 A-I	载脂蛋白 A-I	肾脏病变最常见
凝溶胶蛋白	凝溶胶蛋白	颅神经病变

TTR，甲状腺素运载蛋白

AL淀粉样蛋白是系统性淀粉样变最常见的类型，年总发病率为1/10万[3]。临床症状分为两种：局限性和系统性[4]。病变常累及肾脏和心脏。约17%～37%的患者伴有淋巴结受累[5]，但AL淀粉样变罕见仅表现为孤立性淋巴结病变[6-9]。实验室检查常发现血清和(或)尿中存在副蛋白。大多数AL淀粉样变患者伴发有浆细胞肿瘤，约2%～4%患者伴有非霍奇金淋巴瘤[10-12]。伴非霍奇金淋巴瘤的患者中，副蛋白常为IgM。系统型AL淀粉样变患者以Igλ轻链限制最常见。结节性肺淀粉样变是局限性淀粉样变的一种类型，Grogg等[13]发现结节性肺淀粉样变与患者的淋巴浆细胞肿瘤(属于边缘区淋巴瘤谱系)相关，这些病例的淀粉样蛋白为AL/AH混合型，且富含κ轻链。

组织学观察，淀粉样变累及的淋巴结轻度或显著肿大，伴不同程度结构破坏[11,14]。常规HE染色，沉积物表现为无结构的弱嗜酸性胞外物质。病变早期，淀粉样蛋白沉积在血管周围，随病变发展，逐渐融合成片。AL淀粉样变可见于未被淋巴瘤或骨髓瘤累及的淋巴结，也可见于非霍奇金淋巴瘤或浆细胞骨髓瘤累及的淋巴结中[15]。淀粉样变累及淋巴结时，针吸细胞学标本中也可发现淀粉样蛋白[16]。

刚果红染色是识别淀粉样蛋白的首选方法，应用此方法，所有类型淀粉样蛋白在常规光镜下为橙红色，在偏振光显微镜下为特征性的双折射性苹果绿色[17,18]。免疫组化方法也可用于识别淀粉样蛋白，并能区分其类型[19]。最近发现，以质谱法为基础的蛋白质组学分析是区分淀粉样蛋白类型的极好方法[20]。

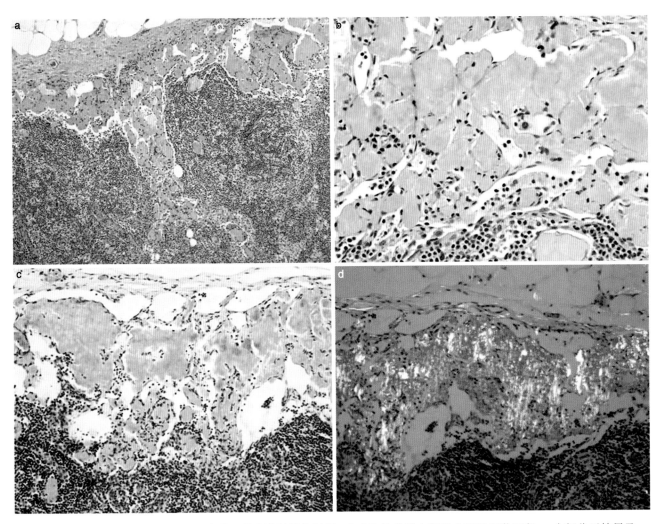

图38.1　系统性AL淀粉样变性患者淋巴结内淀粉样物沉积。(a)淀粉样蛋白沉积主要见于淋巴窦，一小部分开始累及外层副皮质区。(b)常规HE染色，淀粉样蛋白表现为无结构的弱嗜酸性胞外物质。(c)刚果红染色，常规光镜下所有类型的淀粉样蛋白均为橙红色。(d)刚果红染色，偏振光显微镜观察，淀粉样蛋白表现为双折射性的苹果绿色

(车拴龙　译)

参考文献

1. Poshusta TL, Sikkink LA, Leung N, et al. Mutations in specific structural regions of immunoglobulin light chains are associated with free light chain levels in patients with AL amyloidosis. PLoS One. 2009;4:e5169.

2. Dispenzieri A, Gertz MA, Buadi F. What do I need to know about immunoglobulin light chain (AL) amyloidosis? Blood Rev. 2012;26:137–54.

3. Kyle RA, Linos A, Beard CM, et al. Incidence and natural history of primary systemic amyloidosis in Olmsted County, Minnesota, 1950 through 1989. Blood. 1992;79:1817–22.

4. Merlini G, Bellotti V. Molecular mechanisms of amyloidosis. N Engl J Med. 2003;349:583–96.

5. Mackenzie DH. Amyloidosis presenting as lymphadenopathy. Br Med J. 1963;2:1449–50.

6. Ko HS, Davidson JW, Pruzanski W. Amyloid lymphadenopathy. Ann Intern Med. 1976;85:763–4.

7. Osborne BM, Butler JJ, Mackay B. Proteinaceous lymphadenopathy with hypergammaglobulinemia. Am J Surg Pathol. 1979;3:137–45.

8. Newland JR, Linke RP, Kleinsasser O, Lennert K. Lymph node enlargement due to amyloid. Virchows Arch A Pathol Anat Histopathol. 1983;399:233–6.

9. Seccia V, Dallan I, Cervetti G, et al. A rare case of primary systemic amyloidosis of the neck with massive cervical lymph node involvement: a case report and review of the literature. Leuk Res. 2010; 34:e100–3.

10. Sanchorawala V, Blanchard E, Seldin DC, et al. AL amyloidosis associated with B-cell lymphoproliferative disorders: frequency and treatment outcomes. Am J Hematol. 2006;81:692–5.

11. Cohen AD, Zhou P, Xiao Q, et al. Systemic AL amyloidosis due to non-Hodgkin's lymphoma: an unusual clinicopathologic association. Br J Haematol. 2004;124:309–14.

12. Gertz MA, Kyle RA, Noel P. Primary systemic amyloidosis: a rare complication of immunoglobulin M monoclonal gammopathies and Waldenstrom's macroglobulinemia. J Clin Oncol. 1993;11: 914–20.

13. Grogg KL, Aubry MC, Vrana JA, et al. Nodular pulmonary amyloidosis is characterized by localized immunoglobulin deposition and is frequently associated with an indolent B-cell lymphoproliferative disorder. Am J Surg Pathol. 2013;37:406–12.

14. Matsuda M, Gono T, Shimojima Y, et al. AL amyloidosis manifesting as systemic lymphadenopathy. Amyloid. 2008;15:117–24.

15. Telio D, Bailey D, Chen C, et al. Two distinct syndromes of lymphoma-associated AL amyloidosis: a case series and review of the literature. Am J Hematol. 2010;85:805–8.

16. Bhavsar T, Vincent G, Durra H, et al. Primary amyloidosis involving mesenteric lymph nodes: diagnosis by fine-needle aspiration cytology. Acta Cytol. 2011;55:296–301.

17. Howie AJ, Brewer DB. Optical properties of amyloid stained by Congo red: history and mechanisms. Micron. 2009;40:285–301.

18. Howie AJ, Brewer DB, Howell D, Jones AP. Physical basis of colors seen in Congo red-stained amyloid in polarized light. Lab Invest. 2008;88:232–42.

19. Linke RP. On typing amyloidosis using immunohistochemistry. Detailed illustrations, review and a note on mass spectrometry. Prog Histochem Cytochem. 2012;47:61–132.

20. Vrana JA, Gamez JD, Madden BJ, Theis JD, Bergen 3rd HR, Dogan A. Classification of amyloidosis by laser microdissection and mass spectrometry-based proteomic analysis in clinical biopsy specimens. Blood. 2009;114:4957–9.

第五篇
未成熟 B 或 T 细胞淋巴瘤/白血病

第 39 章
B 淋巴母细胞淋巴瘤/白血病

39

B 淋巴母细胞淋巴瘤（B-lymphoblastic lymphoma, B-LBL）/白血病是由未成熟 B 淋巴细胞（淋巴母细胞）构成的肿瘤。大多数患者伴有明显的外周血和骨髓累及，称为急性 B 淋巴母细胞白血病（B acute lymphoblastic leukemia, B-ALL），少数（10%）患者主要表现为髓外病变（B-LBL）[1]。B-ALL 与 B-LBL 的区分仅在于临床表现，两者的生物学行为没有差异。

本病最常见于儿童，75% 的 B-ALL 患者<6 岁。B-LBL 患者年龄稍大，中位年龄 20 岁[2,3]。该病白种人比其他种族更常见，男性稍多[4]。单纯的 B-LBL 患者多无症状，一般仅表现为头颈部局限性淋巴结肿大。常有结外受累，其中以骨和皮肤最常见。B-ALL/LBL 的病因仍不清楚，一些研究认为遗传因素（遗传性或散发性）和宫内暴露于各种毒素可能与本病相关[5,6]。B-ALL 远比 B-LBL 常见，因此大多数研究以 B-ALL 为对象。

B 淋巴母细胞淋巴瘤/白血病，非特殊型

非特殊型（NOS）B-ALL/LBL 是最常见的 B-LBL 类型。最常见于<6 岁的年幼儿童，表现为结外病变，最常累及皮肤、骨和软组织[2,3,7,8]。无论分期，患者均应接受激进的 B-ALL 化疗方案[9]。

组织学观察，淋巴结和结外病变的特征是小至中等细胞弥漫一致增生，易于侵犯毗邻组织。受累淋巴结结构完全破坏。瘤细胞胞质稀少，染色质细腻，核可卷曲或为圆形。在印片或涂片中，特别是 Giemsa 染色或 Wright-Giemsa 染色时，淋巴母细胞可见单个显著核仁，一些病例可非常明显（所谓的"L2"型）。但在组织切片中，瘤细胞含不成熟染色质，被描述为"胡椒盐"样或"粉尘"状染色质，核仁不明显。核分裂象非常多。吞噬碎屑的巨噬细胞散在分布，形成"星空"现象，可见于多达 20% 的病例。

B-LBL 的诊断和鉴别诊断均需要免疫表型检测，可采用免疫组织化学方法和（或）流式细胞术，形态学相似病变的鉴别诊断需要结合患者年龄，例如儿童病例需要鉴别的肿瘤包括 T-LBL、Burkitt 淋巴瘤、套细胞淋巴瘤和小圆细胞肿瘤等。末端脱氧核苷酸转移酶（TDT）对于诊断 B-LBL（和 T-LBL）非常有用，这是一种独特的 DNA 聚合酶，正常情况下仅表达于未成熟淋巴细胞。B-LBL 还表达 CD10、CD19、CD22、CD79a 和 Pax-5，不同程度的表达 CD20 和 CD34。

在正常 B 细胞（和 T 细胞）发育的不同阶段，连续发生抗原受体（Ig 和 TCR）基因重排[10]。Ig 重链重排发生于 B 细胞分化的最早期，之后发生 Igκ 轻链重排。若 Igκ 轻链的等位基因均未发生功能性重排，则发生 Igλ 轻链重排。此分子机制只允许 B 细胞表达一种 Ig 轻链（等位基因排斥法则）。B-LBL 的改变类似正常状态，所有肿瘤均有单克隆性 Ig 重链基因重排，但只有较成熟的肿瘤发生 Ig 轻链基因重排[10,11]。TCR 基因重排（TCRδ>TCRγ>TCRβ）在 B-LBL 中并不少见，此现象称为谱系不贞（Lineage infidelity）[12]。

B 淋巴母细胞淋巴瘤/白血病伴重现性遗传学异常

B-ALL 病例有许多非随机性细胞遗传学和分子异常，推测这些异常也可发生于纯 B-ALL 病例，但支持此观点的数据很少。其中一些异常很常见，以至于 WHO 分类中将其纳入本病的定义中。目前认识的具有特殊分子或细胞遗传学异常的 B-ALL/LBL 亚型有 6 种（表 39.1）。这些亚型的组织学表现与非特殊型 B-ALL/LBL 没有差异，其免疫表型与特征性分子或细胞遗传学异常的相关性也不明显[13]。这些亚型中，以伴 t(9;22)(q34;q11.2)者最常见。

表 39.1　B 淋巴母细胞白血病/淋巴瘤亚型 WHO 分类

B-ALL/LBL,非特殊型
B-ALL/LBL,伴 t(9;22)(q34;q11.2);*BCR-ABL1*
B-ALL/LBL,伴 t(v;11q23);*MLL* 重排
B-ALL/LBL,伴 t(12;21)(p13;q22);*TEL-AML1（ETV6-RUNX1）*
B-ALL/LBL,伴超二倍体
B-ALL/LBL,伴亚二倍体(亚二倍体 ALL)
B-ALL/LBL,伴 t(5;14)(q31;q32);*IL3-IGH*
B-ALL/LBL,伴 t(1;19)(q23;p13.3);*E2A-PBX1（TCF3-PBX1）*

B 淋巴母细胞淋巴瘤伴 t(9;22)(q34;q11.2);BCR-ABL1

此型肿瘤约占成人 B-LBL 的 25%,在儿童病例中

不足 5%[11,13,14]。其预后比非特殊型 B-LBL 更差。患者治疗方案为伊马替尼和其他 ABL1 酪氨酸激酶抑制剂,并联合使用其他化疗药物。免疫表型分析,这些肿瘤更常表达髓系相关抗原 CD13 和 CD33,常表达 CD25。

t(9;22)(q34;q11)导致染色体 9q34 的 *ABL1* 基因与 22q11 的 *BCR* 基因融合,所形成的 *BCR-ABL1* 融合基因位于 22 号衍生染色体(又称费城染色体),结果导致形成一个 mRNA 转录嵌合体,并最终形成异常的 BCR-ABL1 蛋白,此蛋白的酪氨酸激酶活性升高。t(9;22)有两种类型。在约 25%～50% 的成人 B-LBL 患者中,所发生的易位与慢性粒细胞白血病相同,所产生的融合蛋白分子量为 210kD,因此称为 p210。其余 50%～75% 的成人 B-LBL 患者中,22 号染色体的断点不在 *BCR* 基因位点,而是在其上游 100kb 处,所产生的融合蛋白称为 p190,其酪氨酸激酶活性和转化能力均高于 p210。

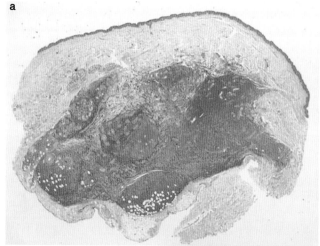

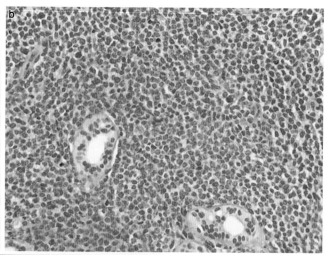

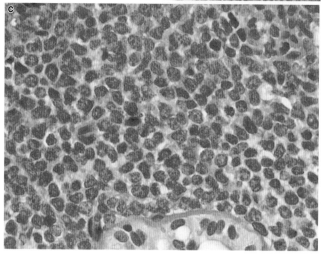

图 39.1　B 淋巴母细胞淋巴瘤/白血病伴皮肤病变。(a)低倍放大,病变累及真皮深层和皮下组织。部分区域可见陷入的脂肪组织。(b)浸润灶由一致的小细胞构成,胞质稀少。可见陷入的皮肤附件。(c)肿瘤细胞核形不规则,染色质细腻,核仁不明显

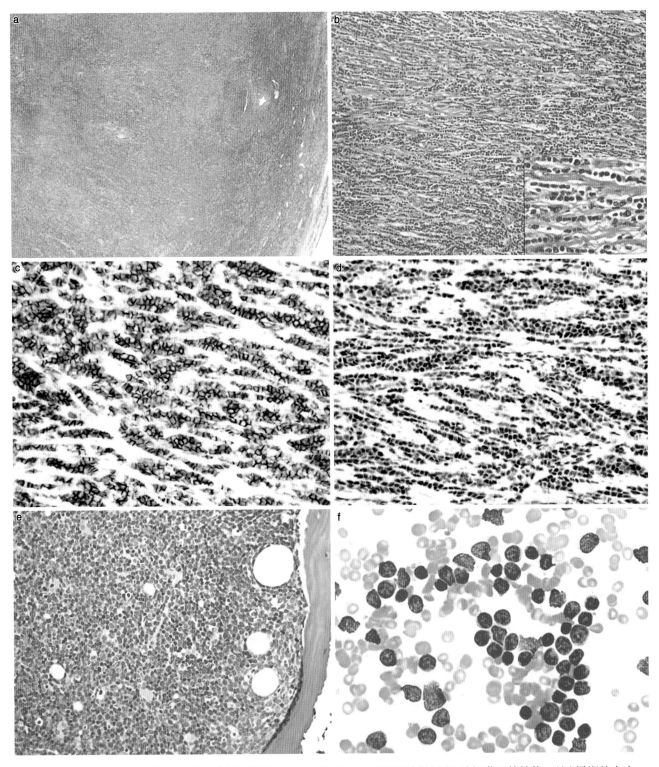

图 39.2　B 淋巴母细胞淋巴瘤/白血病侵犯淋巴结。(a) 低倍放大,瘤细胞弥漫浸润,破坏淋巴结结构。(b) 浸润灶由小细胞构成,胞质稀少。本例可见线状排列(插图)。瘤细胞弥漫表达 CD19(c) 和 TdT(d)。最终患者发生骨髓累及,(e) 骨髓穿刺活检,(f) 骨髓穿刺涂片

（车拴龙　译）

参考文献

1. Borowitz MJ, Chan JKC. B lymphoblastic leukemia/lymphoma, not otherwise specified. In: Swerdlow SH, Campo E, Harris NL, Jaffe ES, Pileri SA, Stein H, et al., editors. WHO classification of tumours of haematopoietic and lymphoid tissues. Lyon: IARC; 2008. p. 168–9.

2. Lin P, Jones D, Dorfman DM, Medeiros LJ. Precursor B-cell lymphoblastic lymphoma: a predominantly extranodal tumor with low propensity for leukemic involvement. Am J Surg Pathol. 2000;24:1480–90.

3. Maitra A, McKenna RW, Weinberg AG, et al. Precursor B-cell lymphoblastic lymphoma. A study of nine cases lacking blood and bone marrow involvement and review of the literature. Am J Clin Pathol. 2001;115:868–75.

4. Morton LM, Wang SS, Devesa SS, et al. Lymphoma incidence patterns by WHO subtype in the United States, 1992-2001. Blood. 2006;107:265–76.

5. Whitlock JA. Down syndrome and acute lymphoblastic leukaemia. Br J Haematol. 2006;135:595–602.

6. Pui CH, Relling MV, Downing JR. Acute lymphoblastic leukemia. N Engl J Med. 2004;350:1535–48.

7. Iravani S, Singleton TP, Ross CW, Schnitzer B. Precursor B lymphoblastic lymphoma presenting as lytic bone lesions. Am J Clin Pathol. 1999;112:836–43.

8. Muljono A, Graf NS, Arbuckle S. Primary cutaneous lymphoblastic lymphoma in children: series of eight cases with review of the literature. Pathology. 2009;41:223–8.

9. Gokbuget N, Hoelzer D. Treatment of adult acute lymphoblastic leukemia. Semin Hematol. 2009;46:64–75.

10. Korsmeyer SJ, Hieter PA, Ravetch JV, et al. Developmental hierarchy of immunoglobulin gene rearrangements in human leukemic pre-B-cells. Proc Natl Acad Sci U S A. 1981;78:7096–100.

11. Korsmeyer SJ, Arnold A, Bakhshi A, et al. Immunoglobulin gene rearrangement and cell surface antigen expression in acute lymphocytic leukemias of T cell and B cell precursor origins. J Clin Invest. 1983;71:301–13.

12. Felix CA, Poplack DG, Reaman GH, et al. Characterization of immunoglobulin and T-cell receptor gene patterns in B-cell precursor acute lymphoblastic leukemia of childhood. J Clin Oncol. 1990;8:431–42.

13. Borowitz MJ, Chan JKC. B lymphoblastic leukemia/lymphoma, with recurrent genetic abnormalities. In: Swerdlow SH, Campo E, Harris NL, Jaffe ES, Pileri SA, Stein H, et al., editors. WHO classification of tumours of haematopoietic and lymphoid tissues. Lyon: IARC; 2008. p. 171–5.

14. Ravandi F, Kebriaei P. Philadelphia chromosome-positive acute lymphoblastic leukemia. Hematol Oncol Clin North Am. 2009;23: 1043–63, vi.

第 40 章
T 淋巴母细胞淋巴瘤/白血病

40

T 淋巴母细胞淋巴瘤(T-lymphoblastic lymphoma/leukemia,T-LBL)/白血病是由未成熟 T 淋巴细胞(淋巴母细胞)构成的肿瘤。本病常表现为髓外肿瘤,累及前纵隔或淋巴结(T-LBL),少数患者明显累及外周血和骨髓[T 淋巴母细胞白血病(T-lymphoblastic leukemia,T-ALL)]。随疾病进展,T-LBL 常转化为 T-ALL。T-LBL 和 T-ALL 的临床表现、免疫表型和分子特征均有很大重叠,因此 WHO 将两者归为一类[1]。T-ALL 和 T-LBL 在免疫表型和分子特征上有一些差异,这可能是两者表现为不同临床疾病(淋巴瘤与白血病)的原因[2]。本章主要讨论 T-LBL。

T-LBL 最常见于青少年和年轻成人,男女比例 2:1[1,2]。患者最常表现为疾病播散、膈上淋巴结肿大和(或)前纵隔肿块。纵隔肿块患者可有呼吸困难、咳嗽、喘鸣或上腔静脉综合征。常见胸腔积液和心包积液。诊断时约三分之一患者出现外周血受累,因 T-LBL 死亡的患者中,约 80% 会在疾病的某一阶段出现外周血累及。与 T-ALL 患者相比,T-LBL 患者血清乳酸脱氢酶水平更低,较少发生肝脾肿大和中枢神经系统受累[2]。T-LBL 生长迅速,若不能有效治疗,肿瘤很快出现广泛播散,病情迅速恶化。T-LBL 患者采用 T-ALL 治疗方案。

T-LBL 的组织学表现与 B-LBL 几乎完全相同。受累淋巴结正常结构消失,相对一致的小至中等细胞弥漫浸润,常侵及结周组织[1,3]。一些病例可见模糊的结节状生长,偶伴有纤维组织分隔[4]。瘤细胞胞质稀少,染色质细腻。核可卷曲或为圆形。母细胞形态在印片中观察最清楚。组织切片中的染色质呈“粉尘”状,核仁小或不明显。核分裂象丰富。部分受累的淋巴结中,肿瘤主要分布于副皮质区,淋巴滤泡可不受累及。多数病例可见星空现象。

有观点认为,T-LBL(与 B-LBL 相同)代表被“冻结”于某一分化阶段的细胞发生克隆性增生,免疫表型研究成果似乎可证实这一观点。基于此观念,人们可以推测出顺序出现的多种抗原,这些抗原的表达顺序多数符合非肿瘤性淋巴细胞在发育过程中的表达顺序。T 细胞分化阶段被划分为 pro-T 细胞、pre-T 细胞、皮质 T 细胞和髓质 T 细胞[1,5]。CD7 和胞质型 CD3 出现非常早,表达于 pro-T 阶段。pro-T 细胞和 pre-T 细胞不表达 CD4 和 CD8,皮质 T 细胞表达 CD4、CD8 和 CD1a。TdT 表达于除髓质 T 细胞以外的其他阶段 T 细胞。T-LBL 通常也表达 CD34、CD99 和 BCL2,大多数病例的增殖指数非常高,几乎所有细胞均表达 Ki-67。高达 1/3 病例可表达髓系相关抗原 CD13 和 CD33[5,6]。

最近发现一个新的 T-ALL/LBL 亚型,被称为“早期 T 细胞前体(ETP)白血病”。该病属于高危型 ALL,具有独特的遗传学和免疫表型特征,后者表现为 CD1a−、CD8−、CD5+(弱),并表达髓系或干细胞标记物,包括 CD117、CD34、HLA-DR、CD13、CD33、CD11b 和(或)CD65[7,8]。T-LBL 不表达 Ig 和广谱 B 细胞抗原,但部分病例可表达 CD79a,一项研究中 CD79a 的阳性率约为 50%[9,10]。

T-LBL 和 T-ALL(主要是 T-ALL)显示不同模式的 T 细胞受体(TCR)基因重排,与肿瘤分化阶段相对应[11,12]。具有 pro-T 免疫表型的 T-ALL/LBL 患者中,一小部分可仅有 TCRδ 基因重排,或 TCRδ 和(或)TCRγ 基因重排。其余肿瘤表现为所有 TCR 基因均发生重排。这些研究成果表明,T 淋巴细胞发育过程中的 TCR 基因重排是顺序发生的:首先发生重排的是 TCRδ 基因,之后是 TCRγ 和 TCRβ 基因,最后是 TCRα 基因。T-ALL/LBL 也存在谱系不贞现象,约 20% 病例有 IgH 基因重排[1,12]。

T 淋巴母细胞肿瘤的细胞遗传学和分子研究对象

大多数是 T-ALL,仅少数为 T-LBL。从现有研究数据分析,T-LBL 与 T-ALL 有明显重叠,但必须注意到,这些数据主要来自 T-ALL 病例。传统细胞遗传学研究在约 50% 的 T-ALL/LBL 病例中发现异常[2,13]。最常见的染色体易位是 14q11 的 *TCRα* 和 δ、7q35 的 *TCRβ* 和 7p14-15 的 *TCRγ*。最常见的异位基因对象为 10q24 的 *HOX11/TLX1* 和 5q35 的 *HOX11L2/TLX3*,其他还包括 *TAL1*(1p32)、*RBTN1/LMO1*(11p15)、*RBTN2/LMO2*(11p13)、*LYL1*(19p13)和 *MYC*(8q24)。有两种易位形式:①癌基因保持完整,但与 *TCR* 基因并置;②两个基因均断裂,重组形成一个新的嵌合基因。T-ALL 还

存在其他许多细胞遗传学和分子学改变,其中大多数影响细胞周期。T-ALL 常见 *NOTCH1* 基因突变,约见于 40% ~ 50% 病例,也已报道 *NOTCH1* 通路中其他的基因异常,例如 *PTEN* 缺失和 AKT 活化[14]。T-ALL 中其他稍常见的改变包括:9p21 缺失(30% ~ 40%),6q 缺失(15% ~ 20%),*WT1* 基因突变(约 10%)、6q23/*MYB* 重复/获得(5% ~ 10%)、*ABL1* 重排/扩增(5%)、蛋白酪氨酸磷酸酶 2(PTPN2)突变和 13q14/*RB1* 缺失[15-19]。

使用当前的治疗方案,成人组中,T-ALL/LBL 的预后好于 B-ALL/LBL[18],儿童组中正好相反[20]。

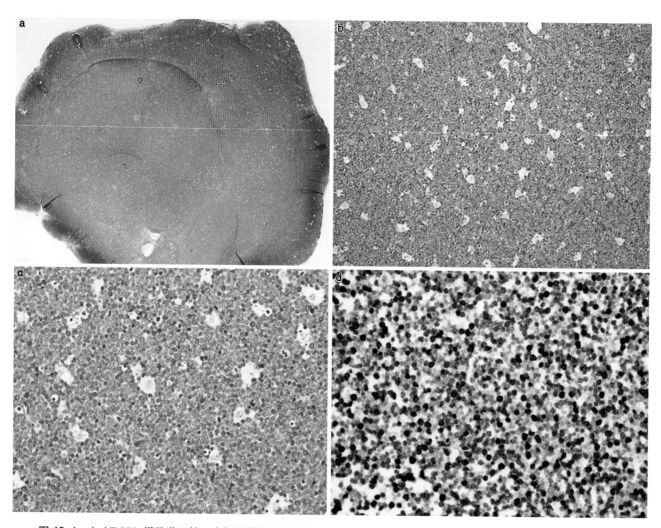

图 40.1   (a)T-LBL 累及淋巴结。本例呈模糊的结节状生长。(b)许多背景巨噬细胞构成星空现象。(c)瘤细胞小至中等,胞质稀少,核仁小或不明显。可见大量核分裂象和凋亡现象。(d)免疫组化 Ki-67 染色,几乎所有肿瘤细胞均阳性

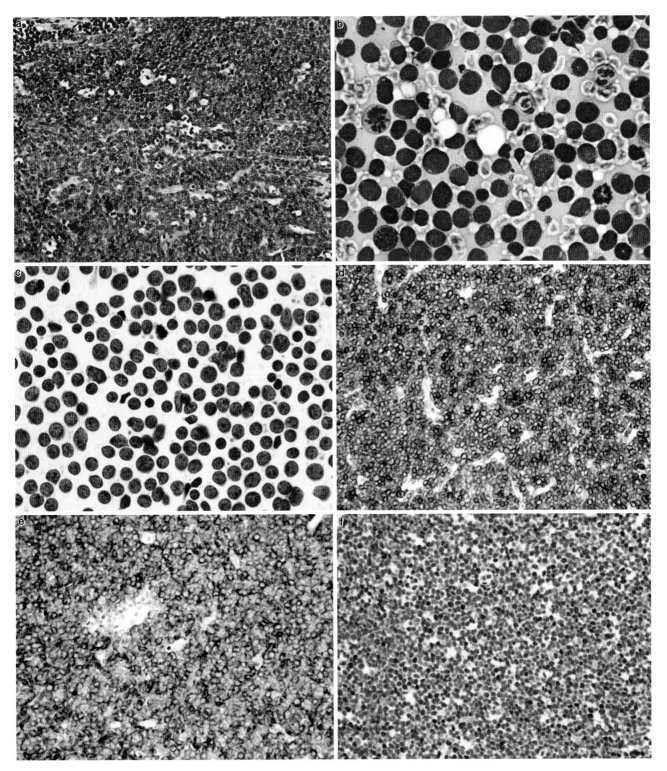

图 40.2　(a) 纵隔 T-LBL,少年男性。印片 Wright-Giemsa 染色(b) 和 HE 染色(c) 显示母细胞形态。免疫组化染色,肿瘤细胞表达 CD3(d) 、CD10(e) 和 TdT(f)

（车拴龙　译）

参考文献

1. Borowitz MJ, Chan JKC. T lymphoblastic leukemia/lymphoma. In: Swerdlow SH, Campo E, Harris NL, Jaffe ES, Pileri SA, Stein H, et al., editors. WHO classification of tumours of haematopoietic and lymphoid tissues. Lyon: IARC; 2008. p. 176–8.

2. Burkhardt B. Paediatric lymphoblastic T-cell leukaemia and lymphoma: one or two diseases? Br J Haematol. 2010;149:653–68.

3. Nathwani BN, Diamond LW, Winberg CD, et al. Lymphoblastic lymphoma: a clinicopathologic study of 95 patients. Cancer. 1981; 48:2347–57.

4. Schwartz JE, Grogan TM, Hicks MJ, et al. Pseudonodular T cell lymphoblastic lymphoma. Am J Med. 1984;77:947–9.

5. Han X, Bueso-Ramos CE. Precursor T-cell acute lymphoblastic leukemia/lymphoblastic lymphoma and acute biphenotypic leukemias. Am J Clin Pathol. 2007;127:528–44.

6. Soslow RA, Bhargava V, Warnke RA. MIC2, TdT, bcl-2, and CD34 expression in paraffin-embedded high-grade lymphoma/acute lymphoblastic leukemia distinguishes between distinct clinicopathologic entities. Hum Pathol. 1997;28:1158–65.

7. Coustan-Smith E, Mullighan CG, Onciu M, et al. Early T-cell precursor leukaemia: a subtype of very high-risk acute lymphoblastic leukaemia. Lancet Oncol. 2009;10:147–56.

8. Zhang J, Ding L, Holmfeldt L, et al. The genetic basis of early T-cell precursor acute lymphoblastic leukaemia. Nature. 2012;481: 157–63.

9. Hashimoto M, Yamashita Y, Mori N. Immunohistochemical detection of CD79a expression in precursor T cell lymphoblastic lymphoma/leukaemias. J Pathol. 2002;197:341–7.

10. Pilozzi E, Pulford K, Jones M, et al. Co-expression of CD79a (JCB117) and CD3 by lymphoblastic lymphoma. J Pathol. 1998;186:140–3.

11. de Villartay JP, Pullman AB, Andrade R, et al. Gamma/delta lineage relationship within a consecutive series of human precursor T-cell neoplasms. Blood. 1989;74:2508–18.

12. Pilozzi E, Muller-Hermelink HK, Falini B, et al. Gene rearrangements in T-cell lymphoblastic lymphoma. J Pathol. 1999;188:267–70.

13. Graux C, Cools J, Michaux L, et al. Cytogenetics and molecular genetics of T-cell acute lymphoblastic leukemia: from thymocyte to lymphoblast. Leukemia. 2006;20:1496–510.

14. Ferrando AA. The role of NOTCH1 signaling in T-ALL. Hematology Am Soc Hematol Educ Program. 2009;353–61.

15. Hagemeijer A, Graux C. ABL1 rearrangements in T-cell acute lymphoblastic leukemia. Genes Chromosomes Cancer. 2010;49:299–308.

16. Kleppe M, Lahortiga I, El Chaar T, et al. Deletion of the protein tyrosine phosphatase gene PTPN2 in T-cell acute lymphoblastic leukemia. Nat Genet. 2010;42:530–5.

17. Lahortiga I, De Keersmaecker K, Van Vlierberghe P, et al. Duplication of the MYB oncogene in T cell acute lymphoblastic leukemia. Nat Genet. 2007;39:593–5.

18. Marks DI, Paietta EM, Moorman AV, et al. T-cell acute lymphoblastic leukemia in adults: clinical features, immunophenotype, cytogenetics, and outcome from the large randomized prospective trial (UKALL XII/ECOG 2993). Blood. 2009;114:5136–45.

19. Tosello V, Mansour MR, Barnes K, et al. WT1 mutations in T-ALL. Blood. 2009;114:1038–45.

20. Pui CH, Mullighan CG, Evans WE, Relling MV. Pediatric acute lymphoblastic leukemia: where are we going and how do we get there? Blood. 2012;120:1165–74.

第 41 章
伴 *FGFR1* 异常的淋巴瘤

41

这是一种罕见的侵袭性肿瘤,具有特征性的 8p11 染色体易位,因而又被称为 8p11 骨髓增生综合征(8p11 myeloproliferative syndrome,EMS)。受累的基因是成纤维细胞生长因子受体 1(*FGFR1*)。最常见的细胞遗传学异常是 t(8;13)(p11;q12),表现为 8p11 上的 *FGFR1* 基因断裂,与 13q12 上的 *MYM2* 基因(曾被称为 ZNF198)连接在一起[1,2],所形成的 MYM2-FGFR1 嵌合蛋白具备酪氨酸激酶活性,可促进细胞增殖。据报道,另有 8 种与 *FGFR1* 相关的遗传学异常。EMS 患者可发生淋巴瘤和(或)出现外周血、骨髓改变,提示为骨髓增生性肿瘤(myeloproliferative neoplasm,MPN)或骨髓异常增生综合征/骨髓增生性肿瘤。多数患者进展为急性髓性白血病。因此,EMS 患者可发生淋巴瘤,表现为淋巴结肿大;也可发生 MPN,表现为外周血细胞计数升高和嗜酸性细胞增多;或进展为急性白血病,表现为全血细胞减少。在目前的 WHO 分类中,此类肿瘤与另 2 个具有相似临床表现的疾病归在一起,其上级分类为"髓系和淋系肿瘤伴嗜酸性粒细胞增多及 *PDGFRα*、*PDGFRβ*

或 *FGFR1* 异常"[3]。

受累淋巴结结构弥漫破坏,或滤泡间区扩张伴残留生发中心。可见双系肿瘤细胞,但以某一系为主。一系是未成熟髓系细胞,细胞中等,核形不规则,主要分布于血管周围,这些细胞表达 MPO、溶菌酶、CD34 或 CD117;另一系是表达 CD3 和 TdT 的小淋巴母细胞。若仅认识到其中的髓系母细胞成分时,可能误诊为髓样肉瘤;仅认识到淋巴母细胞成分时,可能误诊为 T 或 B 淋巴母细胞淋巴瘤。两系成分均混有成熟嗜酸性粒细胞,伴血管增生[3,4]。

骨髓内细胞量可正常,也可增多,伴嗜酸性粒细胞增多。母细胞比例可不足 5%,也可超过 20%,达到诊断急性白血病的标准。母细胞以髓系为主,淋巴母细胞量不等,有时骨髓内的淋巴母细胞可超过 25%,这已达到骨髓标本诊断淋巴母细胞白血病的标准。

EMS 预后差,许多患者可进展为急性白血病,常为急性髓性白血病。常规的白血病治疗方案无效。早期骨髓移植是获得长期存活的唯一希望[2]。

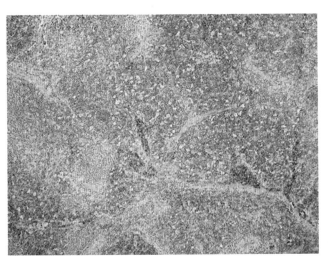

图 41.1 淋巴结结构破坏,低倍镜下可见两种分布模式。伴星空现象的暗区为淋巴母细胞成分,淡染区为髓系母细胞成分

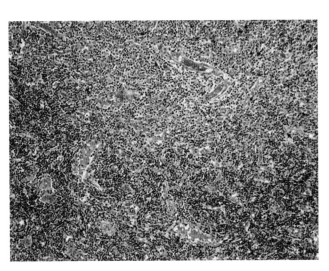

图 41.2 淋巴结病变由明显不同的两种成分构成。下半部为淋巴母细胞成分,上半部为髓系母细胞成分

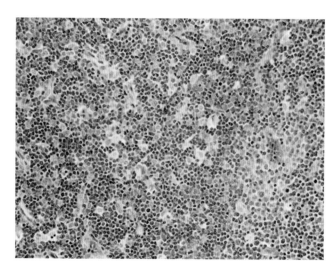

图41.3　此高倍视野中主要为伴星空现象的淋巴母细胞成分。髓系母细胞成分(右侧)淡染,有明确的胞质,围绕充血的微静脉分布

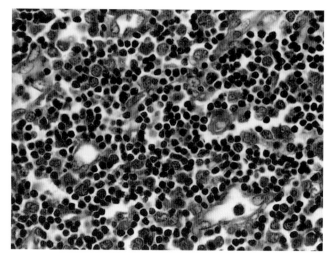

图41.4　淋巴结内含丰富的淋巴母细胞,形似小淋巴细胞

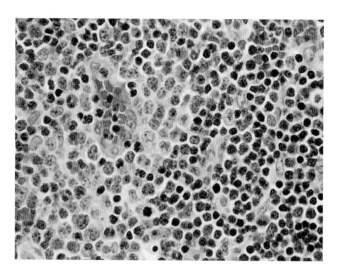

图41.5　淋巴结内的淋巴母细胞成分(右侧)和微静脉周围的髓系母细胞成分(左侧),高倍放大。髓系母细胞较大,核卵圆形或有皱褶,胞质中等量。淋巴母细胞较小而深染,核有重叠,胞质稀少

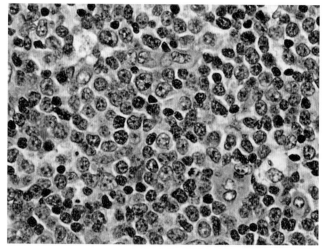

图41.6　淋巴结内成簇的髓系母细胞,高倍放大。核卵圆形,染色质细,偶见明显核仁。罕见组织细胞和可染小体巨噬细胞。若无淋巴母细胞成分,本例应诊断为髓系肉瘤

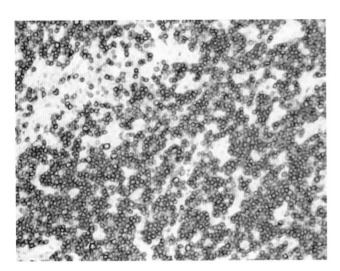

图 41.7　免疫组化 CD3 染色。淋巴结内大多数细胞为 T 细胞。此方法不能区分表面型和胞质型 CD3

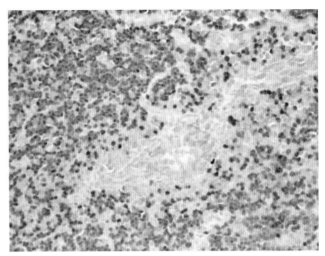

图 41.8　免疫组化 TdT 染色。淋巴结内见大量 TdT 阳性细胞,提示细胞处于未成熟阶段或为淋巴母细胞。浅色区域内有一条血管,血管周围的髓系母细胞不表达 TdT。若无髓系细胞成分,本例应诊断为淋巴母细胞淋巴瘤

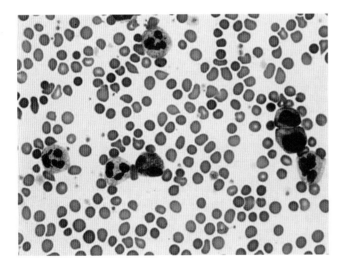

图 41.9　EMS 患者的外周血标本,示白细胞增多伴左移、嗜酸性粒细胞增多。中央见一嗜酸性粒细胞,右侧见 2 个髓系细胞和 1 个单核细胞。伴显著嗜酸性粒细胞增多的病例可诊断为慢性嗜酸细胞性白血病

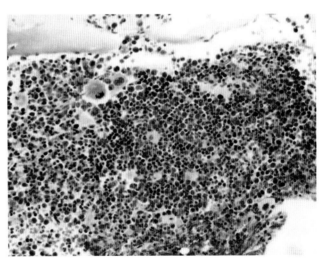

图 41.10　骨髓穿刺标本。细胞丰富,可见单个核细胞、残留的红细胞岛、嗜酸性粒细胞和巨核细胞,提示为骨髓增生性肿瘤

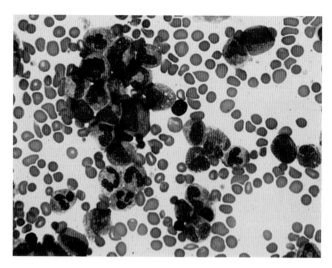

图 41.11　骨髓针吸涂片。可见较多成熟过程中的髓系细胞、单核细胞和嗜酸性粒细胞，几乎没有红系前体细胞，提示为骨髓增生性肿瘤

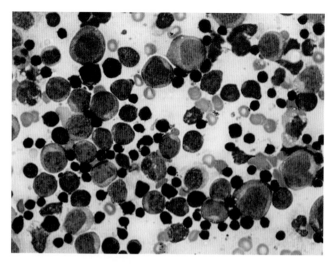

图 41.12　骨髓针吸涂片。髓系成熟显著左移，提示疾病正在进展为急性髓系白血病。此外，背景内丰富的小而深染的细胞为淋巴母细胞

（蔡颖　译）

参考文献

1. Jackson CC, Medeiros LJ, Miranda RN. 8p11 myeloproliferative syndrome: a review. Hum Pathol. 2010;41:461–76.
2. Miranda RN. Lymphomas associated with FGFR1 abnormalities. In: Medeiros LJ, editor. Diagnostic pathology: lymph nodes and spleen with Extranodal lymphomas. Altona: Amirsys; 2011. p. 5-20–5-7.
3. Abruzzo LV, Jaffe ES, Cotelingam JD, et al. T-cell lymphoblastic lymphoma with eosinophilia associated with subsequent myeloid malignancy. Am J Surg Pathol. 1992;16:236–45.
4. Vega F, Medeiros LJ, Davuluri R, et al. t(8;13)-positive bilineal lymphomas: report of 6 cases. Am J Surg Pathol. 2008;32:14–20.

第六篇
成熟 B 细胞淋巴瘤

第 42 章
慢性淋巴细胞白血病/小淋巴细胞淋巴瘤

42

慢性淋巴细胞白血病(chronic lymphocytic leukemia, CLL)/小淋巴细胞淋巴瘤(small lymphocytic lymphoma, SLL)属于成熟 B 细胞肿瘤,瘤细胞常同时表达 CD5 和 CD23。CLL 细胞的形态学和免疫表型均与结内 SLL 相同,因此认为两者是同一疾病的不同表现[1]。术语 SLL 的应用很严格,仅限于具有 CLL/SLL 特征的淋巴瘤累及组织,且不伴有白血病证据的病例。

CLL/SLL 约占所有 B 细胞淋巴瘤的 12%[1],主要见于中老年人,发病高峰为 50~80 岁,男性略多。常表现为全身淋巴结肿大。即使诊断时的临床分期高,患者仍表现为惰性临床经过。多数患者仅有一些非特异性症状,如体弱和食欲减退等,偶有系统症状[1,2]。

受累淋巴结结构通常完全破坏,小淋巴细胞呈模糊的结节状增生,伴有斑点状淡染区,后者代表增殖中心(又称假滤泡样生长中心或假滤泡)[3,4]。瘤细胞主要为小圆形淋巴细胞,胞质稀少,染色质团块状,核仁不明显,核分裂象少见。也可见到稍大的淋巴样细胞,核形不规则(前淋巴细胞),以及更大的细胞,核圆形、空泡状,含中位核仁(副免疫母细胞),这 2 种细胞多见于增殖中心内。一些病例的增殖中心呈边缘区样围绕残存的良性生发中心[5]。少数 CLL/SLL 可有浆样分化。骨髓内的 CLL 可表现为结节性、间质性或弥漫性生长方式。

免疫表型分析,CLL/SLL 为 B 细胞肿瘤,表达单一 Ig 轻链(κ>λ)、IgM,常表达 IgD 和广谱 B 细胞标记,如 CD19、CD20、CD22、CD79A 和 PAX5[1,6,7]。Ig 和 CD20 弱表达于瘤细胞表面,此弱表达方式具有特征性,流式细胞检测时的免疫荧光信号也较暗淡。瘤细胞还常表达 BCL2、CD21 和 CD23,不表达 CD79B 和

FMC7。CLL/SLL 还特征性表达 CD5,这是一种广谱 T 细胞抗原,仅少数正常 B 细胞有表达。部分病例表达 T 细胞抗原 ZAP70。不表达其他 T 细胞抗原、CD10、BCL6 和 Cyclin D1。

CLL/SLL 遗传学研究对象多数为 CLL 病例,结果发现存在许多细胞遗传学和分子亚型,这些亚型与其免疫表型特征部分相关。这些特征可用于 CLL/SLL 患者的预后分层[8,9]。表 42.1 列出了临床实践中常用的预后因素。

表 42.1　与 CLL/SLL 预后相关的免疫表型、分子和细胞遗传学特征,分别使用免疫表型检测技术(免疫组织化学和流式细胞术)、分子诊断技术和 FISH

特征	预后好	预后不良
免疫表型		
ZAP-70	阴性	阳性
CD38	阴性	阳性
分子诊断		
Ig 重链和轻链突变(胚系序列改变 > 2%)	突变	未突变
FISH		
del(13q14)	×	
del(11q22)(*ATM* 基因位点)		×
del(6q)		×
del(17p13)(*TP53* 基因位点)		×
12 号染色体三体		×

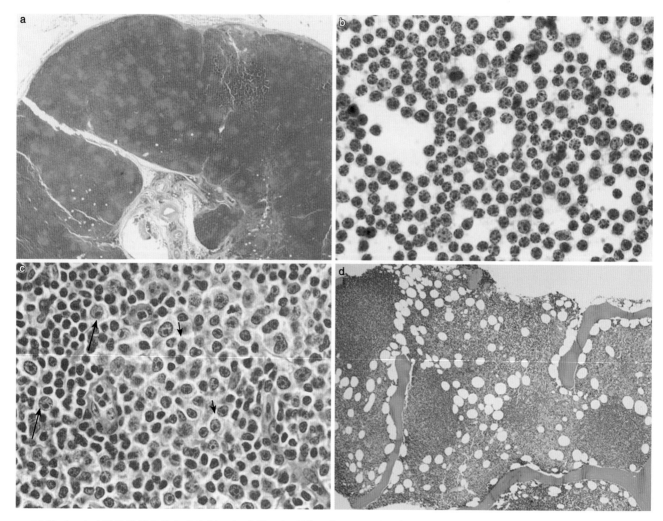

图 42.1 （a）慢性淋巴细胞白血病（CLL）/小淋巴细胞淋巴瘤（SLL）累及淋巴结,可见显著的增殖中心（淡染区）；（b）印片,HE 染色。以小淋巴细胞为主,胞质稀少,核圆形,染色质团块状。（c）除小淋巴细胞外,还可见前淋巴细胞（短箭头）和副免疫组细胞（长箭头）,尤其多见于增殖中心内。（d）骨髓内 CLL/SLL 呈结节状生长

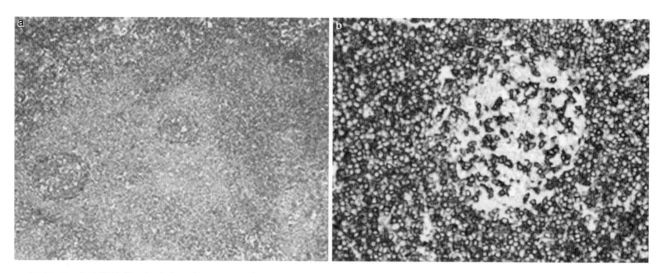

图 42.2 （a）慢性淋巴细胞白血病（CLL）/小淋巴细胞淋巴瘤（SLL）累及部分淋巴结,瘤细胞围绕固有生发中心呈边缘区样分布。CLL/SLL 常表达 CD5（b）、CD23（表达弱于生发中心的滤泡树突状细胞网）（c）和 CD20（表达弱于生发中心 B 细胞）（d）

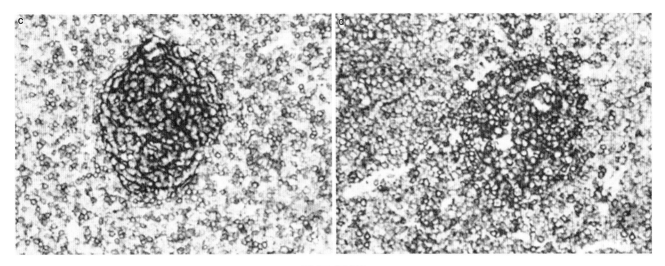

图 42.2（续）

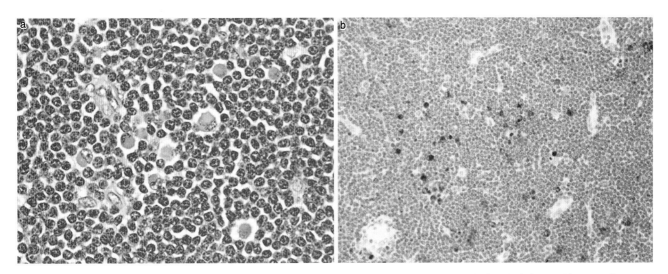

图 42.3　（a）慢性淋巴细胞白血病（CLL）/小淋巴细胞淋巴瘤（SLL）伴浆样分化。（b）免疫组化染色显示单一 Igλ 表达

（蔡颖　译）

参考文献

1. Muller-Hermelink HK, Montserrat E, Catovsky D, et al. Chronic lymphocytic leukemia/small lymphocytic lymphoma. In: Swerdlow SH, Campo E, Harris NL, Jaffe ES, Pileri SA, Stein H, et al., editors. WHO classification of tumours of haematopoietic and lymphoid tissues. Lyon: IARC; 2008. p. 180–2.

2. Tsimberidou AM, Wen S, O'Brien S, et al. Assessment of chronic lymphocytic leukemia and small lymphocytic lymphoma by absolute lymphocyte counts in 2,126 patients: 20 years of experience at the University of Texas M.D. Anderson Cancer Center. J Clin Oncol. 2007;25:4648–56.

3. Bonato M, Pittaluga S, Tierens A, et al. Lymph node histology in typical and atypical chronic lymphocytic leukemia. Am J Surg Pathol. 1998;22:49–56.

4. Inamdar KV, Bueso-Ramos CE. Pathology of chronic lymphocytic leukemia: an update. Ann Diagn Pathol. 2007;11:363–89.

5. Gupta D, Lim MS, Medeiros LJ, Elenitoba-Johnson KS. Small lymphocytic lymphoma with perifollicular, marginal zone, or inter-follicular distribution. Mod Pathol. 2000;13:1161–6.

6. Medeiros LJ, Strickler JG, Picker LJ, et al. "Well-differentiated" lymphocytic neoplasms. Immunologic findings correlated with clinical presentation and morphologic features. Am J Pathol. 1987; 129:523–35.

7. Habib LK, Finn WG. Unsupervised immunophenotypic profiling of chronic lymphocytic leukemia. Cytometry B Clin Cytom. 2006;70: 124–35.

8. Pepper C, Majid A, Lin TT, et al. Defining the prognosis of early stage chronic lymphocytic leukaemia patients. Br J Haematol. 2012;156:499–507.

9. Sellner L, Dietrich S, Dreger P, et al. Can prognostic factors be used to direct therapy in chronic lymphocytic leukemia? Curr Hematol Malig Rep. 2012;7:3–12.

43

第 43 章
Richter 综合征

约 5%~10% 的慢性淋巴细胞白血病/小淋巴细胞淋巴瘤(CLL/SLL)患者会进展为高级别淋巴瘤,即 Richter 综合征,1928 年该病由 Maurice Richter 首次报道,并由此命名[1]。当患者发生 Richter 综合征时,常出现 B 症状,淋巴结巨大,或肝脾肿大。

Richter 综合征患者的高级别淋巴瘤多数为弥漫性大 B 细胞淋巴瘤(DLBCL)。活检标本表现为大细胞弥漫增生,核分裂指数高,常伴有坏死。大细胞常具有中心母细胞特征,一些病例为免疫母细胞型或间变亚型。罕见病例的特征类似富于 T/组织细胞的大 B 细胞淋巴瘤,或形态学类似特征介于 DLBCL 和 BurKitt 淋巴瘤间的未分类 B 细胞淋巴瘤(所谓的灰区淋巴瘤,以前称为 BurKitt 样高级别 B 细胞淋巴瘤)。

发生于 CLL/SLL 患者的 DLBCL 多数具有 CLL/SLL 的免疫表型,即 CD5+、CD19+、CD20+ 和 CD23+。CLL/SLL 和 DLBCL 具有相同的表面 Ig 轻链,但 DLBCL 的大 B 细胞表达更强。与 CLL/SLL 相似,肿瘤性大 B 细胞通常不表达 CD10、BCL6 和 MUM1/IRF4。一部分发生于 CLL/SLL 患者的 DLBCL 可不表达 CD5,更少见的情况是 DLBCL 成分表达 CD10 或 BCL6。推测这些 CD10 阳性病例不属于克隆相关性病变。EBV 常阴性,小部分病例可阳性。Ki-67 增殖指数高(>75%)。大 B 细胞常过表达 P53。

Southern 印迹法和 PCR 法检测发现,至少 50%~60% 的 Richter 综合征患者中,CLL/SLL 和 DLBCL 成分有克隆相关性[1]。

Richter 综合征中的高级别淋巴瘤还可表现为经典型霍奇金淋巴瘤(CHL),罕见病例可为外周 T 细胞淋巴瘤[2,3]。伴 CHL 者的临床表现与伴 DLBCL 者相似。与原发性 CHL 一样,Richter 综合征中的 CHL 也表达 CD30 和 CD15,EBER 杂交一般阴性。

慢性淋巴细胞白血病伴前淋巴细胞样转化

CLL 伴前淋巴细胞转化是 CLL/SLL 中高级别淋巴瘤的另一种表现形式,虽然一般不诊断为 Richter 综合征,但此改变伴有病情恶化,并具有侵袭性生物学行为,因此也可归入 Richter 综合征。诊断前淋巴细胞样转化所需的前淋巴细胞比例的阈值在当前 WHO 分类中并没有明确[4]。前淋巴细胞通常在外周血中占优势,一些病例中,前淋巴细胞甚至可能是循环内唯一的淋巴细胞类型。

分子研究发现,与 CLL/SLL 进展为高级别淋巴瘤风险升高相关的遗传学改变包括 8q24/MYC 易位和 17p13 缺失/TP53 基因突变[5,6]。

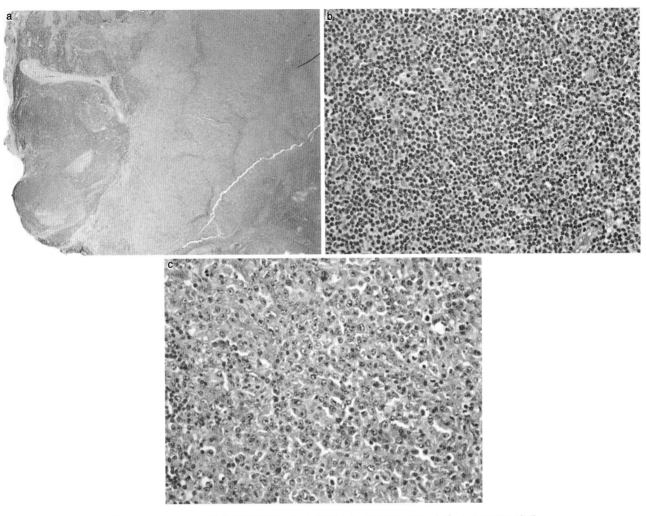

图 43.1　CLL/SLL 相关的 DLBCL。(a) 低倍放大 ; (b) CLL/SLL 成分 ; (c) DLBCL 成分

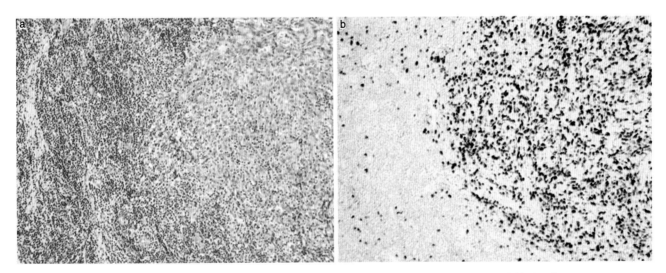

图 43.2　(a) CLL/SLL (左) 相关的 DLBCL (右)。(b) 免疫组化 Ki-67 染色 , DLBCL 阳性细胞数明显多于 CLL/SLL

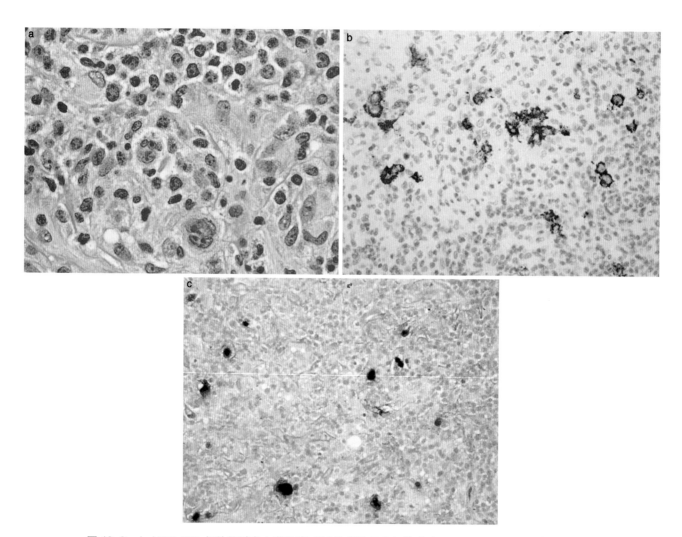

图 43.3   (a) CLL/SLL 相关的霍奇金淋巴瘤;(b) 肿瘤性 R-S 细胞表达 CD30;(c) EBER 原位杂交阳性

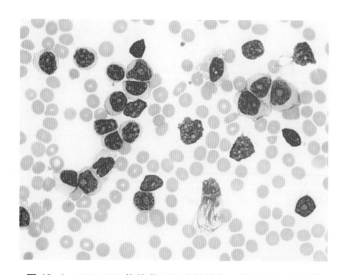

图 43.4   CLL/SLL 伴前淋巴细胞样转化。循环血中以前淋巴细胞为主,胞质中等,核偏位,染色质开放,可见一个显著核仁

参考文献

1. Foon KA, Thiruvengadam R, Saven A, et al. Genetic relatedness of lymphoid malignancies. Transformation of chronic lymphocytic leukemia as a model. Ann Intern Med. 1993;119:63–73.
2. Lee A, Skelly ME, Kingma DW, Medeiros LJ. B-cell chronic lymphocytic leukemia followed by high grade T-cell lymphoma. An unusual variant of Richter's syndrome. Am J Clin Pathol. 1995;103:348–52.
3. Tsimberidou AM, Keating MJ, Wierda WG. Richter's transformation in chronic lymphocytic leukemia. Curr Hematol Malig Rep. 2007;2:265–71.
4. Muller-Hermelink HK, Montserrat E, Catovsky D, et al. Chronic lymphocytic leukemia/small lymphocytic lymphoma. In: Swerdlow SH, Campo E, Harris NL, et al., editors. WHO classification of tumours of haematopoietic and lymphoid tissues. Lyon: IARC; 2008. p. 180–2.
5. Thornton PD, Gruszka-Westwood AM, Hamoudi RA, et al. Characterisation of TP53 abnormalities in chronic lymphocytic leukaemia. Hematol J. 2004;5:47–54.
6. Huh YO, Lin KI, Vega F, et al. MYC translocation in chronic lymphocytic leukaemia is associated with increased prolymphocytes and a poor prognosis. Br J Haematol. 2008;142:36–44.

(蔡颖 译)

第 44 章
淋巴结边缘区淋巴瘤

44

淋巴结边缘区淋巴瘤(nodal marginal zone lymphoma,NMZL)的诊断需要满足临床和病理标准。瘤细胞常表现为胞质淡染,具有非特异性 B 细胞免疫表型,这可能与其起源于结内边缘区 B 细胞有关。WHO 分类中要求,诊断 NMZL 时患者不应有结外或脾脏边缘区淋巴瘤。

肿瘤细胞形态与反应性单核样 B 细胞有相似之处,因此最初 Sheibani 等[1]将其命名为单核样 B 细胞淋巴瘤。随后研究发现,NMZL 与反应性单核样 B 细胞没有明确关系,起源于结内边缘区 B 细胞的可能性较大。目前对于肿瘤的起源仍有争议。NMZL 不足非霍奇金淋巴瘤的 2%。与结外或脾边缘区淋巴瘤相比,NMZL 的诊断更依赖于人为制定的临床标准[2]。

NMZL 常见于 50~70 岁成人,女性略多[2-4]。临床呈惰性经过,约 1/3 患者有 B 症状,这与其他系统性低级别 B 细胞 NHL 相似。多数患者表现为外周淋巴结肿大,早期常表现为头颈部局限性淋巴结肿大,但也可表现为全身淋巴结肿大。骨髓受累可见于 30%~60% 患者。一项意大利的研究发现 NZML 与丙肝病毒感染有关[3]。多达 1/3 患者的血清中检测到低水平 IgG、IgA 或 IgM 副蛋白[5]。

组织学观察,瘤细胞胞质丰富,因此受累淋巴结在 HE 染色时低倍镜下表现为着色浅淡。生长方式包括弥漫性、结节状、滤泡间或滤泡周围生长[3-8]。结节状结构一般是瘤细胞殖入滤泡而形成的,形似滤泡性淋巴瘤。未受累滤泡常可见增生的生发中心。NMZL 瘤细胞形态具有异质性。最有特征性的细胞类型是单核样淋巴细胞,胞质相对丰富,淡嗜酸性或透明,胞界清楚,核小,形态温和,染色质团块状。还可见到中心细胞样细胞和浆样分化细胞。散在数量不等的大细胞。核分裂象通常罕见。

NMZL 显示非特异性 B 细胞免疫表型,表达单一 Ig 轻链,通常表达 IgM,偶表达 IgD,还表达广谱 B 细胞标记、CD11c、CD43 和 BCL2[2,3]。一般不表达 CD10、CD21、CD23、BCL6、Cyclin D1 和 T 细胞抗原(包括 CD5)。最近研究发现,IRTA1(免疫球蛋白超家族受体易位相关因子 1)是结内和结外边缘区 B 细胞的相对特异性标记[9]。

对于 NMZL 的分子病理机制了解甚少。可检测到 Ig 基因重排,Ig 可变区常有体细胞超突变。传统细胞遗传学研究已发现多种异常,但未检测到恒定的遗传学异常。50%~60% 病例有 3 号染色体三体[9,10]。NMZL 不发生见于 MALT 淋巴瘤的易位[11]。

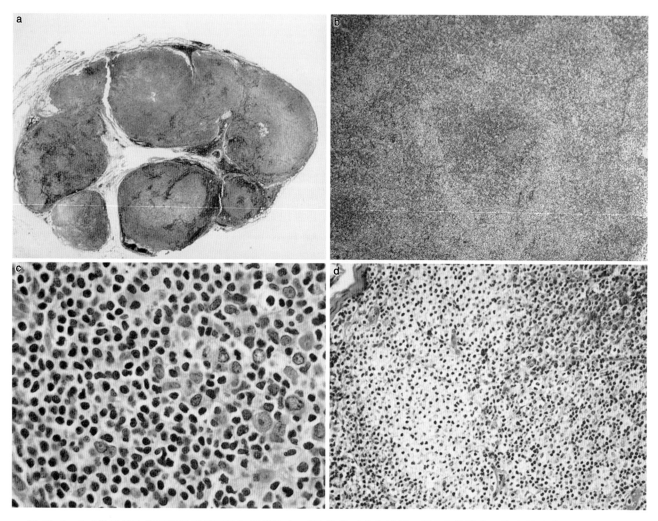

图 44.1   (a)淋巴结边缘区淋巴瘤(NMZL),低倍放大。HE 染色时着色浅淡。(b)中倍放大。扩大的边缘区内见异质性肿瘤细胞,胞质透亮,呈单核细胞样。(c)高倍放大。细胞构成复杂,可见小细胞、有中等量胞质的细胞、中心细胞样的核、散在大细胞。(d)NMZL 特征性的单核样 B 细胞

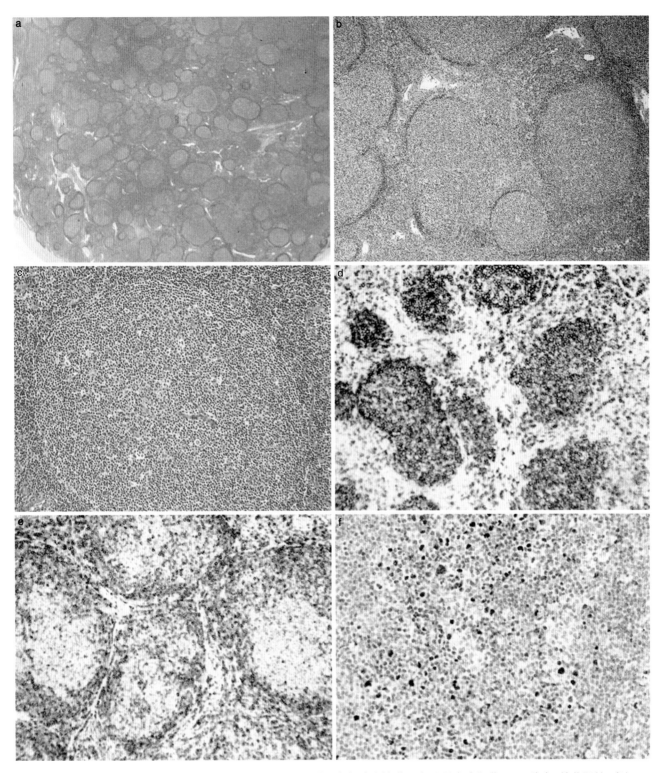

图 44.2 （a～c）淋巴结边缘区淋巴瘤伴显著的结节状生长，类似滤泡性淋巴瘤；（d）免疫组化 CD20 染色，结节阳性；瘤细胞殖入生发中心，免疫组化 BCL2（e）、BCL6（f）染色，原有的生发中心细胞 BCL2 阴性、BCL6 阳性；殖入的瘤细胞 BCL2 阳性、BCL6 阴性

（蔡颖　译）

参考文献

1. Sheibani K, Sohn CC, Burke JS, et al. Monocytoid B-cell lymphoma. A novel B-cell neoplasm. Am J Pathol. 1986;124:310–8.

2. Campo E, Pileri S, Jaffe ES, et al. Nodal marginal zone lymphoma. In: Swerdlow SH, Campo E, Harris NL, et al., editors. WHO classification of tumours of haematopoietic and lymphoid tissues. Lyon: IARC; 2008. p. 218–9.

3. Arcaini L, Lucioni M, Boveri E, Paulli M. Nodal marginal zone lymphoma: current knowledge and future directions of an heterogeneous disease. Eur J Haematol. 2009;83:165–74.

4. Kojima M, Inagaki H, Motoori T, et al. Clinical implications of nodal marginal zone B-cell lymphoma among Japanese: study of 65 cases. Cancer Sci. 2007;98:44–9.

5. Traverse-Glehen A, Felman P, Callet-Bauchu E, et al. A clinico-pathological study of nodal marginal zone B-cell lymphoma. A report on 21 cases. Histopathology. 2006;48:162–73.

6. Camacho FI, Algara P, Mollejo M, et al. Nodal marginal zone lymphoma: a heterogeneous tumor: a comprehensive analysis of a series of 27 cases. Am J Surg Pathol. 2003;27:762–71.

7. Nathwani BN, Anderson JR, Armitage JO, et al. Marginal zone B-cell lymphoma: a clinical comparison of nodal and mucosa-associated lymphoid tissue types. Non-Hodgkin's Lymphoma Classification Project. J Clin Oncol. 1999;17:2486–92.

8. Salama ME, Lossos IS, Warnke RA, Natkunam Y. Immunoarchitectural patterns in nodal marginal zone B-cell lymphoma: a study of 51 cases. Am J Clin Pathol. 2009;132:39–49.

9. Brynes RK, Almaguer PD, Leathery KE, et al. Numerical cytogenetic abnormalities of chromosomes 3, 7, and 12 in marginal zone B-cell lymphomas. Mod Pathol. 1996;9:995–1000.

10. Dierlamm J, Wlodarska I, Michaux L, et al. Genetic abnormalities in marginal zone B-cell lymphoma. Hematol Oncol. 2000; 18:1–13.

11. Remstein ED, James CD, Kurtin PJ. Incidence and subtype specificity of API2-MALT1 fusion translocations in extranodal, nodal, and splenic marginal zone lymphomas. Am J Pathol. 2000; 156:1183–8.

第 45 章
黏膜相关淋巴组织结外边缘区 B 细胞淋巴瘤（MALT 淋巴瘤）

45

黏膜相关淋巴组织（mucosaassociated lymphoid tissue，MALT）结外边缘区 B 细胞淋巴瘤，也称为 MALT 淋巴瘤，是结外部位发生的低级别 B 细胞淋巴瘤，几乎可见于任何结外部位，但多发生于上皮相关部位。

免疫增生性小肠病（immunoproliferative small intestinal disease，IPSID）又称地中海淋巴瘤，MALT 淋巴瘤最初被归入类似 IPSID 的胃肠道淋巴瘤中[1]。不久之后，又在肺和涎腺发现了类似肿瘤，提示这类肿瘤起源于黏膜表面相关的淋巴组织[2]。随后在甲状腺、胸腺、乳腺、结膜、胆囊、宫颈、喉、气管、硬脑膜、皮肤和肾等其他结外部位也发现了 MALT 淋巴瘤[3]。MALT 淋巴瘤是一组基础病因完全不同的异质性肿瘤，但具有相似的形态学和免疫表型特征，临床呈惰性经过。MALT 淋巴瘤约占 NHL 的 7%～8%[3]。

MALT 淋巴瘤倾向于局限性病变，播散较晚，特别是发生于胃的病例[3]。其他部位肿瘤更常见早期播散，诊断时可为 Ⅲ 期或 Ⅳ 期[4-6]。长期临床随访发现，患者常有复发，多见于胃之外的其他结外部位[3]。Anderson 癌症中心的一项多变量分析研究发现，影响患者总体生存率的独立预后因素包括血清 β2 微球蛋白水平升高、B 症状和男性[7]。

MALT 淋巴瘤发生播散时，区域淋巴结常被累及。淋巴结结构部分或全部破坏，肿瘤主要由小淋巴细胞构成，其细胞学特征存在一系列变化。瘤细胞胞质常丰富淡染，胞膜清楚，呈单核细胞样表现。一些病例的瘤细胞类似小淋巴细胞，胞质较少，核圆形；或核形不规则，形似反应性生发中心的中心细胞（因此称为中心细胞样细胞）。肿瘤细胞可有浆样分化，一些病例可同时见到两种细胞成分，一种为胞质稀少的小淋巴样细胞，另一种类似成熟浆细胞。MALT 淋巴瘤总是可见少量大细胞成分，但核分裂活性低，坏死罕见。很重要的一点是区分肿瘤性大细胞与残存生发中心的中心母细胞，因为当肿瘤环绕并浸润生发中心时，中心母细胞可与肿瘤细胞混杂在一起。大细胞成片分布提示 DLBCL 转化，常伴有核分裂象或坏死。

与结外部位相似，结内 MALT 淋巴瘤也表现出瘤细胞的多样性。MALT 淋巴瘤累及黏膜表面时，常浸润上皮结构，形成所谓的淋巴上皮病变，表现为上皮成分内可见 3 个或以上肿瘤性 B 细胞，常伴有上皮损伤改变。结外 MALT 淋巴瘤常伴有反应性淋巴滤泡，肿瘤性小淋巴细胞常围绕这些滤泡，有时可侵入其中（殖入），形成低倍镜下的结节状结构[8]。

前述为大多数 MALT 淋巴瘤共有的形态学表现，下文简述一些重要的部位特异性改变。胃常因幽门螺杆菌感染而获得良性 MALT[3,9]。超过 75% 的胃 MALT 淋巴瘤与幽门螺杆菌感染有关。研究表明，抗幽门螺杆菌治疗后，良性 MALT 和 MALT 淋巴瘤常可消退[10]。

其他部位发生的 MALT 淋巴瘤也与感染性因素有关。多达 1/3 的眼附属器 MALT 淋巴瘤与鹦鹉衣原体感染有关。疏螺旋体感染与一部分皮肤 MALT 淋巴瘤有关（多数在欧洲），空肠弯曲杆菌感染和小肠 MALT 淋巴瘤有关[11-13]。

正常成人肺内没有发育完善的 MALT，炎性病变常先于 MALT 淋巴瘤之前出现。两种炎性疾病常与肺 MALT 淋巴瘤相关，分别是 Sjögren 综合征和淋巴样间质性肺炎[3]。涎腺 MALT 淋巴瘤常与 Sjögren 综合征有关，甲状腺 MALT 淋巴瘤常发生于乔本/淋巴细胞性甲状腺炎之后。

对于其他器官的 MALT 淋巴瘤尚认识不足。例如，肾脏 MALT 淋巴瘤与其他部位发生者具有相同的组织学和分子生物学特征，但与基础性炎性疾病或感染源无明显相关性[14]。乳腺 MALT 淋巴瘤中,淋巴上皮病变不常见,且罕见 MALT 淋巴瘤相关性易位(见下文)[15]。

MALT 淋巴瘤表达单一 Ig 轻链,常表达 IgM、广谱 B 细胞抗原和 BCL2,不表达 IgD、CD10、BCL6、Cyclin D1 和 T 细胞抗原(包括 CD5)。近年有研究建议将 IRTA1(免疫球蛋白超家族受体易位相关因子 1)作为结内和结外边缘区 B 细胞的相对特异性标记[16]。

MALT 淋巴瘤有 Ig 基因重排。一项研究对 4 例多部位病变患者进行 IgH 基因 VDJ 序列分析,发现其中 3 例的不同部位 MALT 淋巴瘤不具有克隆相关性[17]。

MALT 淋巴瘤约有 10 种特异性或部分特异性染色体易位,这些易位聚集出现可见于约 30%～40% 的病例[18],这表明 MALT 淋巴瘤在分子水平具有高度异质性。到目前为止,已发现特异性较好的易位有 4 个。20%～30% 的 MALT 淋巴瘤发生 t(11;18)(q21;q21)[19,20],位于 11q21 上的 API2 基因和位于 18q21 上的 MALT1 基因发生断裂后,融合而形成 API2-MALT1 融合基因。API2 基因属于凋亡蛋白抑制因子(IAP)蛋白家族,在进化中比较保守,可调节凋亡。MALT1 是个新基因,功能不明,但对于 API2-MALT1 发挥活化 NF-κB 的功能非常重要[21]。t(11;18)在胃和肺 MALT 淋巴瘤最常见[22]。t(14;18)(q32;q21)在 MALT 淋巴瘤的发生率约 10%～20%,多见于眼附件区、皮肤和涎腺 MALT 淋巴瘤[22,23],此易位导致 18q21 上的 MALT1 和 14 号染色体上的 IgH 基因并置,还可能参与 NF-κB 活化[13]。多达 10% 的 MALT 淋巴瘤存在 t(3;14)(p14.1;q32),多见于眼附件区、甲状腺和皮肤[24]。t(1;14)p22;q32)少见,发生率低于 5%,表现为 1p22 上的完整 BCL10 基因与 14q32 上的 IgH 基因并置[25],此易位导致 BCL10 被截短,使 BCL10 蛋白失去预调亡功能。t(1;14)多见于小肠 MALT 淋巴瘤。7%～10% 的 MALT 淋巴瘤发生的 BCL-10 基因突变与 t(1;14) 无关[26]。

α 重链病

α 重链病被认为是 MALT 淋巴瘤的变异型,又称为免疫增生性小肠病或地中海淋巴瘤[3,27]。由于 IgH 基因的 V_H 或 CH1 区缺失,肿瘤细胞分泌截短的 IgA,不能与 Ig 轻链结合。其形态学和免疫表型类似 MALT 淋巴瘤,常伴有非常明显的浆样分化。本病多见于环地中海区域和南美洲,这与当地的生活环境差有关。

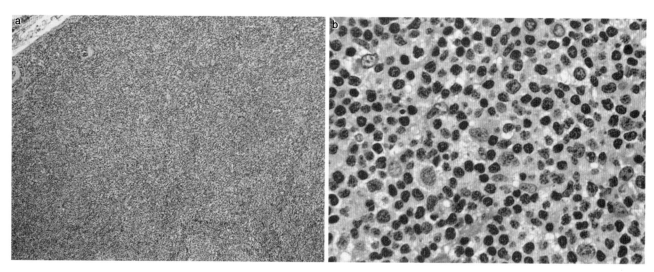

图45.1　MALT 淋巴瘤侵犯淋巴结。患者 5 年前有乳腺 MALT 淋巴瘤病史。(a)低倍放大,瘤细胞弥漫生长,破坏淋巴结结构。(b)浸润的瘤细胞呈单核细胞样,胞质透明,核圆形或呈中心细胞样,大细胞散在分布

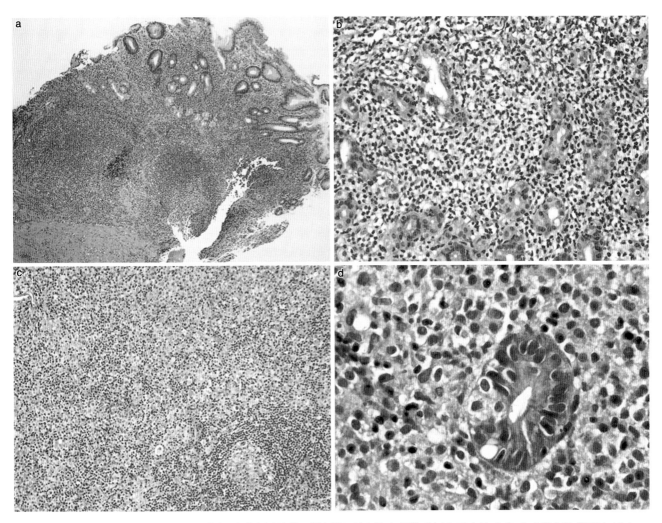

图 45.2　胃 MALT 淋巴瘤。(a)胃窦部黏膜全层见淋巴样浸润,(b)伴有黏膜破坏和反应性改变,(c)瘤细胞类型包括小淋巴细胞、中心细胞样细胞、浆样细胞和散在大细胞,瘤细胞浸润导致边缘区扩大(注意右下角的生发中心和其周围的套区)。(d)淋巴上皮病变由肿瘤性淋巴细胞(B 细胞)和固有上皮结构构成

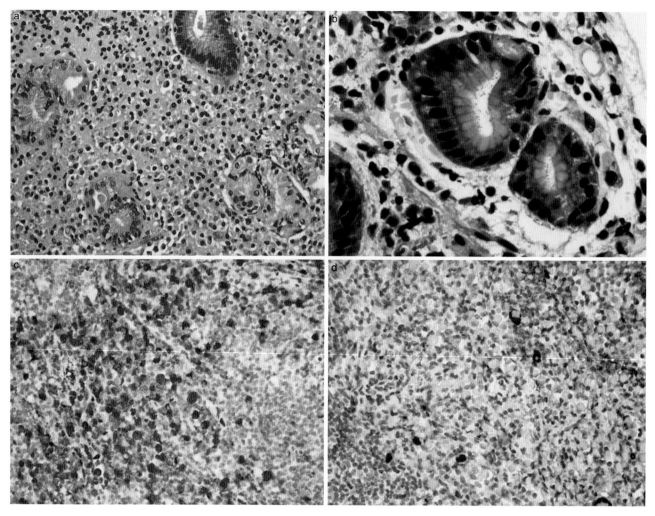

图 45.3   （a）胃 MALT 淋巴瘤，伴显著浆样分化。（b）胃 MALT 淋巴瘤常伴有幽门螺杆菌感染（Giemsa 染色）。浆样细胞呈单克隆性。免疫组化染色示单一的 κ 轻链表达（c），λ 轻链阳性细胞极少（d）

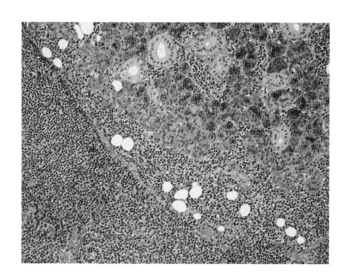

图 45.4   腮腺 MALT 淋巴瘤

（蔡颖 译）

参考文献

1. Isaacson P, Wright DH. Malignant lymphoma of mucosa-associated lymphoid tissue. A distinctive type of B-cell lymphoma. Cancer. 1983;52:1410–6.
2. Isaacson PG, Spencer J. Malignant lymphoma of mucosa-associated lymphoid tissue. Histopathology. 1987;11:445–62.
3. Isaacson PG, Chott A, Nakamura S, et al. Extranodal marginal zone lymphoma of mucosa-associated lymphoid tissue (MALT lymphoma). In: Swerdlow SH, Campo E, Harris NL, Jaffe ES, Pileri SA, Stein H, et al., editors. WHO classification of tumours of haematopoietic and lymphoid tissues. Lyon: IARC; 2008. p. 214–7.
4. Thieblemont C, Berger F, Dumontet C, et al. Mucosa-associated lymphoid tissue lymphoma is a disseminated disease in one third of 158 patients analyzed. Blood. 2000;95:802–6.
5. Raderer M, Wohrer S, Streubel B, et al. Assessment of disease dissemination in gastric compared with extragastric mucosa-associated lymphoid tissue lymphoma using extensive staging: a single-center experience. J Clin Oncol. 2006;24:3136–41.
6. de Boer JP, Hiddink RF, Raderer M, et al. Dissemination patterns in non-gastric MALT lymphoma. Haematologica. 2008;93:201–6.
7. Mazloom A, Medeiros LJ, McLaughlin PW, et al. Marginal zone lymphomas: factors that affect the final outcome. Cancer. 2010;116: 4291–8.
8. Isaacson PG, Wotherspoon AC, Diss T, Pan LX. Follicular coloni-

zation in B-cell lymphoma of mucosa-associated lymphoid tissue. Am J Surg Pathol. 1991;15:819–28.

9. Wotherspoon AC, Ortiz-Hidalgo C, Falzon MR, Isaacson PG. Helicobacter pylori-associated gastritis and primary B-cell gastric lymphoma. Lancet. 1991;338:1175–6.

10. Wotherspoon AC, Doglioni C, Diss TC, et al. Regression of primary low-grade B-cell gastric lymphoma of mucosa-associated lymphoid tissue type after eradication of Helicobacter pylori. Lancet. 1993;342:575–7.

11. Ponzoni M, Ferreri AJ, Guidoboni M, et al. Chlamydia infection and lymphomas: association beyond ocular adnexal lymphomas highlighted by multiple detection methods. Clin Cancer Res. 2008;14:5794–800.

12. Cho-Vega JH, Vega F, Rassidakis G, Medeiros LJ. Primary cutaneous marginal zone B-cell lymphoma. Am J Clin Pathol. 2006;125(Suppl):S38–49.

13. Lecuit M, Abachin E, Martin A, et al. Immunoproliferative small intestinal disease associated with Campylobacter jejuni. N Engl J Med. 2004;350:239–48.

14. Garcia M, Konoplev S, Morosan C, et al. MALT lymphoma involving the kidney: a report of 10 cases and review of the literature. Am J Clin Pathol. 2007;128:464–73.

15. Talwalkar SS, Valbuena JR, Abruzzo LV, et al. MALT1 gene rearrangements and NF-kappaB activation involving p65 and p50 are absent or rare in primary MALT lymphomas of the breast. Mod Pathol. 2006;19:1402–8.

16. Falini B, Agostinelli C, Bigerna B, et al. IRTA1 is selectively expressed in nodal and extranodal marginal zone lymphomas. Histopathology. 2012. doi:10.1111/j.1365-2559.2012.04289.x.

17. Konoplev S, Lin P, Qiu X, et al. Clonal relationship of extranodal marginal zone lymphomas of mucosa-associated lymphoid tissue involving different sites. Am J Clin Pathol. 2010;134:112–8.

18. Vinatzer U, Gollinger M, Mullauer L, et al. Mucosa-associated lymphoid tissue lymphoma: novel translocations including rearrangements of ODZ2, JMJD2C, and CNN3. Clin Cancer Res. 2008;14:6426–31.

19. Dierlamm J, Baens M, Wlodarska I, et al. The apoptosis inhibitor gene API2 and a novel 18q gene, MLT, are recurrently rearranged in the t(11;18)(q21;q21) associated with mucosa-associated lymphoid tissue lymphomas. Blood. 1999;93:3601–9.

20. Akagi T, Motegi M, Tamura A, et al. A novel gene, MALT1 at 18q21, is involved in t(11;18) (q21;q21) found in low-grade B-cell lymphoma of mucosa-associated lymphoid tissue. Oncogene. 1999;18:5785–94.

21. Lucas PC, Yonezumi M, Inohara N, et al. Bcl10 and MALT1, independent targets of chromosomal translocation in malt lymphoma, cooperate in a novel NF-kappa B signaling pathway. J Biol Chem. 2001;276:19012–9.

22. Streubel B, Simonitsch-Klupp I, Mullauer L, et al. Variable frequencies of MALT lymphoma-associated genetic aberrations in MALT lymphomas of different sites. Leukemia. 2004;18:1722–6.

23. Streubel B, Lamprecht A, Dierlamm J, et al. T(14;18)(q32;q21) involving IGH and MALT1 is a frequent chromosomal aberration in MALT lymphoma. Blood. 2003;101:2335–9.

24. Streubel B, Vinatzer U, Lamprecht A, et al. T(3;14)(p14.1;q32) involving IGH and FOXP1 is a novel recurrent chromosomal aberration in MALT lymphoma. Leukemia. 2005;19:652–8.

25. Willis TG, Jadayel DM, Du MQ, et al. Bcl10 is involved in t(1;14) (p22;q32) of MALT B cell lymphoma and mutated in multiple tumor types. Cell. 1999;96:35–45.

26. Zhang Q, Siebert R, Yan M, et al. Inactivating mutations and overexpression of BCL10, a caspase recruitment domain-containing gene, in MALT lymphoma with t(1;14)(p22;q32). Nat Genet. 1999;22:63–8.

27. Harris NL, Isaacson PG, Grogan TM, Jaffe ES. Heavy chain diseases. In: Swerdlow SH, Campo E, Harris NL, Jaffe ES, Pileri SA, Stein H, et al., editors. WHO classification of tumours of haematopoietic and lymphoid tissues. Lyon: IARC; 2008. p. 196–9.

46

第46章
淋巴结内脾脏边缘区B细胞淋巴瘤

脾脏边缘区B细胞淋巴瘤(splenic B-cell marginal zone lymphoma,SMZL)发生于脾脏,常导致脾显著肿大。目前尚不清楚SMZL的起源以及与其他边缘区肿瘤的关系[1,2]。

SMZL见于成人,通常为老年人,男女比例1:1,疾病分布具有特征性。在导致脾肿大的同时,多数病人还常累及脾门淋巴结、其他腹腔淋巴结和骨髓,也常累及肝脏和外周血。患者表现为脾肿大和实验室检查异常,一般为贫血和(或)血小板减少症[3]。外周血白细胞的中位数达 $18×10^9$/L[4,5];瘤细胞常可见极性分布或不均匀分布的绒毛状胞质突起,因此曾被称为伴绒毛状淋巴细胞的脾脏B细胞淋巴瘤[4]。一部分病人血清内含IgM副蛋白,其水平可很高[6]。一般没有系统性症状。脾肿大常很明显,但一部分病人的脾相对较小,这部分病例可能属于早期的局限性病变。在欧洲南部,SMZL患者的丙肝感染率较高。

脾脏重量常超过1000g,切面见脾脏弥漫增大,无明确肿块[7]。组织学观察,SMZL首先累及白髓的边缘区,病灶范围广泛时,瘤细胞可取代淋巴滤泡,并累及红髓[1-4,7]。低倍观察,结节中央残留生发中心内的细胞没有淡染胞质,因而深染,环绕并殖入生发中心的单核样B细胞形成淡染区域。瘤结节一般没有套区。

SMZL瘤细胞的胞质相对丰富,透明或淡染(呈单核细胞样),核圆形、居中、形态温和。一些病例的瘤细胞没有单核细胞样的特征,核轮廓明显不规则,类似于中心细胞,或出现显著的浆样分化。SMZL常有少量大细胞,但核分裂活性低,坏死不常见。若出现成片大细胞,则提示发生DLBCL转化,常伴有核分裂象或坏死。

脾切除标本检查发现,几乎所有SMZL患者均有脾门淋巴结累及。受累淋巴结结构部分破坏,肿瘤形成由残留或扩张的淋巴窦部分围绕的模糊结节,这些结节与脾内结节相似,结节中央区深染(低倍镜下更容易观察)。肿瘤结节通常无套区。淋巴结SMZL的瘤细胞形态类似脾脏病变中所见。

SMZL几乎总会累及骨髓,肿瘤可表现为间质性浸润、窦内浸润或结节状浸润,较少见弥漫浸润。窦内浸润可见于30%~50%病例,B细胞标记有助于显示浸润的瘤细胞。滤泡树突细胞(FDC)标记(如CD21、CD23)可显示瘤结节内紊乱的FDC网。

外周血中的瘤细胞常小而圆,约2/3的病例出现绒毛状淋巴细胞,绒毛常集中分布于细胞的两极。偶可见大的淋巴样细胞,核仁明显,若伴有淋巴细胞增多,可类似于B前淋巴细胞白血病(所谓的SMZL前淋巴细胞样转化)[8]。

免疫表型分析,瘤细胞表达sIg轻链、IgM、IgD(+/−)、广谱B细胞抗原和CD11c,不表达CD2、CD3、CD4、CD7、CD8、CD10、CD21、CD25、CD103、IRTA-1和BCL6[1,3,7]。多数SMZL不表达CD5和CD23,但约20%的病例可表达其中一种或两种。CD5阳性的SMZL患者更常出现白血病样累及,伴淋巴细胞计数升高,有时甚至需要与CLL/SLL鉴别[9]。

约40%的SMZL显示7q31-32丢失。最近一项研究提出,这个位点上的 IRF5 基因可能是肿瘤抑制基因,该基因缺失可能是SMZL的发病机制之一[10]。约1/4的病例有12号染色体三体,另有1/3的病例有+3q27[11]。罕见SMZL有7q21上的 CDK6 基因易位。

分子检测发现,SMZL的免疫球蛋白重链和轻链基因发生克隆性重排。约50%病例的Ig基因可变区有体细胞超突变。Ig可变区基因测序一般偏好使用 VH1-2,结果发现,抗原选择也可能是SMZL的发病机制之一[12]。有人提出,AKT1 通路和B细胞受体信号通路中的分子标记可用于区分SMZL与其他淋巴瘤累及脾脏[13,14]。最近在约25%的SMZL病例中发现了伴功能获得的 NOTCH2 突变,这与疾病进展和不良预后有关[15,16]。TP53 突变、7q缺失和IgH无突变也与不良预后相关[10]。

SMZL 表现为惰性临床过程,无症状或症状相对不明显的病人可选择观察等待。患者出现有症状的脾肿大或全身状况较差时,可选择脾脏切除术。约 10% 的病例出现大细胞淋巴瘤转化,此时需进行全身化疗。

目前的 WHO 分类中,在未分类脾脏 B 细胞淋巴瘤/白血病目录下,还有一个暂定的脾脏 B 细胞淋巴瘤分类[17],其中包括文献曾报道的 2 种肿瘤:弥漫型和毛细胞白血病型脾脏边缘区淋巴瘤。这两种类型彼此间以及与 SMZL 之间均关系密切,主要累及脾脏。与 SMZL 相比,这两种暂定类型的淋巴结表现相关描述很少,本章不再进一步讨论。

图 46.1　脾脏边缘区 B 细胞淋巴瘤(SMZL)大体标本,重 700g。脾脏弥漫增大,白髓明显,表现为直径 1 ~ 3mm 的粉色小结节

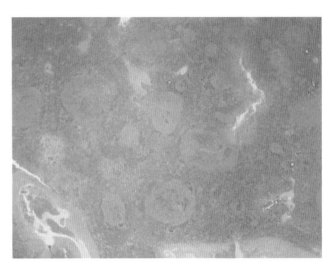

图 46.2　脾脏边缘区 B 细胞淋巴瘤(SMZL),低倍放大。白髓扩大,红髓内可见多个更小的结节

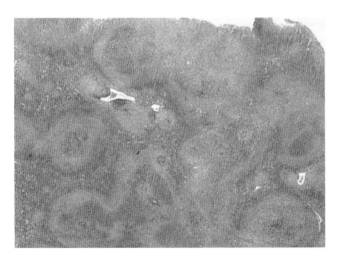

图 46.3　脾脏边缘区 B 细胞淋巴瘤(SMZL)全景图。白髓扩大,呈周边淡染、中央深染的双相改变

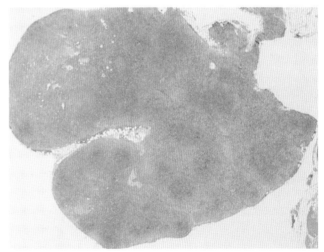

图 46.4　脾脏边缘区 B 细胞淋巴瘤(SMZL)患者脾切除标本中获得的淋巴结,低倍放大。淋巴结结构部分破坏,可见模糊的结节,淋巴窦未被侵犯,部分扩张

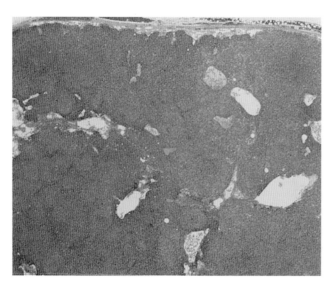

图 46.5   脾脏边缘区 B 细胞淋巴瘤(SMZL)患者的脾门淋巴结,低倍放大。可见模糊结节和开放或扩张的淋巴窦

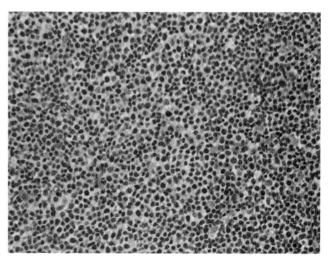

图 46.6   脾脏边缘区 B 细胞淋巴瘤(SMZL)患者的脾门淋巴结,高倍放大。残存生发中心模糊不清,几乎完全被肿瘤取代,瘤细胞小至中等,延伸至滤泡间区。需要免疫组化染色才能区分肿瘤性 SMZL 细胞和残存的生发中心细胞

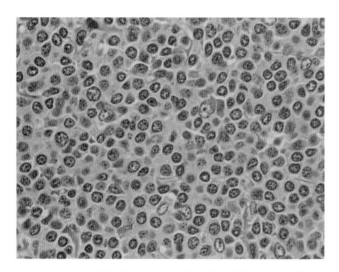

图 46.7   脾脏边缘区 B 细胞淋巴瘤(SMZL)患者的脾门淋巴结,高倍放大。可见小至中等淋巴细胞和浆样细胞

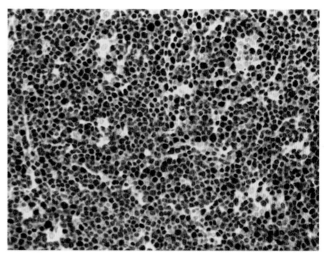

图 46.8   免疫组化 PAX5 染色。浸润灶内大多数细胞阳性

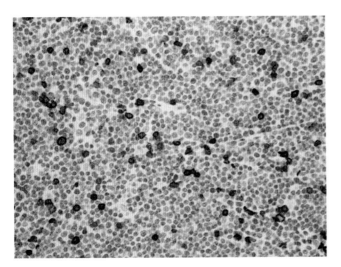

图 46.9　脾脏边缘区 B 细胞淋巴瘤(SMZL)侵犯淋巴结,免疫组化 CD5 染色。背景内散在强阳性的淋巴细胞是反应性 T 细胞,肿瘤性 B 细胞阴性

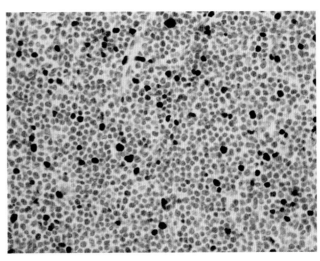

图 46.10　免疫组化 Ki-67 染色。仅少数细胞阳性,提示为低级别淋巴瘤

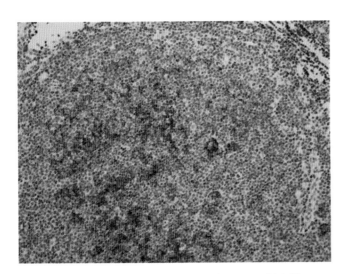

图 46.11　脾脏边缘区 B 细胞淋巴瘤(SMZL)侵犯淋巴结,免疫组化 CD21 染色。显示残存的滤泡树突状细胞网,提示瘤细胞殖入生发中心

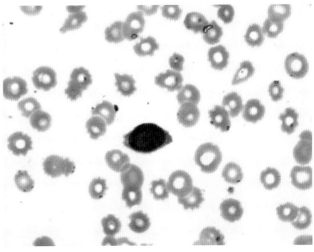

图 46.12　脾脏边缘区 B 细胞淋巴瘤(SMZL),外周血。可见绒毛状淋巴细胞,胞质位于细胞的两极

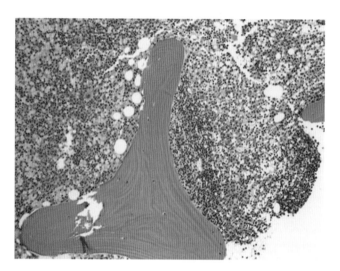

图 46.13　脾脏边缘区 B 细胞淋巴瘤（SMZL），骨髓。聚集于骨小梁旁的细胞以小淋巴细胞为主

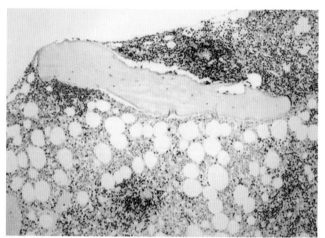

图 46.14　免疫组化 PAX5 染色，骨小梁旁聚集的淋巴细胞阳性

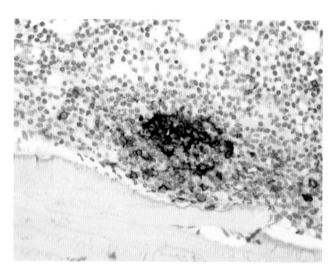

图 46.15　免疫组化 CD23 染色。可见淋巴细胞聚集灶内隐藏的滤泡树突状细胞网,提示边缘区淋巴细胞殖入滤泡

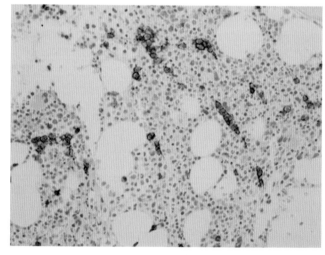

图 46.16　免疫组化 CD20 染色,显示瘤细胞的窦内分布模式。脾脏边缘区 B 细胞淋巴瘤（SMZL）累及骨髓时,30%～50%的病例可见这种模式,但没有特异性

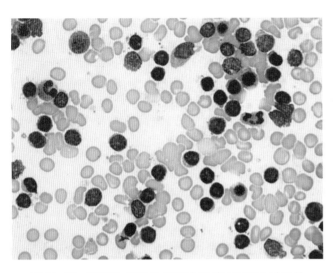

图46.17 脾脏边缘区B细胞淋巴瘤(SMZL)累及骨髓。抽吸涂片中见多数淋巴细胞小,核深染,胞质少,少数淋巴细胞有中等量的蓝染胞质。患者外周血淋巴细胞显著增多,表现为白血病

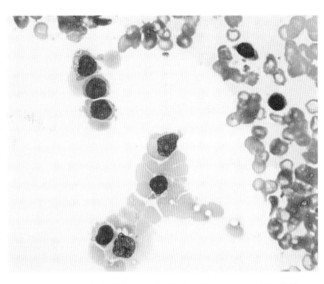

图46.18 脾脏边缘区B细胞淋巴瘤(SMZL)伴较多前淋巴细胞。骨髓抽吸涂片中可见许多淋巴细胞有大而明显的核仁,类似于B前淋巴细胞白血病。患者外周血中的前淋巴细胞超过55%

（蔡颖 译）

参考文献

1. Isaacson PG, Piris MA, Berger F, et al. Splenic B-cell marginal zone lymphoma. In: Swerdlow SH, Campo E, Harris NL, et al., editors. WHO classification of tumours of the haematopoietic and lymphoid tissues. 4th ed. Lyon: IARC; 2008. p. 185–7.

2. Miranda RN. Splenic marginal zone lymphoma. In: Medeiros LJ, editor. Diagnostic pathology lymph nodes and spleen with Extranodal lymphomas. 1st ed. Altona: Amirsys; 2011. p. 14-22–9.

3. Matutes E, Oscier D, Montalban C, et al. Splenic marginal zone lymphoma proposals for a revision of diagnostic, staging and therapeutic criteria. Leukemia. 2008;22:487–95.

4. Isaacson PG, Matutes E, Burke M, Catovsky D. The histopathology of splenic lymphoma with villous lymphocytes. Blood. 1994;84:3828–34.

5. Sun T, Susin M, Brody J, et al. Splenic lymphoma with circulating villous lymphocytes: report of seven cases and review of the literature. Am J Hematol. 1994;45:39–50.

6. Duong Van Huyen JP, Molina T, Delmer A, et al. Splenic marginal zone lymphoma with or without plasmacytic differentiation. Am J Surg Pathol. 2000;24:1581–92.

7. Wu CD, Jackson CL, Medeiros LJ. Splenic marginal zone cell lymphoma. An immunophenotypic and molecular study of five cases. Am J Clin Pathol. 1996;105:277–85.

8. Hoehn D, Miranda RN, Kanagal-Shamanna R, et al. Splenic B-cell lymphomas with more than 55% prolymphocytes in blood: evidence for prolymphocytoid transformation. Hum Pathol. 2012; 43(11):1828–38.

9. Baseggio L, Traverse-Glehen A, Petinataud F, et al. CD5 expression identifies a subset of splenic marginal zone lymphomas with higher lymphocytosis: a clinico-pathological, cytogenetic and molecular study of 24 cases. Haematologica. 2010;95:604–12.

10. Fresquet V, Robles EF, Parker A, et al. High-throughput sequencing analysis of the chromosome 7q32 deletion reveals IRF5 as a potential tumour suppressor in splenic marginal-zone lymphoma. Br J Haematol. 2012;158:712–26.

11. Dufresne SD, Felgar RE, Sargent RL, et al. Defining the borders of splenic marginal zone lymphoma: a multiparameter study. Hum Pathol. 2010;41:540–51.

12. Bikos V, Darzentas N, Hadzidimitriou A, et al. Over 30% of patients with splenic marginal zone lymphoma express the same immunoglobulin heavy variable gene: ontogenetic implications. Leukemia. 2012;26:1638–46.

13. Thieblemont C, Nasser V, Felman P, et al. Small lymphocytic lymphoma, marginal zone B-cell lymphoma, and mantle cell lymphoma exhibit distinct gene-expression profiles allowing molecular diagnosis. Blood. 2004;103:2727–37.

14. Corcoran MM, Mould SJ, Orchard JA, et al. Dysregulation of cyclin dependent kinase 6 expression in splenic marginal zone lymphoma through chromosome 7q translocations. Oncogene. 1999;18:6271–7.

15. Kiel MJ, Velusamy T, Betz BL, et al. Whole-genome sequencing identifies recurrent somatic NOTCH2 mutations in splenic marginal zone lymphoma. J Exp Med. 2012;209:1553–65.

16. Rossi D, Trifonov V, Fangazio M, et al. The coding genome of splenic marginal zone lymphoma: activation of NOTCH2 and other pathways regulating marginal zone development. J Exp Med. 2012;209:1537–51.

17. Piris M, Foucar K, Mollejo M, et al. Splenic B-cell lymphoma/leukemia, unclassifiable. In: Swerdlow SH, Campo E, Harris NL, editors. WHO classification of tumours of the haematopoietic and lymphoid tissues. 4th ed. Lyon: IARC; 2008. p. 191–3.

47 第47章
淋巴浆细胞淋巴瘤和 Waldenstrom 巨球蛋白血症

淋巴浆细胞淋巴瘤（lymphoplasmacytic lymphoma，LPL）是一种显示谱系性浆样分化的 B 细胞肿瘤。从 2001 版到 2008 版的 WHO 分类，LPL 和 Waldenstrom 巨球蛋白血症（Waldenstrom macroglobulinemia，WM）的定义经过了大范围的修订[1]。WM 定义为 LPL 累及骨髓，并伴有任何水平的 IgM 副蛋白[1]，此定义清楚，并广为临床医师所接受。LPL 的定义更宽泛，包括所有 WM 和无骨髓累及的病例。此外，虽然多数 LPL 患者的血清内含 IgM 副蛋白，但副蛋白可为任何一种类型（非 IgM 型副蛋白中，以 IgG 型或 IgA 型最多见），一些患者可没有副蛋白。

依据现在相对较新的 LPL 定义，文献中关于 LPL 的临床病理研究对象主要是 WM 患者。与 WM 无关的 LPL 与结内边缘区 B 细胞淋巴瘤很难区分，尤其是在没有骨髓累及和血清副蛋白时。

淋巴浆细胞淋巴瘤/Waldenstrom 巨球蛋白血症

WM 患者临床表现包括黏膜出血、淋巴结肿大、肝肿大、周围神经病和中枢神经系统异常等诸多症状[2-4]。与不良预后有关的临床表现和实验室检查异常包括：年龄≥65 岁、白蛋白<40g/L、血红蛋白<11.5g/dL、血小板计数<100×10⁹/L、β2-微球蛋白>3mg/L、血清单克隆蛋白浓度>7.0g/dl。已将这些特征组合形成预后指数[4]。血清单克隆 IgM 副蛋白浓度变异度大（0.1~10g/dl），但多数患者的副蛋白水平>1g/dl。

LPL/WM 累及的淋巴结总体结构保留，瘤细胞不侵犯淋巴窦，倾向于归巢至髓索区[4,5]。瘤细胞广泛浸润被膜并累及结周脂肪组织。肿瘤弥漫浸润性生长，瘤细胞以小淋巴细胞为主，可有少量浆样淋巴细胞

和浆细胞[1]。核内假包涵体（Dutcher 小体）常见。诊断时必须排除其他可伴有血清副蛋白的肿瘤（CLL/SLL 有增殖中心，边缘区 B 细胞淋巴瘤表现为单核细胞样分化）。

依据细胞形态，LPL/WM 可分为 3 型：淋巴浆细胞样型、淋巴浆细胞型和多形性型[1]。①淋巴浆细胞样型：瘤细胞小，浆样分化表现为胞质稍增多；②淋巴浆细胞型：可见小的淋巴样细胞和成熟（Marschalko 型）浆细胞；区分这 2 型无临床意义。③多形性型：大的淋巴样细胞增多（占 5%~10%），虽然大细胞不呈片状分布，未达到 DLBCL 的诊断标准，但预后较差。

LPL/WM 患者恒定存在骨髓累及，瘤细胞常呈间质性或弥漫性浸润，偶为结节状浸润，罕见骨小梁旁聚集。常见钱串样排列，特别是外周血涂片中。

LPL/WM 含淋巴细胞和浆细胞两种成分，在免疫表型分析时，必须分别评估。淋巴细胞为 B 细胞，表达单一 Ig 轻链、IgM、广谱 B 细胞抗原和 BCL2，通常不表达 IgD、CD5、CD10、CD103 和 BCL6，不同程度表达 CD20（微弱至中等度阳性，或部分细胞阳性）。流式细胞术检查时，约 50% 病例弱表达或部分表达 CD5 和 CD23[3,5]。浆细胞成分表达 CD38 和 CD138，常微弱表达 CD45/LCA。多数病例中，可见 CD19 和 CD138 共表达的瘤细胞群[3]。

免疫组化技术所检测到的浆细胞数量常多于流式细胞术。一些 LPL/WM 病例的浆细胞比例可达 25%[3]。骨髓活检标本中，淋巴细胞和浆细胞成分可混合分布，也可相对分开。治疗后，浆细胞可持续存在，但淋巴样浸润完全消退[6]。

LPL/WM 无特征性染色体异常。已报道许多遗传学异常，以 del(6q) 最常见，见于约 40%~50% 的病例；4 号染色体三体见于约 20% 的病例。虽然曾将 t(9;14)(p13;q32) 视为 LPL/WM 的标志，但目前认为

WM 恒定缺乏 t(9;14)(p13;q32)，此观点已写入 2008 版 WHO 分类[1,7,8]。

LPL/WM 呈惰性临床经过，各家报道的中位生存期不一，约为 5~10 年[8,9]。约 5%~10% 的患者可发生 DLBCL，极少数进展为经典型霍奇金淋巴瘤[10,11]。

γ 重链病

γ 重链病由于 *IgH* 的 VH 或 CH1 区缺失，导致肿瘤细胞分泌截短的 IgH，不能与 Ig 轻链结合[12]。γ 重链病的形态学和免疫表型特征同 LPL/WM，罕见病例有极为显著的浆样分化，形似浆细胞骨髓瘤。与 LPL/WM 类似，患者常有骨髓累及、淋巴结肿大和(或)肝脾肿大。

淋巴浆细胞淋巴瘤

如上所述，对于非 WM 型 LPL 的界定不尚明确，临床病理研究也较少。根据我们的经验，非 WM 型 LPL 罕见。我们遇到为数不多的 LPL 病例，患者血清中有 IgG 或 IgA 副蛋白。患者有淋巴结肿大，淋巴结的形态学改变类似 LPL/WM，可有骨髓累及，但通常是局灶性的。

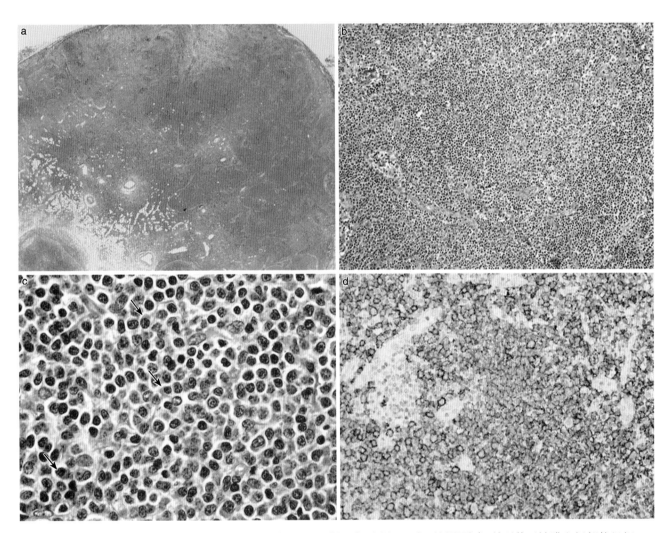

图 47.1　淋巴浆细胞淋巴瘤累及淋巴结。低倍镜下可见"粉红色"浸润区，主要浸润髓索，并延伸至被膜和门部软组织。(a)淋巴窦开放，尤其在髓质区。(b)浸润细胞主要为小淋巴细胞，部分细胞具有浆细胞样形态(c,箭头)。瘤细胞 CD20 阳性(d)，限制性表达 κ 轻链，浆样分化越明显则表达越强(e)，λ 轻链阳性细胞极少(f)

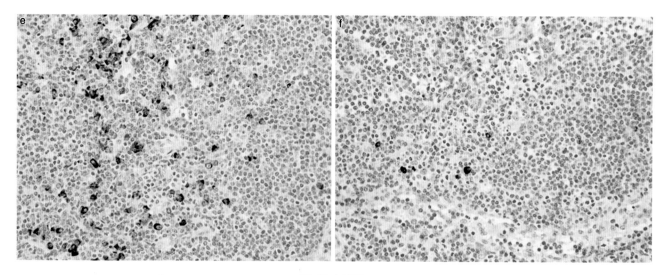

图 47.1(续)

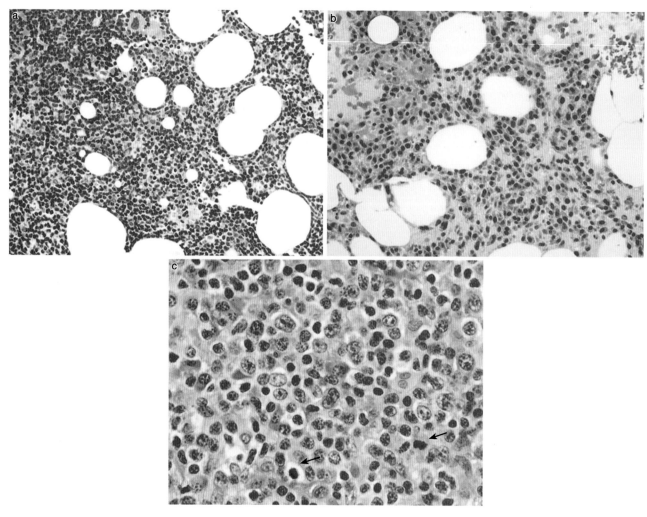

图 47.2 淋巴浆细胞淋巴瘤的形态学亚型。(a)淋巴浆细胞样型,瘤细胞小,浆样分化特征不明显。(b)淋巴浆细胞型:可见成熟(Marschalko 型)浆细胞和小的淋巴样细胞,此例以浆细胞为主。(c)多形性型:以出现大淋巴样细胞为特征,可见核分裂象(箭头)

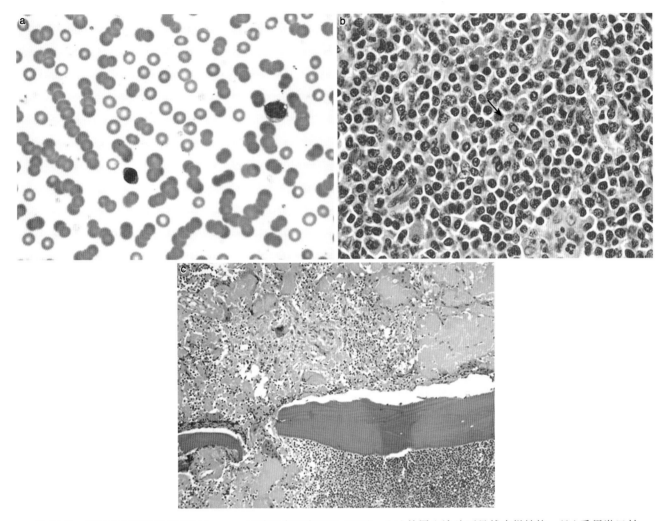

图 47.3　淋巴浆细胞淋巴瘤/Waldenstrom 巨球蛋白血症（LPL/WM）。（a）外周血涂片可见钱串样结构。（b）受累淋巴结中可见 Dutcher 小体（箭头）。（c）骨髓内见可淀粉样沉积物,骨小梁旁见瘤细胞聚集成簇

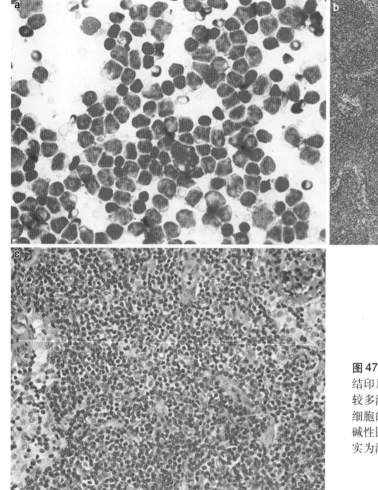

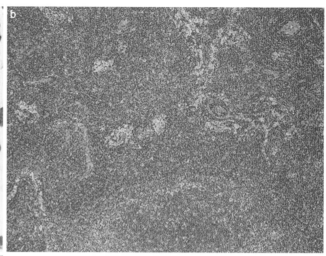

图 47.4　淋巴浆细胞淋巴瘤伴 IgG 副蛋白。(a)切除淋巴结印片检查,可见单形性淋巴样浸润,偶见浆样细胞,可见较多淋巴腺小体(译者注:淋巴腺小体是淋巴组织内各种细胞的胞质碎片,细胞学制片 Giemsa 染色时,表现为弱嗜碱性圆形碎片,表面光滑或有突起);(b 和 c)组织切片证实为淋巴浆细胞淋巴瘤、淋巴浆细胞样型

（蔡颖 译）

参考文献

1. Swerdlow SH, Berger F, Pileri S, et al. Lymphoplasmacytic lymphoma. In: Swerdlow SH, Campo E, Harris NL, et al., editors. WHO classification of tumours of haematopoietic and lymphoid tissues. Lyon: IARC; 2008. p. 194–5.

2. Treon SP. How I, treat Waldenstrom macroglobulinemia. Blood. 2009;114:2375–85.

3. Won YW, Kim SJ, Kim K, et al. Clinical features and treatment outcomes of lymphoplasmacytic lymphoma: a single center experience in Korea. Ann Hematol. 2010;89:1011–8.

4. Lin P, Medeiros LJ. Lymphoplasmacytic lymphoma/Waldenstrom macroglobulinemia: an evolving concept. Adv Anat Pathol. 2005; 12:246–55.

5. Morice WG, Chen D, Kurtin PJ, et al. Novel immunophenotypic features of marrow lymphoplasmacytic lymphoma and correlation with Waldenstrom's macroglobulinemia. Mod Pathol. 2009; 22:807–16.

6. Barakat FH, Medeiros LJ, Wei EX, et al. Residual monotypic plasma cells in patients with waldenstrom macroglobulinemia after therapy. Am J Clin Pathol. 2011;135:365–73.

7. Mansoor A, Medeiros LJ, Weber DM, et al. Cytogenetic findings in lymphoplasmacytic lymphoma/Waldenstrom macroglobulinemia. Chromosomal abnormalities are associated with the polymorphous subtype and an aggressive clinical course. Am J Clin Pathol. 2001;116:543–9.

8. Schop RF, Kuehl WM, Van Wier SA, et al. Waldenstrom macroglobulinemia neoplastic cells lack immunoglobulin heavy chain locus translocations but have frequent 6q deletions. Blood. 2002;100:2996–3001.

9. Konoplev S, Medeiros LJ, Bueso-Ramos CE, et al. Immunophenotypic profile of lymphoplasmacytic lymphoma/Waldenstrom macroglobulinemia. Am J Clin Pathol. 2005; 124:414–20.

10. Lin P, Mansoor A, Bueso-Ramos C, et al. Diffuse large B-cell lymphoma occurring in patients with lymphoplasmacytic lymphoma/Waldenstrom macroglobulinemia. Clinicopathologic features of 12 cases. Am J Clin Pathol. 2003;120:246–53.

11. Rosales CM, Lin P, Mansoor A, et al. Lymphoplasmacytic lymphoma/Waldenstrom macroglobulinemia associated with Hodgkin disease. A report of two cases. Am J Clin Pathol. 2001;116:34–40.

12. Harris NL, Isaacson PG, Grogan TM, Jaffe ES. Heavy chain diseases. In: Swerdlow SH, Campo E, Harris NL, et al., editors. WHO classification of tumours of haematopoietic and lymphoid tissues. Lyon: IARC; 2008. p. 196–9.

第 48 章
淋巴结孤立性浆细胞瘤

48

淋巴结孤立性浆细胞瘤是指仅累及淋巴结、不伴有其他部位病变的浆细胞肿瘤。孤立性浆细胞瘤不常见,多累及骨或其他骨外部位。有骨累及的浆细胞瘤患者伴发或继发浆细胞骨髓瘤的风险高。相比之下,骨外浆细胞瘤一般表现为惰性病变,进展为浆细胞骨髓瘤的风险较低。

浆细胞肿瘤很少累及淋巴结。淋巴结内的浆细胞肿瘤大部分是浆细胞骨髓瘤累及。少见情况下,骨外浆细胞瘤的引流区淋巴结可被累及,此情况最常见于头颈部的髓外浆细胞瘤[1,2]。淋巴结孤立性(原发性)浆细胞瘤是髓外浆细胞瘤的罕见变型,极少进展为浆细胞骨髓瘤[3,4]。多数淋巴结浆细胞瘤见于成人,但 Shao 等[5]描述了一组发生于较年轻患者的 IgA 浆细胞瘤,患者有免疫功能失调、常累及淋巴结、进展为浆细胞骨髓瘤的风险低。

组织学观察,淋巴结孤立性浆细胞瘤表现为淋巴结肿大,瘤细胞为形态单一的近似成熟形态的浆细胞,主要浸润滤泡间区[3]。多数病例淋巴结结构保留,无被膜外浸润。浆细胞常为成熟的 Marschalko 型形态。双核细胞并不少见,但仅少数病例中可见瘤细胞核有明显异型(表现为核增大、轮廓不规则、核仁明显和(或)多核)[5]。淋巴结部分受累时,生发中心可无明显改变,无退变特征[3,5]。

淋巴结孤立性浆细胞瘤的免疫表型与其他部位发生的浆细胞瘤相似。瘤细胞表达 CD38、CD138、单型性免疫球蛋白 κ 或 λ 轻链,不表达 CD20、T 细胞抗原、HHV8 和 EBV[5,6]。多数淋巴结孤立性浆细胞瘤是低级别肿瘤,不表达 CD56、Cyclin D1 和 p53。

诊断淋巴结孤立性浆细胞瘤需结合影像学和实验室检查结果,以除外系统性浆细胞骨髓瘤和浆细胞瘤累及引流区淋巴结。浆细胞骨髓瘤累及淋巴结时,瘤细胞通常有高度异型性。其他需与淋巴结孤立性浆细胞瘤鉴别的病变包括:边缘区淋巴瘤和淋巴浆细胞淋巴瘤/Waldenstrom 巨球蛋白血症(LPL/WM),两者均含有表达 CD20 的 B 细胞成分,而浆细胞瘤没有。

髓外浆细胞瘤与 MALT 淋巴瘤可能关系密切。已报道有浆细胞瘤患者复发时表现为 MALT 淋巴瘤,相反的情况也有发生。淋巴结孤立性浆细胞瘤与淋巴结边缘区淋巴瘤的关系尚不清楚。

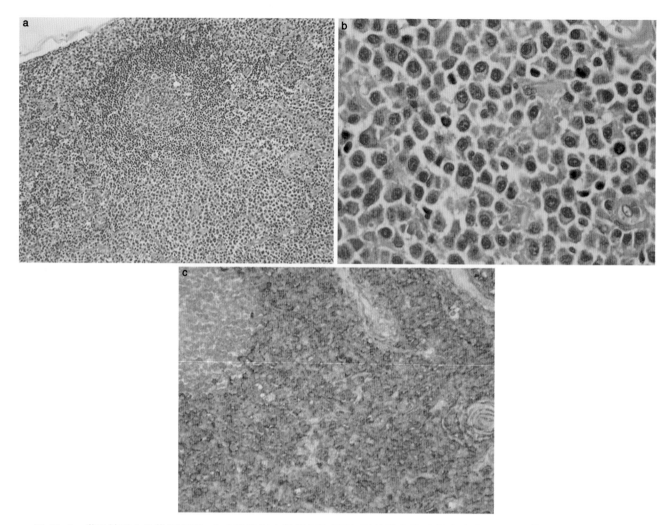

图 48.1　淋巴结孤立性浆细胞瘤。(a)滤泡间大量浆细胞浸润,可见卷入的残留生发中心。(b)浆细胞表现为成熟的 Marschalko 型形态,罕见双核(中央),核无异型性。(c)免疫组化证实浆细胞表达单型性 κ 轻链

(蔡颖　译)

参考文献

1. Alexiou C, Kau RJ, Dietzfelbinger H, et al. Extramedullary plasma-cytoma: tumor occurrence and therapeutic concepts. Cancer. 1999;85:2305–14.
2. Knowling MA, Harwood AR, Bergsagel DE. Comparison of extra-medullary plasmacytomas with solitary and multiple plasma cell tumors of bone. J Clin Oncol. 1983;1:255–62.
3. Lin BT, Weiss LM. Primary plasmacytoma of lymph nodes. Hum Pathol. 1997;28:1083–90.
4. Menke DM, Horny HP, Griesser H, et al. Primary lymph node plas-macytomas (plasmacytic lymphomas). Am J Clin Pathol. 2001;115:119–26.
5. Shao H, Xi L, Raffeld M, et al. Nodal and extranodal plasmacyto-mas expressing immunoglobulin a: an indolent lymphoproliferative disorder with a low risk of clinical progression. Am J Surg Pathol. 2010;34:1425–35.
6. Kremer M, Ott G, Nathrath M, et al. Primary extramedullary plas-macytoma and multiple myeloma: phenotypic differences revealed by immunohistochemical analysis. J Pathol. 2005;205:92–101.

第 49 章
滤泡性淋巴瘤

49

滤泡性淋巴瘤(follicular lymphoma,FL)是起源于生发中心 B 细胞的肿瘤,常呈滤泡样生长。FL 是西方国家最常见的淋巴瘤类型之一。患者多为老年人,表现为全身淋巴结肿大,常累及结外,并伴有骨髓累及[1,2]。常表现为惰性临床过程。

淋巴结正常结构常全部被肿瘤性滤泡取代,瘤组织可突破被膜并累及结周软组织。淋巴结部分受累时,结内有可能见到反应性淋巴滤泡、淋巴窦开放和浆细胞增多。

大多数 FL 病例中,肿瘤性滤泡的大小和形态基本相近。低倍镜下,滤泡结构明显,均匀分布于皮质和髓质。组织固定和制片过程可在肿瘤性滤泡周围形成裂隙(收缩假象),这是肿瘤性滤泡收缩并与周围的滤泡间区组织分离造成的。肿瘤性滤泡由中心细胞(小裂淋巴细胞)和中心母细胞(大无裂淋巴细胞)构成,可以其中一种细胞为主。中心细胞核深染,轮廓不规则或有核裂。中心母细胞的核呈空泡状,有 2~3 个小核仁。核分裂象和可染小体巨噬细胞少见。肿瘤性滤泡可有套区围绕,但一般很薄。套区也可消失。套区淋巴细胞小而圆,核深染。生发中心和套区内可散在有小的成熟 T 淋巴细胞,免疫组化染色更容易识别[1,2]。

肿瘤性滤泡之间为反应性淋巴细胞,混有数量不等的肿瘤性淋巴细胞。当弥漫性淋巴细胞浸润导致肿瘤性滤泡结构消失时,称为弥漫性生长。罕见完全为弥漫性生长的 FL。病理诊断中应注明滤泡性区域与弥漫性区域的百分比。

选择 10 个肿瘤性滤泡,按平均每个高倍视野(400倍,镜下视野 0.159mm²)内的中心母细胞的数量对 FL 进行分级。1 级:中心母细胞<6 个/HPF;2 级:中心母细胞 6~15 个/HPF;3 级:中心母细胞>15 个/HPF。依据有无中心细胞,3 级 FL 可分为 3A 和 3B 级。依据临床结局,1 级和 2 级归入"低级别"。当弥漫性生长区域内中心母细胞≥15 个/HPF 时,诊断为弥漫性大 B 细胞淋巴瘤[1]。

针吸细胞涂片中,可见数量不等的小淋巴细胞和大淋巴细胞,并可据此对肿瘤分级。中心细胞体积小,形态不规则,核深染,可见小的核皱褶或核裂。

FL 有许多组织学亚型和细胞学亚型。可有间质性硬化,也可表现为大量不规则硬化区域,甚至模糊肿瘤的特征性结构。FL 硬化更常见于腹股沟、腹膜后或肠系膜淋巴结。瘤细胞形态多样,可为圆形、成角、多叶状、或中心母细胞样,更少见的形态包括浆样、单核细胞样、印戒状或母细胞样。

滤泡内肿瘤(又称原位 FL)可定义为具有反应性淋巴滤泡形态,且生发中心强表达 BCL2,提示存在滤泡内 FL 的淋巴滤泡。约 1/4 的原位 FL 患者在诊断时同时存在,或临床随访后发现有其他部位的淋巴瘤,多为 FL,也可以是其他类型淋巴瘤[3]。

约 50% 的 FL 患者有骨髓累及[4]。侵犯骨髓时,瘤细胞多围骨小梁生长,常伴有其他生长方式。偶可在骨髓内见肿瘤性滤泡形成。分子检测常在外周血中发现 FL 的证据,仔细观察血涂片,常可见少量异型淋巴细胞。约 5%~10% FL 患者可进展为白血病期,淋巴细胞计数显著升高,称为淋巴肉瘤细胞性白血病。

多达 30% FL 患者可有结外病变,大多数代表结内病变的系统性播散,但罕见病例原发于结外,最多见于皮肤和胃肠道。

FL 细胞是具有生发中心免疫表型的成熟 B 细胞。多数 FL 显示免疫球蛋白轻链限制性,流式细胞免疫表型检测能更好地证实这一点。FL 细胞表达 CD19、CD20、CD22、CD79a 和 PAX-5 等 B 细胞标记物,不表达 T 细胞抗原(包括 CD5)。几乎所有 FL 均表达 BCL6,多数病例还表达 CD10 和 BCL2。可用 CD21、CD23 或 CD35 标记肿瘤性滤泡内存在的滤泡树突状细胞网。1 级和 2 级 FL 的增殖指数低(<20%),而 3 级 FL 较高。

t(14;18)(q32;q21)被视作 FL 的分子标志,其结果是 18q21 上的 BCL2 与染色体 14q32 上 IGH 基因并置,导致 BCL2 表达上调。BCL2 是一种抗凋亡蛋白,可促进淋巴细胞长期存活。若可获得新鲜组织,传统细胞遗传学检测是证实 t(14;18)最好的方法。石蜡包埋组织可进行 FISH 检测,敏感性与前者相近。也可采用基于 PCR 的检测方法,但至少需要针对 4 个经确认的断点设计引物,这样才能获得与 FISH 类似的敏感度。60% ~ 70% FL 的断点位于主断裂点簇集区(MBR)。PCR 对于微小残留病变的检测有优势,敏感性达 $1\times10^5 \sim 1\times10^6$。

应依据临床分期、FL 国际预后指数和临床表现制定治疗方案。约 30% 的 FL 患者可转化为高级别淋巴瘤,通常是弥漫性大 B 细胞淋巴瘤[5]。

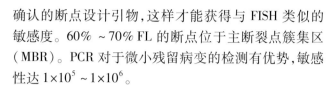

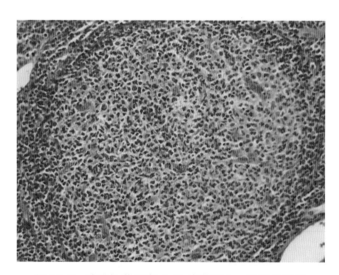

图 49.1   淋巴结发生的滤泡性淋巴瘤,低倍放大。肿瘤性滤泡完全破坏淋巴结结构。肿瘤性滤泡呈圆形或卵圆形,均匀分布,大小较一致。图右上角示肿瘤浸润周围脂肪组织

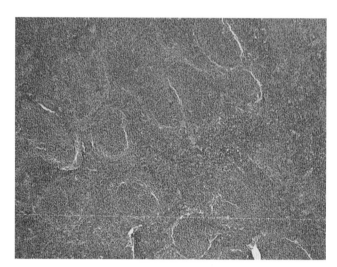

图 49.2   肿瘤性滤泡周围可见裂隙(收缩假象)。滤泡生发中心模糊不清,套区不明显。滤泡间区主要为小淋巴细胞,包括反应性 T 淋巴细胞和数量不等的肿瘤性淋巴细胞。收缩假象有助于识别肿瘤性滤泡

图 49.3   滤泡性淋巴瘤,1 级,高倍放大。肿瘤性滤泡以中心细胞为主(小裂淋巴细胞),核形不规则、成角,胞质不明显。偶见中心母细胞(大无裂淋巴细胞),中心母细胞<5 个/HPF。无组织细胞或可染小体

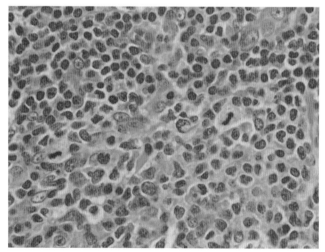

图 49.4   滤泡性淋巴瘤,2 级。滤泡内以中心细胞为主,可见中心母细胞,6 ~ 15 个/HPF。图上半部可见小而圆的套区淋巴细胞

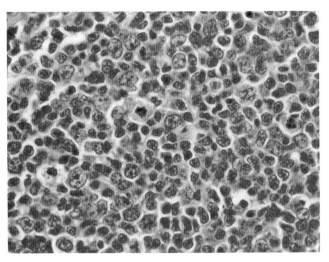

图 49.5　滤泡性淋巴瘤(FL),3A 级。滤泡由中心细胞和中心母细胞(>15 个/HPF)构成。中心母细胞大,核圆形,核膜清楚,有多个小核仁。3B 级 FL 不含中心细胞

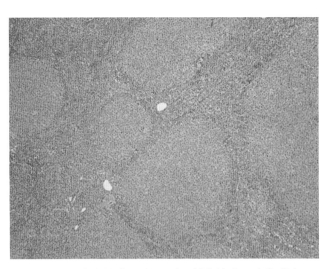

图 49.6　滤泡性淋巴瘤,3B 级,低倍放大。滤泡形态一致,套区模糊。滤泡由单一细胞构成

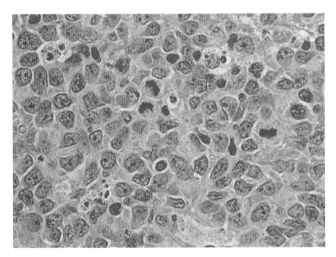

图 49.7　滤泡性淋巴瘤(FL),3B 级。滤泡几乎完全由大的中心母细胞构成,>15 个/HPF。3A 级 FL 的滤泡仍可见中心细胞

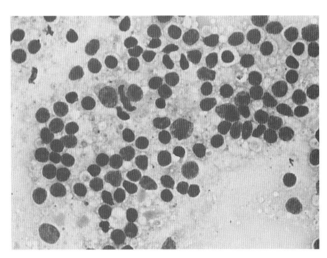

图 49.8　滤泡性淋巴瘤,1 级,针吸细胞学涂片。以小淋巴细胞为主,一些细胞的核有皱褶,中心母细胞罕见

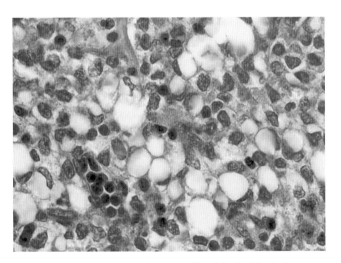

图 49.9　中心细胞偶呈空泡状,类似印戒细胞癌

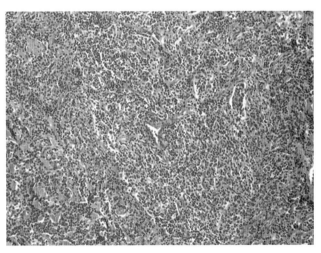

图 49.10　腹膜后滤泡性淋巴瘤,可见轻度硬化。腹膜后和肠系膜淋巴结发生的 FL 常有不同程度间质硬化

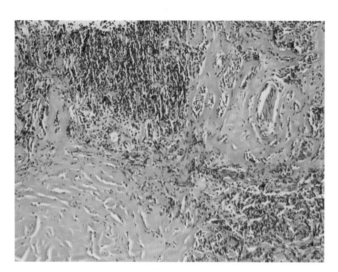

图 49.11　腹膜后淋巴结滤泡性淋巴瘤,伴广泛硬化。此改变最常见于腹膜后病例

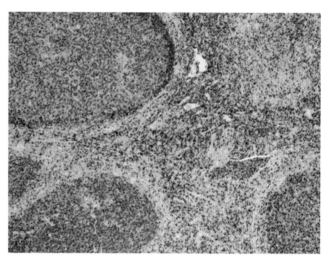

图 49.12　滤泡性淋巴瘤,免疫组化 PAX-5 染色。肿瘤性滤泡内大多数细胞阳性。滤泡间区散在阳性细胞,但不足以诊断为弥漫性生长

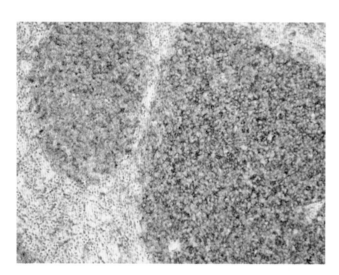

图 49.13　滤泡性淋巴瘤(FL),免疫组化 CD10 染色。肿瘤性滤泡阳性。1 级 FL 比 3 级更常表达 CD10。滤泡间区可见散在阳性细胞,但不足以诊断弥漫性生长

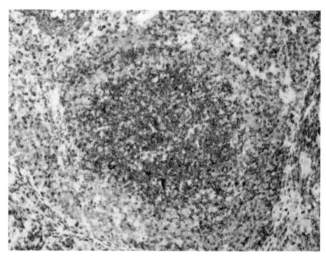

图 49.14　滤泡性淋巴瘤(FL),免疫组化 BCL2 染色。肿瘤性滤泡内大多数细胞阳性。BCL2 阳性有助于肿瘤性与反应性滤泡的鉴别,但对滤泡性与非滤泡性淋巴瘤的鉴别没有意义。套区 B 细胞和混合的 T 细胞也表达 BCL2,但强度弱于肿瘤细胞。与 3B 级 FL 相比,1 级和 2 级更常表达 BCL2

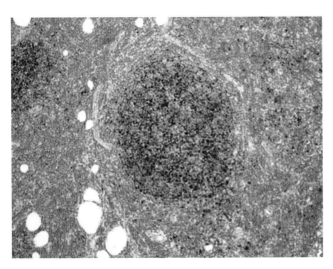

图 49.15　滤泡性淋巴瘤,免疫组化 BCL6 染色。肿瘤性滤泡阳性。滤泡间区散在阳性细胞,但不足以诊断为弥漫性生长

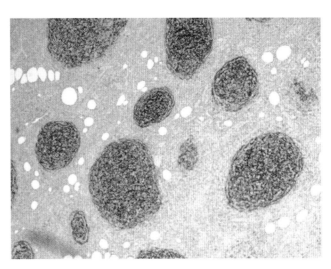

图 49.16　滤泡性淋巴瘤(FL),免疫组化 CD21 染色。肿瘤性滤泡内的滤泡树突细胞网阳性。FL 的滤泡树突细胞网可保存完整,偶可破坏或融合

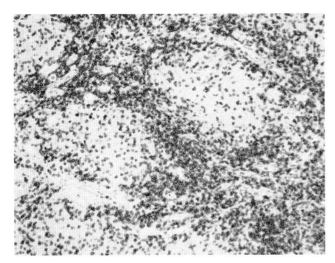

图 49.17　滤泡性淋巴瘤,免疫组化 CD3 染色。CD3 阳性细胞聚集围绕肿瘤性滤泡。少量小 T 淋巴细胞也可见于生发中心、套区和滤泡间区。常规染色切片中,滤泡结构可能不明显,免疫组化染色可更好地显示肿瘤性滤泡(尤其是在穿刺标本中)

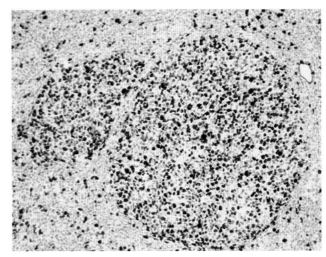

图 49.18　滤泡性淋巴瘤(FL),免疫组化 Ki-67 染色。肿瘤 Ki-67 增殖指数约 60%。高增殖指数一般见于 3 级 FL,偶也可见于 1 级 FL

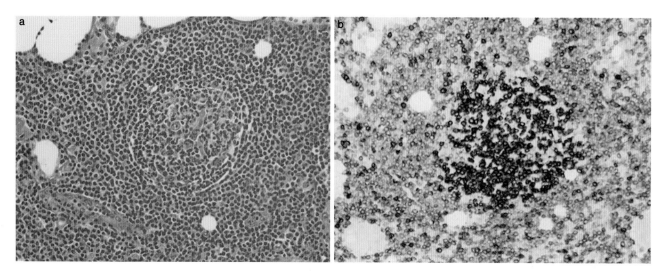

图 49.19　（a）原位滤泡性淋巴瘤。常规染色示淋巴结内有一个明显的反应性滤泡，生发中心和套区清楚。生发中心有极性，由中心细胞和中心母细胞构成。（b）免疫组化 BCL2 染色。滤泡内含 BCL2 阳性细胞，提示为原位滤泡性淋巴瘤。此滤泡附近还有一个形态学表现相似的滤泡，但不表达 BCL2，提示仍为反应性滤泡。原位滤泡性淋巴瘤可为偶然发现，也可伴有其他部位的滤泡性淋巴瘤

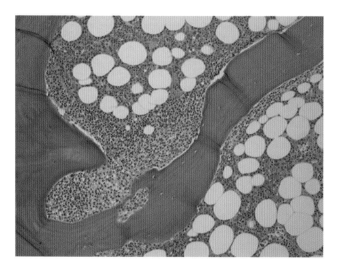

图 49.20　滤泡性淋巴瘤（FL）累及骨髓。瘤细胞簇集分布于骨小梁周围，这是 FL 浸润骨髓的特征。骨小梁旁淋巴样聚集的浸润方式也可见于边缘区淋巴瘤和其他淋巴瘤

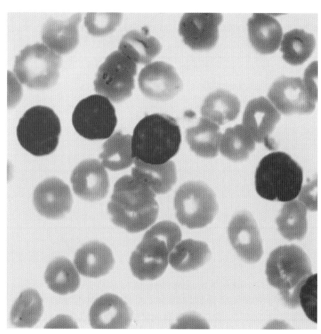

图 49.21　滤泡性淋巴瘤白血病期，外周血涂片。瘤细胞小至中等，核深染、有皱褶

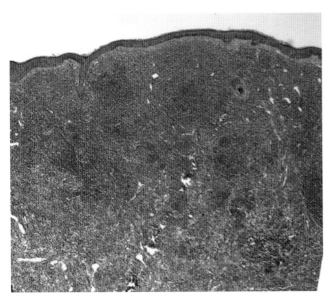

图 49.22 原发性皮肤滤泡中心淋巴瘤。真皮内淋巴细胞致密浸润,可见模糊的滤泡样结构,表皮下可见 Grenz 带。无亲表皮现象。本例患者仅有这一处病灶,因而认为是皮肤原发性病变。皮肤 FL 更常为系统性病变累及。皮肤原发性滤泡性淋巴瘤(FL)与系统性 FL 累及皮肤的形态学和免疫表型有细微差别,但鉴别两者的最好方法是通过临床检查

(蔡颖 译)

参考文献

1. Harris NL, Swerdlow SH, Jaffe ES, et al., editors. WHO classification of tumours of haematopoietic and lymphoid tissues. 4th ed. Lyon: International Agency for Research on Cancer (IACR); 2008. p. 220–6.
2. Yin CC. Nodal follicular lymphoma. In: Medeiros LJ, editor. Diagnostic pathology lymph nodes and spleen with extranodal lymphomas. 1st ed. Altona: Amirsys; 2011. p. 6-30–41.
3. Montes-Moreno S, Castro Y, Rodriguez-Pinilla SM, et al. Intrafollicular neoplasia/in situ follicular lymphoma: review of a series of 13 cases. Histopathology. 2010;56:658–62.
4. Iancu D, Hao S, Lin P, et al. Follicular lymphoma in staging bone marrow specimens: correlation of histologic findings with the results of flow cytometry immunophenotypic analysis. Arch Pathol Lab Med. 2007;131:282–7.
5. Carlotti E, Wrench D, Matthews J, et al. Transformation of follicular lymphoma to diffuse large B-cell lymphoma may occur by divergent evolution from a common progenitor cell or by direct evolution from the follicular lymphoma clone. Blood. 2009;113:3553–7.

50

第 50 章
套细胞淋巴瘤

套细胞淋巴瘤(mantle cell lymphoma,MCL)是一种起源于套区 B 细胞的肿瘤,以 *CCND1* 基因易位为特征,最常见的遗传学改变是 t(11;14)(q13;q23)。经典型 MCL 的瘤细胞小至中等,核轮廓不规则。侵袭型 MCL 的瘤细胞呈淋巴母细胞样(母细胞变型)或有多形性。

MCL 约占非霍奇金淋巴瘤的 6%[1],中位年龄 60 岁,男性多见,男女比例 3∶1[2]。约 30% ~ 40% 患者有 B 症状,70% ~ 80% 患者诊断时即为 Ⅲ 期或 Ⅳ 期。相对低水平的淋巴细胞增多可能并不明显影响生存,但明显的套细胞白血病改变提示预后较差[3]。结外病变常无明显临床症状,尤其是胃肠道病变,少见症状明显的结外病变,通常伴有结内病变。小部分患者表现为多发性息肉,从食管胃连接处到肛直肠连接处均可发生,并出现相关症状(即多发性淋巴瘤样息肉病)[4]。

组织学观察,淋巴结结构破坏,瘤细胞弥漫性、结节状或套区分布,这些排列方式也可混合出现。典型的 MCL 由形态单一的小淋巴样细胞构成,核轮廓轻度或明显不规则。经典型 MCL 中,罕见或没有核大的淋巴样细胞(中心母细胞样细胞)。MCL 常见的其他组织学表现还包括:大量嗜酸性上皮样组织细胞;生发中心缺乏正常淋巴细胞套,完全由肿瘤细胞围绕(所谓的裸生发中心)。套区生长方式罕见,以此为主要结构的 MCL 不足 5%,表现为肿瘤选择性浸润生发中心周围的套区。完全表现为套区生长者的临床过程更为惰性。MCL 可发生浆样分化,但罕见[5]。

多发性淋巴瘤样息肉病患者的胃肠道黏膜有 MCL 瘤细胞聚集,需与反应性淋巴组织增生鉴别。MCL 可累及 Waldeyer 环。

侵袭型 MCL 包括两种组织学亚型:母细胞亚型和多形性亚型[1]。母细胞型 MCL 的形态学表现部分类似淋巴母细胞淋巴瘤,细胞中等大,染色质细,分布均匀,核分裂象多见。多形性亚型 MCL 的形态学表现部分类似弥漫性大 B 细胞淋巴瘤,由中等和大细胞构成。一些侵袭型 MCL 的血象类似于 B 前淋巴细胞性白血病[6],较罕见,可归入多形性亚型。侵袭型 MCL 更具侵袭性。尚不清楚侵袭型 MCL 是源于经典型 MCL 转化,或是原发病变。一些患者同时或相继发生经典型和多形性型 MCL,检测发现其中多数病例具有克隆一致性[7]。

免疫组化研究显示,典型 MCL 表达单型性 Ig 轻链(常为 Igλ)、IgM、IgD、广谱 B 细胞抗原、BCL2 和 CD5,不表达 CD3、CD10、CD21、CD23、CD103、MUM1 和 BCL6[1]。最近有人建议将 SOX11 作为诊断 MCL 的新标记物[8]。流式细胞检测时,与慢性淋巴细胞白血病/小淋巴细胞淋巴瘤(CLL/SLL)不同,MCL 瘤细胞表达的 sIg 和 CD20 较亮,瘤细胞还常表达 CD79B 和 FMC-7。MCL 通常不表达 CD23,但约 10% 病例可弱阳性[9]。MCL 偶可表达不同的免疫表型,但总是有 t(11;14)和 Cyclin D1 过表达,因而仍可诊断为 MCL。例如,一些 MCL 不表达 CD5,或可能表达 CD10、BCL6 或 MUM1[1]。据我们的经验,侵袭型 MCL 更容易具有多样的免疫表型。

传统细胞遗传学研究发现,几乎所有的 MCL 都有 t(11;14)(q13;q32)。多数 MCL 存在复杂核型(≥3 种异常),不足 10% 病例仅有 t(11;14)(q13;q32)这一种遗传学异常[10]。MCL 常见的异常包括染色体缺失和拷贝数改变。染色体 9p21(*p16* 基因)缺失或 17p(*p53* 基因)缺失相对常见,可发生于约 20% 的病例,主要见于侵袭型 MCL[11]。其他平衡性染色体易位不常见,但一小部分的母细胞型 MCL 发生 t(8;14)(q24;q32)/*MYC-IgH*[12]。

MCL 存在 *Ig* 基因重排。Ig 可变区通常不发生突变,但 20% ~ 30% 病例发生 IgH 可变区基因突变[1]。t(11;14)(q13;q32)发生时,11q13 上的 *CCND1*(也称为 *BCL1*)基因与 14q32 上的 *IgH* 基因并置,导致 Cyclin D1 过表达。Cyclin D1 促进细胞周期从 G1 期进入 S 期。染色体 11q13 上的断点散布于长约 120kb 的一段序列中,因而用不同方法检测 t(11;14),检出率会有明显差异。目前使用的 PCR 方法仅能评估主要易位簇集区,约见于 40% 病例。使用大粘粒探针的 FISH 方法可检测出几乎所有的 11q13 断点,因此可用于检测石蜡包埋组织中的 CCND1 易位。

CyclinD1 阴性 MCL

Rosenwald 等[13]发现有一小部分特殊的淋巴瘤,其形态学和免疫表型均似 MCL,但没有 t(11;14)易位,不表达 Cyclin D1。这些病例中,一部分可表达 Cyclin D2 或 Cyclin D3。推测这些蛋白可能发挥类似 Cyclin D1 的功能,这些淋巴瘤被称为 Cyclin D1 阴性 MCL[13,14]。随后的分子研究表明,这些病例有涉及 Cyclin D2 或 Cyclin D3 的染色体易位[15]。Cyclin D1 阴性 MCL 可表达 SOX11,因此可用于辅助诊断。

在 Rosenwald 等研究的 MCL 中,Cyclin D1 阴性 MCL 发生率为 7%[13],但现在发现其病率更低,不超过 1% ~ 2%。对于证实存在 Cyclin D2 或 D3 易位的病例,我们认为应进行更确切的命名。

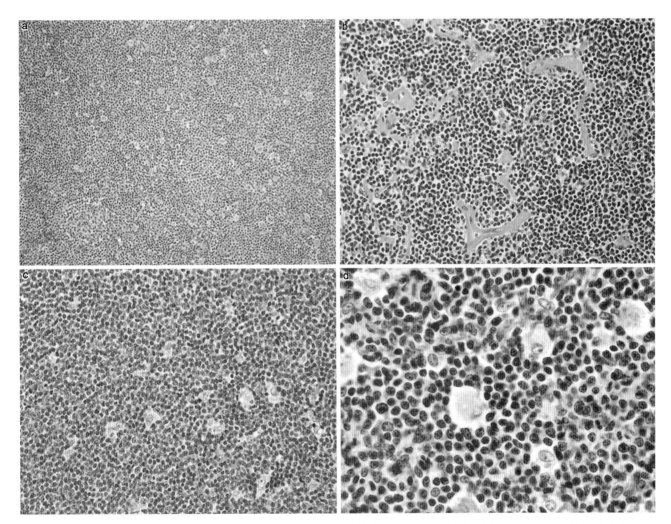

图 50.1 经典型套细胞淋巴瘤,弥漫性生长模式。(a)瘤细胞中等大。(b)透明变性的胶原束。(c,d)细胞核圆形或稍不规则,核仁不明显。可见许多胞质丰富嗜酸性的良性组织细胞

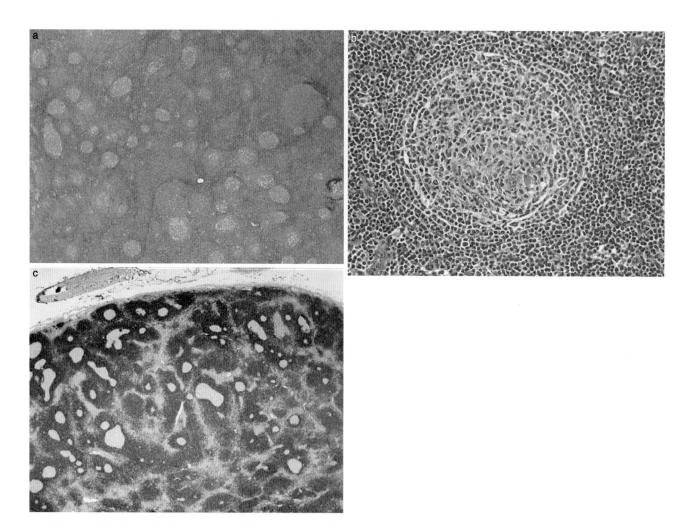

图 50.2 经典型套细胞淋巴瘤,套区生长模式。(a)套区扩大,围绕残留的生发中心。(b)高倍放大,肿瘤性套区细胞围绕生发中心分布。(c)免疫组化 Cyclin D1 染色,阳性的瘤细胞呈现明显的套区生长方式

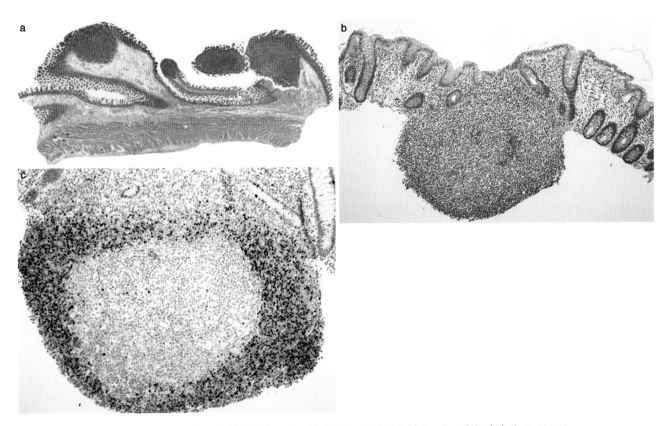

图 50.3 多发性淋巴瘤样息肉病。(a) 累及小肠。(b) 累及结肠。(c) 瘤细胞表达 Cyclin D1

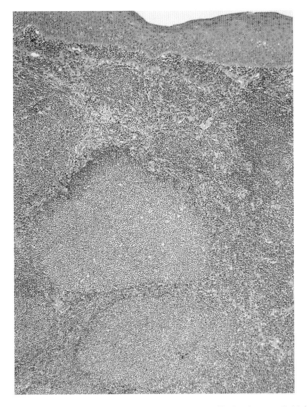

图 50.4 经典型套细胞淋巴瘤,结节状生长模式,发生于扁桃体

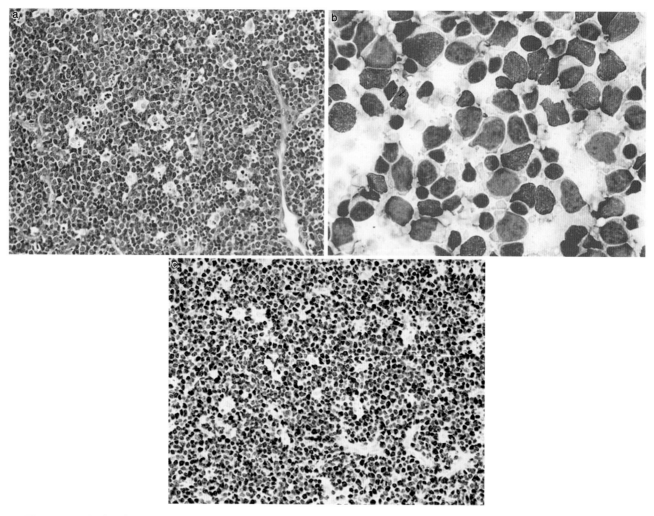

图 50.5　母细胞型套细胞淋巴瘤。(a)瘤细胞核形不规则,染色质细,散在吞噬碎片的巨噬细胞,形成星空现象。(b)印片 Wright-Giemsa 染色,瘤细胞呈母细胞样。(c)几乎所有瘤细胞均表达 Ki-67

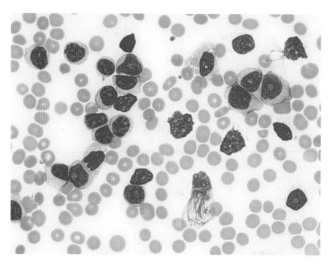

图 50.6　套细胞淋巴瘤,白血病期,可见显著的浆样分化

（蔡颖　译）

参考文献

1. Swerdlow SH, Campo E, Seto M, Muller-Hermelink HK. Mantle cell lymphoma. In: Swerdlow SH, Campo E, Harris NL, et al., editors. WHO classification of tumours of haematopoietic and lymphoid tissues. Lyon: IARC; 2008. p. 229–32.

2. Tiemann M, Schrader C, Klapper W, et al. Histopathology, cell proliferation indices and clinical outcome in 304 patients with mantle cell lymphoma (MCL): a clinicopathological study from the European MCL Network. Br J Haematol. 2005;131:29–38.

3. Ferrer A, Salaverria I, Bosch F, et al. Leukemic involvement is a common feature in mantle cell lymphoma. Cancer. 2007;109:2473–80.

4. Ruskone-Fourmestraux A, Audouin J. Primary gastrointestinal tract mantle cell lymphoma as multiple lymphomatous polyposis. Best Pract Res Clin Gastroenterol. 2010;24:35–42.

5. Young KH, Chan WC, Fu K, et al. Mantle cell lymphoma with plasma cell differentiation. Am J Surg Pathol. 2006;30:954–61.

6. Schlette E, Bueso-Ramos C, Giles F, et al. Mature B-cell leukemias with more than 55% prolymphocytes. A heterogeneous group that includes an unusual variant of mantle cell lymphoma. Am J Clin Pathol. 2001;115:571–81.

7. Yin CC, Medeiros LJ, Cromwell CC, et al. Sequence analysis proves clonal identity in five patients with typical and blastoid mantle cell lymphoma. Mod Pathol. 2007;20:1–7.

8. Mozos A, Royo C, Hartmann E, et al. SOX11 expression is highly specific for mantle cell lymphoma and identifies the cyclin D1-negative subtype. Haematologica. 2009;94:1555–62.

9. Schlette E, Fu K, Medeiros LJ. CD23 expression in mantle cell lymphoma: clinicopathologic features of 18 cases. Am J Clin Pathol. 2003;120:760–6.

10. Espinet B, Salaverria I, Bea S, et al. Incidence and prognostic impact of secondary cytogenetic aberrations in a series of 145 patients with mantle cell lymphoma. Genes Chromosomes Cancer. 2010;49:439–51.

11. Khoury JD, Sen F, Abruzzo LV, et al. Cytogenetic findings in blastoid mantle cell lymphoma. Hum Pathol. 2003;34:1022–9.

12. Hao S, Sanger W, Onciu M, et al. Mantle cell lymphoma with 8q24 chromosomal abnormalities: a report of 5 cases with blastoid features. Mod Pathol. 2002;15:1266–72.

13. Rosenwald A, Wright G, Wiestner A, et al. The proliferation gene expression signature is a quantitative integrator of oncogenic events that predicts survival in mantle cell lymphoma. Cancer Cell. 2003;3:185–97.

14. Fu K, Weisenburger DD, Greiner TC, et al. Cyclin D1-negative mantle cell lymphoma: a clinicopathologic study based on gene expression profiling. Blood. 2005;106:4315–21.

15. Navarro A, Royo C, Hernandez L, et al. Molecular pathogenesis of mantle cell lymphoma: new perspectives and challenges with clinical implications. Semin Hematol. 2011;48:155–65.

51

第 51 章
弥漫大 B 细胞淋巴瘤,非特指

非特指弥漫大 B 细胞淋巴瘤(diffuse large B-cell lymphoma, not otherwise specified, DLBCL, NOS)是一种由大 B 细胞弥漫排列形成的肿瘤。DLBCL 是全世界最常见的非霍奇金淋巴瘤类型,包括一组异质性疾病,并可根据临床、形态学、免疫表型或分子检测等标准进行分类[1,2]。一些 DLBCL 的发生有其独特的临床病理背景,因此独立分类较为合适,如原发性纵隔(胸腺)大 B 细胞淋巴瘤,另一些或应归入 DLBCL 的某种亚型,如免疫缺陷患者的 DLBCL、老年患者的 EBV 阳性 DLBCL。本书仅讨论发生于淋巴结的 DLBCL。

DLBCL 可为原发,也可继发于低级别 B 细胞淋巴瘤,或与后者伴发。最常见的低级别 B 细胞淋巴瘤包括滤泡性淋巴瘤、慢性淋巴细胞性白血病/小淋巴细胞淋巴瘤(与 DLBCL 并发时又称为 Richter 综合征)和边缘区淋巴瘤。一些套细胞淋巴瘤可出现类似 DLBCL 的形态学表现,但不能归入 DLBCL。套细胞淋巴瘤患者发生的大细胞淋巴瘤,如果有 t(11;14)(q13;q32),建议归入套细胞淋巴瘤的多形性亚型。

DLBCL 具有侵袭性,可广泛播散或局限于原发部位。大多数患者表现为淋巴结病变,但多达 40% 的患者有结外累及,以胃肠道最常见。一部分患者仅表现为结外病变(如胃肠道、骨和脾)。系统性 B 症状见于 30% ~40% 患者。国际预后指数(IPI)包括年龄、体能状态、血清乳酸脱氢酶水平、结外受累部位的数量、分期,共五项指标,每项 1 分,累计结果为患者的风险度,分为低度风险(0~1 分)、中度风险(2~3 分)和高度风险(4~5 分)。

组织学观察,淋巴结正常结构通常完全消失,瘤细胞弥漫生长,坏死程度不一。增殖活性高的病例可见星空现象。瘤细胞核大于反应性组织细胞核。大多数病例的核为中心母细胞样,表现为细胞大,核卵圆形到圆形,染色质空泡状,1~3 个核仁。其中 1 个核仁常

位于中央,其他核仁贴近核膜。偶见核呈分叶状的大中心母细胞。以免疫母样细胞为主的 DLBCL 不常见,表现为胞质丰富,核圆形,明显的中位核仁。不常见的细胞表现包括核染色质不成熟(母细胞形态)、细胞中等大(类似 Burkitt 淋巴瘤)、大的中心细胞、间变,以及其他罕见形态学变异型(印戒细胞、黏液样基质、梭形细胞)。罕见情况下,DLBCL 可局限于或主要累及淋巴窦。肿瘤可有多种背景细胞成分,包括小淋巴细胞、组织细胞和浆细胞,罕见情况下为大量嗜酸性粒细胞。血管可以很显著。结外 DLBCL 常见硬化,特别是腹膜后或骨病变。可见到低级别淋巴瘤区域,多为滤泡性淋巴瘤,常位于 DLBCL 的边缘,诊断报告中应注明两种淋巴瘤所占比例。

细针穿刺涂片常显示中心母细胞,细胞大,核大,多个小核仁。细胞质常丰富,可有空泡。

10% ~20% 的患者有骨髓累及。穿刺涂片和骨髓活检标本可见小簇状或大片瘤细胞,后者常伴坏死。骨髓累及可表现为大细胞浸润(与淋巴结表现一致)、或为骨小梁旁小 B 淋巴细胞聚集(与淋巴结表现不一致),后者常为低级别滤泡性淋巴瘤或边缘区淋巴瘤。

免疫表型分析,瘤细胞表达广谱 B 细胞标记,不表达广谱 T 细胞、髓系或单核系标记。约 60% DLBCL 表达单型表面免疫球蛋白,40% 病例缺乏表面免疫球蛋白。一部分 DLBCL 表达 CD10、BCL6 或其他生发中心(GC)标记。基因表达谱分析发现 DLBCL 可分为三组[3]。生发中心 B 细胞型 DLBCL 预后较好,而活化 B 细胞(ABC)型 DLBCL 预后较差。大多数 ABC 型 DLBCL 的 NF-κB 通路高度活化。第三组对应于原发性纵隔大 B 细胞淋巴瘤,将在其他章节讨论。运用一组免疫组化标记,可以区分 GC 型和 ABC 型 DLBCL,但精确性稍差(80% ~90%)。阳性表达 CD10、BCL6、GCET1 或 LMO2 为 GC 型,而阳性表达 IRF-4/MUM1 和 FOXP1、不表达 CD10 为 ABC 型。DLBCL 偶会表达

CD5、CD43 或 EBV。如果临床背景符合(50 岁以上,且无免疫缺陷证据),EBV 阳性的 DLBCL 应独立命名为"老年人 EBV 阳性 DLBCL"。

约 30% 的 DLBCL 有涉及 *BCL6* 基因的染色体 3q27 异常;20% ~30% 病例有涉及 *BCL2* 基因的 t(14;18)(q32;q21),但并不意味着一定由滤泡性淋巴瘤转化而来。10% DLBCL 有 *MYC* 重排。*MYC* 重排的病例中,约 20% 有 *BCL2-IGH* 易位,这一部分病例侵袭性强,又称为"MYC/BCL2"或"双打击"淋巴瘤,将在本书的其他章节讨论[4]。

最近运用全外显子测序和其他方法研究发现,一些基因突变涉及关键的细胞事件,包括 DNA 甲基化、组蛋白修饰、转录调控(如 p53)、免疫监视和 NF-kB 通路[5,6]。这些通路的特异突变有可能成为新的治疗靶点。

DLBCL 是一种需要化疗的侵袭性疾病。采用化疗,5 年总生存率大约为 60%。利妥昔单抗加环磷酰胺、阿霉素、长春新碱和泼尼松(R-CHOP)治疗的患者中,GC 型预后好于非 GC 型。

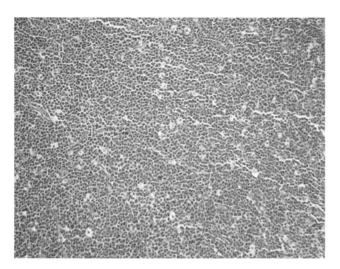

图 51.1　淋巴结弥漫大 B 细胞淋巴瘤,瘤细胞弥漫生长

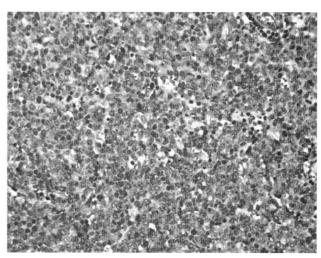

图 51.2　中心母细胞型弥漫大 B 细胞淋巴瘤(DL-BCL),瘤细胞弥漫性生长,可见星空现象。星空现象的特征是胞质丰富透亮的组织细胞混合蓝染的肿瘤细胞。星空现象可见于少部分 DLBCL,通常局限,与肿瘤高增殖相关

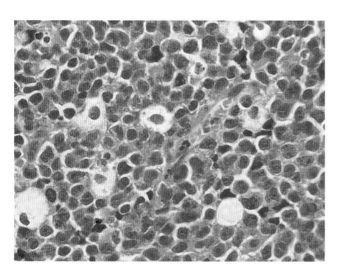

图 51.3　中心母细胞型弥漫大 B 细胞淋巴瘤(DL-BCL),高倍放大。瘤细胞核大于反应性组织细胞的核,核仁小,位于核周。组织细胞胞质丰富透亮。核分裂象易见。大多数 DLBCL 由中心母细胞样细胞组成

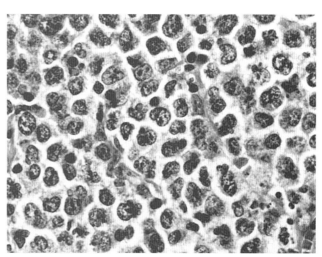

图 51.4　本例大多数瘤细胞体积大,核分叶状。分叶核细胞更常见于骨和纵隔的淋巴瘤中

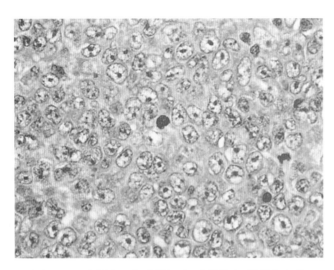

图 51.5   弥漫大 B 细胞淋巴瘤,高倍放大,显示中心母细胞与部分免疫母细胞混合。免疫母细胞胞质丰富,中位核仁明显。本例的免疫母细胞不足肿瘤细胞的 90%

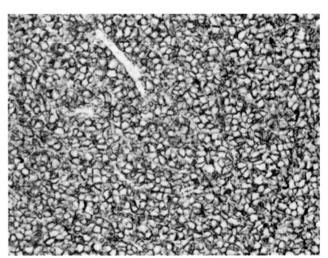

图 51.6   高倍图显示超过 90% 的肿瘤细胞为免疫母细胞。免疫母细胞型通常为非 GC 型。有报道免疫母细胞型比中心母细胞型更具侵袭性

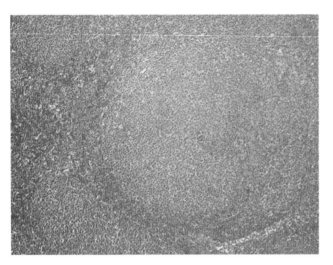

图 51.7   弥漫大 B 细胞淋巴瘤伴 3B 级滤泡性淋巴瘤,图示为一个肿瘤性滤泡。诊断报告应注明标本中两种成分的百分比

图 51.8   免疫组化 CD20 染色,所有肿瘤细胞膜强阳性

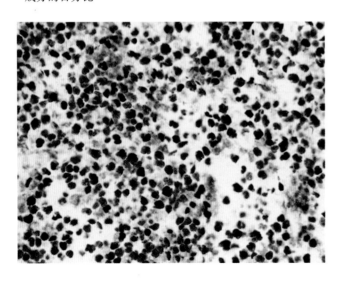

图 51.9   Ki-67 是细胞增殖标记,图示视野中瘤细胞增殖指数高(达 90%)。高增殖指数常见于弥漫大 B 细胞淋巴瘤,与预后不良相关[7]。小活检标本中检测 Ki-67 有助于判断是否存在侵袭性肿瘤

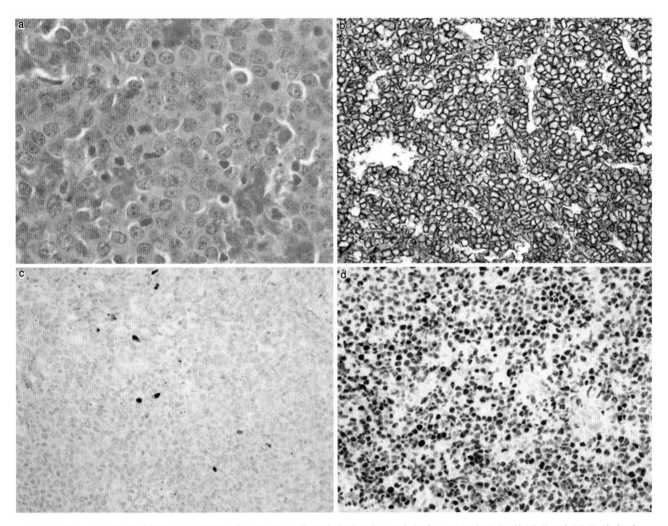

图 51.10　(a) GC 型弥漫大 B 细胞淋巴瘤(DLBCL),瘤细胞弥漫生长,以大的中心母细胞为主,核圆形至卵圆形,染色质空泡状,核仁紧贴核膜。(b) 免疫组化 CD10 染色,大多数肿瘤细胞强阳性。CD10 阳性提示为 GC 型 DLBCL。(c) GC 型 DLBCL,免疫组化 MUM1 染色,肿瘤细胞阴性。(d) 免疫组化 BCL6 染色,大多数肿瘤细胞核强阳性。GC 型和非 GC 型 DL-BCL 均可表达 BCL6,但 GC 型阳性通常更弥漫

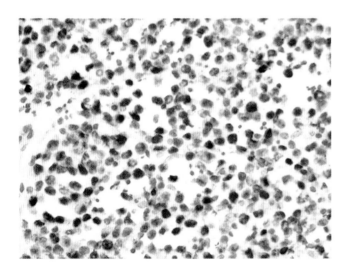

图 51.11　免疫组化 MUM1/IRF4 染色,大多数细胞阳性。本例 CD10 阴性,因此免疫表型考虑为非 GC 型。MUM1 阳性的病例约有 50% 表达 BCL6

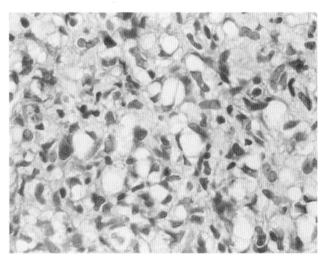

图 51.12　印戒样瘤细胞,胞质含大空泡,核被挤压

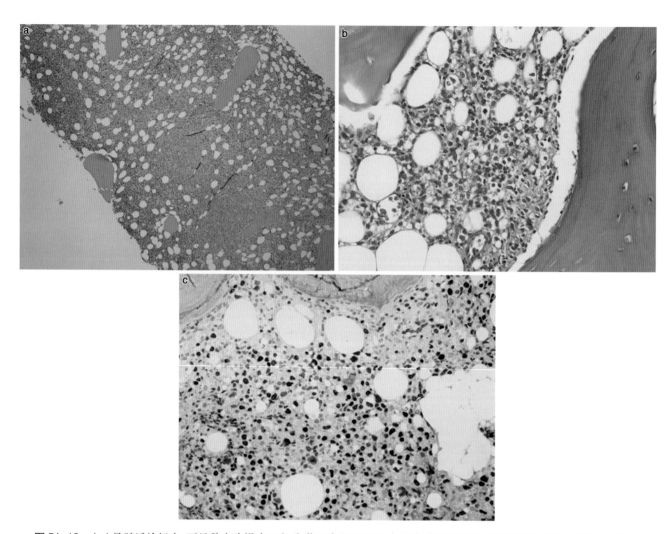

图 51.13　(a)骨髓活检标本,可见数个弥漫大 B 细胞淋巴瘤(DLBCL)瘤细胞致密聚集灶,骨髓残留成分占 50%,包括三系造血细胞。约 20% 的 DLBCL 病例有骨髓累及。(b)骨髓活检标本,大细胞具有中心母细胞形态,取代正常造血细胞。骨髓浸润细胞为大细胞时,称为"一致累及",患者预后差,与之相对应,浸润细胞为小淋巴细胞时,称为"不一致累及",不影响总体生存率。(c)免疫组化 PAX5 染色,骨髓中 DLBCL 瘤细胞阳性

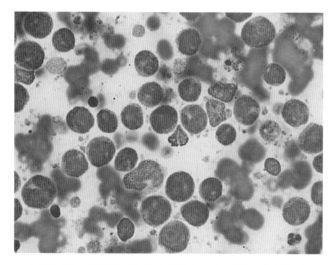

图 51.14　骨髓穿刺涂片中弥漫大 B 细胞淋巴瘤的细胞学特点。大细胞大小不等,核形不规则,或折叠核,胞质缺乏。背景中的嗜碱性胞质碎片提示大细胞胞质"脱落"

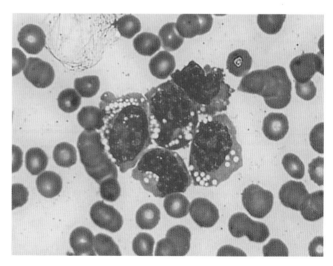

图 51.15　骨髓穿刺涂片中弥漫大 B 细胞淋巴瘤的细胞学特点。大细胞簇显示丰富的空泡状胞质,核大而不规则、深染

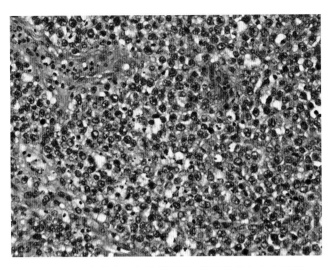

图 51.16 弥漫大 B 细胞淋巴瘤,瘤细胞以大中心母细胞为主,散在细胞碎片,提示有单个细胞坏死

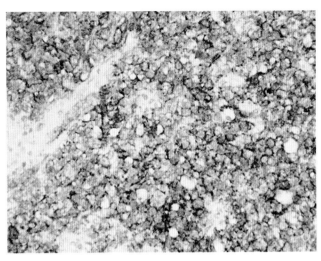

图 51.17 弥漫大 B 细胞淋巴瘤,免疫组化 CD19 染色,瘤细胞阳性,本例还表达 CD5

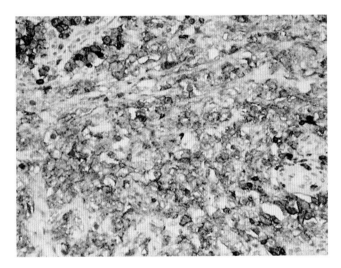

图 51.18 弥漫大 B 细胞淋巴瘤(DLBCL),免疫组化 CD5 染色,瘤细胞阳性。约 10% DLBCL 表达 CD5,一般较弱。检测 CyclinD1 和 CD23 有助于排除套细胞淋巴瘤的变异型或慢性淋巴细胞性白血病/小淋巴细胞淋巴瘤

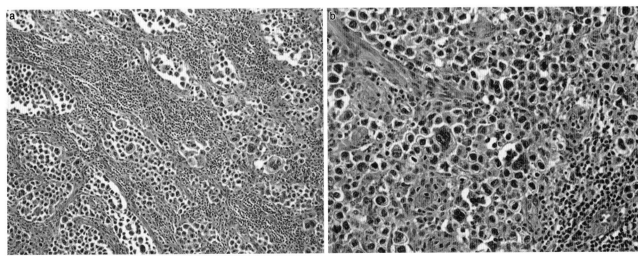

图 51.19 (a)窦内生长模式是间变性弥漫大 B 细胞淋巴瘤(DLBCL)的特点。窦内生长模式的细胞簇形似沿淋巴窦分布的黏附性细胞。间变性 DLBCL 并不是间变性大细胞淋巴瘤,两者均可出现窦内生长模式,且表达 CD30,但后者是一种细胞毒性 T 细胞淋巴瘤。(b)有明显窦内生长模式的间变性 DLBCL,细胞大,胞质丰富,核奇异,核分裂象易见。可与未分化癌相似。(c)间变性 DLBCL,细胞大,胞质丰富,核奇异,部分细胞非常大,核分裂象易见。(d)间变性 DLBCL 细针穿刺涂片,细胞大,胞质丰富透亮,核仁显著。(e)免疫组化 CD20 染色,大多数瘤细胞膜阳性,包括间变细胞。(f)免疫组化 CD30 染色,大多数瘤细胞膜阳性,包括间变细胞。间变性 DLBCL 的 CD30 表达情况不一

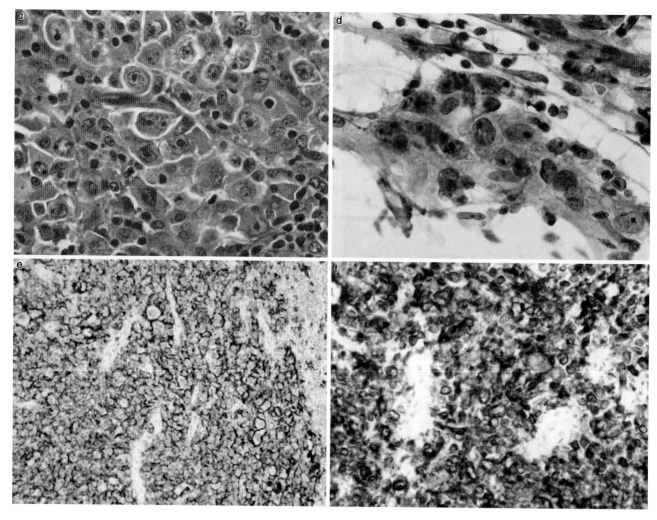

图 51.19（续）

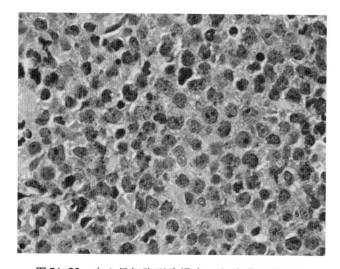

图 51.20 中心母细胞型弥漫大 B 细胞淋巴瘤（DL-
BCL），患者女，65 岁。肿瘤细胞表达 CD10 和 EBER。
不足 10% 的 DLBCL 病例会表达 EBER。部分研究发
现，EBV 阳性 DLBCL 更具侵袭性

（李国霞 译）

参考文献

1. Stein H, Warnke RA, Chan WC, et al. Diffuse large B-cell lym-
   phoma, not otherwise specified. In: Swerdlow SH, Campo E, Harris
   NL, et al., editors. WHO classification of tumours of the haemato-
   poietic and lymphoid tissues. 4th ed. Lyon: IARC; 2008. p. 233–7.
2. Vega F. Diffuse large B-cell lymphoma, NOS, centroblastic. In:
   Medeiros LJ, editor. Diagnostic pathology: lymph nodes and spleen
   with extranodal lymphomas. Altona: Amirsys; 2011. p. 6-52–5.
3. Alizadeh AA, Eisen MB, Davis RE, et al. Distinct types of diffuse
   large B-cell lymphoma identified by gene expression profiling.
   Nature. 2000;403:503–11.
4. Lin P, Medeiros LJ. High-grade B-cell lymphoma/leukemia associ-
   ated with t(14;18) and 8q24/MYC rearrangement: a neoplasm of ger-
   minal center immunophenotype with poor prognosis. Haematologica.
   2007;92:1297–301.
5. Morin RD, Mendez-Lago M, Mungall AJ, et al. Frequent mutation
   of histone-modifying genes in non-Hodgkin lymphoma. Nature.
   2011;476:298–303.
6. Pasqualucci L, Trifonov V, Fabbri G, et al. Analysis of the coding
   genome of diffuse large B-cell lymphoma. Nat Genet. 2011;43:830–7.
7. Rosenwald A, Wright G, Chan WC, et al. The use of molecular
   profiling to predict survival after chemotherapy for diffuse large-B-
   cell lymphoma. N Engl J Med. 2002;346:1937–47.

第 52 章
T 细胞/组织细胞丰富的大 B 细胞淋巴瘤

52

T 细胞/组织细胞丰富的大 B 细胞淋巴瘤(T-cell/histiocyte-rich large B-cell lymphoma,THRLBCL)是 DL-BCL 的一种,特征是肿瘤性大 B 细胞少,背景为大量反应性 T 淋巴细胞和组织细胞[1,2]。这些反应性细胞的构成不一,可以 T 细胞为主或以组织细胞为主,因此文献中曾被描述为富于 T 细胞的大 B 细胞淋巴瘤和富于组织细胞的大 B 细胞淋巴瘤。

THRLBCL 常见于成人,多为男性,有 B 症状,全身乏力,分期高。常累及淋巴结、骨髓、肝和脾。国际预后指数评分常为中度或高度风险。通常表现为侵袭性临床过程。

THRLBCL 累及的淋巴结结构完全性、弥漫性消失。大多数(>90%)浸润细胞是反应性小 T 淋巴细胞和非上皮样组织细胞,肿瘤细胞比例一般不足 10%,单个散在分布其中。无嗜酸性粒细胞或浆细胞。肿瘤细胞常为中心母细胞样,核空泡状,核膜清楚。瘤细胞可有单个显著核仁,或与 R-S 细胞或 H 细胞近似。以前的研究发现,大 B 细胞淋巴瘤背景中以 T 细胞为主还是以组织细胞为主,两者在临床行为或发病机制上存在不同,病理报告中应注明,肿瘤中有丰富的组织细胞,或几乎没有组织细胞。

细胞学标本以反应性细胞为主,或是成熟小淋巴细胞,或是组织细胞,大的肿瘤细胞很少。仅凭细胞学涂片难以诊断 THRLBCL。

THRLBCL 仅有少量大肿瘤细胞,很难通过流式细胞免疫表型分析方法诊断,除非检测前已经获知其独特的组织学特征。免疫组化检测常被用以明确肿瘤细胞来源。THRLBCL 的肿瘤细胞是 B 细胞性的,B 细胞标记和 CD45/LCA 阳性,BCL6 常常阳性,BCL2 和 EMA 可阳性。BCL6 阳性提示为生发中心源性[3]。常存在少量反应性小 B 细胞,但无反应性滤泡(即无 CD21+或 CD23+的滤泡树突细胞网)。肿瘤性 B 细胞不表达所有 T 细胞标记,包括 CD5。

背景的小淋巴细胞几乎均为 T 细胞,常具有细胞毒性免疫表型:CD8+、TIA-1+、粒酶 B+。组织细胞表达组织细胞相关抗原,如 CD68。未检测到特征性的细胞遗传学异常[3]。

分子检测发现单克隆性免疫球蛋白重链和轻链基因重排,*IgH* 可变区基因有大量体细胞突变。已有报道,部分 THRLBCL 病例有 t(14;18)(q32;q21)/IGH-BCL2。*MYC* 重排不常见,未见报道 *CCND1* 或 *BCL6* 重排。

基因表达谱研究发现,THRLBCL 有干扰素依赖通路中的基因过表达,包括 STAT-1、ICAM-1、CD64 和 CXCL10[4,5]。同样,DLBCL 的基因表达谱研究发现一种宿主免疫反应模式,类似于 THRLBCL,对预后不利[6]。比较基因组杂交(CGH)分析显示,THRLBCL 有许多基因组失衡,包括 Xq、4q13q28、Xp21p11 和 18q21 的获得。THRLBCL 的 CGH 改变与结节性淋巴细胞为主型霍奇金淋巴瘤(NLPHL)有重叠但又有区别,提示这两种疾病可能源自共同的前驱病变。

THRLBCL 似乎存在某种程度的异质性。有 t(14;18)(q32;q21)/IGH-BCL2 的病例常有滤泡性淋巴瘤病史,或将发生滤泡性淋巴瘤。一些 THRLBCL 患者复发后变为典型的非特指 DLBCL[3]。一部分 THRLBCL 病例可能与 NLPHL 的进展有关。我们曾观察到一部分 THRLBCL 患者有 NLPHL 病史,极少数 THRLBCL 病例复发表现为 NLPHL。

NLPHL 患者可以进展为或转化为 THRLBCL,此现象可见于同一活检标本中,此时的鉴别诊断非常困难。目前的建议是,若标本中有明确的结节性区域,则诊断为 NLPHL[7,8]。另有观点认为,伴有 THRLBCL 样弥漫区域的 NLPHL 更具侵袭性。

R-CHOP(利妥昔单抗、环磷酰胺、阿霉素、长春新碱和泼尼松)是目前治疗 DLBCL 的标准方案,但很多 THRLBCL 患者对此方案无反应。富于组织细胞的 THRLBCL 对治疗的反应似乎特别差。

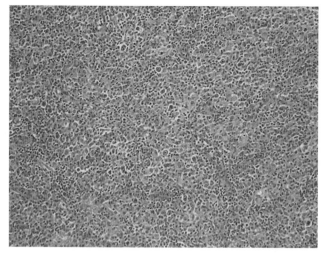

图 52.1 淋巴结结构被淋巴瘤弥漫破坏,低倍观以小细胞为主,散在大细胞

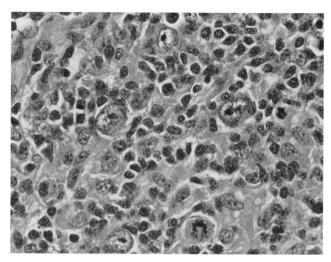

图 52.2 以成熟小淋巴细胞为主,散在大的肿瘤细胞,中等量胞质,胞界不清,核大,卵圆形,空泡状,核膜清楚,核仁明显。注意,背景中没有嗜酸性粒细胞或浆细胞

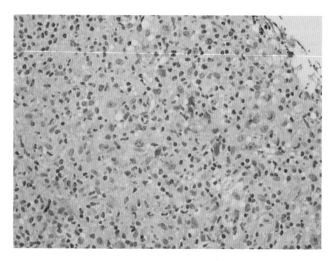

图 52.3 淋巴瘤累及淋巴结,背景由大量非上皮样组织细胞和小淋巴细胞组成,大肿瘤细胞散在,中等量胞质,胞界不清。富于组织细胞者更具侵袭性

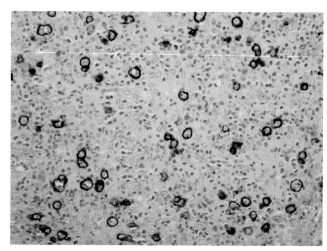

图 52.4 免疫组化 CD20 染色,散在的大肿瘤细胞阳性,细胞比例不足 10%

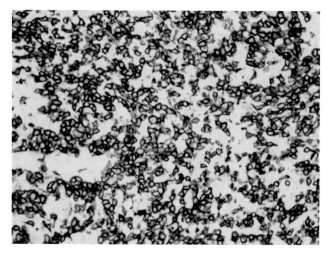

图 52.5 免疫组化 CD3 染色,大多数细胞(>90%)是反应性 T 细胞

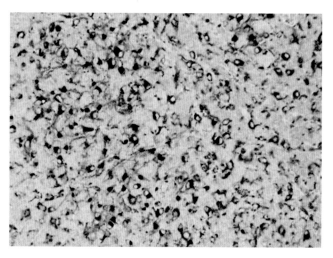

图 52.6 免疫组化 CD68 染色,一例 T 细胞/组织细胞丰富的大 B 细胞淋巴瘤(THRLBCL)中有大量组织细胞

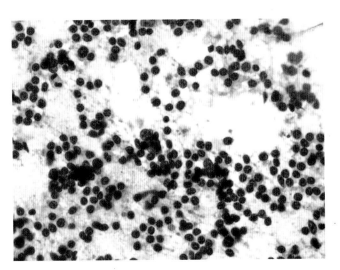

图 52.7　细胞学涂片,大多数细胞是成熟的小淋巴细胞,视野中央见一个大细胞,核仁显著

图 52.8　低倍放大,组织学表现类似于 T 细胞/组织细胞丰富的大 B 细胞淋巴瘤(THRLBCL),但局灶呈结节状。该淋巴结内其他区域见 NLPHL。目前建议诊断为 NLPHL,备注说明存在 THRLBCL 样的弥漫生长区域。这些病例的复发率可能更高,但总生存率高于 THRLBCL

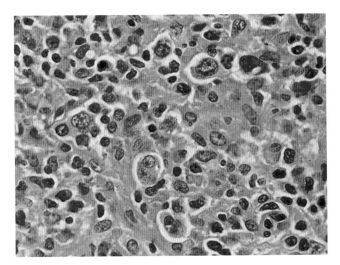

图 52.9　NLPHL 中的 T 细胞/组织细胞丰富的大 B 细胞淋巴瘤(THRLBCL)样区域,高倍放大,与 THRLBCL 无法区分。正是由于这种相似性,一些研究者认为这两者密切相关

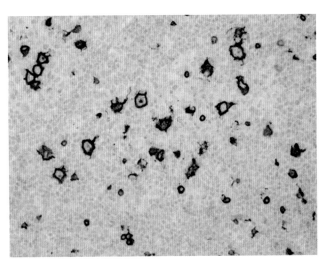

图 52.10　NLPHL 中的 T 细胞/组织细胞丰富的大 B 细胞淋巴瘤(THRLBCL)样区域。免疫组化 CD20 染色,大的肿瘤细胞阳性,背景中的大多数细胞阴性

（李国霞　译）

参考文献

1. De Wolf-Peeters C, Delabie J, Campo E, et al. T cell/histiocyte-rich large B-cell lymphoma. In: Swerdlow SH, Campo E, Harris NL, et al., editors. WHO classification of tumours of haematopoietic and lymphoid tissues. 4th ed. Lyon: International Agency for Research on Cancer; 2008. p. 238–9.

2. Vega F. T-cell/histiocyte-rich large B-cell lymphoma. In: Medeiros LJ, editor. Diagnostic pathology lymph nodes and spleen with Extranodal lymphomas. Altona: Amirsys; 2011. p. 6-62–5.

3. Tousseyn T, De Wolf-Peeters C. T cell/histiocyte-rich large B-cell lymphoma: an update on its biology and classification. Virchows Arch. 2011;459:557–63.

4. Chetaille B, Bertucci F, Finetti P, et al. Molecular profiling of classical Hodgkin lymphoma tissues uncovers variations in the tumor microenvironment and correlations with EBV infection and out-come. Blood. 2009;113:2765–3775.

5. Van Loo P, Tousseyn T, Vanhentenrijk V, et al. T-cell/histiocyte-rich large B-cell lymphoma shows transcriptional features suggestive of a tolerogenic host immune response. Haematologica. 2010;95:440–8.

6. Monti S, Savage KJ, Kutok JL, et al. Molecular profiling of diffuse large B-cell lymphoma identifies robust subtypes including one characterized by host inflammatory response. Blood. 2005;105:1851–61.

7. Boudova L, Torlakovic E, Delabie J, et al. Nodular lymphocyte-predominant Hodgkin lymphoma with nodules resembling T-cell/histiocyte-rich B-cell lymphoma: differential diagnosis between nodular lymphocyte-predominant Hodgkin lymphoma and T-cell/histiocyte-rich B-cell lymphoma. Blood. 2003;102:3753–8.

8. Franke S, Wlodarska I, Maes B, et al. Comparative genomic hybridization pattern distinguishes T-cell/histiocyte-rich B-cell lymphoma from nodular lymphocyte predominance Hodgkin's lymphoma. Am J Pathol. 2002;161:1861–7.

第 53 章
ALK 阳性大 B 细胞淋巴瘤

间变性淋巴瘤激酶(anaplastic lymphoma kinase, ALK)阳性大 B 细胞淋巴瘤是 DLBCL 的一种,有 *ALK* 基因重排,瘤细胞表达 ALK。ALK 阳性大 B 细胞淋巴瘤少见,不足所有 DLBCL 的 1%。发病年龄范围很宽,中位 36 岁,男女比例为 3∶1~5∶1。本病常见于免疫功能正常患者的淋巴结,结外部位受累不常见,很少累及骨髓[1]。病变一般分期高[2-4]。

形态学观察,淋巴结病变可以窦内生长为主,或瘤细胞弥漫生长,破坏正常结构。瘤细胞大,形态单一,核空泡状。瘤细胞可具有免疫母细胞或浆母细胞特征,或由两种细胞混合构成。常见核碎裂。偶见具有非典型的多核巨细胞。

免疫表型分析,瘤细胞强阳性表达 ALK,常表达 EMA、CD138、胞质型免疫球蛋白(多数是 IgA),不表达 CD3 和 CD20。虽然不表达 B 细胞标记,但由于存在单型胞质免疫球蛋白,可以确定其为 B 细胞起源[5]。60%~70% 病例 CD45/LCA 阳性,但常较弱。CD30 一般阴性,也可局灶弱阳性表达。一部分病例表达 CD4(约 60%)、CD43、CD57、CD79a(约 20%)和 IRF4/MUM-1[5]。CK 偶可阳性。CD10、CD15、BCL6 和 EBV 阴性。

本病有免疫球蛋白基因克隆性重排。最常见的细胞遗传学异常是 t(2;17)(p23;q23),导致网格蛋白(CLTC)和 ALK 融合。T(2;5)(p23;p35)/*NPM-ALK* 不常见,t(2;4)(p23;p21)易位罕见,导致 *SEC31A-ALK* 易位融合[6]。

ALK 的免疫组化表达模式与分子异常有关。CLTC-ALK 融合者仅胞质颗粒状阳性[2,3];*NPM-ALK* 易位者的核及胞质均阳性[7]。

ALK 阳性大 B 细胞淋巴瘤高分期患者的总体中位生存期为 11 个月[8]。对目前的 R-CHOP 化疗方案反应不理想。

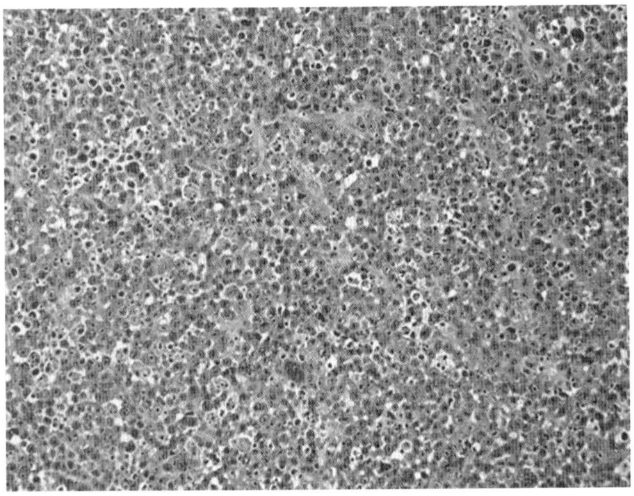

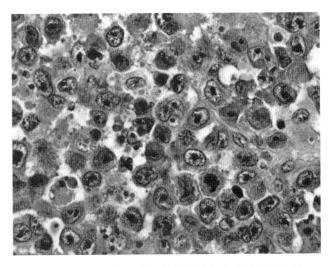

图 53.1　ALK 阳性大 B 细胞淋巴瘤,低倍放大。瘤细胞大,形态单一,弥漫排列,核碎裂明显

图 53.2　高倍放大,典型的免疫母细胞和浆母细胞样大细胞。胞质丰富、核大,圆形至卵圆形,核仁显著。核分裂象多,核碎裂易见

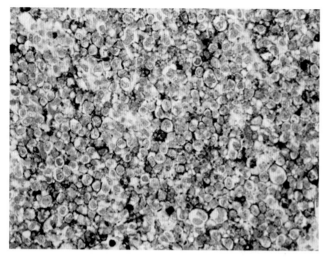

图 53.3 免疫组化 CD45/LCA 染色,大多数瘤细胞阳性。ALK 阳性大 B 细胞淋巴瘤常表达 CD45

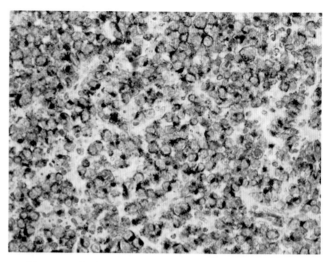

图 53.4 免疫组化 ALK 染色,大多数瘤细胞胞质颗粒状阳性,提示 t(2;17)(p23;q23),导致 CLTC-ALK 融合

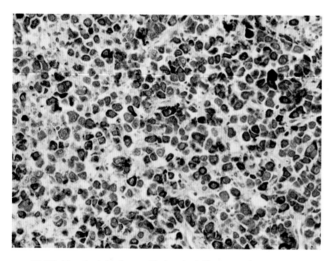

图 53.5 免疫组化 IgA 染色,大多数瘤细胞胞质阳性。大多数 ALK 阳性大细胞淋巴瘤表达单型胞质免疫球蛋白和 IgA,支持肿瘤为 B 细胞起源

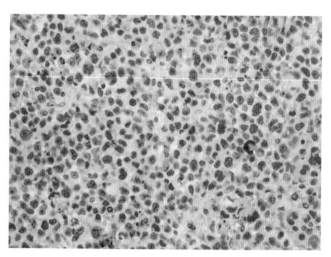

图 53.6 免疫组化 PAX5 染色,肿瘤细胞阴性。ALK 阳性大 B 细胞淋巴瘤不表达 B 细胞标记 PAX5、CD20 和 CD79α,免疫表型符合浆细胞分化

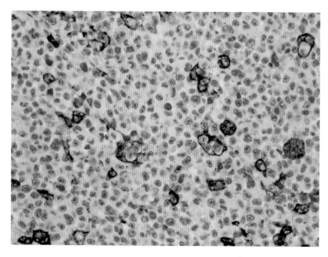

图 53.7 免疫组化 CD4 染色,阳性细胞很少。部分病例的 CD4 阳性细胞可能更多,需要鉴别 T 细胞淋巴瘤。约 40%~60% ALK 阳性大 B 细胞淋巴瘤会表达 CD4

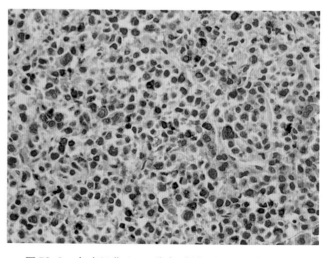

图 53.8 免疫组化 CD30 染色,偶尔见少量细胞弱阳性表达。大多数 ALK 阳性大 B 细胞淋巴瘤不表达 CD30,部分可局灶弱阳性表达

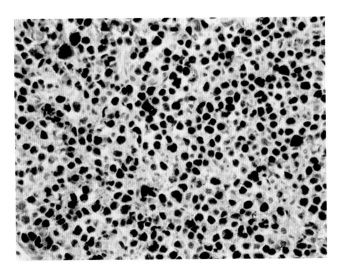

图 53.9　免疫组化 Ki-67 染色,超过 90% 的瘤细胞阳性,提示增殖指数高

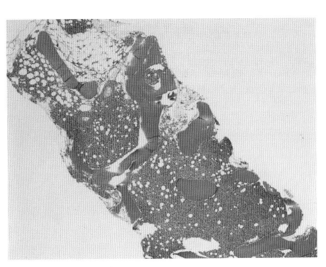

图 53.10　ALK 阳性大 B 细胞淋巴瘤累及骨髓,髓腔弥漫侵犯,无残留造血细胞。本病仅有少数几例累及骨髓的报道[1]

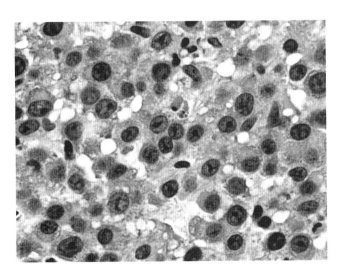

图 53.11　ALK 阳性大 B 细胞淋巴瘤累及骨髓,高倍放大。瘤细胞单一,呈浆母细胞形态。可能与浆母细胞性骨髓瘤混淆

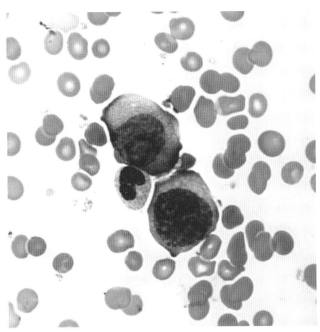

图 53.12　ALK 阳性大 B 细胞淋巴瘤,骨髓穿刺涂片。细胞大,胞质丰富,核卵圆形,核仁明显

（李国霞　译）

参考文献

1. Choung HS, Kim HJ, Kim WS, et al. Cytomorphology and molecular characterization of CLTC-ALK rearrangement in 2 cases of ALK-positive diffuse large B-cell lymphoma with extensive bone marrow involvement. Korean J Lab Med. 2008;28: 89–94.

2. Delsol G, Campo E, Gascoyne RD. ALK-positive large B-cell lymphoma. In: Swerdlow SH, Campo C, Harris NL, et al., editors. WHO classification of tumours of the haematopoietic and lymphoid tissues. Lyon: International Agency for Research on Cancer; 2008. p. 254–5.

3. Muzzafar T. ALK+ diffuse large B-cell lymphoma. In: Medeiros LJ, editor. Diagnostic pathology: lymph nodes and spleen with Extranodal lymphomas. 1st ed. Altona: Amirsys; 2011. p. 6-66–71.

4. Delsol G, Lamant L, Mariame B, et al. A new subtype of large B-cell lymphoma expressing the ALK kinase and lacking the 2;5 translocation. Blood. 1997;89:1483–90.

5. Reichard KK, McKenna RW, Kroft SH. ALK-positive diffuse large B-cell lymphoma: report of four cases and review of the literature. Mod Pathol. 2007;20:310–9.

6. Van Roosbroeck K, Cools J, Dierickx D, et al. ALK-positive large B-cell lymphomas with cryptic SEC31A-ALK and NPM1-ALK fusions. Haematologica. 2010;95:509–13.

7. Onciu M, Behm FG, Downing JR, et al. ALK-positive plasmablastic B-cell lymphoma with expression of the NPM-ALK fusion transcript: report of 2 cases. Blood. 2003;102:2642–4.

8. Beltran B, Castillo J, Salas R, et al. ALK-positive diffuse large B-cell lymphoma: report of four cases and review of the literature. J Hematol Oncol. 2009;2:11.

第 54 章
老年性 EBV 阳性大 B 细胞淋巴瘤

54

老年性 EBV 阳性大 B 细胞淋巴瘤是指满足 DL-BCL 组织学标准、EBV 阳性、年龄>50 岁、且无淋巴瘤或免疫缺陷病史的 DLBCL。其他一些 DLBCL 也可能 EBV 阳性,如浆母细胞性淋巴瘤或原发性渗出性淋巴瘤,不属于本病范畴。

本病最常见于亚洲国家,占无免疫缺陷 DLBCL 的 10%。EBV 阳性 DLBCL 的相对发病率随年龄增长而增加,90 岁以上患者达 25%。中位年龄 71 岁,男女比例为 1.4:1。一般认为,免疫功能随年龄增长而降低,有利于本病的发生[1-3]。

大多数表现为结外病变,最常累及皮肤、肺、扁桃体和胃,30% 病例主要累及淋巴结。大多数患者的国际预后指数高。

组织学观察,受累部位正常结构弥漫消失,细胞学表现可以是单形性、多形性、或混合性,包括大细胞和数量不等的 H 样细胞和 R-S 样细胞。多形性亚型含数量不等的反应性小淋巴细胞、浆细胞和组织细胞。常见坏死。

瘤细胞表达广谱 B 细胞标记,如 CD19、CD20 和 CD79a,但轻链限制不常见。常表达 IRF4/MUM1,一般不表达 CD10 和 BCL6[4]。CD30 不同程度阳性,CD15 阴性。大的非典型细胞 EBV 阳性,如潜伏膜蛋白 I 型(LMP-1)和 EBV 核抗原 2(EBNA-2),阳性率分别为 94% 和 28%。EBER 原位杂交阳性。

该肿瘤的分子研究数据有限,有单克隆免疫球蛋白基因重排。

临床病程具有侵袭性,中位生存期约 2 年。多形性或单形性细胞构成并不影响预后。>70 岁且有 B 症状者预后更差[5]。以 50 岁做为年龄截断值是武断的,最近报道了一组与本病极为相似的病例,患者年龄<50 岁[6]。

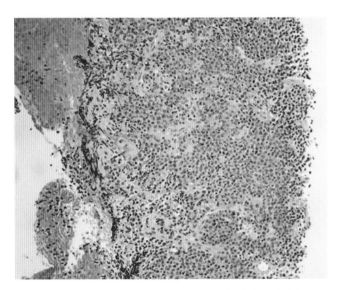

图 54.1 老年性 EBV 阳性 DLBCL,低倍放大。由弥漫浸润的单形性大细胞构成

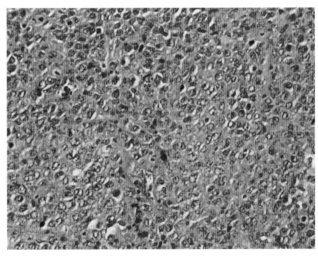

图 54.2 老年性 EBV 阳性 DLBCL 的常见表现。具有免疫母细胞形态的单形性大细胞弥漫浸润性生长

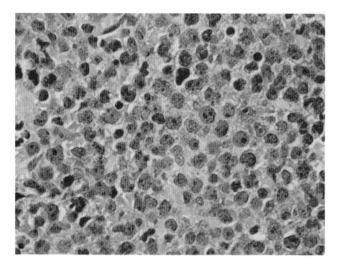

图 54.3　老年性 EBV 阳性 DLBCL,高倍放大。单形性中心母细胞样大细胞弥漫浸润性生长

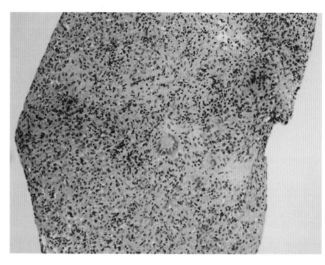

图 54.4　老年性 EBV 阳性 DLBCL,多形性模式。特征是大细胞混合小淋巴细胞、浆细胞和组织细胞,包括多核巨细胞。单形性或多形性模式没有预后意义

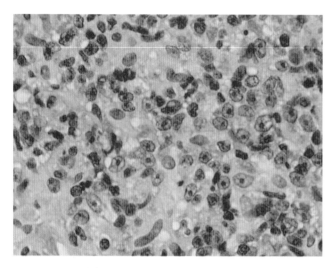

图 54.5　老年性 EBV 阳性 DLBCL,多形性模式的高倍放大。大细胞与小淋巴细胞混合

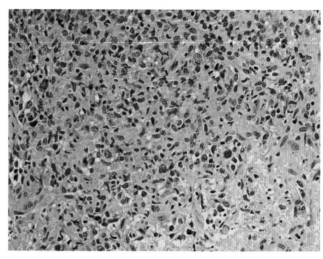

图 54.6　老年性 EBV 阳性 DLBCL。一些多形性大细胞似 R-S 细胞。本病常见这样的细胞

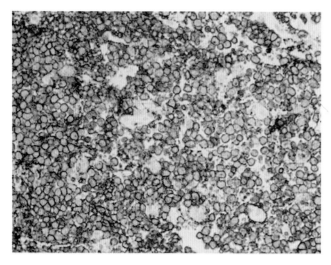

图 54.7　免疫组化 CD20 染色,大多数细胞强阳性。浆母细胞分化的病例可不表达或仅微弱表达 CD20

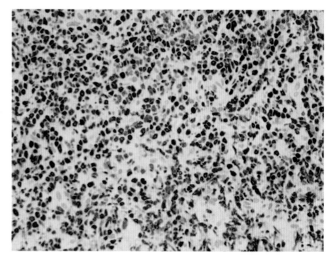

图 54.8　免疫组化 PAX5 染色,大多数细胞核强阳性

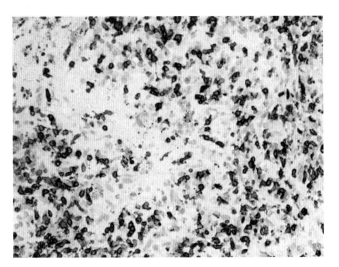

图 54.9 免疫组化 CD3 染色,散在分布的反应性小淋巴细胞阳性

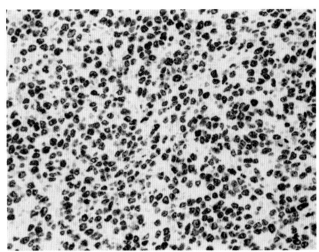

图 54.10 免疫组化 Ki-67 染色,大多数细胞阳性,提示增殖指数高

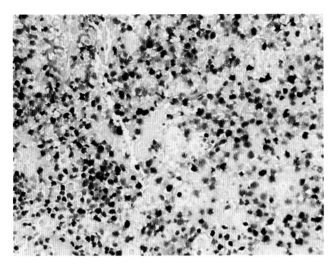

图 54.11 EBER 原位杂交,大多数瘤细胞阳性。此外,常表达 LMP1,不常表达 EBNA-2,符合 EBV 感染 Ⅲ 型潜伏模式

(李国霞 译)

参考文献

1. Oyama T, Ichimura K, Suzuki R, et al. Senile EBV+ B-cell lymphoproliferative disorders: a clinicopathologic study of 22 patients. Am J Surg Pathol. 2003;27:16–26.
2. Oyama T, Yamamoto K, Asano N, et al. Age-related EBV-associated B-cell lymphoproliferative disorders constitute a distinct clinicopathologic group: a study of 96 patients. Clin Cancer Res. 2007;13:5124–32.
3. Park S, Lee J, Ko YH, et al. The impact of Epstein-Barr virus status on clinical outcome in diffuse large B-cell lymphoma. Blood. 2007;110:972–8.
4. Kuze T, Nakamura N, Hashimoto Y, et al. The characteristics of Epstein-Barr virus (EBV)-positive diffuse large B-cell lymphoma: comparison between EBV(+) and EBV(−) cases in Japanese population. Jpn J Cancer Res. 2000;91:1233–40.
5. Beltran BE, Castillo JJ, Salas R, et al. Epstein-Barr virus-positive diffuse large B-cell lymphoma of the elderly treated with rituximab, cyclophosphamide, doxorubicin, vincristine, and prednisone: report of two cases from South America. Leuk Lymphoma. 2011;52:153–6.
6. Beltran BE, Morales D, Quinones P, et al. EBV-positive diffuse large B-cell lymphoma in young immunocompetent individuals. Clin Lymphoma Myeloma Leuk. 2011;11:512–6.

55 第 55 章
原发性纵隔(胸腺)大 B 细胞淋巴瘤

原发性纵隔大 B 细胞淋巴瘤(PMBL)是 DLBCL 的一种,发生于纵隔,被认为起源于胸腺髓质的 B 淋巴细胞。此定义强调本病在临床病理学角度上均为原发,与系统性 DLBCL 累及纵隔淋巴结的区别在于缺乏系统性病变(例如累及骨髓,或累及颈部/锁骨上区之外的淋巴结)。

PMBL 主要见于年轻成人,中位年龄 35 岁。女性多见,男女比例约为 1∶2。患者表现为前上纵隔局限性肿块,并常延伸至肺、胸膜或心包,扩散到锁骨上及颈部淋巴结。常伴上腔静脉综合征,随病程进展,常扩散到其他结外部位,如肾、肾上腺、肝和中枢神经系统[1,2]。PMBL 患者血清乳酸脱氢酶水平常升高,血清 β2 微球蛋白水平相对低。

组织学观察,PMBL 弥漫侵犯胸腺和纵隔其他组织结构。切除标本中有可能见到胸腺组织,但在穿刺标本中不常见。常见纤维化,并形成瘤细胞间的分隔。瘤细胞大或中等大,核圆形至卵圆形,胞质丰富淡染,经福尔马林固定的组织切片中,常因胞质收缩而形成透明外观。常见多形性核或多分叶核,部分病例可见与 H 细胞或 R-S 细胞极为相似的细胞[1]。

免疫表型分析,瘤细胞表达广谱 B 细胞标记 CD19、CD20、CD22 和 CD79a,虽然也表达 B 细胞转录因子 BOB.1、OCT-2 和 PU.1,但常不表达(约80%)表面或胞质免疫球蛋白[3]。80% 病例表达 CD30,但表达弱,且具异质性。罕见表达 CD15。还表达 IRF4/MUM-1、CD23、BCL2、BCL6、MAL、CD54、CD95 和 REL[4,5]。不足 30% 的病例表达 CD10[1]。约 10% 的病例表达 EBV[6]。表达 EBV 或 CD15 的病例,必须要排除经典型霍奇金淋巴瘤。

分子检测发现,大多数病例存在单克隆 Ig 基因的体细胞突变,但缺乏持续性突变活性。比较基因组杂交检测发现有 9p24 和 2p16.1(候选基因 REL/BCL11A 位点)获得[7,8]。

基因表达谱研究发现,PMBL 具有与经典型霍奇金淋巴瘤相同的一些分子特征[9],但 PMBL 中的 B 细胞转录处于活化状态,这与后者不同。PMBL 中的特异性细胞遗传学异常包括 REL 扩增和 TNFAIP3/A20 缺失,这两者参与 NF-κB(活化 B 细胞的核因子 κ 轻链增强子)通路,此外还有 JAK2 扩增和 JAK-STAT 通路激活,后者常与 SOCS-1 失活突变相关[10-12]。PMBL 中 PDL1 和 PDL2 基因扩增,可能促进肿瘤在宿主 T 细胞反应中逃逸。PMBL 缺乏免疫球蛋白,可能是内含子中的重链增强子下调或转录后阻滞的结果[13]。

如果采取化疗,PMBL 患者预后好于非特指 DLBCL,患者常因病灶巨大而接受放疗[1]。高分期与不良预后相关[12]。

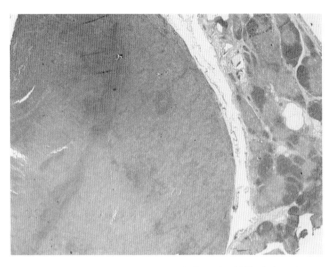

图 55.1 原发性纵隔大 B 细胞淋巴瘤,低倍放大。左侧为肿瘤,右侧为残留的胸腺

图 55.2 原发性纵隔大 B 细胞淋巴瘤,以大细胞为主,弥漫浸润,背景中见小淋巴细胞

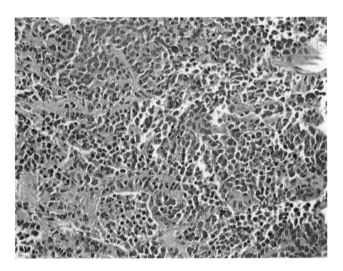

图 55.3 原发性纵隔大 B 细胞淋巴瘤,纤维分隔模式,瘤细胞团被纤维条带不完全分隔

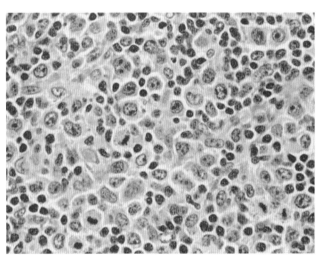

图 55.4 原发性纵隔大 B 细胞淋巴瘤,高倍放大。以大细胞为主,核空泡状,偶见显著核仁,核分裂象多,背景中散在小淋巴细胞

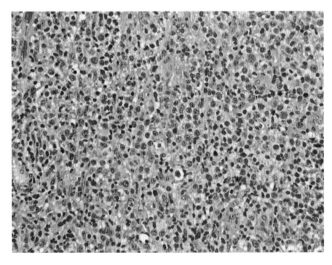

图 55.5 瘤细胞胞质淡染至透明,染色质空泡状,这些是原发性纵隔大 B 细胞淋巴瘤常见的细胞学特征

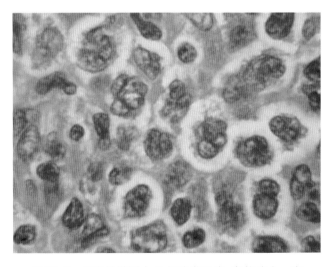

图 55.6 原发性纵隔大 B 细胞淋巴瘤,高倍放大。瘤细胞大,胞质丰富,多叶核

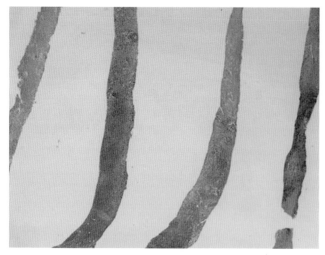

图 55.7　原发性纵隔大 B 细胞淋巴瘤,穿刺标本,低倍放大。四条穿刺组织中可见细胞丰富区和硬化区

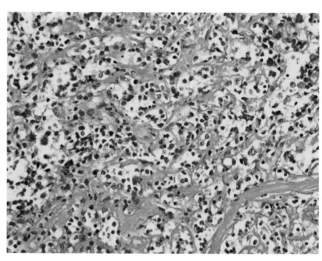

图 55.8　穿刺标本,高倍放大。细胞学特征保存欠佳。这是穿刺标本常见的人工假象,可影响对活检标本的正确评估

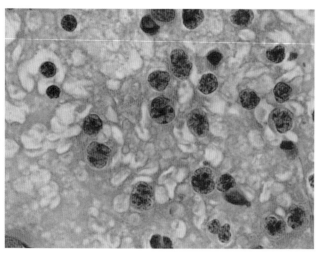

图 55.9　原发性纵隔大 B 细胞淋巴瘤,细胞学涂片。细胞大,胞质丰富,多叶核

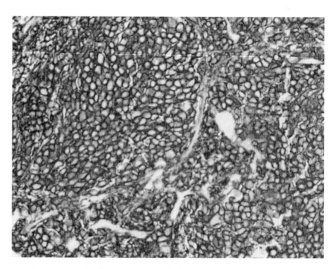

图 55.10　免疫组化 CD20 染色,大多数肿瘤细胞膜阳性

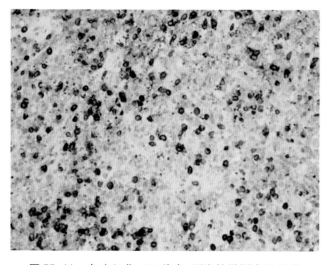

图 55.11　免疫组化 CD3 染色,原发性纵隔大 B 细胞淋巴瘤背景中散在的反应性小淋巴细胞阳性

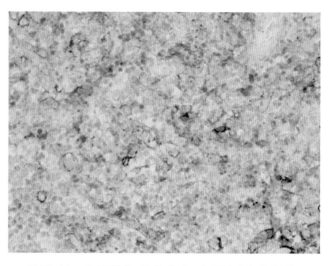

图 55.12　免疫组化 CD23 染色,少量肿瘤细胞阳性。70% 的原发性纵隔大 B 细胞淋巴瘤病例可以表达 CD23

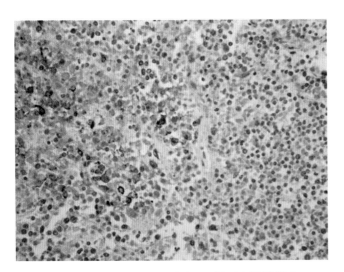

图 55.13 免疫组化 CD30 染色,一例原发性纵隔大 B 细胞淋巴瘤(PMBL)中少部分瘤细胞阳性。PMBL 中 CD30 一般局灶弱阳性表达,这不同于经典型霍奇金淋巴瘤

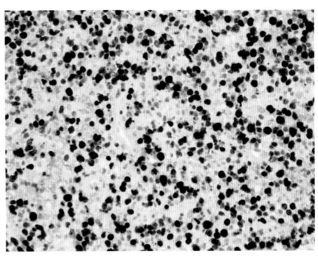

图 55.14 免疫组化 Ki-67 染色,原发性纵隔大 B 细胞淋巴瘤中约 80% 的瘤细胞阳性

(李国霞 译)

参考文献

1. Cazals-Hatem D, Lepage E, Brice P, et al. Primary mediastinal large B-cell lymphoma. A clinicopathologic study of 141 cases compared with 916 nonmediastinal large B-cell lymphomas, a GELA ("Groupe d'Etude des Lymphomes de l'Adulte") study. Am J Surg Pathol. 1996;20:877–88.

2. Paulli M, Strater J, Gianelli U, et al. Mediastinal B-cell lymphoma: a study of its histomorphologic spectrum based on 109 cases. Hum Pathol. 1999;30:178–87.

3. Pileri SA, Gaidano G, Zinzani PL, et al. Primary mediastinal B-cell lymphoma: high frequency of BCL-6 mutations and consistent expression of the transcription factors OCT-2, BOB.1, and PU.1 in the absence of immunoglobulins. Am J Pathol. 2003;162:243–53.

4. Rodig SJ, Savage KJ, LaCasce AS, et al. Expression of TRAF1 and nuclear c-Rel distinguishes primary mediastinal large cell lymphoma from other types of diffuse large B-cell lymphoma. Am J Surg Pathol. 2007;31:106–12.

5. Copie-Bergman C, Plonquet A, Alonso MA, et al. MAL expression in lymphoid cells: further evidence for MAL as a distinct molecular marker of primary mediastinal large B-cell lymphomas. Mod Pathol. 2002;15:1172–80.

6. Scarpa A, Moore PS, Rigaud G, et al. Molecular features of primary mediastinal B-cell lymphoma: involvement of p16INK4A, p53 and c-myc. Br J Haematol. 1999;107:106–13.

7. Bentz M, Werner CA, Dohner H, et al. High incidence of chromosomal imbalances and gene amplifications in the classical follicular variant of follicle center lymphoma. Blood. 1996;88:1437–44.

8. Wessendorf S, Barth TF, Viardot A, et al. Further delineation of chromosomal consensus regions in primary mediastinal B-cell lymphomas: an analysis of 37 tumor samples using high-resolution genomic profiling (array-CGH). Leukemia. 2007;21:2463–9.

9. Rosenwald A, Wright G, Leroy K, et al. Molecular diagnosis of primary mediastinal B cell lymphoma identifies a clinically favorable subgroup of diffuse large B cell lymphoma related to Hodgkin lymphoma. J Exp Med. 2003;198:851–62.

10. Melzner I, Bucur AJ, Bruderlein S, et al. Biallelic mutation of SOCS-1 impairs JAK2 degradation and sustains phospho-JAK2 action in the MedB-1 mediastinal lymphoma line. Blood. 2005;105:2535–42.

11. Feuerhake F, Kutok JL, Monti S, et al. NFkappaB activity, function, and target-gene signatures in primary mediastinal large B-cell lymphoma and diffuse large B-cell lymphoma subtypes. Blood. 2005;106:1392–9.

12. Hill BT, Sweetenham J. Clinical implications of the molecular subtypes of diffuse large B-cell lymphoma. Leuk Lymphoma. 2012;53:763–9.

13. Loddenkemper C, Anagnostopoulos I, Hummel M, et al. Differential Emu enhancer activity and expression of BOB.1/OBF.1, Oct2, PU.1, and immunoglobulin in reactive B-cell populations, B-cell non-Hodgkin lymphomas, and Hodgkin lymphomas. J Pathol. 2004;202:60–9.

56

第 56 章
浆母细胞性淋巴瘤

浆母细胞性淋巴瘤(plasmablastic lymphoma,PBL)是一种罕见的大 B 细胞淋巴瘤,具有免疫母细胞或浆母细胞的形态学特征,和浆细胞的免疫表型。多见于中年男性,中位发病年龄 50 岁。常伴有 HIV 感染。也可见于其他免疫缺陷患者,并不常见,例如医源性免疫抑制、移植后抗排斥治疗或免疫衰老,但这些原因所导致的淋巴瘤可能应归入 WHO 分类中的其他类型中。大多数 PBL 发生于结外部位,最常表现为口腔肿块[1],较少见的部位包括鼻腔鼻窦、眼眶、软组织、骨和胃肠道。罕见情况下,PBL 患者没有明确的免疫缺陷证据或病史。淋巴结 PBL 更常见于 HIV 患者[2]。

PBL 患者一般分期高,国际预后指数风险评分为中等或高危。PBL 患者很少有溶骨性病变,这不同于浆细胞性骨髓瘤。

形态学观察,正常结构消失,瘤细胞大,弥漫浸润性生长,常见坏死、核碎裂和核分裂象。瘤细胞形似免疫母细胞,有时与大的浆细胞无法区分。口腔病例更常为浆母细胞样,淋巴结病变更常为浆细胞样[3-5]。

罕见情况下,在典型的非特指 DLBCL 中可出现形态学和免疫表型均类似 PBL 的区域。

瘤细胞具有浆细胞免疫表型,CD138、CD38 和 IRF4/MUM1 阳性,CD45/LCA、CD20 和 PAX5 阴性或弱阳性。50% ~85% 病例 CD79a、EMA 和 CD30 阳性,单型胞质免疫球蛋白的阳性率与其相似[3-5]。这些特点都符合浆细胞表达模式[2,3,7-9]。CD56 和 Cyclin D1 一般阴性,有助于与浆细胞性骨髓瘤鉴别。

大多数(约 70% ~ 80%)PBL 病例 EBER 原位杂交阳性,但 EBV LMP1 一般阴性[4,5]。

大多数 PBL 病例有单克隆性 IGH 基因重排。分子检测显示,一部分病例 IgH 可变区基因有体细胞超突变,符合生发中心后阶段分化[7,10]。一部分病例有 MYC 重排,但没有 BCL2 重排[11,12]。

本病具有侵袭性,大多数患者死于确诊后 1 年内。尽管有学者认为,PBL 与 DLBCL 的相关性最强,但与 DLBCL 比较,PBL 患者预后更差,说明两者的关系没有那么密切。PBL 需要寻找新的治疗方法[2,5,8,11,13]。

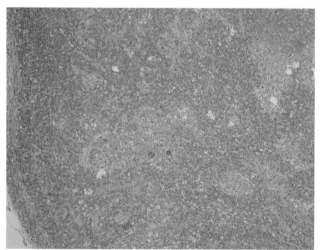

图 56.1 淋巴结浆母细胞性淋巴瘤,正常结构完全消失

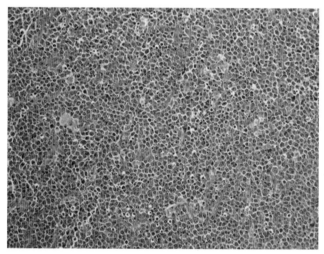

图 56.2 浆母细胞性淋巴瘤,中倍放大。肿瘤弥漫排列,细胞大,胞质丰富,核大,偏位,核分裂象多见

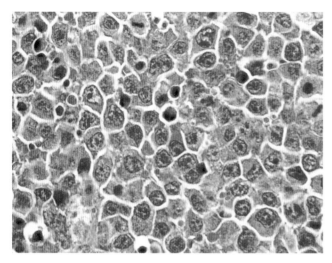

图 56.3 浆母细胞性淋巴瘤(PBL),高倍放大。PBL的典型表现为瘤细胞大,胞质丰富,一些呈浆细胞样。核大,空泡状,偶见明显核仁。核分裂象多见

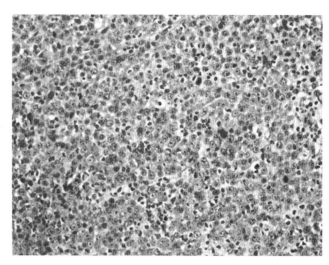

图 56.4 浆母细胞性淋巴瘤,很多瘤细胞有显著核仁。可见单个细胞坏死,核分裂象多见

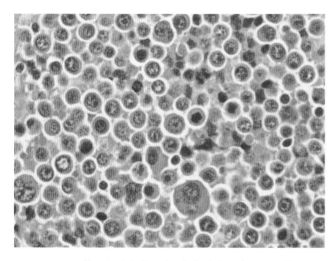

图 56.5 浆母细胞性淋巴瘤,高倍放大。瘤细胞的浆样形态更为明显,核深染、偏位,有多形性。散在多核细胞

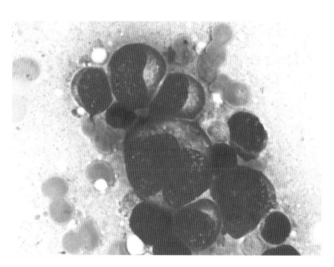

图 56.6 浆母细胞性淋巴瘤,细胞学涂片,大细胞胞质丰富,核偏位,有多形性

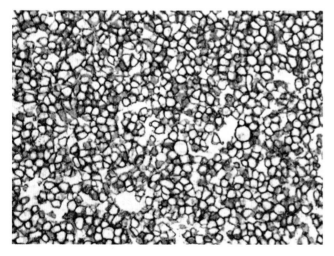

图 56.7 免疫组化 CD138 染色,大多数瘤细胞膜强阳性。大多数浆母细胞性淋巴瘤病例均表达 CD138

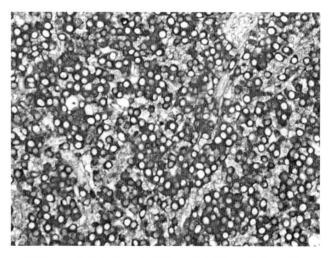

图 56.8 免疫组化 Igλ 轻链染色,大多数细胞胞质强阳性,符合单型性免疫球蛋白表达模式。约 60%~70% 浆母细胞性淋巴瘤病例免疫组化检测免疫球蛋白为单型性表达

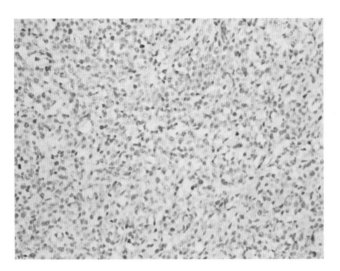

图 56.9   免疫组化 Igκ 轻链染色,肿瘤细胞阴性。结合其 Igλ 轻链阳性,证实肿瘤细胞表达单型性免疫球蛋白

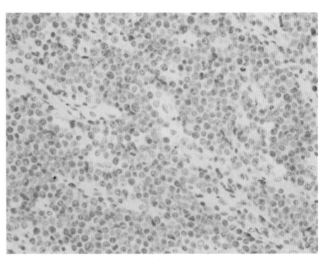

图 56.10   免疫组化 CD20 染色,瘤细胞阴性。B 细胞性淋巴瘤不表达 CD20,支持浆细胞分化

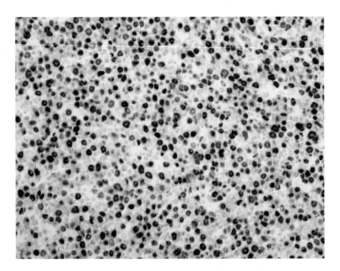

图 56.11   免疫组化 IRF4/MUM1 染色,大多数细胞阳性。IRF4/MUM1 一般表达于浆细胞或伴浆细胞分化的淋巴细胞

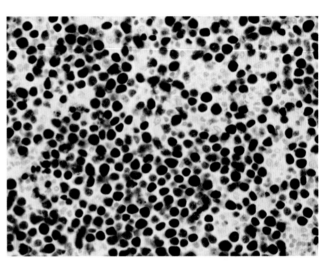

图 56.12   免疫组化 Ki-67 染色,超过 90% 的细胞阳性。浆母细胞性淋巴瘤通常增殖指数高

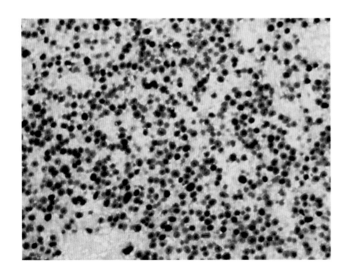

图 56.13   EBER 原位杂交检测,大多数瘤细胞阳性。浆母细胞性淋巴瘤(PBL)通常 EBER 阳性,且阳性结果强烈支持该诊断,尤其是与浆细胞性骨髓瘤鉴别时。HIV 阳性的口腔 PBL 患者瘤细胞 EBER 阳性率可高达 100%

（李国霞 译）

参考文献

1. Delecluse HJ, Anagnostopoulos I, Dallenbach F, et al. Plasmablastic lymphomas of the oral cavity: a new entity associated with the human immunodeficiency virus infection. Blood. 1997;89:1413–20.

2. Dong HY, Scadden DT, de Leval L, et al. Plasmablastic lymphoma in HIV-positive patients: an aggressive Epstein-Barr virus-associated extramedullary plasmacytic neoplasm. Am J Surg Pathol. 2005;29: 1633–41.

3. Colomo L, Loong F, Rives S, et al. Diffuse large B-cell lymphomas with plasmablastic differentiation represent a heterogeneous group of disease entities. Am J Surg Pathol. 2004;28:736–47.

4. Teruya-Feldstein J, Chiao E, Filippa DA, et al. CD20-negative large-cell lymphoma with plasmablastic features: a clinically heterogenous spectrum in both HIV-positive and -negative patients. Ann Oncol. 2004;15:1673–9.

5. Liu JJ, Zhang L, Ayala E, et al. Human immunodeficiency virus (HIV)-negative plasmablastic lymphoma: a single institutional experience and literature review. Leuk Res. 2011;35:1571–7.

6. Vega F, Chang CC, Medeiros LJ, et al. Plasmablastic lymphomas and plasmablastic plasma cell myelomas have nearly identical immunophenotypic profiles. Mod Pathol. 2005;18:806–15.

7. Gaidano G, Cerri M, Capello D, et al. Molecular histogenesis of plasmablastic lymphoma of the oral cavity. Br J Haematol. 2002; 119:622–8.

8. Montes-Moreno S, Montalban C, Piris MA. Large B-cell lymphomas with plasmablastic differentiation: a biological and therapeutic challenge. Leuk Lymphoma. 2012;53:185–94.

9. Lorsbach RB, Hsi ED, Dogan A, Fend F. Plasma cell myeloma and related neoplasms. Am J Clin Pathol. 2011;136:168–82.

10. Slack GW, Gascoyne RD. MYC and aggressive B-cell lymphomas. Adv Anat Pathol. 2011;18:219–28.

11. Valera A, Balague O, Colomo L, et al. IG/MYC rearrangements are the main cytogenetic alteration in plasmablastic lymphomas. Am J Surg Pathol. 2010;34:1686–94.

12. Bogusz AM, Seegmiller AC, Garcia R, et al. Plasmablastic lymphomas with MYC/IgH rearrangement: report of three cases and review of the literature. Am J Clin Pathol. 2009;132: 597–605.

13. Castillo JJ. Plasmablastic lymphoma: are more intensive regimens needed? Leuk Res. 2011;35:1547–8.

57

第 57 章
起源于 HHV8 阳性多中心
Castleman 病的大 B 细胞淋巴瘤

起源于多中心 Castleman 病(multicentric castleman disease,MCD)的大 B 细胞淋巴瘤总是与人类疱疹病毒 8(HHV8)相关,后者被认为本病发病机制中必不可少的因素。大多数患者同时伴有 HIV 感染。

此型淋巴瘤极罕见。HHV8 又称为卡波西肉瘤疱疹病毒(Kaposi sarcoma herpes virus,KSHV),见于世界各地。发达国家的 HHV8 的感染率为 1% ~ 10% ,一些高发地区的感染率可达 75% ,例如赤道附近的非洲地区。HHV8 阳性 MCD 患者的大 B 细胞淋巴瘤发生率在一定程度上与 HHV8 的感染率相关[1]。此外,该肿瘤与 HIV 感染高度相关。在 HHV8 感染流行的国家(如非洲和地中海盆地国家),该肿瘤还可见于 HIV 阴性的患者。

HHV8 病毒编码产物超过 10 种,这些产物是细胞抗凋亡、增殖和信号相关基因的类似物。IL-6 和 IL-10 表达失调可能是 MCD 发生的驱动因素[2,3]。MCD 中,HHV8 最初在套区内的童贞大细胞中检测到,这些细胞类似浆母细胞或免疫母细胞,表达 IgM,限制性表达 Igλ 轻链[4,5]。这些大细胞最终聚集成小簇,即所谓的"微淋巴瘤"。此阶段内的大细胞尽管限制性表达 Igλ 轻链,但在分子水平仍为多克隆性。若继续进展,单形性浆母细胞片状浸润,破坏淋巴结结构,此时在分子水平为单克隆性。

当 MCD 患者出现严重的免疫缺陷、全身淋巴结肿大、巨脾和新发卡波西肉瘤时,提示病变进展为淋巴瘤。一些患者还可出现原发性渗出性淋巴瘤。本病主要累及淋巴结和脾。

组织学观察,受累淋巴结和脾具有 MCD 特征。淋巴滤泡不同程度萎缩,生发中心透明变性,套区淋巴细胞同心圆状排列(所谓"洋葱皮"样结构),滤泡间区浆细胞显著增生。在 MCD 基础上,大细胞增生,并最终破坏淋巴结结构。病变早期,大细胞倾向于取代生发中心,但最终弥漫破坏整个淋巴结结构。大细胞可类似浆母细胞,表现为胞质嗜碱性、核大偏位,核仁显著,也可类似免疫母细胞。

免疫表型分析,大肿瘤细胞表达潜伏核抗原 1(LANA-1),证实有 HHV8 感染。瘤细胞还表达病毒型 IL-6、胞质型 IgM、Igλ,不同程度表达 CD20。不表达 CD79a、CD138,无 EBV 感染证据(LMP1 和 EBER 均阴性),一般不表达 CD38。除大 B 细胞淋巴瘤之外的滤泡间区内的浆细胞 HHV8 检测阴性,表达多型 Ig 轻链,以及 IgA 或 IgG。

分子检测显示本瘤的大细胞有单克隆性 Ig 基因重排。Ig 基因可变区未突变,符合 B 细胞成熟过程的童贞阶段。与之不同,MCD 中 HHV8 阳性的浆母细胞为多克隆性。IL-6 通路激活,被认为参与了 MCD 的发病机制,或许也参与了本病的发病机制。

HHV8 阳性 MCD 患者预后差,在此基础上发生 HHV8 阳性大 B 细胞淋巴瘤,只能使预后更差[1]。患者生存期通常不足 1 年。MCD 患者使用利妥昔单抗(抗 CD20 单克隆抗体)+病毒活化细胞毒性治疗(联合使用齐多夫定和缬更昔洛韦),可减轻淋巴结肿大,控制症状[2,7]。MCD 基础上发生的大 B 细胞淋巴瘤需要采取标准化疗。

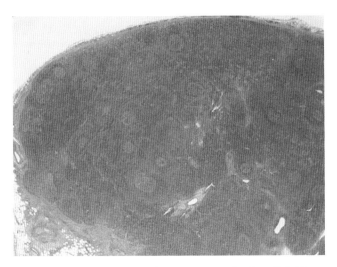

图 57.1　HHV8 阳性多中心 Castleman 病,淋巴结全景图片。可见淋巴滤泡和淋巴窦

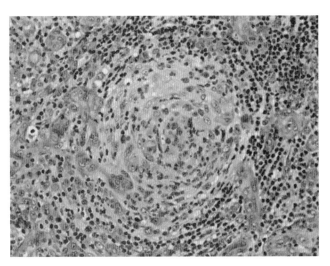

图 57.2　HHV8 阳性多中心 Castleman 病,生发中心高倍放大。生发中心内淋巴细胞不完全耗竭,散在分布大的滤泡树突细胞

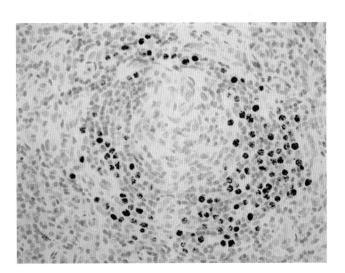

图 57.3　套区散在大细胞开始形成微淋巴瘤,免疫组化 HHV8/LANA-1 染色,大细胞核阳性

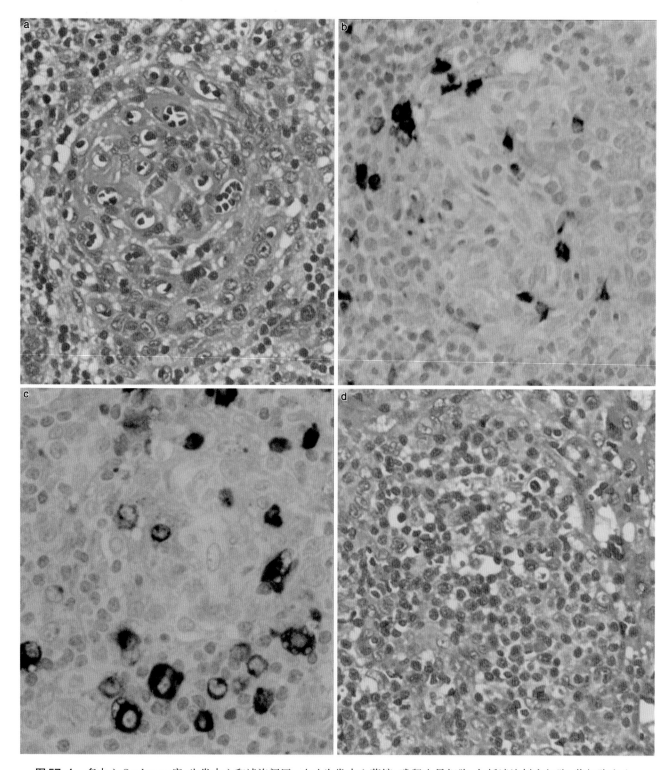

图 57.4 多中心 Castleman 病,生发中心和滤泡间区。(a)生发中心萎缩,残留少量细胞,包括滤泡树突细胞、浆细胞和血管内皮细胞,伴硬化。还可见散在浆母细胞。免疫组化 Igκ(b)和 Igλ(c)染色,大细胞表达单型 Igλ。背景中的小浆细胞为多型性,表达 Igκ 或 λ。(d)滤泡间区含小淋巴细胞和浆细胞。免疫组化 Igκ(e)和 Igλ(f)染色显示浆细胞为多型性,Igκ+的浆细胞数量超过 Igλ+浆细胞,两者比例 3:1

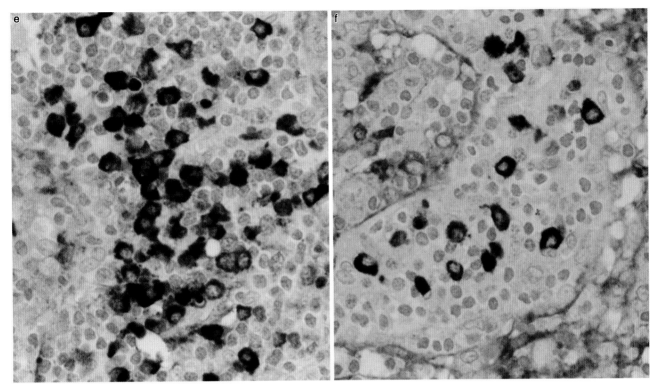

图 57.4（续）

图 57.5　起源于 HHV8 阳性多中心 Castleman 病的大 B 细胞淋巴瘤。成片大细胞取代生发中心

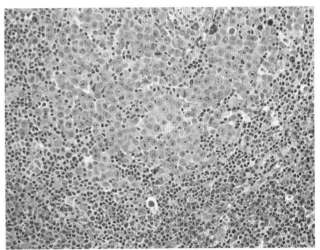

图 57.6　起源于 HHV8 阳性 MCD 的大 B 细胞淋巴瘤。成片免疫母细胞和浆母细胞取代淋巴正常结构（与图 57.5 为同一病例）。大细胞胞质丰富淡染，含显著的嗜酸性核仁，部分细胞核偏位，符合免疫母细胞和浆母细胞形态

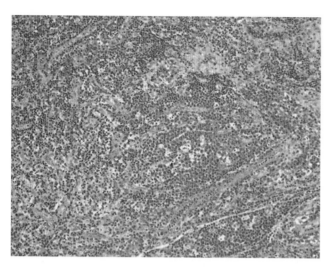

图 57.7 起源于 HHV8 阳性多中心 Castleman 病的大 B 细胞淋巴瘤。本例肿瘤以浆母细胞形态为主,胞质中等量,嗜碱性

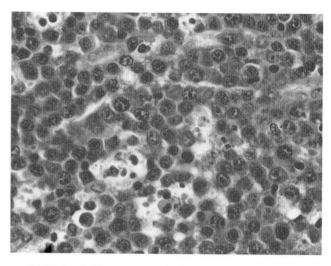

图 57.8 起源于 HHV8 阳性多中心 Castleman 病的大 B 细胞淋巴瘤。浆母细胞含中等量胞质,核偏位,核仁明显(与图 57.7 为同一病例)

（李国霞 译）

参考文献

1. Laurent C, Meggetto F, Brousset P. Human herpesvirus 8 infections in patients with immunodeficiencies. Hum Pathol. 2008;39: 983–93.
2. Uldrick TS, Polizzotto MN, Yarchoan R. Recent advances in Kaposi sarcoma herpesvirus-associated multicentric Castleman disease. Curr Opin Oncol. 2012;24:495–505.
3. Schulte KM, Talat N. Castleman's disease—a two compartment model of HHV8 infection. Nat Rev Clin Oncol. 2010;7:533–43.
4. Isaacson PG, Campo E, Harris NL. Large B-cell lymphoma arising in HHV8-associated multicentric Castleman disease. In: Swerdlow SH, Campo E, Harris NL, et al., editors. WHO classification of tumours of the haematopoietic and lymphoid tissues. 4th ed. Lyon: IARC; 2008. p. 258–9.
5. Medeiros LJ. Plasmablastic lymphoma arising in HHV8+ multicentric Castleman disease. In: Medeiros LJ, editor. Diagnostic pathology: lymph nodes and spleen with Extranodal lymphomas. 1st ed. Altona: Amirsys, Inc.; 2011. p. 6-78–83.
6. Bower M, Newsom-Davis T, Naresh K, et al. Clinical features and outcome in HIV-associated multicentric Castleman's disease. J Clin Oncol. 2011;29:2481–6.
7. Bower M, Dalla Pria A. What is the best treatment for HIV-associated multicentric Castleman disease? Clin Adv Hematol Oncol. 2012;10:207–9.

第 58 章
Burkitt 淋巴瘤

58

Burkitt 淋巴瘤（Burkitt lymphoma，BL）是一种侵袭性 B 细胞淋巴瘤，多见于结外，与染色体 8q24 上的 *MYC* 基因易位高度相关（易位至免疫球蛋白重链区）。

从临床和流行病学角度，BL 可分为 3 组：地方性、散发性和免疫缺陷相关性。地方性 BL 发生于北纬 15°或赤道非洲地区南部[1]。其他流行区包括巴布新几内亚和巴西北部。95% 以上患者存在 EBV 感染。与疟疾和虫媒病毒感染也有关[2]。地方性 BL 中位年龄 4 ~ 7 岁，男女比例为 2∶1。颌骨是最常见受累部位，50% ~ 60% 患者累及上颌或下颌，也可累及腹膜后形成巨大肿块、累及胃肠道或性腺[1,3,4]。

散发性 BL 可发生于世界任何地区，但大多数见于发达国家，主要累及儿童和年轻成人。对于儿童，散发性 BL 是最常见的非霍奇金淋巴瘤（NHL）类型，占所有 NHL 病例的 40% ~ 50%，而成人散发性 BL 约只占所有 NHL 的 1%[3,5]。约 20% 有 EBV 感染证据。患者年龄 10 ~ 30 岁，男女比为 2∶1 ~ 3∶1。不常累及下颌，大多数患者表现为腹部巨大肿块，常累及回盲部区域。就诊时骨髓和中枢神经系统受累率为 10% ~ 20%，但在疾病晚期常累及这两个部位。

BL 还见于免疫缺陷患者，以 HIV 感染最常见。对于 HIV 感染者，BL 属于获得性免疫缺陷综合征（AIDS）的范畴。30% ~ 40% 免疫缺陷相关性 BL 有 EBV 感染，最常累及结外部位[3,4,6]。所有类型的 BL 中，瘤细胞内的 EBV 都呈游离状态，符合潜伏感染，每个细胞含多个拷贝，瘤细胞为单克隆性，提示病毒在肿瘤转化前就存在。散发性和免疫缺陷性 BL 的 EBV 感染率很低，因此仅 EBV 感染本身并不足以导致 BL。

BL 几乎总是结外病变，患者常表现为高肿瘤负荷，病灶巨大。BL 患者中枢神经系统受累风险高。BL 还存在白血病变异型，此型优先累及外周血和骨髓。不常累及 Waldeyer 环和纵隔[3,4]。BL 不适用传统分期系统（例如 Ann Arbor 系统），应该用替代分期系统。骨扫描或镓扫描也被用于 BL 儿童患者，包括正电子发射断层扫描（PET）检查，以及运用 PCR 或流式细胞免疫表型分析评估微小残留病灶[7]。

地方性、散发性和 HIV 相关性 BL 的组织学表现非常相似，有两个基本特征：瘤细胞核的大小相当于背景中混杂的良性组织细胞的核；核分裂象非常多，增殖指数很高[3,6]。低倍观察，肿瘤膨胀性生长，弥漫浸润邻近组织。肿瘤细胞形成的蓝染背景，与组织细胞相对透亮的丰富胞质一起，构成星空现象。这种现象是细胞快速更新、单个细胞坏死和巨噬细胞清除碎片的结果。瘤细胞圆形至卵圆形，单形性显著，形状一致。核膜清楚，染色质粗，有 2 ~ 5 个显著的嗜碱性核仁。约 50% AIDS 相关性 BL 病例显示浆细胞分化。可见大量核分裂象。肿瘤常弥漫性生长，但偶可选择性浸润生发中心，导致淋巴结结构部分消失，形似结节状生长。

地方性、散发性和 AIDS 相关性 BL 具有相似的免疫表型，属于成熟 B 细胞起源，表达单型表面 Ig 轻链、IgM、广谱 B 细胞抗原、CD10、CD38、BCL6 和 SOX11[8]，不表达 IgD、CD21、CD23、CD25、T 细胞抗原、TdT 和 BCL2[3]。有研究发现 BL 存在免疫表型变异，一部分 BL 表达 MUM1，极少数病例不表达 CD10、BCL6 或 Ig，或弱阳性表达 BCL2[3,4,9,10]。

BL 有三种染色体易位形式：约 80% 为 t(8;14)(q24;q32)，15% 为 t(2;8)(p11;q24)，剩余 5% 为 t(8;22)(q24;q11)。三种易位的共同点是累及染色体 8q24，这是 *MYC* 基因位点。易位的结果是 *MYC* 基因与衍生 14 号染色体的 *IgH* 毗邻，或 Igκ 和 Igλ 基因与衍生 8 号染色体的 *MYC* 毗邻[11]。*MYC* 基因在正常细胞增殖过程中发挥核心作用。*MYC* 与 Ig 基因增强子毗邻，导致 *MYC* 基因下调，促进 MYC 蛋白启动细胞增殖[12]。*MYC* 突变可见于 BL，此突变可能增强其致瘤性。

BL 有 *Ig* 基因重排，Ig 可变区基因常发生突变。BL 中还可发生其他细胞遗传学异常。一项研究发现，染色体 12q 和 22q 异常与儿童 BL 预后不良相关,17号染色体异常与成人预后不良相关。儿童和成人 BL 在核型复杂性上没有显著差异[13]。总体来说,与 DLBCL 或灰区淋巴瘤相比,BL 的核型相对简单[14]。

2006 年发表了两项大型 BL 基因表达谱研究[15,16],主要研究对象为散发性 BL,结果显示 BL 有独特的基因表达谱,此表达谱也见于缺乏 Ig-MYC 易位的病例和类似于 DLBCL 的病例。结果表明,从 DLBCL 到 BL 间存在基因表达的谱系性变化。两项研究均发现一种罕见的淋巴瘤类型,同时具有 Ig-MYC 和 t(14;18)(q32;q21)/IgH-BCL2 易位,基因表达谱同 BL,但生物学行为不同于大多数 BL[15,16],因此,这些“双打击”淋巴瘤不应归入 BL。MYC 还能调控多达 60 种微小 RNA 的表达[12]。这一领域的研究可能有助于进一步阐明 BL 的发病机制。

一部分病例类似于 BL,但核的大小和形状差异明显,核仁显著或大核仁,而典型的 BL 为多个小核仁。过去将这些病例诊断为非典型 BL 或 Burkitt 样淋巴瘤,尤其是有 MYC 易位的病例。研究发现,这些病例的基因表达谱与典型 BL 相似,因此现在将其归入 BL。但若肿瘤表达 BCL2、或有 t(14;18)(q32;q21)/IGH-BCL2、或染色体 3q27/BCL6 易位、或伴复杂核型(包括 8q24 易位),目前命名为“特征介于 DLBCL 和 BL 间的未分类 B 细胞淋巴瘤”[17,18]。

BL 在就诊时病变常已广泛播散,临床进展非常快,需要全身化疗[3,19]。BL 患者对联合化疗方案反应极好。75% 以上的成年患者和 80% ~ 90% 的儿童患者,包括高分期的病例,经联合化疗后都可完全缓解,获得长期生存[19]。对于免疫缺陷相关性 BL 患者,若其基础性免疫疾病状态允许进行充分化疗,则联合化疗的效果也非常好。

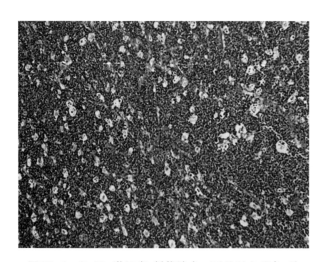

图 58.1　Burkitt 淋巴瘤,低倍放大。可见星空现象,肿瘤性淋巴细胞形成星空中的暗区,胞质丰富透亮的组织细胞形成星空中的亮区

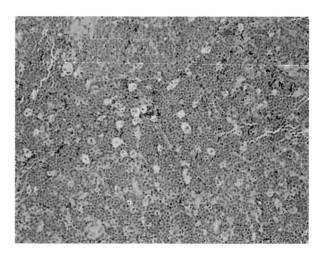

图 58.2　胸腺 Burkitt 淋巴瘤(BL),低倍放大。可见星空现象。本例为美国患者,无基础疾病,符合散发性 BL

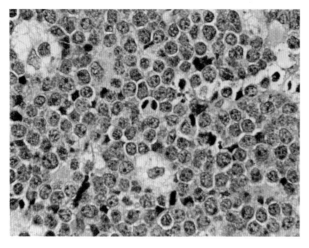

图 58.3　胸腺 Burkitt 淋巴瘤,高倍放大。瘤细胞形态单一,大小和形状一致

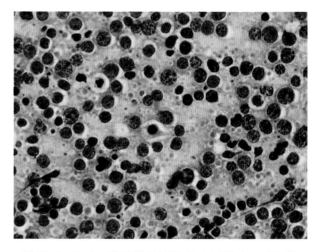

图 58.4　Burkitt 淋巴瘤,穿刺涂片,巴氏染色。瘤细胞中等大,染色质粗糙,有核碎裂。巴氏染色不能评估胞质特征

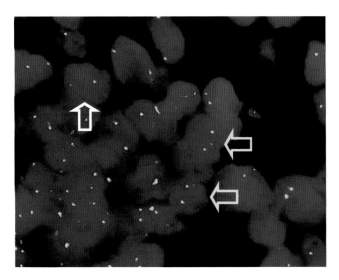

图 58.5　Burkitt 淋巴瘤,福尔马林固定、石蜡包埋组织切片,用 *MYC* 分离探针行 FISH 检测。正常核内为 2 个信号(垂直箭头),提示无 *MYC* 无重排。核内有 3 个信号(水平箭头)者提示有 *MYC* 重排。FISH 检测结果提示有 *MYC* 重排,但不能确定其伙伴基因

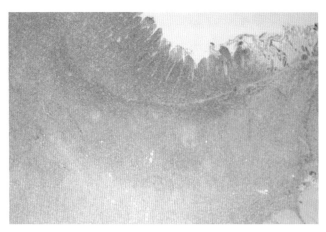

图 58.6　小肠 Burkitt 淋巴瘤(BL)。回肠全景图显示肿瘤透壁性浸润,绒毛扭曲变形(上),固有肌层浸润(底)。患者为成年美国人,无基础疾病,为散发性 BL。散发性 BL 最常累及回盲部

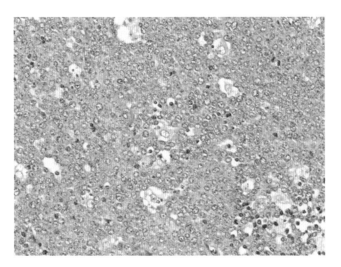

图 58.7　卵巢 Burkitt 淋巴瘤(BL),喀麦隆女性。不同类型 BL 具有相同的组织学特征。本例为地方性 BL。地方性和散发性 BL 常累及性腺

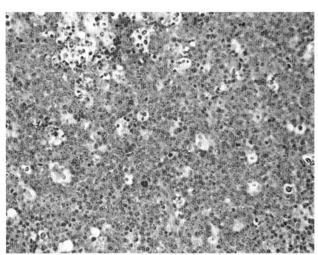

图 58.8　免疫缺陷相关性 Burkitt 淋巴瘤(BL),中倍放大。显示星空现象,与其他类型 BL 表现相同

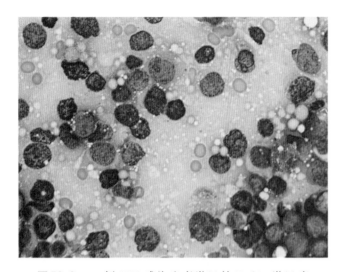

图58.9　一例 HIV 感染患者淋巴结 Burkitt 淋巴瘤（BL）细胞学涂片。肿瘤细胞的核和胞质特征变化轻微。部分肿瘤细胞见胞质空泡，其他细胞胞质脱落。背景中见散在小淋巴细胞。一个不寻常的特征是存在嗜酸性粒细胞（右），在 HIV 感染相关性 BL 中可以见到

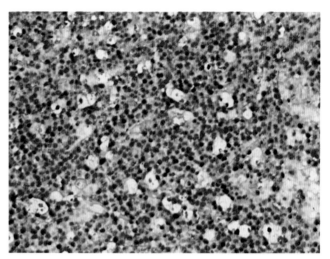

图58.10　EBER 检测，FISH 法。大多数肿瘤细胞阳性。Burkitt 淋巴瘤（BL）与 EBV 的关系随临床表现和背景疾病不同而不同。地方性 BL 和免疫缺陷性 BL 与 EBV 相关性最强

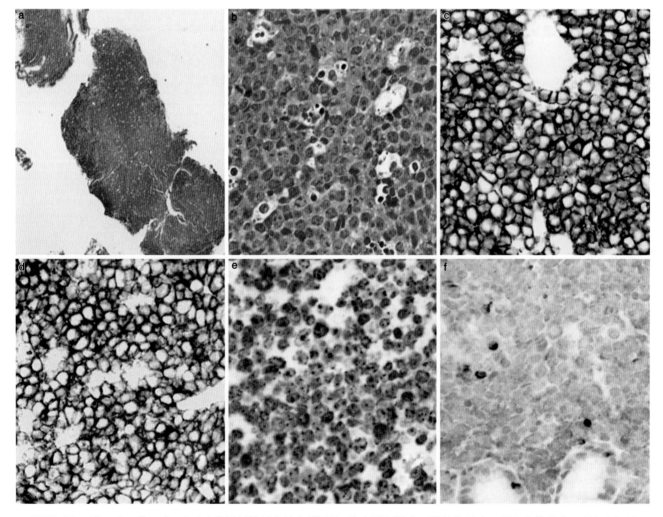

图58.11　胃 Burkitt 淋巴瘤。（a）多块胃活检标本的全景图片，肿瘤浸润导致正常结构消失。（b）中倍放大，可见星空现象。（c-f）免疫组化检测。肿瘤细胞 CD20 阳性（c），CD10 阳性（d），Ki-67 染色显示高增殖指数（e），BCL2 阴性（f）

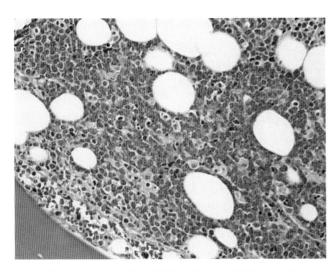

图 58.12　Burkitt 淋巴瘤累及骨髓,穿刺活检。大部分髓腔被单形性肿瘤细胞占据。散在核碎裂

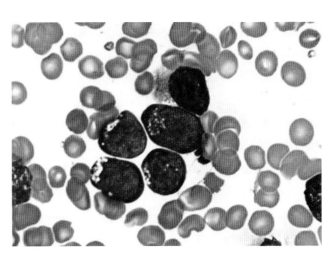

图 58.13　Burkitt 淋巴瘤(BL)累及骨髓,骨髓涂片,高倍放大。瘤细胞多,胞质深嗜碱性,空泡状。以累及骨髓为主要表现的 BL 类似于急性白血病。以前的法-美-英合作组分类中,将骨髓原发性 BL 视为急性白血病的一个亚型,即 ALL-L3

（李国霞 译）

参考文献

1. Magrath IT. African Burkitt's lymphoma. History, biology, clinical features, and treatment. Am J Pediatr Hematol Oncol. 1991;13:222–46.
2. Rochford R, Cannon MJ, Moormann AM. Endemic Burkitt's lymphoma: a polymicrobial disease? Nat Rev Microbiol. 2005;3:182–7.
3. Leoncini L, Raphael M, Stein H, et al. Burkitt lymphoma. In: Swerdlow SH, Campo E, Harris NL, et al., editors. WHO classification of tumours of haematopoietic and lymphoid tissues. 4th ed. Lyon: IARC; 2008. p. 262–4.
4. Bueso-Ramos CE. Burkitt lymphoma. In: Medeiros LJ, editor. Diagnostic pathology: lymph nodes and spleen with extranodal lymphomas. Altona: Amirsys, Inc.; 2011. p. 6-84–91.
5. Bellan C, Stefano L, de Giulia F, et al. Burkitt lymphoma versus diffuse large B-cell lymphoma: a practical approach. Hematol Oncol. 2009;27:182–5.
6. Ioachim HL, Dorsett B, Cronin W, et al. Acquired immunodeficiency syndrome-associated lymphomas: clinical, pathologic, immunologic, and viral characteristics of 111 cases. Hum Pathol. 1991;22:659–73.
7. Sandlund JT. Burkitt lymphoma: staging and response evaluation. Br J Haematol. 2012;156:761–5.
8. Dictor M, Ek S, Sundberg M, et al. Strong lymphoid nuclear expression of SOX11 transcription factor defines lymphoblastic neoplasms, mantle cell lymphoma and Burkitt's lymphoma. Haematologica. 2009;94:1563–8.
9. Chuang SS, Huang WT, Hsieh PP, et al. Sporadic paediatric and adult Burkitt lymphomas share similar phenotypic and genotypic features. Histopathology. 2008;52:427–35.
10. Kelemen K, Braziel RM, Gatter K, et al. Immunophenotypic variations of Burkitt lymphoma. Am J Clin Pathol. 2010;134:127–38.
11. Hecht JL, Aster JC. Molecular biology of Burkitt's lymphoma. J Clin Oncol. 2000;18:3707–21.
12. Klapproth K, Wirth T. Advances in the understanding of MYC-induced lymphomagenesis. Br J Haematol. 2010;149:484–97.
13. Onciu M, Schlette E, Zhou Y, et al. Secondary chromosomal abnormalities predict outcome in pediatric and adult high-stage Burkitt lymphoma. Cancer. 2006;107:1084–92.
14. Boerma EG, Siebert R, Kluin PM, Baudis M. Translocations involving 8q24 in Burkitt lymphoma and other malignant lymphomas: a historical review of cytogenetics in the light of todays knowledge. Leukemia. 2009;23:225–34.
15. Hummel M, Bentink S, Berger H, et al. A biologic definition of Burkitt's lymphoma from transcriptional and genomic profiling. N Engl J Med. 2006;354:2419–30.
16. Dave SS, Fu K, Wright GW, et al. Molecular diagnosis of Burkitt's lymphoma. N Engl J Med. 2006;354:2431–42.
17. Bueso-Ramos CE. B-cell lymphoma, unclassifiable, with features intermediate between diffuse large B-cell lymphoma and Burkitt lymphoma. In: Medeiros LJ, editor. Diagnostic pathology: lymph nodes and spleen with extranodal lymphomas. Altona: Amirsys, Inc.; 2011. p. 82–7.
18. Kluin PM, Harris NL, Stein H, et al. B-cell lymphoma, unclassifiable, with features intermediate between diffuse large B-cell lymphoma and Burkitt lymphoma. In: Swerdlow SH, Campo E, Harris NL, editors. WHO classification of tumours of haematopoietic and lymphoid tissues. 4th ed. Lyon: IARC; 2008. p. 265–6.
19. Perkins AS, Friedberg JW. Burkitt lymphoma in adults. Hematology Am Soc Hematol Educ Program. 2008;341–8.

59

第 59 章
特征介于 DLBCL 和 BL 间的未分类 B 细胞淋巴瘤

特征介于 DLBCL 和 BL 间的未分类 B 细胞淋巴瘤是指组织学、生物学和遗传学特征介于 DLBCL 和 BL 之间的侵袭性淋巴瘤,是 2008 年版 WHO 分类中暂定的一个类型[1-3]。患者主要为成人,表现为淋巴结或结外病变,常累及骨髓、外周血和中枢神经系统。大多数为原发,部分病例是由滤泡性淋巴瘤转化而来。大多数病例显示中等大瘤细胞弥漫生长,偶为大细胞,增殖指数高,混合少量反应性小淋巴细胞,间质无纤维化。核分裂象多见,常见星空现象,与 BL 非常相似。但细胞形态变化比普通的 BL 明显,可有显著核仁。染色质类似淋巴母细胞淋巴瘤的小细胞淋巴瘤罕见,也归入此类。在以前的分类中,类似 BL、但核形态变化更明显的病例归类为非典型 BL,但基因表达谱分析发现,BL 与非典型 BL 具有相似的特征,提示两者属于同一病变谱系。已有证据表明"非典型 BL"这一分类没有必要存在[4,5]。

该中间类型淋巴瘤的免疫表型更接近于 BL,但可有"非典型"表现,如 BCL2 或 MUM1 阳性。Ki-67 增殖指数常超过 90%,表达强度常有异质性。一般为复杂核型,而 BL 核型相对简单。30%~50% 病例发生 8q24/MYC 基因重排,多与 Ig 无关。这些病例的基因表达谱可与 BL 相似或不相似。目前建议,对于有 MYC 易位但形态学为典型的 DLBCL、和形态学为典型 BL 但缺乏 MYC 易位的病例,不应归入此类[1,2]。

部分病例有 BCL2 和 MYC 易位("双打击"淋巴瘤),以及偶还伴有 BCL6 易位("三打击"淋巴瘤),但组织学表现不同。这些肿瘤具侵袭性,对目前的淋巴瘤治疗方案常无反应。

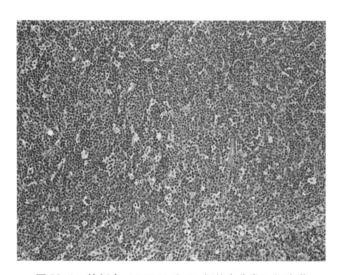

图 59.1 特征介于 DLBCL 和 BL 间的未分类 B 细胞淋巴瘤,低倍放大。肿瘤弥漫生长,星空现象明显。几乎没有间质反应或反应性淋巴细胞。形态与 BL 几乎相同。FISH 检测显示该例有"双打击"基因重排:MYC 和 BCL2 重排,符合 8q24 和 18q21 易位

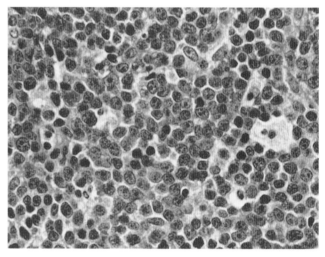

图 59.2 特征介于 DLBCL 和 BL 间的未分类 B 细胞淋巴瘤,高倍放大。大多数肿瘤细胞为中等大小淋巴细胞,染色质细腻或块状。罕见含清楚核仁的大细胞。散在组织细胞,胞质丰富颗粒状,含可染小体。几乎没有间质反应或反应性淋巴细胞

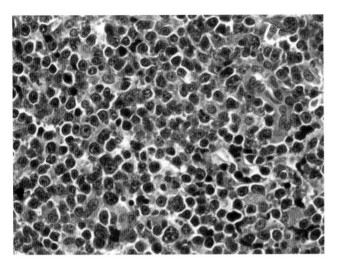

图 59.3　特征介于 DLBCL 和 BL 间的未分类 B 细胞淋巴瘤,高倍放大。许多瘤细胞为中等大小淋巴细胞,染色质块状,另见较大细胞,部分核仁明显。该例形态学不是典型的 DLBCL 或 BL 表现

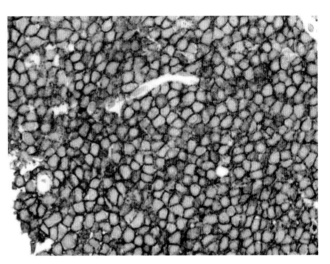

图 59.4　特征介于 DLBCL 和 BL 间的未分类 B 细胞淋巴瘤,免疫组化 CD20 染色。大多数肿瘤细胞膜强阳性,符合 B 细胞表型

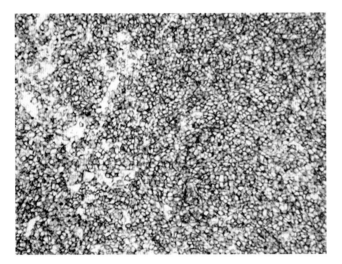

图 59.5　特征介于 DLBCL 和 BL 间的未分类 B 细胞淋巴瘤,免疫组化 CD10 染色。大多数肿瘤细胞阳性。该肿瘤多数病例表达 CD10

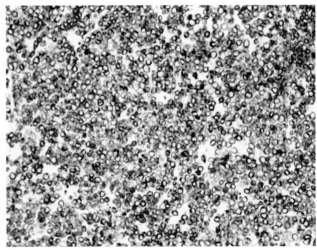

图 59.6　特征介于 DLBCL 和 BL 间的未分类 B 细胞淋巴瘤,免疫组化 BCL2 染色。大多数肿瘤细胞阳性。大多数 BL 不表达 BCL2。FISH 检测显示本例为“双打击”淋巴瘤,有 *MYC* 和 *BCL2* 基因重排

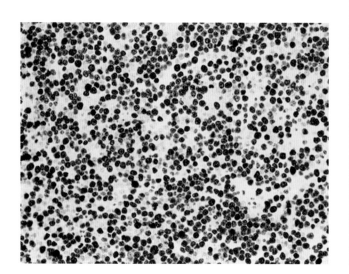

图 59.7   特征介于 DLBCL 和 BL 间的未分类 B 细胞淋巴瘤,免疫组化 Ki-67 染色。大多数(本例达 95%)肿瘤细胞阳性,与 BL 相似,但肿瘤细胞的阳性强度不一

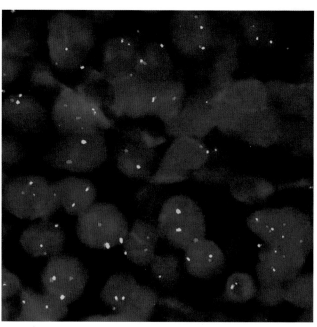

图 59.8   特征介于 DLBCL 和 BL 间的未分类 B 细胞淋巴瘤,MYC 分离探针行 FISH 检测。大多数细胞见额外信号,提示 8q24 易位。需要其他检查确定其伙伴基因是免疫球蛋白重链或轻链

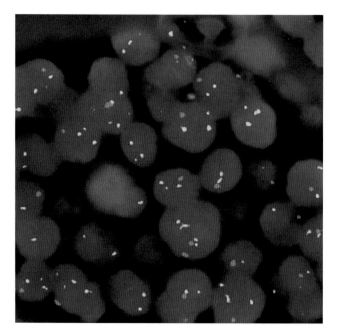

图 59.9   特征介于 DLBCL 和 BL 间的未分类 B 细胞淋巴瘤,IgH(绿点)和 BCL2(红点)探针行 FISH 检测。核内可见未融合信号(绿色和红色)及融合信号(黄色)。本例还有 MYC 基因重排证据,符合"双打击"淋巴瘤

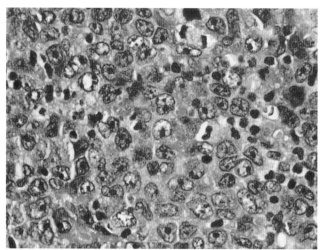

图 59.10   一例有 MYC 和 BCL2 基因重排的 DLBCL,符合"双打击淋巴瘤",高倍放大。文献中对双打击淋巴瘤这一疾病分类还没有明确定义。"双打击淋巴瘤"具侵袭性,特征介于 DLBCL 和 BL 间的未分类 B 细胞淋巴瘤中相当多的病例有"双打击"基因表现,进一步提示该分类具有异质性,确切归类很困难

(李国霞 译)

参考文献

1. Kluin PM, Harris NL, Stein H, et al. B-cell lymphoma, unclassifiable, with features intermediate between diffuse large B-cell lymphoma and Burkitt lymphoma. In: Swerdlow SH, Campo E, Harris NL, et al., editors. WHO classification of tumours of the haematopoietic and lymphoid tissues. Lyon: IARC Press; 2008. p. 265–6.
2. Bueso-Ramos CE. B-cell lymphoma, unclassifiable, with features intermediate between diffuse large B-cell lymphoma and Burkitt lymphoma. In: Medeiros LJ, editor. Diagnostic pathology. Altona: Amirsys, Inc.; 2011. p. 8-2–7.
3. Bueso-Ramos CE. Burkitt lymphoma. In: Medeiros LJ, editor. Lymph nodes and spleen with extranodal lymphomas. Altona: Amirsys, Inc.; 2011. p. 6-84–6, 91.
4. Dave SS, Fu K, Wright GW, et al. Molecular diagnosis of Burkitt's lymphoma. N Engl J Med. 2006;354:2431–42.
5. Hummel M, Bentink S, Berger H, et al. A biologic definition of Burkitt's lymphoma from transcriptional and genomic profiling. N Engl J Med. 2006;354:2419–30.

60

第60章
特征介于 DLBCL 和 CHL 间的未分类 B 细胞淋巴瘤

这是一种临床、形态学和（或）免疫表型特征介于经典型霍奇金淋巴瘤（classical Hodgkin lymphoma，CHL）和 DLBCL 之间的 B 细胞淋巴瘤[1,2]。更具体地讲，大部分病例发生于纵隔，特征介于结节硬化型 CHL 和原发纵隔大 B 细胞淋巴瘤（primary mediastinal large B-cell lymphoma，PMBL）之间[2]，又称为纵隔灰区淋巴瘤（MGZL）[1,3]。

患者多为年轻成人，年龄 20～40 岁，男性为主。表现为前纵隔巨大肿块，伴或不伴锁骨上淋巴结肿大。可有上腔静脉综合征，肿瘤可蔓延进入肺实质，或播散到肝、脾和骨髓。本瘤比 PMBL 或结节硬化型 CHL 更具侵袭性[1-4]。

总体而言，本瘤的组织学表现与免疫表型不一致[1-4]。此类肿瘤又可分为三个亚组，第一组肿瘤由片状大细胞构成，类似 PMBL，但免疫表型特征更接近CHL（如 CD15 和 CD30 阳性）；第二组肿瘤类似结节硬化型 CHL，但免疫表型更像 DLBCL（强表达 B 细胞抗原）；第三组肿瘤同时具备前两者的特征，在一些研究中是最常见的类型[4]。也有一些患者最初表现为经典型结节硬化型 CHL，复发则表现为 DLBCL，或与之相反，这些病例被认为属于 MGZL，或与之关系密切[5]。部分研究者将纵隔发生的复合性 CHL 和 DL-BCL 归入 MGZL[4]。大多数 MGZL 强表达 CD20 和

CD45/LCA，不表达 EBV。部分病例表达 MAL，这与PMBL 一样。

基因表达谱分析显示，PMBL 和 CHL 的基因表达特征有相同的地方[6]。PMBL 和 CHL 的基因表达特征大约有 1/3 是相同的。这些数据一定程度上说明 WHO 对"特征介于 DLBCL 和 CHL 间的未分类 B 细胞淋巴瘤"的分类建议是合理的。运用 FISH 技术或甲基化图谱分析，发现 MGZL 的特征介于 PMBL 和 CHL 之间[7,8]。CHL、PMBL 和 MGZL 中以不同频率发生的特异分子改变包括 9q 缺失（涉及 JAK2、PDL1 和 PDL2 基因）、SOCS1 缺失、染色体 2p 上的 c-REL 扩增、染色体 16p13.13 上的 CI-ITA 重排和染色体 8q24/MYC 扩增[7-9]。

MGZL 罕见，是最近才被认识的疾病，预后仍不清楚。美国国立卫生研究院（NIH）是诊断 MGZL 最多的机构，一项包括 16 例患者的研究显示，MGZL 的预后比 CHL 或 PMBL 更差。NIH 推荐以依托泊苷、泼尼松、长春新碱、环磷酰胺、阿霉素、利妥昔单抗（DA-EP-OCH-R）作为 MGZL 的标准化疗方案[10]。一项巴西研究中包含 10 例灰区淋巴瘤患者，在接受包括 R-CHOP方案在内的多种治疗后（包括是否放疗、干细胞移植），其中 7 例获得完全缓解[4]，此项研究还发现，患者年龄越大，预后越差。很显然，MGZL 还缺乏最佳的治疗方案[10]。

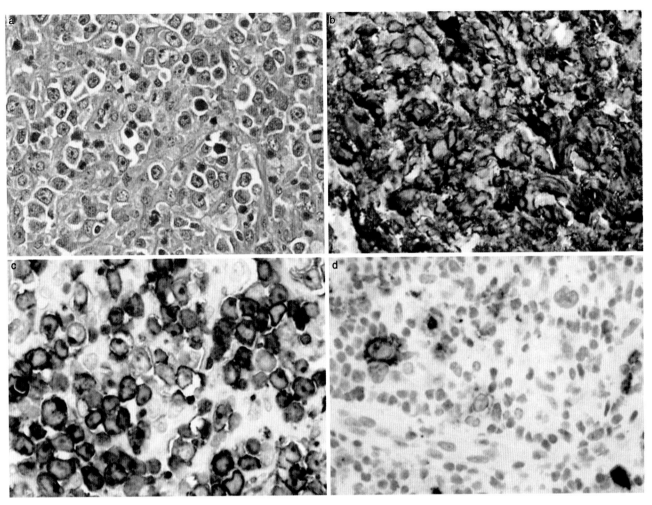

图 60.1　特征介于 DLBCL 和 CHL 间的未分类 B 细胞淋巴瘤，淋巴结标本。肿瘤弥漫浸润性生长，瘤细胞大，有多形性，类似于 DLBCL（a），瘤细胞表达 CD20（b）、CD30（c）、CD15（d），提示同时具有 CHL 和 DLBCL 的免疫表型特征

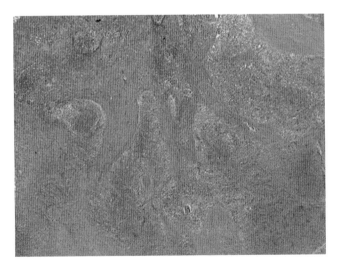

图 60.2　特征介于 DLBCL 和 CHL 间的未分类 B 细胞淋巴瘤，纵隔活检标本。厚的纤维胶原条带围绕瘤细胞结节，类似结节硬化型 HL

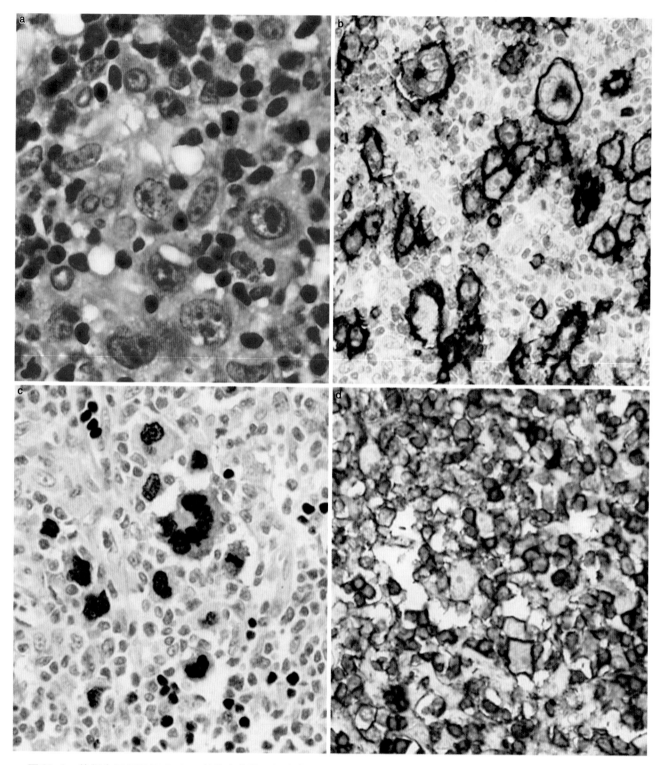

图 60.3 特征介于 DLBCL 和 CHL 间的未分类 B 细胞淋巴瘤,纵隔活检标本。低倍镜表现类似结节硬化型霍奇金淋巴瘤。高倍镜下,见散在大细胞,核空泡状,核仁明显,类似 H 细胞,背景中含大量小淋巴细胞、组织细胞和嗜酸粒细胞(a)。肿瘤细胞表达 CD20(b)、PAX-5(c)、CD45/LCA(d)、CD30(e)和 CD15(f)

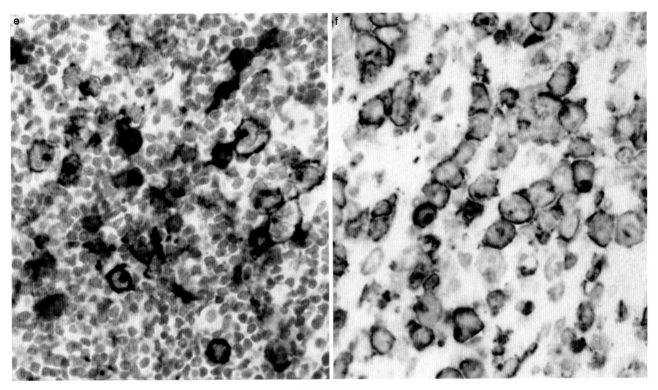

图 60.3（续）

（李国霞　译）

参考文献

1. Jaffe ES, Stein H, Swerdlow SH, et al. B-cell lymphoma, unclassifiable, with features intermediate between diffuse large B-cell lymphoma and classical Hodgkin lymphoma. In: Swerdlow SH, Campo E, Harris NL, et al., editors. WHO classification of tumours of haematopoietic and lymphoid tissues. 4th ed. Lyon: IARC; 2008. p. 267–8.

2. Vega F. B-cell lymphoma, unclassifiable, with features intermediate between diffuse large B-cell lymphoma and classical Hodgkin lymphoma. In: Medeiros LJ, editor. Diagnostic pathology: lymph nodes and spleen with Extranodal lymphomas. 1st ed. Altona: Amirsys; 2011. p. 8–17.

3. Garcia JF, Mollejo M, Fraga M, et al. Large B-cell lymphoma with Hodgkin's features. Histopathology. 2005;47:101–10.

4. Gualco G, Natkunam Y, Bacchi CE. The spectrum of B-cell lymphoma, unclassifiable, with features intermediate between diffuse large B-cell lymphoma and classical Hodgkin lymphoma: a description of 10 cases. Mod Pathol. 2012;25:661–74.

5. Zarate-Osorno A, Medeiros LJ, Longo DL, Jaffe ES. Non-Hodgkin's lymphomas arising in patients successfully treated for Hodgkin's disease. A clinical, histologic, and immunophenotypic study of 14 cases. Am J Surg Pathol. 1992;16:885–95.

6. Rosenwald A, Wright G, Leroy K, et al. Molecular diagnosis of primary mediastinal B cell lymphoma identifies a clinically favorable subgroup of diffuse large B cell lymphoma related to Hodgkin lymphoma. J Exp Med. 2003;198:851–62.

7. Eberle FC, Rodriguez-Canales J, Wei L, et al. Methylation profiling of mediastinal gray zone lymphoma reveals a distinctive signature with elements shared by classical Hodgkin's lymphoma and primary mediastinal large B-cell lymphoma. Haematologica. 2011;96:558–66.

8. Eberle FC, Salaverria I, Steidl C, et al. Gray zone lymphoma: chromosomal aberrations with immunophenotypic and clinical correlations. Mod Pathol. 2011;24:1586–97.

9. Feuerhake F, Kutok JL, Monti S, et al. NFkappaB activity, function, and target-gene signatures in primary mediastinal large B-cell lymphoma and diffuse large B-cell lymphoma subtypes. Blood. 2005;106:1392–9.

10. Dunleavy K, Grant C, Eberle FC, et al. Gray zone lymphoma: better treated like Hodgkin lymphoma or mediastinal large B-cell lymphoma? Curr Hematol Malig Rep. 2012;7:241–7.

第七篇
成熟 T 和 NK 细胞肿瘤

第 61 章
外周 T 细胞淋巴瘤,非特殊类型

61

在成熟 T 细胞淋巴瘤中,存在一组不能归入任何特殊类型的异质性病变,即非特殊类型(NOS)外周 T 细胞淋巴瘤(peripheral T-cell lymphoma, PTCL)[1],占西方国家外周 T 细胞淋巴的 30%。多见于成人,中位年龄 60 岁,罕见于儿童。男女之比为 2∶1[1-3]。

大多数患者表现为 B 症状和全身淋巴结肿大。常见的结外受累部位包括骨髓、肝脏、脾脏、皮肤和胃肠道[4]。白血病表现不常见。

淋巴结的外周 T 细胞淋巴瘤,非特殊类型(PTCL-NOS)通常表现为副皮质区或弥漫性结构消失。瘤细胞形态变化极大,可由中等或大细胞构成,核形不规则,深染,或为含清楚核仁的空泡状核。也可表现为透明细胞或大的 H 样细胞,但不常见。肿瘤可表现为多形性或单形性,大多数病例可见大量核分裂象;坏死常见。高内皮微静脉(HEV)可能增多,并伴有混合性炎细胞浸润,包括小淋巴细胞、嗜酸性粒细胞、浆细胞和组织细胞。

皮肤 PTCL-NOS 经常浸润真皮深部和皮下组织,有时伴有溃疡。不常见的特征包括亲表皮性、亲血管性和附属器累及。脾脏 PTCL 可表现为离散结节或是弥漫浸润。

免疫表型分析,肿瘤细胞属于成熟 T 细胞系,表达广谱 T 细胞标记物,如 CD2、CD3、CD5 和 CD7。多达 75% 的 PTCL 的病例出现这些抗原的表达减弱或丢失。T 细胞免疫表型的异常可用来帮助诊断。PTCL-NOS 最常见为辅助性 T 细胞的表型(CD4+,CD8-),部分为抑制性 T 细胞免疫表型,表达 CD8,并常表达 CD56。瘤细胞常表达细胞毒性分子,如穿孔素、TIA-1 和粒酶 B[1]。偶有 PTCL-NOS 呈双阳性表达(CD4+/CD8+),或双阴性表达(CD4-/CD8-)。表达细胞毒性分子的病例常常 EBV 阳性,特别结外病变。细胞毒性表型和 EBV 阳性的 PTCL 病例在日本更常见。一些肿瘤可不同程度表达 CD30,罕见情况下,这些肿瘤还可表达 CD15。大多数 PTCL-NOS 病例表达 T 细胞受体(TCR)α/β 和 βF1;罕见病例表达 TCRγ/δ[5]。增殖指数通常很高,常超过 70%。EBV 感染见于约 10% 的病例[1],阳性病例中 B 细胞数量增加。罕见的 PTCL-NOS 病例中,瘤细胞可表达 CD20 或 CD79a,但不表达除此之外的其他所有 B 细胞抗原。

分子分析显示,大多数 PTCL-NOS 有单克隆性 T 细胞受体基因重排。高达 30% 的病例也有单克隆性 IGH 基因重排。

常规细胞遗传学分析或比较基因组杂交研究发现,PTCL-NOS 的核型复杂。PTCL-NOS 中频发的染色体获得包括 7q、8q、17q 和 22q。染色体丢失也很常见,如 4q、5q、6q、9p、10q、12q 和 13q。偶可见 t(5;9)(q33;q22)易位,导致 IL-2 诱导的 T 细胞激酶(ITK)基因与脾酪氨酸激酶(SYK)基因融合,后者模拟 TCR 信号并驱动肿瘤发生。

基因表达谱研究显示,PTCL-NOS 的基因标记不同于血管免疫母细胞性 T 细胞淋巴瘤或间变性大细胞淋巴瘤[6]。与正常 T 淋巴细胞比较,淋巴瘤细胞显示许多细胞功能失调,包括基质沉积、细胞骨架构成、细胞粘附、凋亡、增殖和信号转导[7]。

PTCL-NOS 属于侵袭性淋巴瘤,患者对治疗的反应常很差,复发常见,5 年总体生存率为 30%[1]。分期和国际预后指数得分与总体生存率和无病生存率有关。与预后不良有关的病理因素包括转化细胞增多(>70%)、Ki-67 指数高和 EBV 阳性[1]。

PTCL-NOS 形态学亚型

淋巴上皮样型

又称 Lennert 淋巴瘤,占 PTCL-NOS 的 8%。此型

的瘤细胞小,稍不规则,并伴有融合成簇的上皮样组织细胞。其他炎性细胞可以见到,但通常不多,可见到 R-S 样细胞。高内皮微静脉不明显。大多数病例表达 CD8[1]。淋巴上皮样型的预后较好。

滤泡/结节型

罕见。肿瘤性 T 细胞取代生发中心,在生发中心进行性转化的背景下形成结节,或围绕淋巴滤泡生长,形似边缘区淋巴瘤。此型可能与 t(5;9)(q33;q22)/ITK-SYK 易位有关。

T 区型

此型肿瘤局限于淋巴结的 T 区/副皮质区。在某些病例,瘤细胞围绕淋巴滤泡生长。瘤细胞小,异型性不明显,大部分常表达 CD4,可能显示异常 T 细胞免疫表型。临床呈惰性过程。

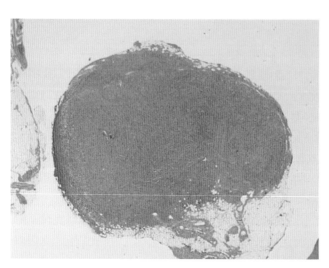

图 61.1　PTCL-NOS,低倍放大。淋巴结结构完全消失,肿瘤弥漫浸润性生长,并延伸至结旁软组织

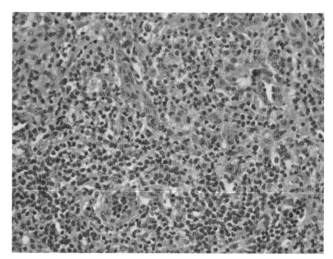

图 61.2　PTCL-NOS,中倍放大。包括小淋巴细胞在内的混杂大小不等细胞弥漫浸润,淋巴结结构消失,可见一条明显的高内皮微静脉

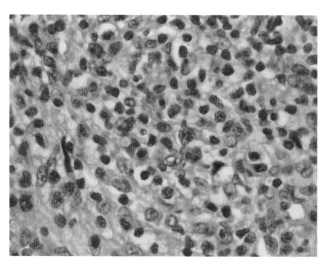

图 61.3　PTCL-NOS,高倍放大。瘤细胞中等或较大,一些胞质透明;背景中可见反应性小淋巴细胞和嗜酸性粒细胞

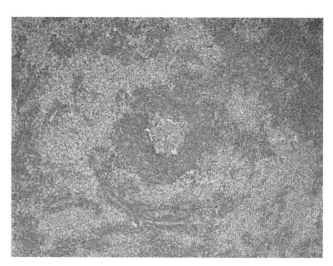

图 61.4　PTCL-NOS,滤泡间模式。淋巴瘤扩展至滤泡间区并围绕残留淋巴滤泡

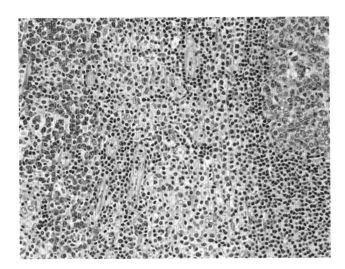

图 61.5　PTCL-NOS,瘤细胞位于滤泡间区;右侧可见一残留淋巴滤泡

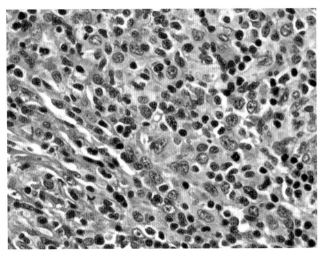

图 61.6　PTCL-NOS,此例可见许多非典型大细胞,一些核折叠;核分裂常见

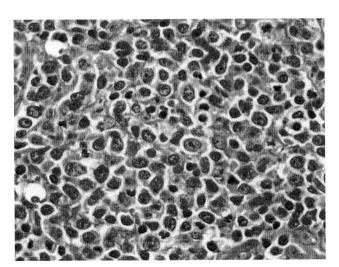

图 61.7　PTCL-NOS,此例可见许多非典型大细胞,部分含浆细胞样胞质和空泡状核,核分裂常见

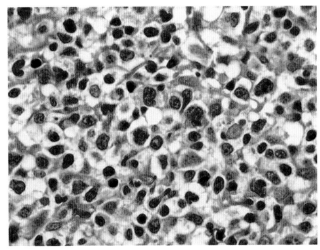

图 61.8　PTCL-NOS,高倍放大。胞质丰富透明。此例可能会误诊为血管免疫母细胞性 T 细胞淋巴瘤,但是肿瘤细胞不表达 CD10,且无增生的树突细胞

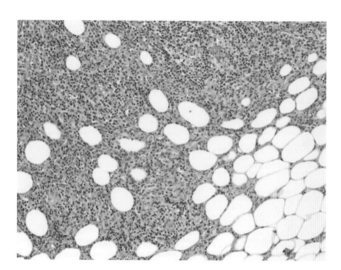

图 61.9　PTCL-NOS 浸润脂肪组织。本病常浸润淋巴结周围脂肪组织或软组织

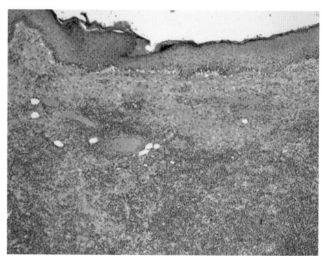

图 61.10　PTCL-NOS 累及皮肤真皮深层。这是继发性受累的常见表现。PTCL-NOS 可累及真皮、皮下组织,并可形成溃疡

图 61.11　PTCL-NOS 的淋巴上皮样型(Lennert 型),低倍放大。正常结构消失,瘤细胞间可见许多小簇状组织细胞聚集。此型预后好于其他 PTCL-NOS 类型

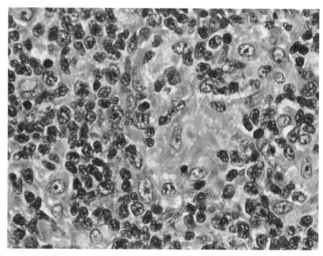

图 61.12　PTCL-NOS 的淋巴上皮样型(Lennert 型),高倍放大。瘤细胞小至中等大,混杂大量组织细胞,后者形成小的肉芽肿

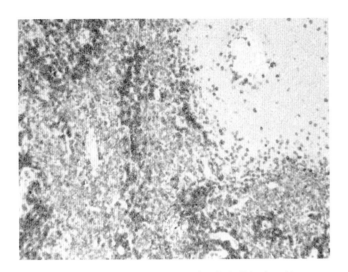

图 61.13　免疫组化 CD3 染色，大多数细胞阳性

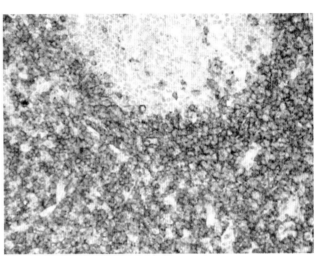

图 61.14　免疫组化 CD4 染色，浸润的大细胞阳性，提示为辅助性 T 细胞表型

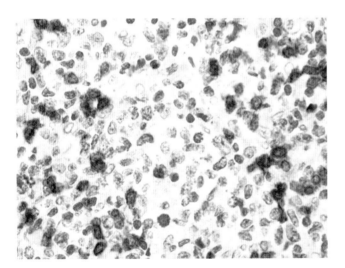

图 61.15　免疫组化 CD8 染色，仅少数细胞阳性，且阳性细胞大部分为成熟小淋巴细胞，符合反应性细胞。大细胞 CD8 阴性

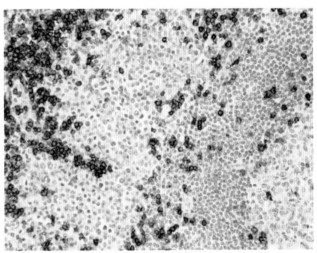

图 61.16　免疫组化 CD7 染色，仅少部分细胞阳性，比 CD3 阳性细胞少很多，提示有抗原丢失。PTCL-NOS 常见一种或多种抗原的表达减弱或丢失

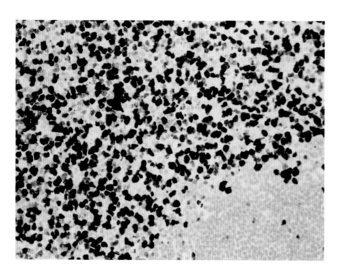

图61.17 免疫组化 Ki-67 染色,约 80% 的细胞阳性。一些研究认为增殖指数超过 30% 与预后差有关

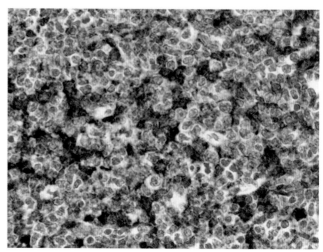

图61.18 免疫组化 CD30 染色,仅少部分细胞阳性。30% 的 PTCL-NOS 表达 CD30,阳性强度不定,且仅部分细胞表达

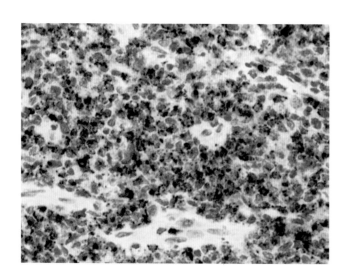

图61.19 免疫组化粒酶 B 染色,大多数细胞阳性。约 30% 的 PTCL-NOS 表达细胞毒性蛋白

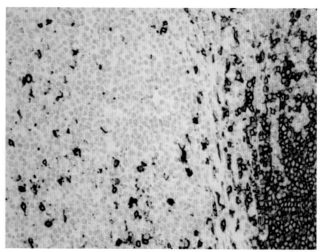

图61.20 免疫组化 CD20 染色,散在细胞阳性。右侧为残存的生发中心

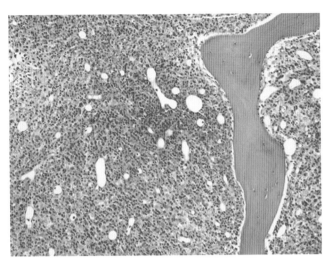

图 61.21 PTCL-NOS 累及骨髓，骨髓穿刺标本。瘤细胞聚集在非小梁旁区。支持 PTCL-NOS 浸润骨髓的证据包括肿瘤性淋巴细胞大量聚集，或淋巴细胞表型异常

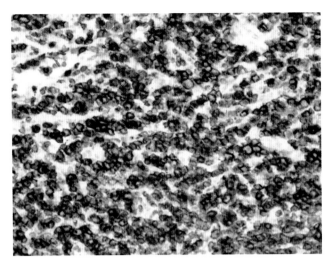

图 61.22 免疫组化 CD5 染色，骨髓穿刺标本。骨髓中浸润的大部分淋巴细胞阳性

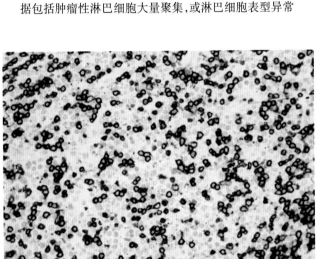

图 61.23 免疫组化 CD3 染色，骨髓穿刺标本。仅少数骨髓浸润细胞阳性，明显少于 CD5 阳性细胞，表明 CD3 丢失，提示异常免疫表型。T 细胞抗原丢失表明存在异常的 T 细胞群体，支持淋巴瘤

（王晓杰 译）

参考文献

1. Weisenburger DD, Savage KJ, Harris NL, et al. Peripheral T-cell lymphoma, not otherwise specified: a report of 340 cases from the International Peripheral T-cell Lymphoma Project. Blood. 2011; 117:3402–8.
2. You MJ. Peripheral T-cell lymphoma, not otherwise specified. In: Medeiros LJ, editor. Diagnostic pathology: lymph nodes and spleen with extranodal sites. Altona: Amirsys; 2011. p. 9-2–9.
3. Pileri SA, Weisenburger DD, Sng I, et al. Peripheral T-cell lymphoma, not otherwise specified. In: Swerdlow SH, Harris NL, Jaffe ES, et al., editors. WHO classification of tumours of the haematopoietic and lymphoid tissues. 4th ed. Lyon: IARC; 2008. p. 306–8.
4. Rizvi MA, Evens AM, Tallman MS, et al. T-cell non-Hodgkin lymphoma. Blood. 2006;107:1255–64.
5. Went P, Agostinelli C, Gallamini A, et al. Marker expression in peripheral T-cell lymphoma: a proposed clinical-pathologic prognostic score. J Clin Oncol. 2006;24:2472–9.
6. Thorns C, Bastian B, Pinkel D, et al. Chromosomal aberrations in angioimmunoblastic T-cell lymphoma and peripheral T-cell lymphoma unspecified: a matrix-based CGH approach. Genes Chromosomes Cancer. 2007;46:37–44.
7. Piccaluga PP, Agostinelli C, Califano A, et al. Gene expression analysis of peripheral T cell lymphoma, unspecified, reveals distinct profiles and new potential therapeutic targets. J Clin Invest. 2007;117:823–34.

62

第 62 章
血管免疫母细胞性 T 细胞淋巴瘤

血管免疫母细胞性 T 细胞淋巴瘤（angioimmuno-blastic T-cell lymphoma，AITL）是一种系统性的外周 T 细胞淋巴瘤，累及淋巴结，特征性表现为多形性细胞浸润，伴有明显的高内皮微静脉和滤泡树突细胞增生[1,2]。此定义在不断更新，更加突显出免疫表型对诊断的重要性。

在美国和欧洲，AITL 约占所有外周 T 细胞淋巴瘤的 20%。AITL 见于中老年，男性稍多。诊断时患者分期一般较高，伴有系统症状和全身淋巴结肿大[3]。部分患者伴有皮疹，常累及肝、脾和骨髓。常见的实验室检查异常包括多克隆性高丙种球蛋白血症，以及多种自身免疫异常，如循环免疫复合物等。

淋巴结结构部分或完全消失，肿瘤常浸润结周软组织。AITL 的组织学进展可分为 3 个阶段，即文献中描述的 3 种模式：Ⅰ型，淋巴结部分保留，可见增生的生发中心；Ⅱ型，淋巴结结构大部分消失，可见残存的萎缩生发中心，类似 Castleman 病；Ⅲ型，淋巴结结构完全消失[4]。瘤细胞小至中等大，胞质透明，常小簇状排列，在疾病早期不是特别显著。背景细胞构成复杂，可见显著的高内皮微静脉（HEV）。背景细胞包括反应性小淋巴细胞、嗜酸性粒细胞、浆细胞和组织细胞，这种多形性浸润灶常与滤泡树突细胞（FDC）网有关，后者可用相应标记来显示。随疾病进展，背景中的炎性成分逐渐减少，大细胞和透明细胞的比例增加。

瘤细胞表达广谱 T 细胞抗原 CD2、CD3 和 CD5，全部或大部分病例表达 CD4。CD7 表达常减弱或丢失。最近发现 AITL 可能起源于滤泡辅助 T 细胞，至少大部分病例是这样，因此瘤细胞表达滤泡辅助 T 细胞标记。这样的标记物有很多，我们常用的包括 CD10、BCL6、CXCL13、和 PD-1/CD279。PTCL-NOS 可能表达其中一个滤泡辅助 T 细胞标记，罕见表达三种或以上滤泡辅助 T 细标记物的 PTCL-NOS，因此，联合三种或以上标记可用于确定是否具有滤泡辅助 T 细胞免疫表型[5-9]。FDC 网在 HEV 周围最丰富，相应的标记物包括 CD21、CD23、CD35、CNA.42 或 clusterin。高达 80%～90% 的病例表达 EBV[10]。滤泡间区反应性 B 细胞数量多少不等，可为小细胞，或为大的免疫母样细胞或 R-S 样细胞。当 B 细胞增多时，常表达 EBV，这些 EBV 阳性细胞的出现可能与免疫失调有关。瘤细胞通常 EBV 阴性。

15% 的 AITL 含单型性 B 细胞。AITL 偶伴发 DLBCL，构成混合性淋巴瘤，或以 EBV 阳性 DLBCL 的形式复发[11,12]。一些 AITL 作为混合性淋巴瘤的成分，与经典型霍奇金淋巴瘤、浆细胞瘤一起出现[12]。

分子分析发现，大部分病例有单克隆性 T 细胞受体基因重排。约 30% 病例显示单克隆性 IgH 基因重排，这与 B 细胞增多或 EBV 阳性增殖有关[13]。

AITL 中最常见的细胞遗传学异常是 3、5 或 X 染色体三体。比较基因组杂交显示，部分病例发生 22q、19 和 11q13 的获得和 13q 的丢失。

基因表达谱分析发现，AITL 病例有 CD4 阳性滤泡辅助 T 细胞的基因标记[14]，但据报道，其中数个基因标记与 B 细胞、FDC 和细胞因子表达有关[15]。

AITL 为侵袭性疾病，中位生存期约 3 年，但一些患者可能生存期延长。患者常伴有感染性并发症。

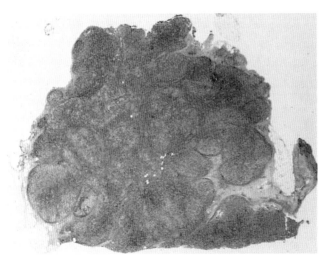

图 62.1　AITL，低倍放大。淋巴结结构部分消失，可见结周浸润。滤泡间区显著扩大，可见滤泡增生，符合 I 型模式

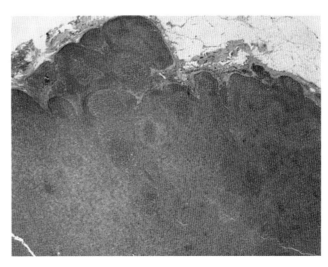

图 62.2　AITL I 型模式，中倍放大。生发中心增生，滤泡间区显著扩大

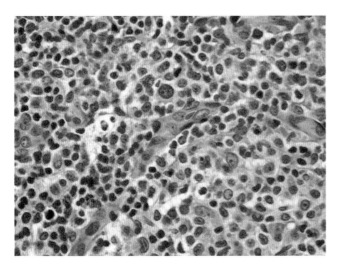

图 62.3　AITL，多形性细胞浸润。由小、中、大淋巴细胞和组织细胞构成。高内皮微静脉旁的小簇状透明细胞为肿瘤细胞，有时难以识别

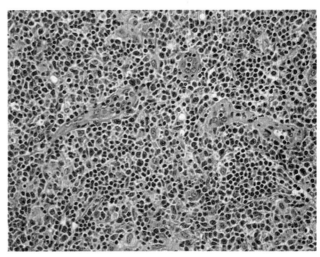

图 62.4　AITL，多形性细胞浸润。由小、中、大淋巴细胞和浆细胞构成，高内皮微静脉显著。图中的大细胞为瘤细胞

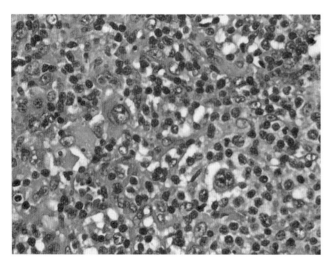

图 62.5 AITL,可见散在分布的 R-S 样细胞,胞质丰富、核大、核仁明显。这些通常是 B 细胞,常表达 EBV

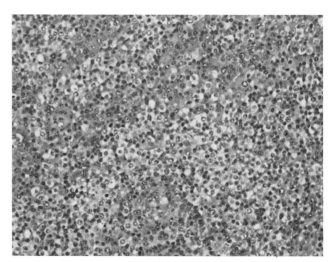

图 62.6 AITL,瘤细胞胞质透明,形成大的细胞簇。此改变不常见,可类似边缘区淋巴瘤

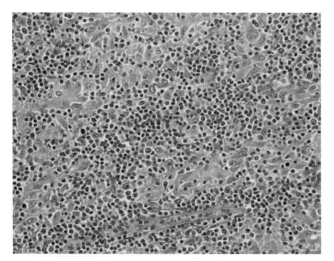

图 62.7 AITL,本例含大量组织细胞,部分聚集成簇,类似 Lennert 淋巴瘤(淋巴上皮样型 PTCL-NOS)。此改变在 AITL 不常见,且仅局灶出现

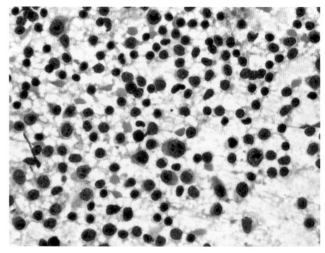

图 62.8 AITL,穿刺涂片。由小、中、大细胞构成的多形性浸润,一些胞质呈浆细胞样,核仁明显

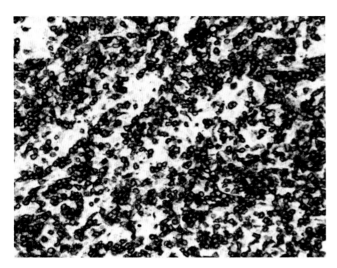

图 62.9 免疫组化 CD3 染色,浸润灶中大部分淋巴细胞为 T 细胞

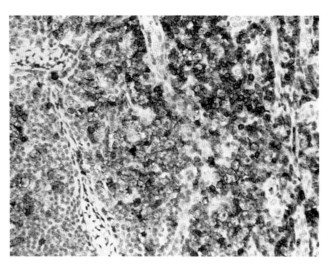

图 62.10 免疫组化 CD5 染色,浸润灶中大部分淋巴细胞阴性,符合抗原丢失。阳性的小淋巴细胞可能代表背景中的反应性细胞。抗原表达减弱或丢失对 T 细胞淋巴瘤的诊断有帮助

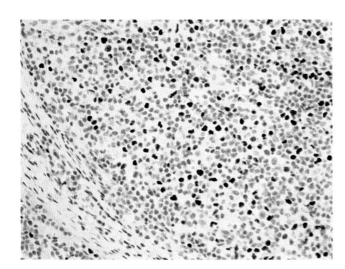

图 62.11 免疫组化 BCL6 染色,肿瘤性淋巴细胞阳性,支持滤泡辅助 T 细胞表型。这种表型支持 AITL 的诊断

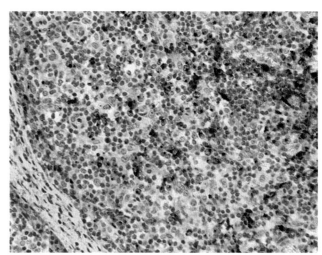

图 62.12 免疫组化 CXCL13 染色,部分肿瘤性淋巴细胞阳性,支持滤泡辅助 T 细胞表型。此抗体与 BCL6、CD10 和 PD-1 联合表达,支持 AITL 的诊断

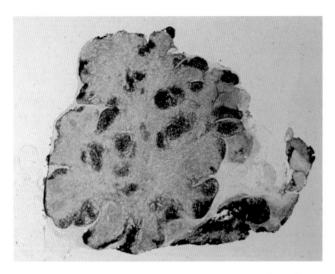

图 62.13　免疫组化 CD21 染色,生发中心保存完整,符合 I 型模式或"早期"AITL

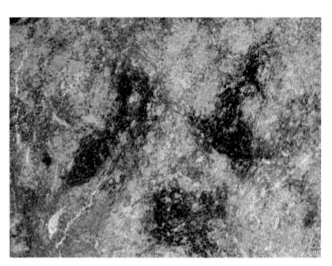

图 62.14　免疫组化 CD21 染色,高内皮微静脉周围的 FDC 网断裂。此表现在 II 型模式中灶性可见,在 III 型模式中分布更广泛

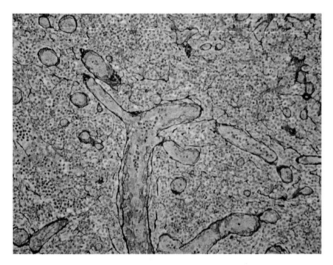

图 62.15　网状纤维染色,HEV 显著增生,这是 AITL 的特征之一

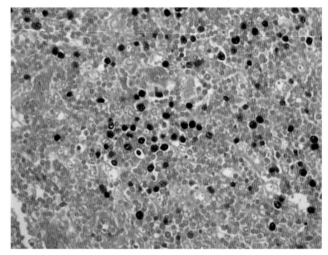

图 62.16　EBER 原位杂交,部分细胞阳性。大部分 EBV 阳性细胞为 B 细胞,肿瘤性 T 细胞偶可阳性

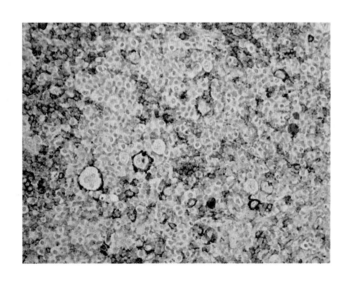

图 62.17　免疫组化 CD20 染色,许多细胞阳性,包括部分大细胞,后者常 EBV 阳性,偶可非常大并有异常表现,类似 R-S 细胞。EBV 阳性大细胞偶可聚集成簇,形似 DLBCL,罕见情况下甚至可满足 DLBCL 的诊断标准,此时应诊断为混合性淋巴瘤

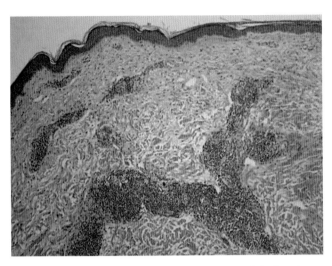

图62.18　AITL 皮肤病变。血管周围可见致密淋巴细胞浸润。AITL 常见皮肤病变,其组织学表现变化很大,从类似反应性改变,到明确的肿瘤性病变

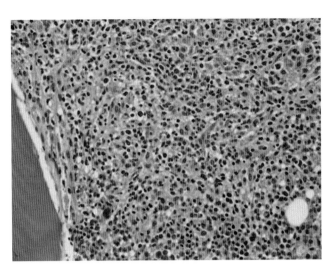

图62.19　AITL 浸润骨髓。多形性浸润伴有嗜酸性粒细胞增加。确诊方法包括:免疫组化检测滤泡辅助 T 细胞表型、流式细胞术检测异常抗原表达、单克隆 T 细胞受体基因重排检测

(王晓杰　译)

参考文献

1. Dogan A, Gaulard P, Jaffe ES, et al. Angioimmunoblastic T-cell lymphoma. In: Swerdlow SH, Harris NL, Jaffe ES, et al., editors. Tumours of the haematopoietic and lymphoid tissues. Lyon: IARC; 2008. p. 309–11.

2. Wang SA. Angioimmunoblastic T-cell lymphoma. In: Medeiros LJ, editor. Diagnostic pathology: lymph nodes and spleen with Extranodal lymphomas. Altona: Amirsys; 2011. p. 9-10–9.

3. Weisenburger DD, Savage KJ, Harris NL, et al. Peripheral T-cell lymphoma, not otherwise specified: a report of 340 cases from the international peripheral T-cell lymphoma project. Blood. 2011;117: 3402–8.

4. Zhou Y, Attygalle AD, Chuang SS, et al. Angioimmunoblastic T-cell lymphoma: histological progression associates with EBV and HHV6B viral load. Br J Haematol. 2007;138:44–53.

5. Attygalle A, Al-Jehani R, Diss TC, et al. Neoplastic T cells in angioimmunoblastic T-cell lymphoma express CD10. Blood. 2002;99:627–33.

6. Attygalle AD, Diss TC, Munson P, et al. CD10 expression in extranodal dissemination of angioimmunoblastic T-cell lymphoma. Am J Surg Pathol. 2004;28:54–61.

7. Dorfman DM, Brown JA, Shahsafaei A, Freeman GJ. Programmed death-1 (PD-1) is a marker of germinal center-associated T cells and angioimmunoblastic T-cell lymphoma. Am J Surg Pathol. 2006;30:802–10.

8. Rodriguez-Pinilla SM, Atienza L, Murillo C, et al. Peripheral T-cell lymphoma with follicular T-cell markers. Am J Surg Pathol. 2008; 32:1787–99.

9. Zhan HQ, Li XQ, Zhu XZ, et al. Expression of follicular helper T cell markers in nodal peripheral T cell lymphomas: a tissue microarray analysis of 162 cases. J Clin Pathol. 2011;64:319–24.

10. Weiss LM, Jaffe ES, Liu XF, et al. Detection and localization of Epstein-Barr viral genomes in angioimmunoblastic lymphadenopathy and angioimmunoblastic lymphadenopathy-like lymphoma. Blood. 1992;79:1789–95.

11. Zaki MA, Wada N, Kohara M, et al. Presence of B-cell clones in T-cell lymphoma. Eur J Haematol. 2011;86:412–9.

12. Willenbrock K, Brauninger A, Hansmann ML. Frequent occurrence of B-cell lymphomas in angioimmunoblastic T-cell lymphoma and proliferation of Epstein-Barr virus-infected cells in early cases. Br J Haematol. 2007;138:733–9.

13. Abruzzo LV, Schmidt K, Weiss LM, et al. B-cell lymphoma after angioimmunoblastic lymphadenopathy: a case with oligoclonal gene rearrangements associated with Epstein-Barr virus. Blood. 1993;82:241–6.

14. de Leval L, Rickman DS, Thielen C, et al. The gene expression profile of nodal peripheral T-cell lymphoma demonstrates a molecular link between angioimmunoblastic T-cell lymphoma (AITL) and follicular helper T (TFH) cells. Blood. 2007;109:4952–63.

15. Iqbal J, Weisenburger DD, Greiner TC, et al. Molecular signatures to improve diagnosis in peripheral T-cell lymphoma and prognostication in angioimmunoblastic T-cell lymphoma. Blood. 2010;115: 1026–36.

63

第63章
ALK 阳性的间变性大细胞淋巴瘤

间变性淋巴瘤激酶(anaplastic lymphoma kinase, ALK)阳性的间变性大细胞淋巴瘤(anaplastic large cell lymphoma,ALCL)是一种 CD30 阳性的 T 细胞淋巴瘤,其免疫表型可为 T 细胞型或"null"免疫表型,因有 2p23 和 ALK 基因异常而表达 ALK。ALK 阳性 ALCL 约占成人淋巴瘤的2%~3%,占儿童淋巴瘤的10%~20%[1]。男女比为 1.5~2:1。

ALK 阳性的 ALCL 可累及淋巴结或结外部位。结外部位最常见为皮肤、骨、软组织、肺和肝。骨髓受累率为10%~20%。大部分患者分期高,常有 B 症状。白血病表现罕见,且大部分发生在小细胞型患者[2]。

淋巴结病变主要位于副皮质区,可导致正常结构弥漫破坏。常见淋巴窦部分或广泛受累。本病最常由含不规则奇异核的大细胞构成,约见于60%~70%的病例。大多数病例可见多少不等的标志细胞,核呈马蹄形或肾形,伴有显著的核旁嗜酸性 Golgi 区。ALK 阳性 ALCL 的组织学表现和细胞构成变化非常大,大多数病例可见大而不规则的奇异核,胞质嗜酸性或嗜碱性。可见散在 H 样细胞和 R-S 样细胞[3,4]。罕见病例可见被膜纤维化,间质纤维化并分割肿瘤形成结节,可类似转移性恶性肿瘤。

除上述常见表现外,ALK 阳性 ALCL 还有许多形态学变异。在淋巴组织细胞型(10%的病例)中,背景含大量反应性组织细胞,使瘤细胞不明显。瘤细胞常沿血管旁分布,此特征有助于诊断[5]。在小细胞型(5%~10%的病例)中,大部分瘤细胞小至中等,大的标志细胞也可能出现,但一般不明显,外周血受累时,循环内瘤细胞可呈花朵样[6,7]。ALK 阳性 ALCL 可由类似于 DLBCL 或浆细胞瘤的单形性大细胞构成。一些形态学变异表现为富于反应性中性粒细胞或嗜酸性粒细胞,或由印戒样细胞构成。罕见病例含黏液样或水肿背景,或由梭形细胞构成,形似肉瘤。部分病例有结节样结构,有点类似结节硬化性霍奇金淋巴瘤(占3%)[8]。

这些形态学亚型表现独特,但可组合出现。同一部位可见不同亚型,不同亚型也可同时累及不同部位。复发时与最初诊断时的组织学表现也可不同。

瘤细胞一致强阳性表达 CD30,阳性定位于细胞膜和核旁(Golgi 区)。恒定表达 ALK(CD246),但表达模式取决于染色体异常的类型。EMA 通常阳性。大部分病例表达一种或多种 T 细胞系的抗原,但常有抗原异常丢失,特别是 CD3 和 CD5。一些病例不表达 T 细胞抗原(所谓的 null 表型),但可从遗传学水平证实其为 T 细胞起源[3]。大部分病例表达细胞毒性相关抗原 TIA、粒酶 B 或穿孔素。CD8 常阴性。CD43 常阳性(70%)。不同程度表达 CD45/LCA,强阳性表达 CD25。Clusterin 和 fascin 通常阳性。BCL6 可弱表达。CD15、BCL2 和 EBV LMP1 阴性。流式细胞术显示大部分病例强表达 CD45,阳性率比免疫组化更高[9],且大细胞定位于单核细胞区,而不是在 CD45/散点图旁的淋巴细胞区域[10]。CD13 不是免疫组化的常规检测项目,但包括在流式细胞术套餐中,ALK 阳性的 ALCL 常表达[9]。

无论是否表达 T 细胞抗原,约90%的病例有单克隆性 T 细胞受体基因重排。多种染色体易位导致 ALK 与其他基因融合。最常见的易位是 t(2;5)(p23;q35),致使 ALK 与核磷蛋白(NPM)融合。ALK 其他的基因配偶至少已确认了8种,这些异常的发生率低,但是均可导致 ALK 过表达。ALK-NPM 融合基因可通过常规细胞遗传、反转录多聚酶链反应(RT-PCR)、长片段 PCR 或荧光原位杂交(FISH)检测[9]。临床实践中,利用分离探针 FISH 法可检测 ALK 易位,但无法确定其配偶基因。

ALK 的免疫组化检测结果非常可靠,其亚细胞分布与基因易位有良好的相关性。例如,t(2;5)(p23;q35)/NPM-ALK 最常见,阳性定位于胞核和胞质。其他多数易位表现为胞质阳性。t(2;17)(p23;q23)/CLTC-ALK 所导致的着色模式独特,为胞质絮状阳性[3,4]。t(X;2)(p11;p23)/MOESIN-ALK 为胞膜着色。值得注意的是,表达ALK的肿瘤还包括ALK阳性DLBCL,以及非造血系统肿瘤如炎性肌纤维母细胞瘤、神经母细胞瘤、横纹肌肉瘤及少部分肺腺癌[11]。

ALK基因编码一种酪氨酸激酶受体,与NPM融合后,编码形成一种嵌合蛋白NPM-ALK。NPM-ALK同型二聚体可活化ALK的催化结构域,据说此区具有致癌性[12]。野生型NPM和NPM-ALK的异二聚体决定了ALK定位于胞核[13]。ALK易位可激活许多下游通路,其中最重要的可能是JAK-STAT通路,尤其是STAT3。

比较基因组杂交显示ALK阳性的ALCL中常有染色体失衡,比如染色体4、11q、13q的丢失,以及染色体7、17p和17q的获得。

与ALK阴性ALCL相比,ALK阳性ALCL的基因表达谱有其独特之处,过表达BCL6、PTPN12、SERPI-NA1[14]。需要NPM-ALK致癌性的关键性下游基因中包括C/EBP[15]。

蛋白质组学分析发现多个细胞通路失调,涉及细胞增殖、核糖体合成、凋亡逃逸和细胞构筑的构建[16]。

推荐使用阿霉素为基础的化疗方案。Brentuximab vedotin(BV)是CD30单抗通过双肽键偶联微管类抑制化疗药物monomethy auristatin-E(MMAE)组成的新型靶向药物,也称SGN-35,疗效肯定。ALK阳性ALCL患者的预后比ALK阴性ALCL好,5年总体生存率80%,而ALK阴性ALCL为48%,两者的5年无失败生存率分别为60%和36%[17]。复发常见。骨髓移植对难治性病例有效。

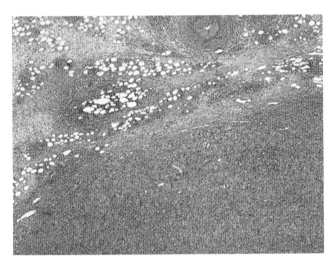

图63.1　ALK阳性ALCL,低倍放大。淋巴结结构弥漫消失。肿瘤浸润结旁软组织

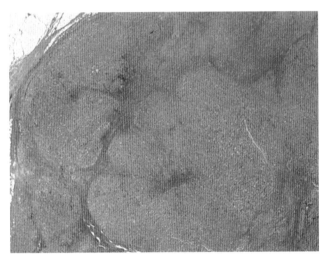

图63.2　ALK阳性的ALCL,低倍放大。模糊的结节状模式

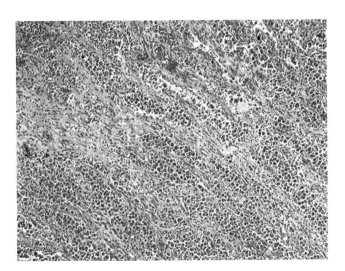

图63.3　ALK阳性的ALCL,中倍放大。淋巴结中明显的窦内生长模式。这是此瘤的特征性表现

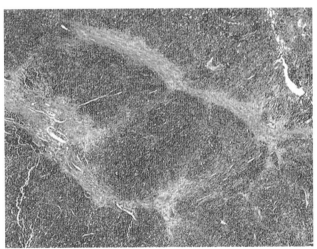

图63.4　ALK阳性ALCL,中倍放大。正常结构弥漫消失,纤维带粗大,分割肿瘤形成清楚的结节。这种结节可类似结节硬化性霍奇金淋巴瘤,但是ALK阳性和T细胞表型,可与后者鉴别

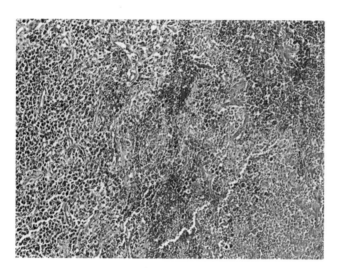

图 63.5 ALK 阳性 ALCL,中倍放大。肿瘤坏死广泛,是本瘤的常见特征之一。坏死可表现为单个细胞坏死或核碎裂,或广泛的凝固性坏死

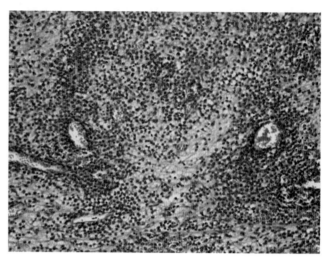

图 63.6 ALK 阳性 ALCL,低倍放大。黏液样背景,可类似肉瘤。肿瘤细胞分布于血管旁,此特征有助于与其他淋巴瘤鉴别

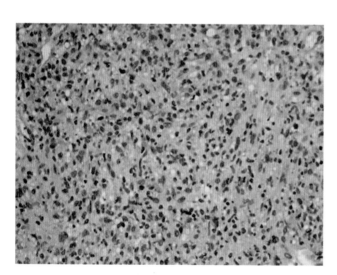

图 63.7 ALK 阳性的 ALCL,淋巴组织细胞样型。组织细胞非常丰富,肿瘤细胞不易识别

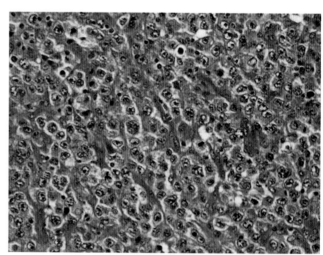

图 63.8 ALK 阳性 ALCL,高倍放大。瘤细胞大,核呈空泡状,部分有显著核仁,核分裂多见

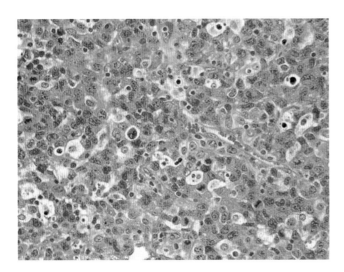

图 63.9　ALK 阳性 ALCL,高倍放大。可见许多胞质嗜碱性的大肿瘤细胞,核碎裂易见

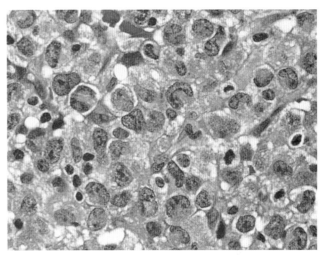

图 63.10　ALK 阳性 ALCL,高倍放大。一些核呈马蹄形,即"标志细胞"。这些细胞可能稀少,但其出现有助于明确诊断

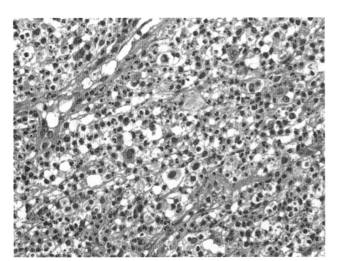

图 63.11　软组织 ALK 阳性 ALCL,高倍放大。含大量中性粒细胞,肿瘤细胞稀少,不易识别

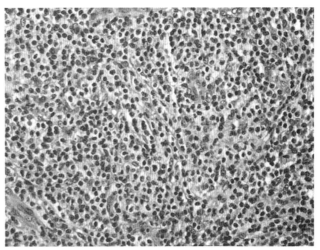

图 63.12　骨内 ALK 阳性 ALCL,高倍放大。瘤细胞中等大(比大的间变细胞小),胞质透明,核不规则。图中的大细胞是内皮细胞。此型可能与白血病期有关。与由大细胞构成的肿瘤相比,此型更常表达 T 细胞标记

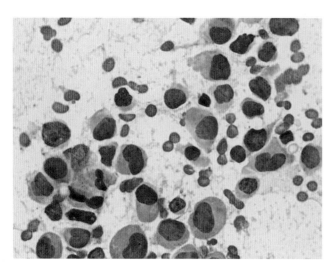

图 63.13   ALK 阳性 ALCL，印片。瘤细胞大，胞质丰富，核中位至偏位，核仁明显

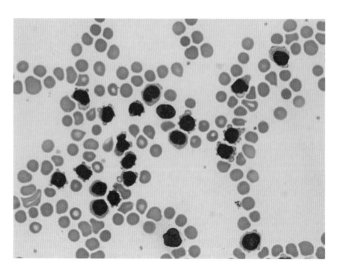

图 63.14   ALK 阳性 ALCL 白血病期，外周血。瘤细胞类似小淋巴细胞，核不规则，符合小细胞型 ALK 阳性 ALCL。小细胞型的白血病期表现更具特征性，此型往往比非小细胞型 ALCL 更具侵袭性

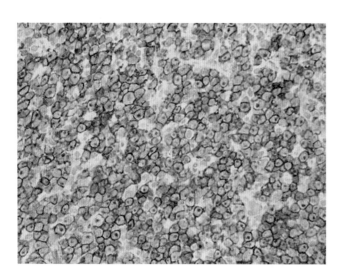

图 63.15   免疫组化 CD30 染色。大部分瘤细胞胞膜和胞质点状（Golgi 区）阳性。这种阳性模式是 ALCL 的特征

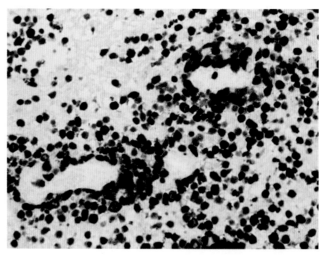

图 63.16   免疫组化 ALK 染色，阳性细胞围绕血管分布。此例胞核和胞质阳性，符合 t（2；5）（p23；q35）/ *NPM-ALK* 融合产生的嵌合蛋白表达

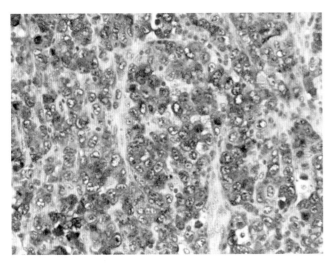

图 63.17　免疫组化 ALK 染色。仅胞质阳性,核不着色,符合变异性融合蛋白的表达模式,如 t(1;2)(p25;p23)/*TPM3-ALK* 融合。颗粒状胞质阳性模式提示 t(2;17)(p23;q23)/*CLTC-ALK*

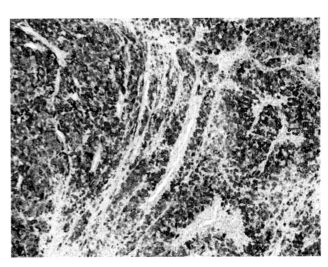

图 63.18　免疫组化 ALK 染色。瘤细胞主要分布于淋巴窦内

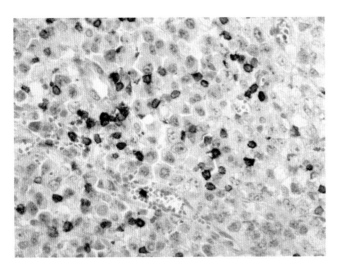

图 63.19　免疫组化 CD5 染色。瘤细胞阴性,阳性细胞为反应性小淋巴细胞。本例还不表达其他 T 细胞标记 CD3、CD2、CD7、CD4 和 CD8,符合"null-cell"的表型。T 细胞受体基因重排检测确定为 T 细胞系

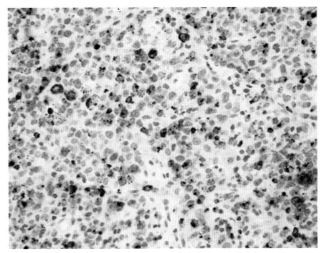

图 63.20　免疫组化粒酶 B 染色。胞质内颗粒状阳性。此结果支持肿瘤起源于细胞毒性 T 细胞

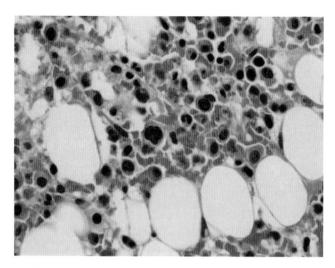

图 63.21　ALK 阳性 ALCL 患者骨髓穿刺标本。三系造血细胞背景,间质内有一个不明显的大细胞浸润。ALK 阳性 ALCL 的骨髓受累有时非常不容易发现,但任何程度的浸润都提示预后差

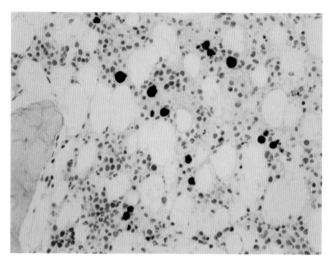

图 63.22　免疫组化 ALK 染色,ALK 阳性 ALCL 患者骨髓穿刺标本。ALK 阳性 ALCL 的骨髓受累可较隐匿,免疫组化染色必不可少

（王晓杰　译）

参考文献

1. Brugieres L, Deley MC, Pacquement H, et al. CD30(+) anaplastic large-cell lymphoma in children: analysis of 82 patients enrolled in two consecutive studies of the French Society of Pediatric Oncology. Blood. 1998;92:3591–8.

2. Benharroch D, Meguerian-Bedoyan Z, Lamant L, et al. ALK-positive lymphoma: a single disease with a broad spectrum of morphology. Blood. 1998;91:2076–84.

3. Vega F. ALK+ anaplastic large cell lymphoma. In: Medeiros LJ, editor. Diagnostic pathology: lymph nodes and spleen with extranodal lymphomas. 1st ed. Altona: Amirsys; 2011. p. 9-30-5.

4. Delsol G, Campo E, Gascoyne RD. ALK-positive large B-cell lymphoma. In: Swerdlow SH, Harris NL, Jaffe ES, et al., editors. WHO classification of tumours of the haematopoietic and lymphoid tissues. Lyon: IARC; 2008. p. 254–5.

5. Pileri SA, Pulford K, Mori S, et al. Frequent expression of the NPM-ALK chimeric fusion protein in anaplastic large-cell lymphoma, lympho-histiocytic type. Am J Pathol. 1997;150:1207–11.

6. Nguyen JT, Condron MR, Nguyen ND, et al. Anaplastic large cell lymphoma in leukemic phase: extraordinarily high white blood cell count. Pathol Int. 2009;59:345–53.

7. Bayle C, Charpentier A, Duchayne E, et al. Leukaemic presentation of small cell variant anaplastic large cell lymphoma: report of four cases. Br J Haematol. 1999;104:680–8.

8. Vassallo J, Lamant L, Brugieres L, et al. ALK-positive anaplastic large cell lymphoma mimicking nodular sclerosis Hodgkin's lymphoma: report of 10 cases. Am J Surg Pathol. 2006;30:223–9.

9. Medeiros LJ, Elenitoba-Johnson KS. Anaplastic large cell lymphoma. Am J Clin Pathol. 2007;127:707–22.

10. Muzzafar T, Wei EX, Lin P, Medeiros LJ, Jorgensen JL. Flow cytometric immunophenotyping of anaplastic large cell lymphoma. Arch Pathol Lab Med. 2009;133:49–56.

11. Gerber DE, Minna JD. ALK inhibition for non-small cell lung cancer: from discovery to therapy in record time. Cancer Cell. 2010;18:548–51.

12. Amin HM, Lai R. Pathobiology of ALK+ anaplastic large-cell lymphoma. Blood. 2007;110:2259–67.

13. Pulford K, Lamant L, Espinos E, et al. The emerging normal and disease-related roles of anaplastic lymphoma kinase. Cell Mol Life Sci. 2004;61:2939–53.

14. Lamant L, de Reynies A, Duplantier MM, et al. Gene-expression profiling of systemic anaplastic large-cell lymphoma reveals differences based on ALK status and two distinct morphologic ALK+ subtypes. Blood. 2007;109:2156–64.

15. Piva R, Pellegrino E, Mattioli M, et al. Functional validation of the anaplastic lymphoma kinase signature identifies CEBPB and BCL2A1 as critical target genes. J Clin Invest. 2006;116:3171–82.

16. Lim MS, Carlson ML, Crockett DK, et al. The proteomic signature of NPM/ALK reveals deregulation of multiple cellular pathways. Blood. 2009;114:1585–95.

17. Savage KJ, Harris NL, Vose JM, et al. ALK- anaplastic large-cell lymphoma is clinically and immunophenotypically different from both ALK+ ALCL and peripheral T-cell lymphoma, not otherwise specified: report from The International Peripheral T-Cell Lymphoma Project. Blood. 2008;111:5496–504.

第 64 章
ALK 阴性的间变性大细胞淋巴瘤

64

间变性淋巴瘤激酶(ALK)阴性的间变性大细胞淋巴瘤(ALCL)是一种 CD30 阳性的 T 细胞淋巴瘤,形态学与 ALK 阳性 ALCL 最常见的亚型相似,但不表达 ALK[1,2]。

ALK 阴性 ALCL 是目前 WHO 分类中一个暂定的类型。虽然名称相似,但 ALK 阴性与 ALK 阳性 ALCL 是完全不同的疾病[3]。ALK 阴性 ALCL 与非特殊类型(NOS)外周 T 细胞淋巴瘤(PTCL)的区别也不够明确,一些病例存在许多重叠特征。ALK 阴性 ALCL 从 PTCL-NOS 中分离出来的依据有两点:一是预后更好,二是其细胞学特征。

ALK 阴性 ALCL 患者大部分为成人,中位年龄 40~65 岁。男女比例 1.5:1。大多数患者分期高(Ⅲ期或Ⅳ期),且伴有 B 症状。肿瘤累及淋巴结和结外部位,结外以骨和软组织最常见。皮肤受累常见,但与皮肤 ALCL 的鉴别可能很困难。

形态学观察,淋巴结正常结构消失。瘤细胞有粘附性,可为滤泡旁或窦内生长。可有硬化和嗜酸性粒细胞增多。肿瘤由大的多形性细胞构成,核仁明显。核呈马蹄形的大细胞为标志细胞,常可见到,但数量不多(远少于 ALK 阳性 ALCL)。与 ALK 阳性 ALCL 相比,ALK 阴性 ALCL 的细胞非典型性更显著,更常由小、中非典型性细胞和大间变细胞混合构成。

从理论上讲,有可能存在形态类似 ALK 阳性 ALCL 少见亚型的 ALK 阴性 ALCL,但实际工作中很难识别这些少见类型,原因在于本瘤不表达 ALK,且几乎所有类型 PTCL 中均可出现表达 CD30 的细胞。总的来说,肿瘤细胞丰富的 ALK 阴性 ALCL(如肉瘤样型)容易识别,而含大量反应细胞的类型(如小细胞型或淋巴组织细胞型)难以识别。

ALK 阴性 ALCL 表达 T 系标记。一致性强表达 CD30,阳性定位于胞膜和核旁(Golgi 区)。若 CD30 不是弥漫一致阳性,则应归入 PTCL-NOS。与 ALK 阳性 ALCL 一样,瘤细胞常有异常 T 细胞免疫表型,表现为广谱 T 细胞抗原部分或完全缺失,尤其是 CD3、CD5 或 T 细胞受体。大部分病例 CD4 阳性,少部分病例 CD8 阳性。常表达细胞毒性标记,如 TIA1、粒酶 B 或穿孔素,但阳性率低于 ALK 阳性 ALCL。约半数 ALK 阴性 ALCL 病例表达 BCL2,少数表达 CD15。EMA 阳性率低于 ALK 阳性 ALCL,即使阳性,也仅少部分细胞表达。一小部分病例 EBV 阳性。EBV LMP1 常为阴性。广谱 B 细胞抗原阴性。

大部分病例有单克隆性 T 细胞受体基因重排。最近描述了一种频发的细胞遗传学异常 t(6;7)(p25.3;q32.3),6p25.3 上的 IRF4 重排见于 18% 的系统性病例和 28% 的皮肤病例[4,5]。IRF4 位点包含 IRF4 和 DUSP22 基因。ALK 阴性和 ALK 阳性 ALCL 的基因表达谱有所不同,但也有存在重叠的病例。同样,ALK 阴性 ALCL 与 PTCL-NOS 的基因表达谱也有不同,但少数病例存在重叠[6]。

接受传统化疗后,ALK 阴性 ALCL 患者的临床预后介于 ALK 阳性 ALCL 与 PTCL-NOS 之间。5 年总体生存率为 50%[3]。

有两种在形态学和免疫表型上与 ALK 阴性 ALCL 非常相似的相关性疾病:皮肤 ALCL 和隆胸相关性 ALCL。皮肤 ALCL 起源于皮肤,但可播散至区域淋巴结,此诊断需要结合临床和病理诊断标准。隆胸相关性 ALCL 通常局限于围绕移植物的纤维包膜处[7]。两者的预后好于系统性 ALK 阴性 ALCL,但偶有病例呈侵袭性过程[3]。

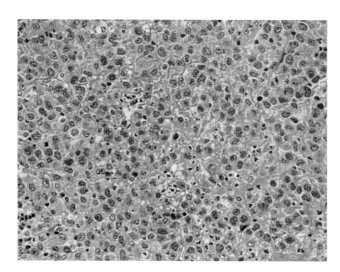

图 64.1　ALK 阴性 ALCL,中倍放大。淋巴结结构弥漫消失。瘤细胞大,折叠核,常见核碎裂

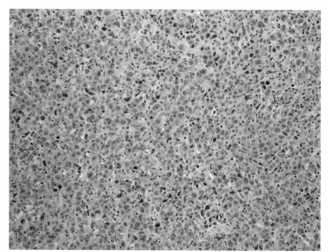

图 64.2　ALK 阴性 ALCL,中倍放大。瘤细胞形态一致,许多可见明显核仁

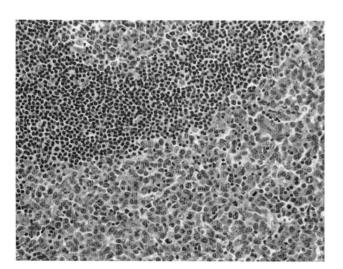

图 64.3　ALK 阴性 ALCL,中倍放大。成片瘤细胞围绕一个残存的生发中心。此例瘤细胞的多形性比普通型 ALK 阳性 ALCL 更明显

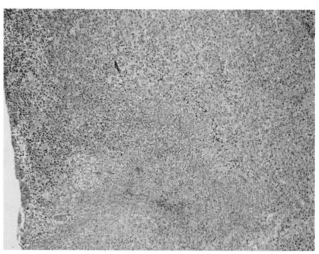

图 64.4　ALK 阴性 ALCL,低倍放大。成片瘤细胞被纤维间质分隔。这种形态符合窦内生长模式

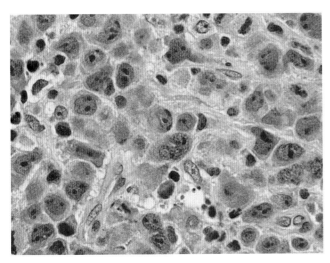

图 64.5　ALK 阴性 ALCL,高倍放大。典型病例,瘤组织由大多形性细胞构成,部分有显著嗜酸性核仁,偶见马蹄形核(标志细胞)

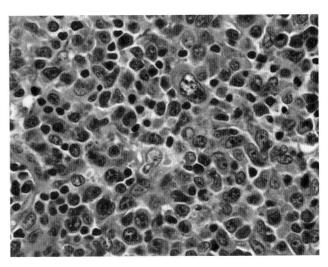

图 64.6　ALK 阴性 ALCL,高倍放大。显示多形性细胞群

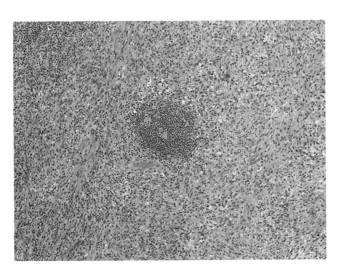

图 64.7　肉瘤样 ALK 阴性 ALCL,低倍放大。瘤细胞呈梭形,弥漫排列,可见一个残存的生发中心

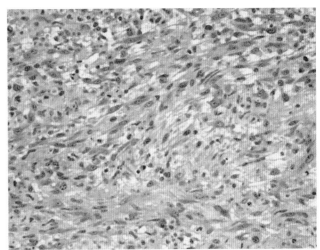

图 64.8　肉瘤样 ALK 阴性 ALCL,高倍放大。瘤细胞圆形或梭形,类似肉瘤

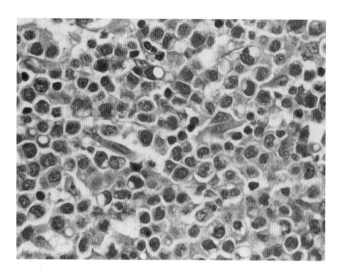

图 64.9　ALK 阴性 ALCL。可见大多形性细胞,一些有胞质空泡,类似印戒细胞癌

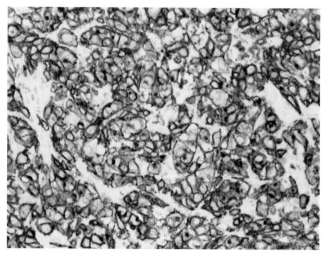

图 64.10　免疫组化 CD30 染色。ALK 阴性 ALCL 阳性定位于胞膜和 Golgi 区

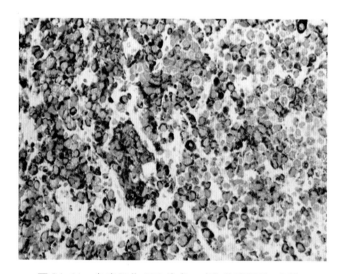

图 64.11　免疫组化 CD2 染色。瘤细胞强阳性,支持 T 细胞起源

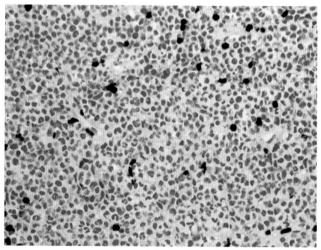

图 64.12　免疫组化 CD3 染色。瘤细胞阴性。ALK 阴性 ALCL 常有 T 细胞抗原丢失,此发现支持 T 细胞淋巴瘤的诊断

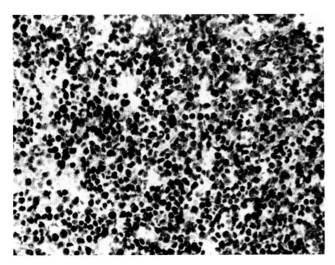

图 64.13　免疫组化 Ki-67 染色。大部分瘤细胞阳性，支持为侵袭性疾病

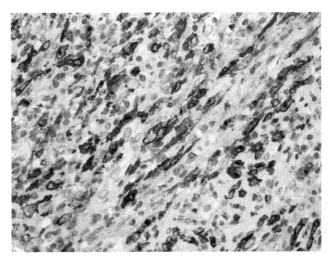

图 64.14　免疫组化 CD30 染色，肉瘤样 ALK 阴性 ALCL 中的梭形细胞阳性

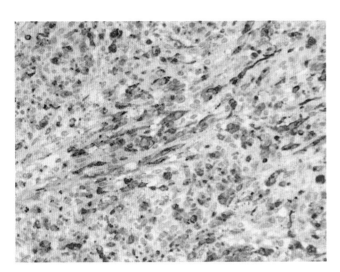

图 64.15　免疫组化粒酶 B 染色，肉瘤样 ALK 阴性 ALCL 中的梭形细胞阳性

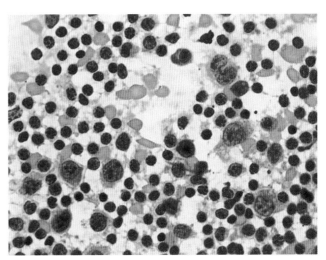

图 64.16　ALK 阴性 ALCL，印片，高倍放大。可见大多形性细胞，其中一个为马蹄形核

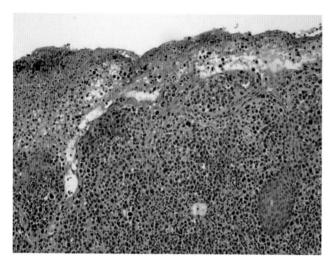

图64.17 皮肤 ALCL。患者临床表现为手臂皮肤反复发作的自愈性溃疡性病变。此溃疡性病变内可见大多形性细胞弥漫浸润，核分裂象丰富。与系统性 ALK 阴性 ALCL 相比，皮肤 ALCL 预后良好

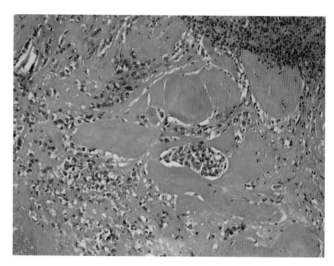

图64.18 隆胸相关性 ALK 阴性 ALCL。隆胸术 8 年后出现植入物处肿胀。切除植入物及其周围纤维囊。术中见植入物周围有浆液性渗出。组织学观察，病变局限于纤维囊的植入物侧，表现为纤维蛋白样背景中可见成簇分布的大多形性细胞

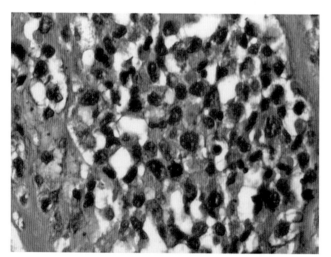

图64.19 隆胸相关性 ALK 阴性 ALCL，高倍放大。可见大多形性细胞和核分裂象。这是一种新近描述的病变实体，发生于放置植入物后数年

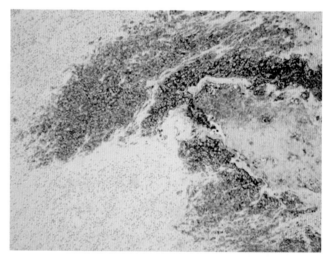

图64.20 免疫组化 CD30 染色，隆胸相关性 ALCL 阳性表达

（王晓杰 译）

参考文献

1. Vega F. ALK– anaplastic large cell lymphoma. In: Medeiros LJ, editor. Diagnostic pathology: lymph nodes and spleen with extranodal lymphomas. 1st ed. Altona: Amirsys; 2011. p. 9-36–9.
2. Mason DY, Harris NL, Delsol G, et al. Anaplastic large cell lymphoma, ALK-negative. In: Swerdlow SH, Harris NL, Jaffe ES, et al., editors. WHO classification of tumours of haematopoietic and lymphoid tissues. 4th ed. Lyon: International Agency for Research on Cancer; 2008. p. 317–9.
3. Savage KJ, Harris NL, Vose JM, et al. ALK– anaplastic large-cell lymphoma is clinically and immunophenotypically different from both ALK+ ALCL and peripheral T-cell lymphoma, not otherwise specified: report from the International Peripheral T-Cell Lymphoma Project. Blood. 2008;111:5496–504.
4. Feldman AL, Dogan A, Smith DI, et al. Discovery of recurrent t(6;7)(p25.3;q32.3) translocations in ALK-negative anaplastic large cell lymphomas by massively parallel genomic sequencing. Blood. 2011;117:915–9.
5. Feldman AL, Law M, Remstein ED, et al. Recurrent translocations involving the IRF4 oncogene locus in peripheral T-cell lymphomas. Leukemia. 2009;23:574–80.
6. Iqbal J, Weisenburger DD, Greiner TC, et al. Molecular signatures to improve diagnosis in peripheral T-cell lymphoma and prognostication in angioimmunoblastic T-cell lymphoma. Blood. 2010;115: 1026–36.
7. Miranda RN, Lin L, Talwalkar SS, et al. Anaplastic large cell lymphoma involving the breast: a clinicopathologic study of 6 cases and review of the literature. Arch Pathol Lab Med. 2009;133: 1383–90.

65

第 65 章
皮肤间变性大细胞淋巴瘤

皮肤间变性大细胞淋巴瘤（cutaneous anaplastic large cell lymphoma，C-ALCL）是一种起源于皮肤的、由间变性大细胞构成的 CD30 阳性淋巴瘤。C-ALCL 常为惰性过程，但也可发生播散，通常累及区域淋巴结，罕见病例可累及结外部位，如肺、骨、骨髓或乳腺。

累及区域淋巴结的 C-ALCL 患者通常预后极好，与没有淋巴结累及的患者相似。伴内脏累及的 C-ALCL 可能更具侵袭性。此类肿瘤与 ALK 阴性 ALCL 的鉴别可能很困难，特别是不能获得皮肤受累的病史，或间隔非常久远时。系统性 ALK 阴性 ALCL 患者常有 B 症状和全身淋巴结肿大，此特征对鉴别诊断有帮助。

C-ALCL 常见于成人，儿童罕见，中位年龄 64 岁（27～74 岁），男女比例 1∶1.5。患者通常为 ⅠE 期（仅皮肤受累），没有 B 症状。肿瘤最先播散至区域淋巴结，常常是单个淋巴结。

C-ALCL 皮肤的临床表现具有特征性。患者表现为皮肤结节、丘疹或溃疡性肿瘤，一般单发。如有多个 C-ALCL 病变，则常局限于一个皮肤区域内，但约 20% 病例可为多灶性[1]。约 20% 病例可自发性完全消退。最常见的临床情况是患者仅有一个皮肤解剖区域受累，可伴有区域内一个淋巴结肿大。

组织学观察，具有粘附性的肿瘤细胞弥漫浸润皮肤结构。肿瘤常部分或完全占据真皮浅层和深层，并可浸润皮下组织。表皮常常形成溃疡。瘤细胞体积大，有多形性，核仁明显。所谓的标志细胞含马蹄形或肾形核，伴有核旁透明区（类似 ALK 阳性 ALCL 中所

见）。常见由淋巴细胞、组织细胞和嗜酸性粒细胞构成的反应性背景。

区域淋巴结受累时，片状大多形性细胞浸润，淋巴结正常结构部分或弥漫破坏。在部分受累的淋巴结中，瘤细胞常首先累及淋巴窦。骨髓累及常表现为间质内单个细胞浸润，罕见情况下可为弥漫浸润。肺内浸润表现为肺泡隔内单个细胞浸润。

C-ALCL 一致强阳性表达 CD30，阳性定位于胞膜和 Golgi 区。不表达 ALK。肿瘤细胞为 T 细胞，但常有异常 T 细胞免疫表型，常有 T 细胞抗原丢失，最常丢失的抗原为 CD3、CD5 和 T 细胞受体。大部分病例表达 CD4，常具有细胞毒性免疫表型，表达 TIA1、粒酶 B 和穿孔素。Ki-67 指数高。部分肿瘤表达 IRF4/MUM-1[2]。即使表达 EMA，也仅部分细胞阳性。CD15 通常阴性。不表达 CD20 和 PAX-5。EBV 阴性（蛋白检测和 FISH 检测均阴性）。

大部分 C-ALCL 有单克隆性 T 细胞受体基因重排。免疫球蛋白基因通常为胚系构型。最近描述了一种频发的细胞遗传学异常 t（6；7）（p25.3；q32.3），6p25.3 上的 IRF4 重排见于 28% 的病例[3,4]。

C-ALCL 患者 10 年内发生系统性疾病或内脏受累的估计风险约为 20%[5]。5 年总体生存率为 90%。伴与不伴单个区域淋巴结受累的患者具有相似的预后。治疗选择为局部切除或局部放疗，一般不需要全身化疗[6]。多灶性皮肤病变患者常采用多药联合化疗。约 10% 患者有皮肤和区域淋巴结之外的部位累及，这些患者最好采用全身化疗。极少数 C-ALCL 可致命[5]。

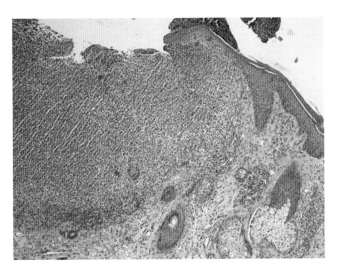

图 65.1　C-ALCL,低倍放大。肿瘤弥漫浸润真皮浅层和深层,表皮溃疡形成。患者表现为反复发作的手臂皮肤溃疡。与系统性 ALK 阴性 ALCL 相比,C-ALCL 预后极好

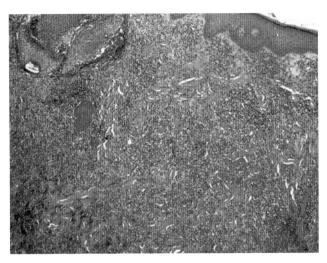

图 65.2　C-ALCL,中倍放大。真皮深部可见肿瘤弥漫性间质浸润

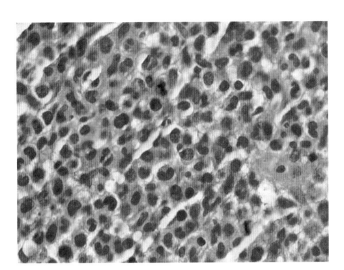

图 65.3　C-ALCL,高倍放大。瘤细胞大,胞质量中等,核有多形性,核分裂象多见,偶见肾形核细胞

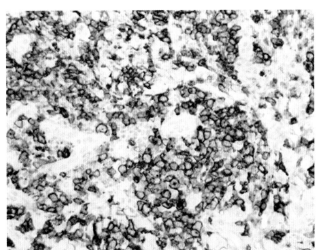

图 65.4　免疫组化 CD30 染色。阳性定位于胞膜和 Golgi 区。C-ALCL 的诊断要求 CD30 阳性细胞>70%

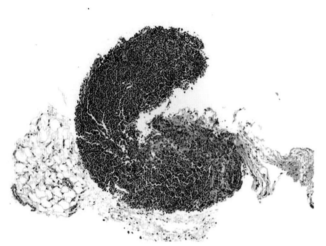

图 65.5　C-ALCL 累及淋巴结,穿刺标本,低倍放大。淋巴结结构完全消失

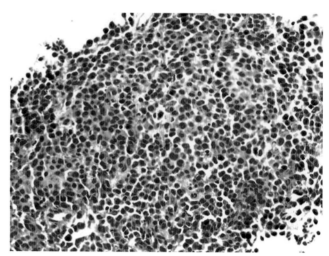

图 65.6　C-ALCL 累及淋巴结,高倍放大。瘤细胞大,胞质丰富,核中位至偏位。可见数个核呈肾形的标志细胞

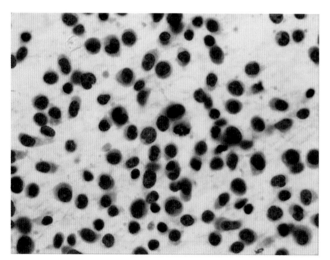

图 65.7　C-ALCL,印片,高倍放大。可见大多形性细胞,其中一个细胞核呈肾形

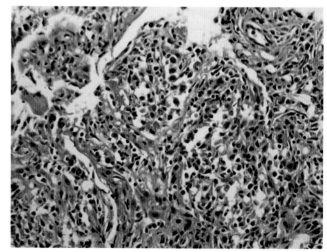

图 65.8　C-ALCL 累及肺。肺泡隔内散在 ALCL 细胞。这是本例患者皮肤外累及的唯一部位。C-ALCL 很少播散至内脏

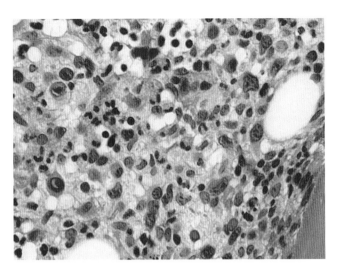

图 65.9　C-ALCL 累及骨髓。细胞量正常,可见三系造血。需要免疫组化证实 ALCL 细胞的存在

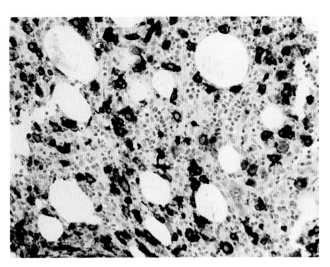

图 65.10　免疫组化 CD30 染色,C-ALCL 累及骨髓。骨髓间质内散在阳性细胞。ALCL 的浸润灶常不明显,免疫组化对寻找瘤细胞非常有用

（王晓杰　译）

参考文献

1. Kadin ME. Pathobiology of CD30+ cutaneous T-cell lymphomas. J Cutan Pathol. 2006;33:10–7.
2. Kempf W, Kutzner H, Cozzio A, et al. MUM1 expression in cutaneous CD30+ lymphoproliferative disorders: a valuable tool for the distinction between lymphomatoid papulosis and primary cutaneous anaplastic large-cell lymphoma. Br J Dermatol. 2008;158:1280–7.
3. Feldman AL, Dogan A, Smith DI, et al. Discovery of recurrent t(6;7)(p25.3;q32.3) translocations in ALK-negative anaplastic large cell lymphomas by massively parallel genomic sequencing. Blood. 2011;117:915–9.
4. Feldman AL, Law M, Remstein ED, et al. Recurrent translocations involving the IRF4 oncogene locus in peripheral T-cell lymphomas. Leukemia. 2009;23:574–80.
5. Bekkenk MW, Geelen FA, van Voorst Vader PC, et al. Primary and secondary cutaneous CD30(+) lymphoproliferative disorders: a report from the Dutch Cutaneous Lymphoma Group on the long-term follow-up data of 219 patients and guidelines for diagnosis and treatment. Blood. 2000;95:3653–61.
6. Querfeld C, Khan I, Mahon B, et al. Primary cutaneous and systemic anaplastic large cell lymphoma: clinicopathologic aspects and therapeutic options. Oncology (Williston Park). 2010;24:574–87.

66

第 66 章
蕈样霉菌病

蕈样霉菌病（mycosis fungoides，MF）是 T 细胞淋巴瘤的一种类型，临床特征性表现为缓慢进展的皮肤病变，病理特征为由脑回样淋巴细胞构成，易于浸润表皮（亲表皮性）。MF 是皮肤 T 细胞淋巴瘤中最常见的类型，占所有皮肤 T 细胞淋巴瘤（cutaneous T-cell lymphoma，CTCL）的 50% 以上。许多作者将 CTCL 作为 MF 的同义词，但本书中的 CTCL 涵盖面更广。MF 多见于成人，常为老年人，男女比例 2∶1。MF 最初起源于皮肤，常累及多个区域。常见少量瘤细胞累及外周血。晚期可累及皮肤外部位，主要累及淋巴结、肝、脾和肺。可有少量肿瘤细胞累及骨髓，但形态学上明显的骨髓受累罕见[1,2]。

MF 呈惰性临床过程，从斑片到斑块，直至最终形成肿瘤，可能需要数年或数十年时间。瘤块期常伴溃疡形成。患者进入瘤块期时，一般仍同时伴有斑片和斑块期病变。一小部分晚期患者可发展为红皮病期，并伴外周血累及（所谓的继发性 Sézary 综合征）[3]。病变后期可累及淋巴结和内脏器官，如肺、脾和肝。MF 有多个分期系统，最广为接受的是国际皮肤淋巴瘤协会及欧洲癌症研究治疗组织（ISCL/EORTC）的提议[4,5]。

皮肤病变的组织学表现随疾病分期而不同。早期的斑片病变表现为淋巴细胞和组织细胞表浅条带状或苔藓样浸润。非典型细胞小至中等，核高度不规则或呈脑回样。在早期病变中，非典型细胞可仅定植于表皮的基底层（串珠样）。斑块样病变中，苔藓样浸润更为明显，亲表皮现象常见，包括表皮内非典型细胞聚集（Pautrier 微脓肿）。进展至瘤块期的特征是真皮深层浸润，浸润灶内常可见大细胞。MF 组织学转化的定义是浸润灶内的大细胞比例>25%[6]。

晚期病例可有淋巴结肿大。ISCL/EORTC 推荐的组织学分期以评估直径>1.5cm 的淋巴结为依据[4,5]。淋巴结的组织学检查结果分为无累及、早

期累及和明显累及。N1 期表现为皮病性淋巴结炎，副皮质区扩大，内含大量胞质丰富淡染的组织细胞和指状突树突细胞，没有非典型细胞；N2 期或称早期累及，淋巴结结构保留，可见小簇非典型细胞，此诊断需要免疫组化检测证实存在异常 T 细胞免疫表型，或 T 细胞受体基因检测发现单克隆性 T 细胞群；N3 期的淋巴结结构消失，可类似外周 T 细胞淋巴瘤。骨髓受累不影响预后，因此，分期方案中没有要求骨髓评估[5,7]。

MF 瘤细胞表达成熟 T 细胞表型，CD2、CD3、CD5 和 TCRβ 阳性，常表达 CD4。罕见病例表达 CD8，多为儿童。MF 细胞常不表达 CD7。皮肤淋巴细胞抗原（CLA）与淋巴细胞归巢至皮肤有关，在大部分 MF 中表达。MF 中的大细胞常表达 CD30，且增殖活性高（Ki-67 阳性）。发生大细胞转化的 MF 中，罕见病例可一致性表达 CD30，类似皮肤间变大细胞淋巴瘤。MF 中的一部分细胞表达 Clusterin，其表达情况与临床分期有关，瘤块期表达最常见[8]。MF 中 CD8 阳性反应性淋巴细胞的数量也有预后意义，CD8 阳性细胞越多，疾病分期越低[9]。MF 细胞不表达 B 细胞和髓系相关抗原。

文献中描述了许多 MF 的临床和形态学亚型，其中两种亚型得到了确认。第一种是亲毛囊性 MF，疾病首先累及毛囊，且常伴有黏蛋白沉积症，此型常累及毛发覆盖的部位（如眉毛）并伴有脱发；第二种是 Paget 样网状细胞增多症，累及下肢，表现为苔藓样浸润伴广泛亲表皮现象，瘤细胞常表达 CD8。

外周血中的 MF 细胞又称 Sézary 细胞，流式细胞术检测时表现为 CD4 阳性淋巴细胞异常丢失 1 个或多个抗原，如 CD2、CD3、CD5、CD7 或 CD26，可据此进行定量分析[10]。T 细胞受体 Vβ 分析也可以帮助确定克隆性或确定瘤细胞的数量[11]。

原发性 Sézary 综合征不到原发性 CTCL 的 5%，此

综合征包括三联表现:红皮病、全身淋巴结肿大,以及血液、皮肤和淋巴结内可见核呈脑回状的肿瘤性 T 细胞。Sézary 综合征一开始就是系统性疾病,没有 MF 证据[12,13]。Sézary 综合征患者皮肤病变中浸润的细胞相对较少,形态更单一,一些病例可没有亲表皮现象,因此仅约 70% 患者的皮肤病变得到确诊。诊断 Sézary 综合征需要的实验室检查结果包括:循环内非典型细胞>1×10⁹/L,或 CD4/CD8 的比值大于 10,或一种或多种 T 细胞抗原的丢失。皮肤浸润灶与 MF 相似,受累淋巴结表现为单形性 Sézary 细胞致密浸润,破坏正常结构,并常累及淋巴结被膜。5 年生存率为 10% ~ 20%,大部分患者死于机会感染。预后与淋巴结和外周血受累程度有关。

细胞遗传学分析,MF 核型复杂,特别晚期病例。

比较基因组杂交发现 MF 有 1q25-31、7p22-11、7q21 和 17q12 的获得,及 9p21、10p11 和 10q26 的缺失。Sézary 综合征有 8q23-24 和 17q23 的获得,及 9p21、10p12-11、10q22-24 和 17p13 的缺失[14]。STAT3 的持续性活化及 CDKN2A/p16 和 PTEN 的失活与疾病进展有关。

分子分析显示大部分病例有单克隆性 T 细胞受体基因重排。免疫球蛋白基因呈胚系构型。基因表达谱研究发现有肿瘤坏死因子抗凋亡途径激活。

低分期患者可局部使用皮质激素、氮芥,或维甲酸,晚期患者可采用联合治疗或干细胞移植。预后与临床分期有关。病变局限者预后良好,生存期同普通人群。高分期患者预后差。预后不良因素包括>60岁、血清乳酸脱氢酶水平升高、伴大细胞转化[5,6]。

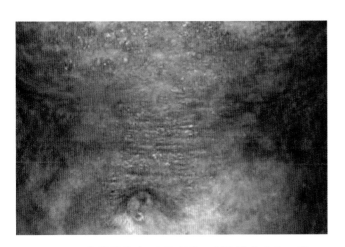

图 66.1　蕈样霉菌病,多发斑块。斑块被定义为一种硬结性(高起于周围皮肤的)病变;斑片为非硬结性病变

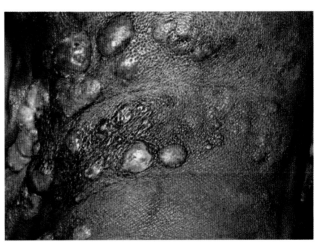

图 66.2　患者有长期蕈样霉菌病病史,可见多发皮肤肿瘤。瘤块期的临床定义为出现 1 个直径>1.0cm 的实性或结节状病变。瘤块期的活检标本可能是淋巴瘤中最容易诊断的,但若缺乏 MF 病史,建议仔细考虑以鉴别其他类型淋巴瘤。(Cho-Vega 医生提供图片)

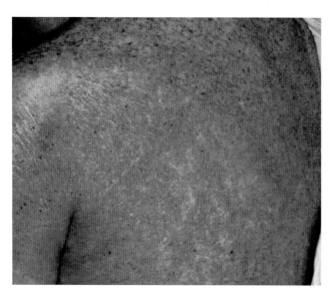

图 66.3　Sézary 综合征患者的后背。可见弥漫性红斑，患者还伴有白细胞增多和全身淋巴结肿大。Sézary 综合征是系统性疾病，而 MF 为病程迁延的皮肤病变，包括斑片、斑块和瘤块形成，偶可伴红皮病。与无红皮病的患者相比，红皮病超过 80% 体表面积的 MF 患者临床分期更高

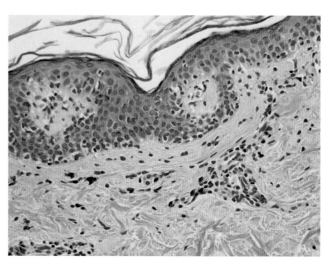

图 66.4　蕈样霉菌病早期病变，临床表现为斑片。真皮浅层淋巴细胞浸润伴轻度亲表皮现象

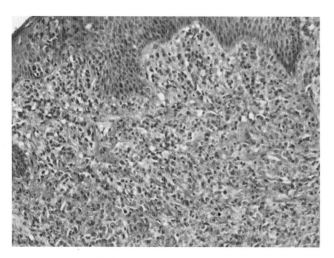

图 66.5　蕈样霉菌病患者的皮肤病变。小和中等细胞浸润真皮，伴亲表皮现象。表皮内有小簇状非典型淋巴细胞聚集（Pautrier 微脓肿）。Pautrier 微脓肿对 MF 斑块期高度特异，但不常见

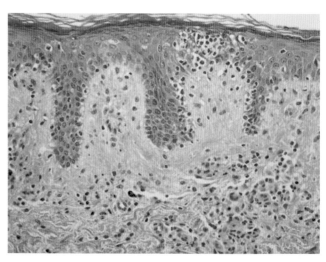

图 66.6　蕈样霉菌病斑块期。可见亲表皮现象和 Pautrier 微脓肿。随后的检测发现瘤细胞表达 CD8。尽管 MF 通常表达 CD4，但少数病例可表达 CD8

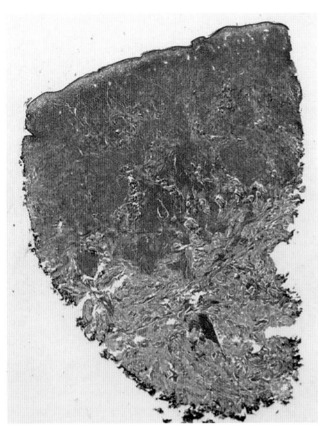

图 66.7　蕈样霉菌病瘤块期,低倍放大。真皮内致密淋巴细胞浸润。瘤块期和斑块期是临床定义的,没有公认的组织病理学标准

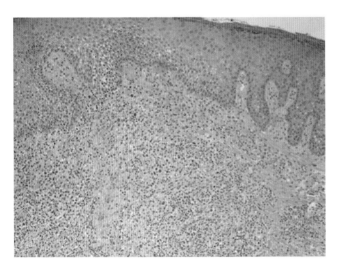

图 66.8　蕈样霉菌病。本例真皮内的致密浸润灶中很大一部分是大细胞。大细胞转化提示预后差,在瘤块期比斑块期或红皮病性 MF 中更常见

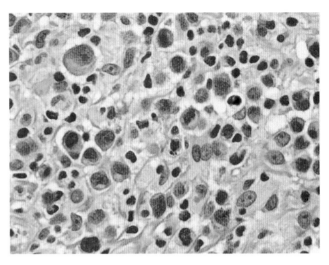

图 66.9　蕈样霉菌病。大细胞的比例>25%,符合组织学转化。背景中散在核呈脑回状的小淋巴细胞

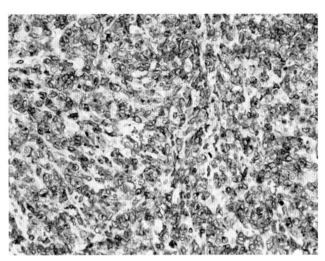

图 66.10　蕈样霉菌病,免疫组化 CD3 染色。大部分细胞阳性

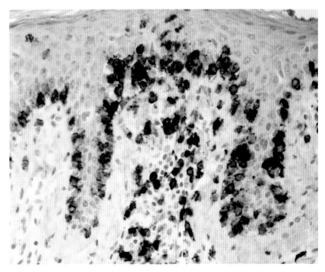

图 66.11　蕈样霉菌病,免疫组化 CD8 染色。瘤细胞阳性。大部分 MF 病例为 CD4 阳性,仅少数病例 CD8 阳性

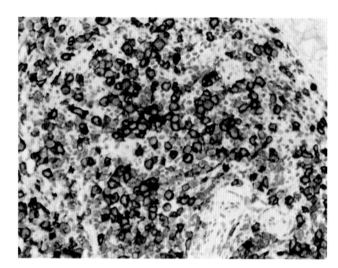

图 66.12 伴组织学转化的蕈样霉菌病,免疫组化 CD30 染色。许多细胞阳性。皮肤 CD30 阳性的大细胞浸润性病变的鉴别诊断包括组织学转化的 MF

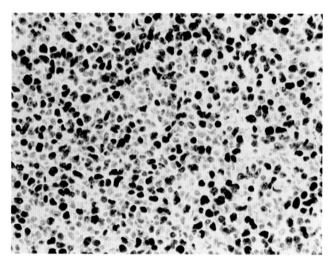

图 66.13 免疫组化 Ki-67 染色。大部分细胞阳性,符合组织学转化

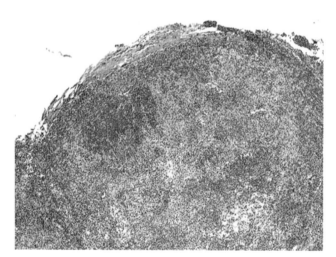

图 66.14 蕈样霉菌病的淋巴结,低倍放大。副皮质区扩大,符合皮病性淋巴结炎。目前公认的分期系统以评估直径>1.5cm 的淋巴结为标准,表现为皮病性淋巴结炎的 MF 患者对应组织病理分期 N1 期

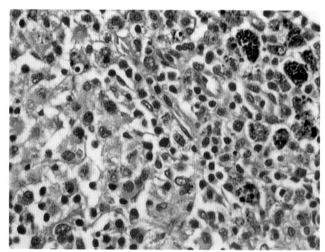

图 66.15 慢性 MF 患者皮病性淋巴结炎,高倍放大。病灶由成熟小淋巴细胞和胞质透明的组织细胞构成,可见黑色素颗粒,此为皮病性淋巴结炎的特征。未见非典型性或脑回样细胞。ISCL/EORTC 分期为 N1 期。13% 的 N1 期病例可检测到单克隆性 T 细胞,但意义尚不明确

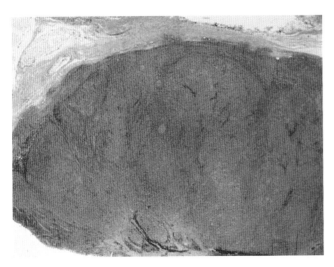

图66.16 蕈样霉菌病,N3 期淋巴结,低倍放大。淋巴结结构部分消失。组织学分期 N3 期与预后差相关。尽管推荐切除活检作为评估淋巴结的最好方法,但此操作会增加葡萄球菌感染导致败血症的风险,为避免此并发症,细针穿刺结合流式细胞术免疫表析可作为评估淋巴结的替代方法

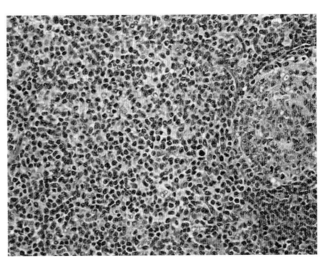

图66.17 蕈样霉菌病累及淋巴结。淋巴结结构部分消失,可见许多核呈脑回状的中等大小淋巴细胞。图右可见一个残存生发中心

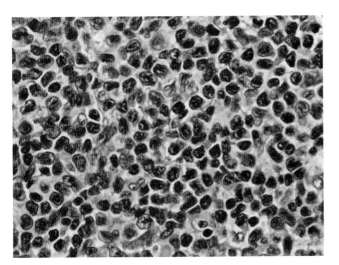

图66.18 蕈样霉菌病累及淋巴结,高倍放大。核呈脑回状的中等淋巴细胞片状排列。依据 ISCL/EORTC 分期系统,淋巴结结构部分或全部消失对应于组织病理学分期 N3 期

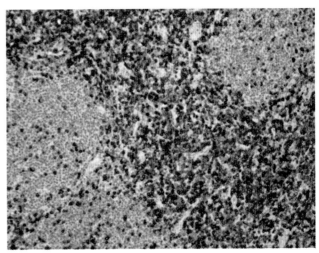

图66.19 蕈样霉菌病累及淋巴结,免疫组化 CD3 染色。浸润灶中大部分细胞阳性表达,提示为 N3 期。残存的生发中心不表达 CD3

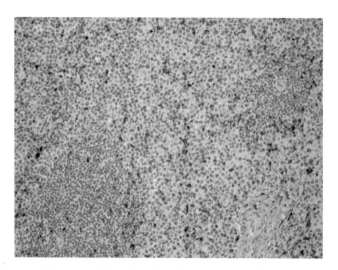

图 66.20　蕈样霉菌病累及淋巴结,免疫组化 CD7 染色。滤泡间浸润的大部分细胞阴性,符合 CD7 抗原丢失,提示为 N3 期。散在阳性的小淋巴细胞可能是反应性/非肿瘤性淋巴细胞。T 细胞抗原丢失提示表型异常,因此是肿瘤细胞。反应性皮肤病变中的 T 细胞也可能不表达 CD7。本例的组织病理学表现提示为肿瘤性病变,因此 CD7 表达的丢失支持诊断

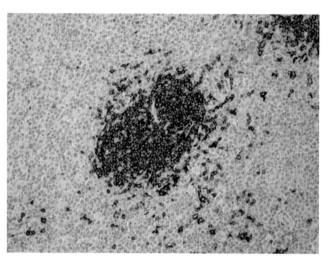

图 66.21　蕈样霉菌病累及淋巴结,免疫组化 CD20 染色。反应性生发中心阳性。滤泡间的淋巴细胞为 T 淋巴细胞

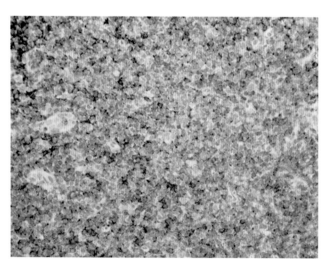

图 66.22　蕈样霉菌病累及淋巴结,免疫组化 CD4 染色。大部分细胞阳性。大部分 MF 病例表达 CD4

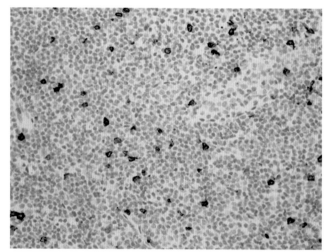

图 66.23　蕈样霉菌病累及淋巴结,免疫组化 CD8 染色。仅很少淋巴细胞阳性

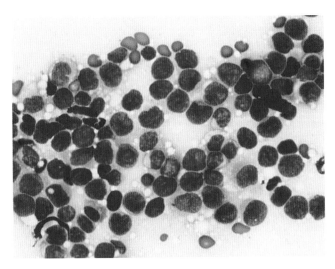

图66.24 蕈样霉菌病累及淋巴结,印片。大部分淋巴细胞核形不规则

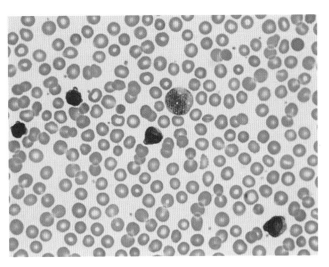

图66.25 蕈样霉菌病患者外周血,可见核形不规则的肿瘤性淋巴细胞。Sézary 综合征的诊断需要存在红皮病、全身淋巴结肿大,以及循环内非典型淋巴细胞>1×10^9/L。因此可通过临床表现、外周血检查或淋巴结肿大情况来诊断 Sézary 综合征,皮肤活检并不总是必需的

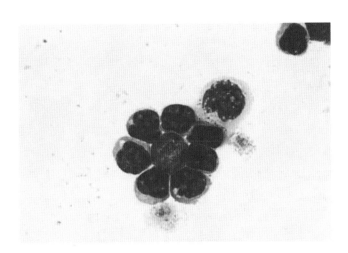

图66.26 蕈样霉菌病患者外周血离心细胞涂片,可见核形不规则的肿瘤性淋巴细胞。MF 患者常见循环非典型细胞,但仅当所占比例超过外周血白细胞的5%时才有临床意义,非典型细胞超过淋巴细胞的20%者预后不良。健康献血者和良性皮肤病患者也可见到<5%的循环非典型淋巴细胞

图66.27 Sézary 综合征患者骨髓穿刺标本,流式细胞术免疫表型分析。直方图显示大部分细胞位于CD4 +/CD26 - 的区域。结果显示有 T 细胞抗原(CD26)丢失,提示存在异常 T 细胞群。这是监测 MF 或 Sézary 患者治疗反应非常有用的方法

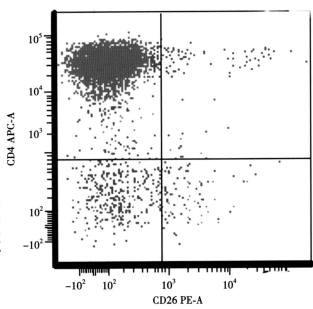

（王晓杰 译）

参考文献

1. Ralfkiaer EC, Sander CA, Smoller BR, Willemze R. Mycosis fungoides. In: Swerdlow SH, Harris NL, Jaffe ES, et al., editors. WHO classification of tumours of haematopoietic and lymphoid tissues. 4th ed. Lyon: IARC; 2008. p. 296–8.

2. Wang SA. Mycosis fungoides. In: Medeiros J, editor. Diagnostic pathology: lymph nodes and spleen with extranodal sites. 1st ed. Altona: Amirsys; 2011. p. 10-36–49.

3. Vonderheid EC, Pena J, Nowell P. Sézary cell counts in erythrodermic cutaneous T-cell lymphoma: implications for prognosis and staging. Leuk Lymphoma. 2006;47:1841–56.

4. Olsen E, Vonderheid E, Pimpinelli N, et al. Revisions to the staging and classification of mycosis fungoides and Sézary syndrome: a proposal of the International Society for Cutaneous Lymphomas (ISCL) and the cutaneous lymphoma task force of the European Organization of Research and Treatment of Cancer (EORTC). Blood. 2007;110:1713–22.

5. Olsen EA, Whittaker S, Kim YH, et al. Clinical end points and response criteria in mycosis fungoides and Sézary syndrome: a consensus statement of the International Society for Cutaneous Lymphomas, the United States Cutaneous Lymphoma Consortium, and the Cutaneous Lymphoma Task Force of the European Organisation for Research and Treatment of Cancer. J Clin Oncol. 2011;29:2598–607.

6. Diamandidou E, Colome-Grimmer M, Fayad L, et al. Transformation of mycosis fungoides/Sézary syndrome: clinical characteristics and prognosis. Blood. 1998;92:1150–9.

7. Sibaud V, Beylot-Barry M, Thiebaut R, et al. Bone marrow histopathologic and molecular staging in epidermotropic T-cell lymphomas. Am J Clin Pathol. 2003;119:414–23.

8. Chandra P, Plaza JA, Zuo Z, et al. Clusterin expression correlates with stage and presence of large cells in mycosis fungoides. Am J Clin Pathol. 2009;131:511–5.

9. Hoppe RT, Medeiros LJ, Warnke RA, Wood GS. CD8-positive tumor-infiltrating lymphocytes influence the long-term survival of patients with mycosis fungoides. J Am Acad Dermatol. 1995;32:448–53.

10. Feng B, Jorgensen JL, Jones D, et al. Flow cytometric detection of peripheral blood involvement by mycosis fungoides and Sézary syndrome using T-cell receptor Vbeta chain antibodies and its application in blood staging. Mod Pathol. 2010;23:284–95.

11. Morice WG, Katzmann JA, Pittelkow MR, et al. A comparison of morphologic features, flow cytometry, TCR-Vbeta analysis, and TCR-PCR in qualitative and quantitative assessment of peripheral blood involvement by Sézary syndrome. Am J Clin Pathol. 2006;125:364–74.

12. Ralfkiaer E, Willemze R, Whittaker SJ. Sézary syndrome. In: Swerdlow SH, Harris NL, Jaffe ES, et al., editors. WHO classification of tumours of haematopoietic and lymphoid tissues. 4th ed. Lyon: IARC; 2008. p. 299.

13. Wang SA. Sézary syndrome. In: Medeiros J, editor. Diagnostic pathology: lymph nodes and spleen with extranodal sites. 1st ed. Altona: Amirsys; 2011. p. 10-50–9.

14. Laharanne E, Oumouhou N, Bonnet F, et al. Genome-wide analysis of cutaneous T-cell lymphomas identifies three clinically relevant classes. J Invest Dermatol. 2010;130:1707–18.

第 67 章
T 细胞前淋巴细胞性白血病

67

T 细胞前淋巴细胞性白血病(T-cell prolymphocytic leukemia,T-PLL)是一种侵袭性 T 细胞白血病,由小到中等淋巴细胞构成,具有成熟 T 细胞免疫表型[1,2]。T-PLL 占成熟淋巴细胞性白血病的 2%,多见于成人,中位年龄 65 岁(30 ~ 94 岁),男女比例 2:1。共济失调性毛细血管扩张症患者的 T-PLL 发病风险增高。大部分患者有 B 症状、肝脾肿大和全身淋巴结肿大[3]。患者的白细胞显著升高,淋巴细胞计数常>100×10⁹/L。也可伴有贫血和血小板减少,但不常见。人 T 细胞白血病病毒 I 型(HTLV-1)的血清学检查结果为阴性[3]。

T-PLL 的外周血中可见小至中等淋巴细胞,胞质嗜碱性、无颗粒,核圆形、卵圆形或不规则形,可见核仁,在外周血中发现这样的细胞是诊断 T-PLL 的主要依据。25% 的病例中,淋巴细胞小,没有核仁,即所谓的小细胞型。5% 的病例表现为脑回状核。淋巴细胞常见胞质突起或胞质空泡[3]。

T-PLL 常累及淋巴结和结外部位。受累淋巴结结构弥漫消失,或肿瘤分布于副皮质区,不破坏淋巴滤泡。高内皮微静脉显著,数量可非常多,常被瘤细胞浸润。20% ~ 30% 的病例有皮肤受累,瘤细胞可分布于血管周围,或弥漫浸润真皮。缺乏亲表皮现象[4]。脾脏受累时,瘤细胞弥漫浸润红髓和白髓,还可侵犯被膜和血管[5]。骨髓受累可表现为隐匿的间质性浸润,或明显的弥漫浸润。

瘤细胞表达 T 系标记物 CD2、CD3、CD5 和 CD7,不表达 TdT 和 CD1a。大部分病例为 CD4+/CD8- 表型,少数为 CD4+/CD8+或 CD4-/CD8+。CD7 强表达、CD3 弱表达、且 CD4+/CD8+者,提示为 T-PLL,符合皮质胸腺细胞与成熟 T 细胞间的中间阶段细胞的免疫表型。免疫组化检测,约 75% 的病例表达 T 细胞白血病 1(TCL1)。正常和肿瘤性生发中心前 B 细胞也可表达 TCL1[6],但其在 T 细胞肿瘤中的表达常提示存在 T-PLL 的易位特征[6]。CD52 在 T-PLL 中强表达,并被用作治疗靶点[7,8]。一些 T-PLL 过表达 P53[9]。

大部分病例有单克隆性 T 细胞受体(TCR)γ 和 β 基因重排。免疫球蛋白基因呈胚系构型。80% 以上 T-PLL 病例中检测到频发性细胞遗传学和分子异常[10,11]。最常见的异常是 inv(14)(q11;q32),其次是 t(14;14)(q11;q32)。这些易位导致 14q32.1 的癌基因 *TCL1A* 和 *TCL1B* 与 14q11 的 TCRα/δ 并置,导致癌基因活化和 TCL1 的持续性表达。t(X;14)(q28;q11)更罕见,*MTCP-1* 位于 Xq28,是 TCL1 的类似物,此易位导致 *MTCP-1* 与 TCRα 并置。TCL1 可抑制肿瘤性 T 细胞的活化诱导性死亡。常可检测到 8 号染色体的异常、i(8)(q10)、t(8;8)(p11-12;q12)和 8q 三体。FISH 检测发现有 12p13 和 11q23(ATM 基因位点)缺失。常有 11q 缺失,这是 hsa-mir-34b 和 hsa-mir-34c 这两个小 RNA 的位点。

本病侵袭性强,即使联合化疗,中位生存期也不足 1 年。一些患者病程更长,但最终进展[3]。阿仑单抗(抗-CD52,Campath)单独或与 2-脱氧柯福霉素联合应用可获得较高的缓解率,中位总体生存期 15 ~ 19 个月,结合干细胞移植可改善生存期[7,8]。

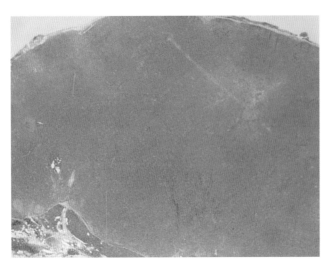

图 67.1 T 细胞前淋巴细胞性白血病淋巴结,低倍放大。淋巴结结构弥漫破坏

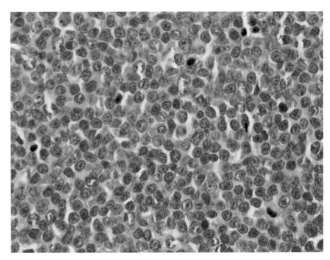

图 67.2 T 细胞前淋巴细胞性白血病淋巴结,高倍放大。瘤细胞中等大,胞质稀少,染色质开放,核仁明显,可见大量的核分裂

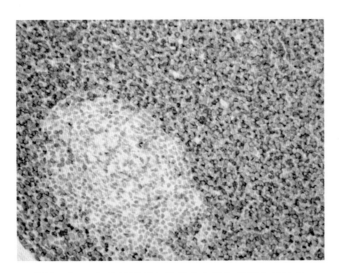

图 67.3 T 细胞前淋巴细胞性白血病免疫组化 CD4 染色,残存生发中心周围的瘤细胞阳性

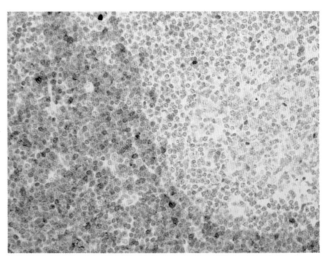

图 67.4 T 细胞前淋巴细胞性白血病免疫组化 TCL1 染色,瘤细胞强阳性表达,阳性定位于胞核和胞质,阴性区域为残存生发中心

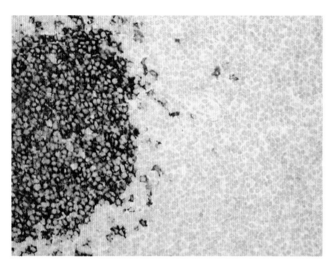

图67.5 T细胞前淋巴细胞性白血病免疫组化 CD20 染色。残存淋巴滤泡阳性,周围瘤细胞阴性

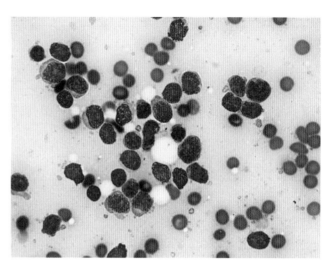

图67.6 淋巴结印片,高倍放大。细胞中等大,染色质开放,核仁明显。这是 T 细胞前淋巴细胞性白血病最常见的表现

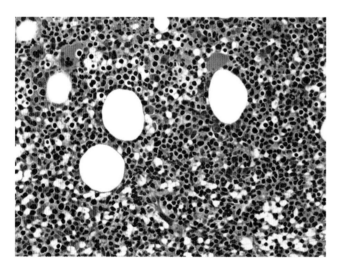

图67.7 骨髓血标本示 T 细胞前淋巴细胞性白血病 (T-PLL)间质性浸润。瘤细胞为成熟的小淋巴细胞,核形轻度不规则。有时 T-PLL 的浸润不明显,光镜下可能漏诊

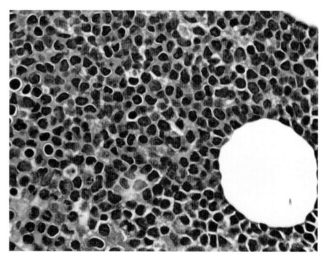

图67.8 T-PLL 骨髓血标本。中等大的淋巴细胞弥漫浸润,核形不规则

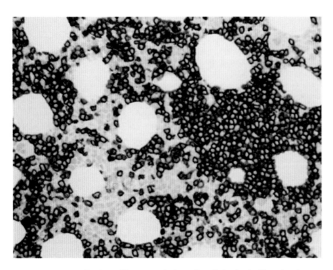

图 67.9 免疫组化 CD3 染色。间质内许多淋巴细胞阳性

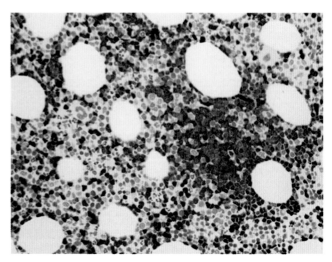

图 67.10 免疫组化 TCL1 染色。间质内许多淋巴细胞阳性,TCL1 阳性定位于胞质和胞核,其表达支持 T 细胞前淋巴细胞性白血病的诊断

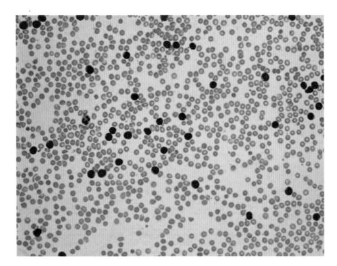

图 67.11 骨髓涂片,低倍放大。可见大量小至中等淋巴细胞

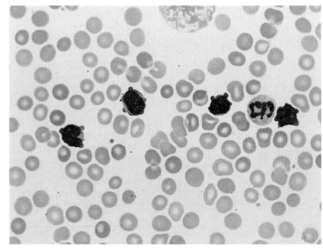

图 67.12 T 细胞前淋巴细胞性白血病患者的外周血。淋巴细胞中等大,胞质深嗜碱性,可见胞质空泡

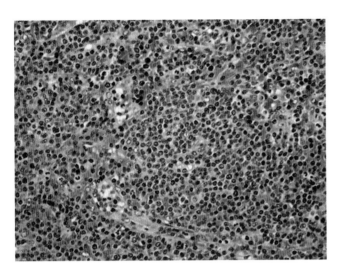

图 67.13　T 细胞前淋巴细胞性白血病（T-PLL）累及脾脏，高倍放大。中等大淋巴细胞弥漫浸润红髓。T-PLL 累及脾脏常表现为弥漫浸润，白髓消失。淋巴细胞常浸润脾脏被膜

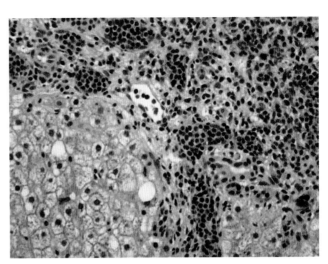

图 67.14　T 细胞前淋巴细胞性白血病累及肝脏。门脉区及门脉周围区可见致密淋巴细胞浸润。浸润可导致门脉血管扩张，并可浸润肝血窦

（王晓杰　译）

参考文献

1. Muzzafar T, Medeiros LJ. T-cell prolymphocytic leukemia involving lymph node and other tissues. In: Medeiros LJ, editor. Diagnostic pathology, lymph nodes and spleen with extranodal lymphomas. 1st ed. Altona: Amirsys; 2011. p. 10-72–9.

2. Catovsky D, Muller-Hermelink HK, Ralfkiaer E. T-cell prolymphocytic leukaemia. In: Swerdlow SH, Harris NL, Jaffe ES, et al., editors. WHO classification of tumours of haematopoietic and lymphoid tissues. 4th ed. Lyon: International Agency for Research on Cancer; 2008. p. 270–1.

3. Garand R, Goasguen J, Brizard A, et al. Indolent course as a relatively frequent presentation in T-prolymphocytic leukaemia. Groupe Francais d'Hematologie Cellulaire. Br J Haematol. 1998; 103:488–94.

4. Mallett RB, Matutes E, Catovsky D, et al. Cutaneous infiltration in T-cell prolymphocytic leukaemia. Br J Dermatol. 1995;132: 263–6.

5. Osuji N, Matutes E, Catovsky D, et al. Histopathology of the spleen in T-cell large granular lymphocyte leukemia and T-cell prolymphocytic leukemia: a comparative review. Am J Surg Pathol. 2005; 29:935–41.

6. Herling M, Khoury JD, Washington LT, et al. A systematic approach to diagnosis of mature T-cell leukemias reveals heterogeneity among WHO categories. Blood. 2004;104(2):328–35.

7. Dearden CE, Matutes E, Cazin B, et al. High remission rate in T-cell prolymphocytic leukemia with CAMPATH-1H. Blood. 2001; 98:1721–6.

8. Dearden CE, Khot A, Else M, et al. Alemtuzumab therapy in T-cell prolymphocytic leukemia: comparing efficacy in a series treated intravenously and a study piloting the subcutaneous route. Blood. 2011;118:5799–802.

9. Brito-Babapulle V, Hamoudi R, Matutes E, et al. p53 allele deletion and protein accumulation occurs in the absence of p53 gene mutation in T-prolymphocytic leukaemia and Sezary syndrome. Br J Haematol. 2000;110:180–7.

10. Brito-Babapulle V, Catovsky D. Inversions and tandem translocations involving chromosome 14q11 and 14q32 in T-prolymphocytic leukemia and T-cell leukemias in patients with ataxia telangiectasia. Cancer Genet Cytogenet. 1991;55: 1–9.

11. Costa D, Queralt R, Aymerich M, et al. High levels of chromosomal imbalances in typical and small-cell variants of T-cell prolymphocytic leukemia. Cancer Genet Cytogenet. 2003;147: 36–43.

68

第 68 章
成人 T 细胞白血病/淋巴瘤

成人 T 细胞白血病/淋巴瘤(adult T-cell leukemia/lymphoma,ATLL)是一种由人类 T 细胞白血病病毒 1(HTLV-1)引起的外周 T 细胞淋巴瘤/白血病,通常发生于成人,平均年龄 58 岁,但是发病年龄广。男女比例 1.5:1。大多数 ATLL 患者生活在 HTLV-1 感染流行地区,包括日本西南部、加勒比海盆地及美国的部分南部沿海地区和中非。猜测此分布方式与早前的海上商业航线有关,此航线包括非洲和其他国家,该病毒可能最先在非洲传播至人类。在流行地区,从 HTLV-1 感染到 ATLL 发病的潜伏期长,因此认为 HTLV-1 感染发生在生命早期。在日本,2.5% 的 HTLV-1 携带者可能发展成 ATLL。也有 ATLL 散发病例报道[1,2]。罕见的北美和欧洲 ATLL 病例没有流行病区旅行史。流行地区的 HTLV-1 感染也与其他疾病有关,包括葡萄膜炎和淋巴结肿大,以及一种被称为热带痉挛性轻截瘫的综合征[3]。

HTLV-1 感染是 ATLL 的病因,且转化过程需要病毒基因组整合到宿主淋巴细胞。在感染 HTLV-1 的淋巴细胞内,P40 tax 病毒蛋白(及其他病毒蛋白)的表达可导致许多基因转录活化,包括 IL-2(CD25)。肿瘤转化过程还涉及其他机制,如 JAK/STAT 通路的激活,此通路在 ATLL 中持续性活化。此外,如此长的潜伏期提示,从 HTLV-1 感染到完成肿瘤转化的过程中,可能需要多达 6 或 7 种独立的致癌性"打击"。

大部分 ATLL 患者处于晚期(Ⅲ 或 Ⅳ 期),有 B 症状。肿瘤常累及淋巴结和结外部位。最常受累的结外部位是皮肤,其次是脾、肺、肝、胃肠道和中枢神经系统。已认识的 ATLL 临床亚型包括:急性型、淋巴瘤型、慢性型和闷燃型。急性型最常见,患者有白血病表现,包括白细胞显著升高、皮疹和全身淋巴结肿大,常见高钙血症和骨病变。患者常有免疫缺陷表现,如卡氏肺孢子虫和肠类圆线虫感染。淋巴瘤型也具有高度侵袭性,以全身淋巴结肿大为特征,但外周血受累轻微

或无。皮肤受累和骨病变常与 ATLL 的急性型和淋巴瘤型有关。

慢性型通常与皮疹和淋巴细胞增多症有关,外周血的淋巴细胞常小而不规则。闷燃型的白细胞计数在正常范围内,但外周血中瘤细胞>5%,后者形似成熟小淋巴细胞。还有人认为可能存在其他慢性型或早期型 ATLL,特征性表现为仅有皮肤受累。

形态学观察,受累淋巴结的结构常常消失。残留淋巴窦可因充满瘤细胞而扩张。ATLL 累及淋巴结可有多种表现。肿瘤可由大细胞和小细胞混合构成,或由更为单一的大卵圆形细胞构成,也可为多叶核或有间变表现。染色质粗糙,常有显著核仁。炎性背景通常不明显,可有嗜酸性粒细胞[1-3],但一些病例可有丰富的炎细胞和血管增生,部分类似于血管免疫母细胞性 T 细胞淋巴瘤。还有一些病例类似于经典型霍奇金淋巴瘤,在这些病例中,扩大的副皮质区中可见 EBV 阳性的 R-S 样细胞和 H 样细胞,这可能与免疫缺陷有关。慢性型和闷燃型 ATLL 患者很少行淋巴结活检。

ATLL 累及结外部位的组织学表现与淋巴结大致相同。约 40%～70% 的 ATLL 患者有皮肤病变,可为红色皮疹、丘疹和结节。真皮浸润最常见,可分布于血管周围,或弥漫浸润真皮并累及皮下组织。ATLL 也可累及表皮,表现为亲表皮性和 Pautrier 样微脓肿(类似蕈样霉菌病)。

骨病变表现为 ATLL 累及骨髓,还可见大量破骨细胞导致明显的骨破坏。一些患者的溶骨性病变是由于破骨性吸收所致,并无肿瘤累及。ATLL 患者髂后上嵴活检发现,与想象中的白血病累及不同,浸润程度低很多,仅呈斑片状分布。

瘤细胞表达 T 系标记物,包括 CD2、CD3 和 CD5,常不表达 CD7。大部分病例表达 T 细胞受体 α/β 受体,且 CD4 阳性、CD8 阴性。大部分病例表达 CD25

（强）和 CCR4，也表达 FOXP-3，此为调节性 T 细胞的特征[4]。大细胞可以 CD30 阳性。瘤细胞不表达细胞毒性相关标记物。

大部分病例有单克隆性 T 细胞受体基因重排。肿瘤细胞，而非健康携带者的淋巴细胞，表现为 HTLV-1 的单克隆性整合[5,6]。确定有 HTLV-1 的单克隆性整合可诊断 ATLL。相比之下，HTLV-1 血清学检查阳性可作为诊断 ATLL 的替代方法，在感染率低的地区最可靠，例如北美。HTLV-1 编码的 tax 蛋白被认为对发病至关重要[7]。细胞周期蛋白 AMP 应答元件结合转录因子（CREB）磷酸化的增强对于 ATLL 的发病也非常重要[7]。

常规细胞遗传学和比较基因组杂交研究发现，ATLL 表现为复杂核型，或有很多染色体数目异常。常未发现频发的染色体易位。基因表达谱研究发现，多种可能与肿瘤发生相关的基因有过表达，包括 LYN、CSPG2 和 LMO2[8]。

常规化疗、抗病毒药物和干细胞移植对 ATLL 无效。迫切需要新的治疗药物，小分子抑制剂目前正处于测试中[9]。感染并发症的管控是非常重要的。急性型或淋巴瘤型患者的总体生存期通常不足 1 年。死亡的直接原因通常是感染并发症。慢性型和闷燃型 ATLL 患者生存期稍好，但有一定几率进展为急性型或淋巴瘤型。

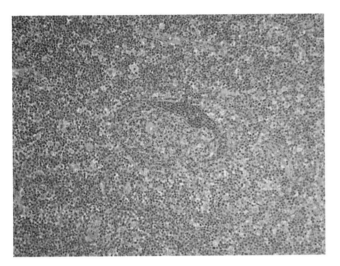

图 68.1　成人 T 细胞白血病/淋巴瘤（ATLL）累及淋巴结。弥漫性淋巴细胞浸润，正常结构几乎全部消失，可见一个残存生发中心。急性型和淋巴瘤型 ATLL 常伴淋巴结肿大

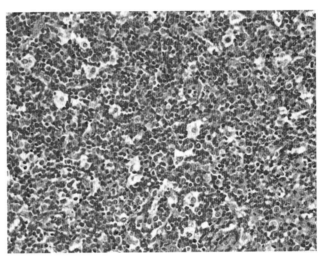

图 68.2　成人 T 细胞白血病/淋巴瘤，中倍放大。由中等大细胞构成，本例可见星空现象

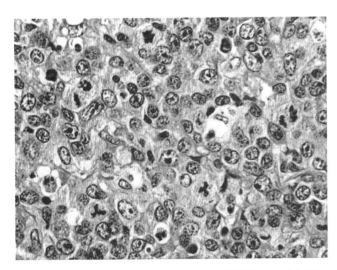

图 68.3　成人 T 细胞白血病/淋巴瘤，高倍放大。本例瘤细胞大，染色质空泡状，明显的中位核仁，核分裂象多见

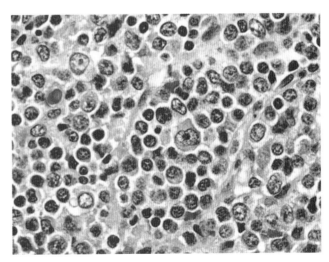

图 68.4　成人 T 细胞白血病/淋巴瘤，淋巴瘤型。可见一个核仁显著的大细胞，形似 H 细胞

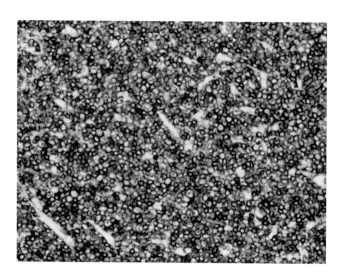

图 68.5　成人 T 细胞白血病/淋巴瘤免疫组化 CD3 染色。瘤细胞阳性

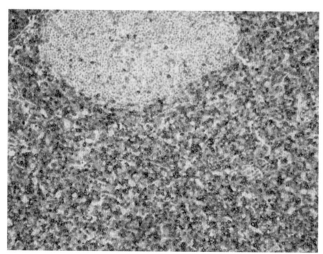

图 68.6　成人 T 细胞白血病/淋巴瘤(ATLL)免疫组化 CD5 染色。瘤细胞阳性,残存生发中心阴性。ATLL 表达 T 细胞标记物 CD2、CD3 和 CD5,一般不表达 CD7

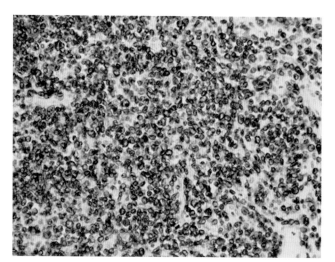

图 68.7　成人 T 细胞白血病/淋巴瘤免疫组化 T 细胞受体 β 链(βF1)染色。瘤细胞阳性

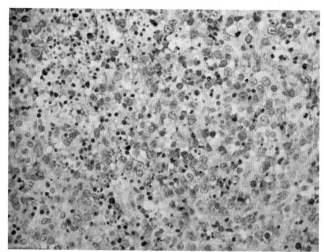

图 68.8　免疫组化 IL-2 受体(IL2R/CD25)染色。瘤细胞阳性。CD25 是一种活化标志物。ATLL 的大部分瘤细胞表达 CD25

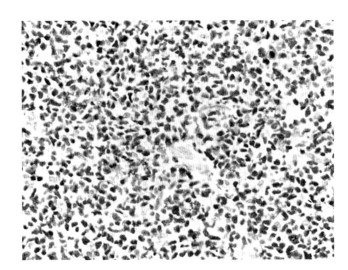

图 68.9　免疫组化 FOXP3 染色。瘤细胞阳性。CD4、CD25 和 FOXP3 阳性表达支持 ATLL 淋巴细胞为调节性 T 细胞免疫表型。这种免疫表型被认为是 ATLL 患者严重免疫缺陷的主要致病机制

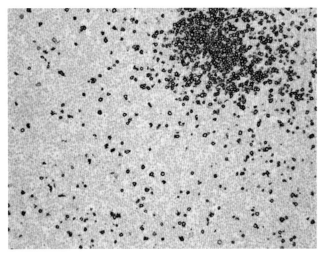

图 68.10　免疫组化 CD20 染色。仅很少细胞阳性。ATLL 背景中通常仅见少量反应性细胞

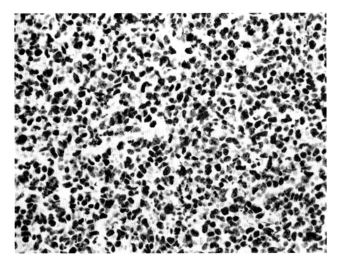

图 68.11　成人 T 细胞白血病/淋巴瘤免疫组化 Ki-67 染色。本例大部分瘤细胞阳性,提示为侵袭性疾病

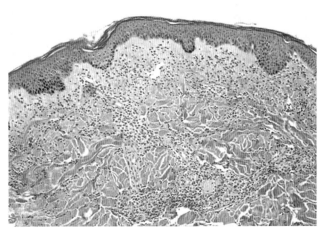

图 68.12　成人 T 细胞白血病/淋巴瘤皮肤活检。瘤细胞分布于真皮浅层和深层的血管周围。皮肤斑疹或丘疹性病变常表现为血管周围浸润,细胞轻度非典型性。临床表现为结节或形成肿瘤者,常表现为广泛浸润真皮和皮下组织,细胞非典型性显著

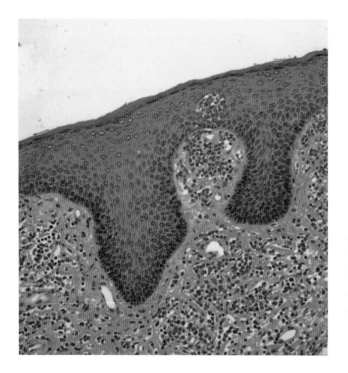

图 68.13 成人 T 细胞白血病/淋巴瘤（ATLL）皮肤活检,高倍放大。表皮内有大量肿瘤性淋巴细胞聚集,类似于蕈样霉菌病中的 Pautrier 微脓肿。相比之下,ATLL 的 Pautrier 样微脓肿所含细胞更多,非典型性更明显

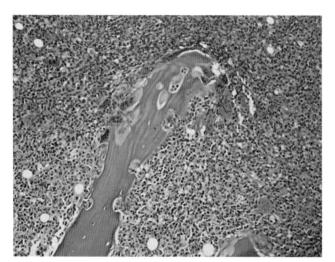

图 68.14 成人 T 细胞白血病/淋巴瘤累及骨髓。髓腔内可见成簇瘤细胞,残留三系造血。骨小梁的改变是由于破骨活性增强和骨吸收明显所致

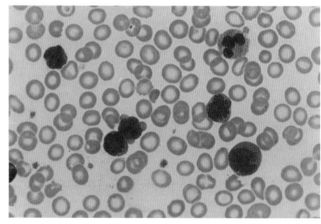

图 68.15 急性型成人 T 细胞白血病/淋巴瘤,外周血涂片。含多形性分叶核的大细胞称为"花细胞",这是急性型的特征。慢性型的白血病细胞小,核不规则

（王晓杰 译）

参考文献

1. Ohshima K, Jaffe ES, Kikuchi M. Adult T-cell leukaemia/lymphoma. In: Swerdlow SH, Harris NL, Jaffe ES, et al., editors. WHO classification of tumours of the haematopoietic and lymphoid tissues. Lyon: International Agency for Research on Cancer; 2008. p. 281–4.
2. Bueso-Ramos CE, Miranda RN. Adult T-cell lymphoma/leukemia, HTLV-1+. In: Medeiros LJ, editor. Diagnostic pathology: lymph nodes and spleen with extranodal lymphomas. Altona: Amirsys; 2011. p. 9-20–9.
3. Ohshima K. Pathological features of diseases associated with human T-cell leukemia virus type I. Cancer Sci. 2007;98:772–8.
4. Karube K, Ohshima K, Tsuchiya T, et al. Expression of FoxP3, a key molecule in CD4CD25 regulatory T cells, in adult T-cell leukaemia/lymphoma cells. Br J Haematol. 2004;126:81–4.
5. Ohshima K, Mukai Y, Shiraki H, et al. Clonal integration and expression of human T-cell lymphotropic virus type I in carriers detected by polymerase chain reaction and inverse PCR. Am J Hematol. 1997;54:306–12.
6. Ohshima K, Suzumiya J, Kato A, et al. Clonal HTLV-I-infected CD4+ T-lymphocytes and non-clonal non-HTLV-I-infected giant cells in incipient ATLL with Hodgkin-like histologic features. Int J Cancer. 1997;72:592–8.
7. Kim YM, Ramirez JA, Mick JE, et al. Molecular characterization of the tax-containing HTLV-1 enhancer complex reveals a prominent role for CREB phosphorylation in tax transactivation. J Biol Chem. 2007;282:18750–7.
8. Alizadeh AA, Bohen SP, Lossos C, et al. Expression profiles of adult T-cell leukemia-lymphoma and associations with clinical responses to zidovudine and interferon alpha. Leuk Lymphoma. 2010;51:1200–16.
9. Ishida T, Joh T, Uike N, et al. Defucosylated anti-CCR4 monoclonal antibody (KW-0761) for relapsed adult T-cell leukemia-lymphoma: a multicenter phase II study. J Clin Oncol. 2012;30:837–42.

69

第 69 章
结外 NK/T 细胞淋巴瘤，鼻型

结外 NK/T 细胞淋巴瘤，鼻型［鼻型结外自然杀伤 (NK)细胞/T 细胞淋巴瘤］一般认为起源于 NK 细胞或 T 细胞，具有细胞毒性免疫表型，与 EB 病毒(EBV)感染有关[1,2]。肿瘤常发生于结外，常伴有坏死和血管浸润。

鼻型结外 NK/T 细胞淋巴瘤少见，不足美国所有非霍奇金淋巴瘤(NHL)的 1%。鼻型结外 NK/T 细胞淋巴瘤在亚洲更常见，占墨西哥、中美洲和南美洲原住民 NHL 的 7%。本病主要累及成年人，中位年龄 47 岁(16~86 岁)。男女比例 3:1[3-5]。人 T 细胞白血病病毒 1(HTLV-1)血清学检测阴性。

EB 病毒(EBV)可能与发病有关。鼻型结外 NK/T 细胞淋巴瘤中始终存在该病毒，且以克隆游离形式存在，提示感染发生于肿瘤转化前。

大部分鼻型结外 NK/T 细胞淋巴瘤发生于结外，最常为鼻腔，患者表现为鼻塞或鼻出血。肿瘤可沿呼吸消化道生长，延伸至鼻咽、鼻窦和腭部，然后可以迅速扩散到其他部位，如皮肤、软组织、胃肠道及睾丸[6]。发生于鼻外部位的病例在诊断时常已广泛播散，鼻外病例以皮肤最常见，常累及多个部位。约 20% 的病例有淋巴结受累[5]，原发于淋巴结的病例罕见[7]。10%~20% 的病例有骨髓受累，部分患者可发展成嗜血细胞综合征。外周血和骨髓受累的特征可能与侵袭性 NK 细胞白血病相重叠。一些鼻型结外 NK/T 细胞淋巴瘤发生于免疫抑制患者(例如移植术后)。

组织学观察，结外 NK/T 细胞淋巴瘤弥漫浸润性生长，瘤细胞以血管为中心并破坏血管，坏死常见，表现为纤维素样或凝固性坏死，混有凋亡小体[8]。细胞表现不一，可为小、中或大细胞，常不规则拉长，染色质颗粒状。一些病例含大细胞或间变细胞，染色质空泡状。中等量胞质，淡染或透明。核分裂象易见。一些病例有致密炎性浸润，包括小淋巴细胞、浆细胞和组织细胞，可掩盖肿瘤本质。不常见嗜酸性粒细胞。中性粒细胞也不常见，除非是溃疡区域内。皮肤黏膜部位常见假上皮瘤样增生。印片或细胞学标本观察，细胞核形不规则，胞质含嗜天青颗粒。

由于瘤细胞与背景中混杂的反应性 NK 细胞和 T 细胞极为相似，或因炎性背景掩盖了肿瘤成分，鼻型结外 NK/T 细胞淋巴瘤的诊断可能非常困难[9]。在小活检标本或冰冻切片时尤其如此。

鼻型结外 NK/T 细胞淋巴瘤累及淋巴结时，表现为副皮质区或髓质区浸润。骨髓受累通常为间质性浸润，而不是聚集成片。具有白血病表现的罕见病例可非常类似侵袭性 NK 细胞白血病，两者的区分可能是人为的，因为两者有相似的形态学和表型。

65%~75% 的病例表现出 NK 细胞表型，包括 CD2 阳性、CD56 阳性、sCD3 阴性和 cCD3ε 阳性。一些病例表达 CXCL13 和 Oct-2[10]。肿瘤性 NK 细胞通常不表达 CD4、CD5、CD8、CD16 和 CD57。25%~35% 的病例为 T 细胞系，表达 CD2、sCD3、CD5、CD8 和 T 细胞受体(TCR)αβ 或 γδ 阳性。一些病例表达 PD1[10]。大部分病例表达细胞毒性分子粒酶 B、TIA1 或穿孔素。这些肿瘤常表达 T-bet。鼻型结外 NK/T 细胞淋巴瘤常表达的标记物包括 CD25、CD30、CD43、CD45RO、HLA-DR、FAS(CD95)、FAS 配体、p53、EOMES、ETS-1 和 MEF。大细胞构成的肿瘤常表达 CD30 和 p53。

EBER 原位杂交显示几乎全部瘤细胞阳性。骨髓浸润的形态学改变不明显时，EBER 原位杂交可用于显示肿瘤细胞。LMP1 表达不恒定。Southern 印记显示，EBV 以克隆性游离状态存在。有两种常见的 EBV 类型，分别是 A 型和 B 型。LMP-1 基因分析示，约 25% 的病例中有 30 个碱基对缺失[11]。EBV 的类型和 LMP1 的缺失具有地理差异和种族差异。

分子分析显示，NK 细胞肿瘤的 T 细胞受体 γ 和 β 链基因呈胚系构型。T 细胞肿瘤有单克隆性 TCR 基因重排。这些肿瘤没有 *IGH* 基因重排。瘤细胞存在 CD94 转录者预后较好[12]。频发性细胞遗传学异常不恒定,也不具有特异性。最常见的异常是 del(6)(q21q25)或 i(6)(p10)。常见多个基因的启动子 CpG 区域异常甲基化,特别是 P73。比较基因组杂交检测到 1q23 的获得,以及 17p13 和 7p15 的缺失,后者在侵袭性 NK 细胞白血病中比在鼻型 NK/T 细胞淋巴瘤中更常见[13]。一些伴有大细胞的病例有 FAS 基因部分缺失或 TP53、β-catenin、K-RAS 或 C-KIT 基因突变。基因表达谱分析发现,与血管生成和 EBV 感染有关的基因过表达,JAK-STAT,AKT 和 NK-Kb 通路激活[14,15]。

预后情况不一,一些患者对治疗反应好,而其余患者即使积极治疗仍死于疾病播散。伴有转移性疾病的患者,大多数研究的总体生存率小于 1 年。病变局限且联合放化疗的患者 5 年总体生存率较好[5,16,17]。

循环 EBV DNA 检测可用于监测病情,高滴度与疾病广泛、治疗反应不佳和预后不良相关。预后不良因素包括分期高、国际预后指数或韩国 NK/T 细胞预后评分高、累及骨或皮肤、高水平循环 EBV DNA[18]、骨髓中有 EBV 阳性细胞、血小板减少、贫血,以及浸润以大细胞为主。鼻外肿瘤具有高度侵袭性,治疗反应差,生存期短。

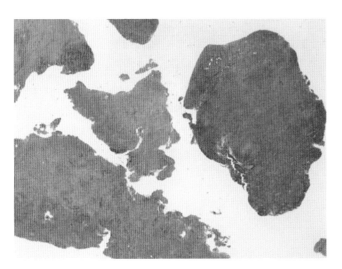

图 69.1 鼻型结外 NK/T 细胞淋巴瘤,鼻黏膜活检。黏膜组织破碎,各碎片间的细胞量多少不等。粉染区域为坏死组织

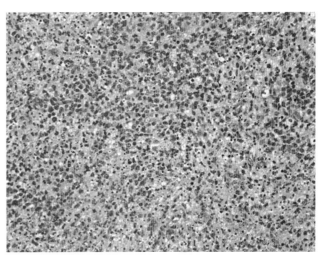

图 69.2 鼻活检标本,瘤细胞中等大,核形不规则,核碎裂常见。粉染区域含坏死细胞和纤维素样物

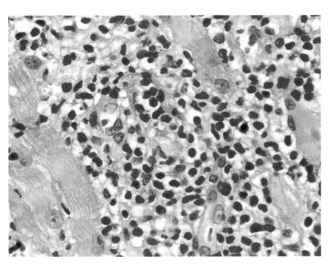

图 69.3 颊部活检标本。肿瘤浸润骨骼肌,瘤细胞小至中等,核形不规则,中等量透明胞质

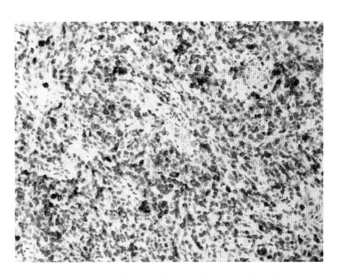

图 69.4 免疫组化 CD3 染色,大量细胞阳性。抗 CD3 多克隆抗体用于固定后的石蜡包埋组织,针对的抗原包括 T 细胞表面的 CD3,以及 NK 细胞和 T 细胞胞质内的 CD3ε,因此不可能通过免疫组化区分 T 细胞和 NK 细胞。表面 CD3 的缺失最好采用流式细胞免疫表型检测

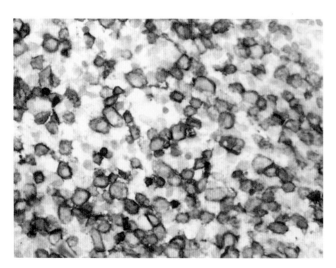

图 69.5   免疫组化 CD56 染色,大量细胞阳性。CD56 是非特异性的,以前用于诊断 NK 细胞淋巴瘤

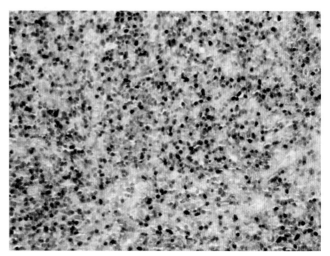

图 69.6   EBER 原位杂交,浸润灶中大部分细胞阳性。明确阴性或弱阳性的细胞为坏死细胞

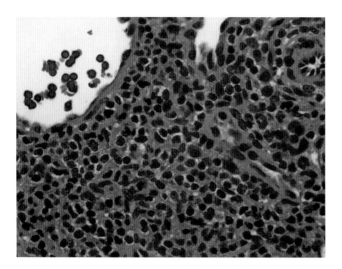

图 69.7   鼻型结外 NK/T 细胞淋巴瘤(细胞毒性 T 细胞表型),高倍放大。瘤细胞小到中等大,核形不规则,部分核拉长。分子分析未发现单克隆性 T 细胞受体基因 γ 链重排,大部分细胞 EBER 阳性。患者为 IE 期,接受 CHOP(环磷酰胺+阿霉素+长春新碱+强的松)和放疗,达到完全缓解,确诊后生存 2 年以上

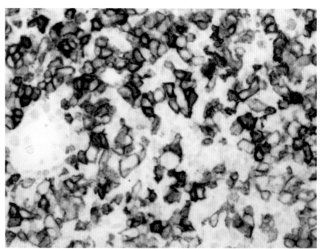

图 69.8   免疫组化 CD8 染色,大部分细胞阳性。此例为细胞毒性 T 细胞表型。分子分析发现单克隆性 TCR 基因 γ 链重排

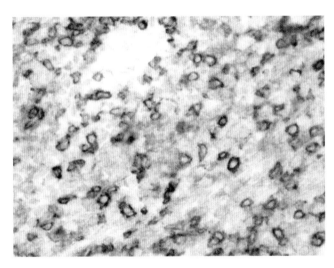

图 69.9　免疫组化 CD4 染色,部分细胞阳性。此例为细胞毒性 T 细胞表型,CD4 阳性细胞为反应性细胞。分子分析发现单克隆性 TCR 基因 γ 链重排

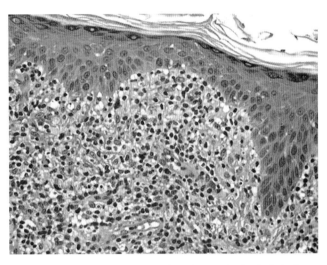

图 69.10　结外 NK/T 细胞淋巴瘤累及皮肤,真皮内致密浸润,不伴亲表皮性。细胞小至中等,核形不规则,胞质透明

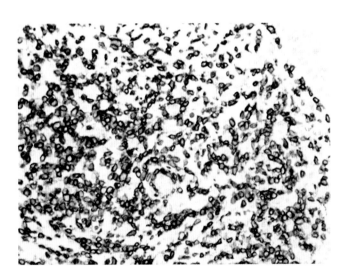

图 69.11　免疫组化 CD3 染色,大部分细胞阳性

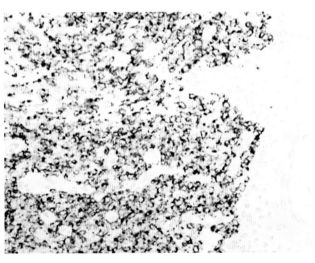

图 69.12　免疫组化粒酶 B 染色,大部分细胞胞质颗粒状阳性

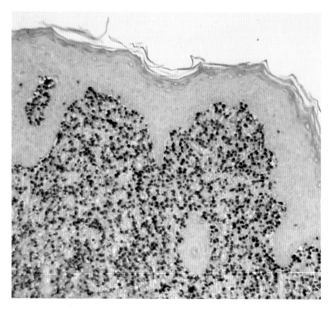

图 69.13   EBER 原位杂交,浸润灶中大部分细胞阳性。真皮上部瘤细胞保存更好,没有坏死,表现为一致强阳性

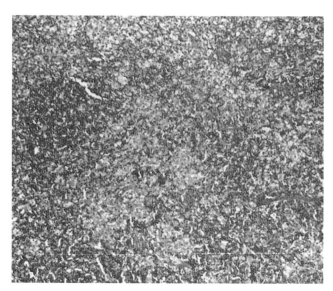

图 69.14   鼻型结外 NK/T 细胞淋巴瘤继发累及淋巴结。瘤细胞分布在滤泡间区

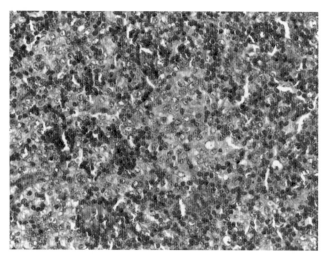

图 69.15   鼻型结外 NK/T 细胞淋巴瘤继发累及淋巴结。瘤细胞大,空泡状核;可见核碎裂

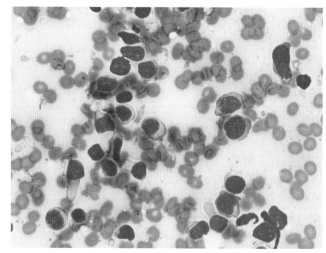

图 69.16   鼻型结外 NK/T 细胞淋巴瘤累及淋巴结,印片。瘤细胞中等大,胞质量中等,含有颗粒。本例为鼻腔病变继发累及淋巴结

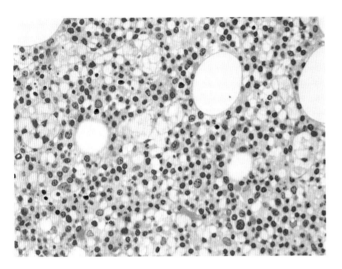

图 69.17　鼻型结外 NK/T 细胞淋巴瘤累及骨髓。骨髓内细胞量正常,可见三系造血,肿瘤浸润不明显

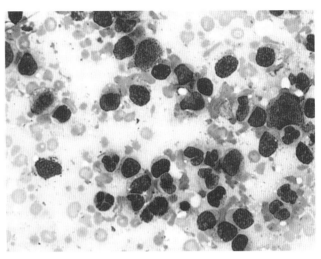

图 69.18　鼻型结外 NK/T 细胞淋巴瘤,骨髓穿刺涂片。可见许多中等大淋巴细胞,核形不规则,胞质量中等

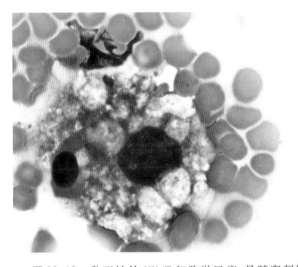

图 69.19　鼻型结外 NK/T 细胞淋巴瘤,骨髓穿刺涂片。可见一个吞噬红细胞的组织细胞。一些鼻型结外 NK/T 细胞淋巴瘤患者表现为嗜血细胞综合征

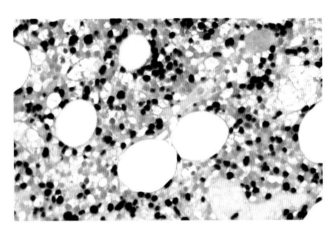

图 69.20　EBER 原位杂交,骨髓中散在阳性细胞。推荐行 EBER 原位杂交对鼻型结外 NK/T 细胞淋巴瘤进行骨髓分期。鼻型结外 NK/T 细胞淋巴瘤累及骨髓者预后不良

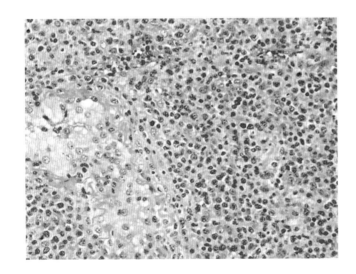

图 69.21　鼻型结外 NK/T 细胞淋巴瘤,睾丸。中等至大细胞致密浸润,核分裂象多见。左侧可见一残存的生精小管

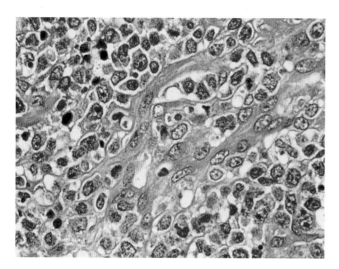

图 69.22   鼻型结外 NK/T 细胞淋巴瘤,表现为乳腺植入物旁的肿块。瘤细胞大,有一个显著的中位核仁,形似免疫母细胞

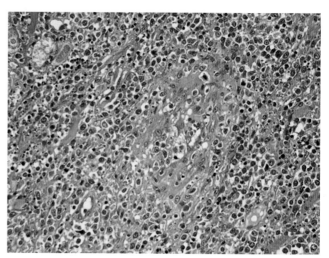

图 69.23   鼻型结外 NK/T 细胞淋巴瘤,表现为乳腺植入物旁的肿块。一条中等大的血管被瘤细胞部分阻塞。周围可见明显的核碎裂和细胞坏死

（王晓杰 译）

参考文献

1. Chan JKC, Quintanilla-Marinez L, Ferry JA, Peh SC. Extranodal NK/T-cell lymphoma, nasal type. In: Swerdlow SH, Harris NL, Jaffe ES, et al., editors. WHO classification of tumours of the haematopoietic and lymphoid tissues. Lyon: International Agency for Research on Cancer; 2008. p. 285–8.

2. Medeiros LJ. Extranodal NK-/T-cell lymphoma, nasal type. In: Medeiros LJ, editor. Diagnostic pathology: lymph nodes and spleen with extranodal lymphomas. 1st ed. Altona: Amirsys; 2011. p. 10–7.

3. Au WY, Ma SY, Chim CS, et al. Clinicopathologic features and treatment outcome of mature T-cell and natural killer-cell lymphomas diagnosed according to the World Health Organization classification scheme: a single center experience of 10 years. Ann Oncol. 2005;16:206–14.

4. Chan JK, Sin VC, Wong KF, et al. Nonnasal lymphoma expressing the natural killer cell marker CD56: a clinicopathologic study of 49 cases of an uncommon aggressive neoplasm. Blood. 1997;89:4501–13.

5. Barrionuevo C, Zaharia M, Martinez MT, et al. Extranodal NK/T-cell lymphoma, nasal type: study of clinicopathologic and prognosis factors in a series of 78 cases from Peru. Appl Immunohistochem Mol Morphol. 2007;15:38–44.

6. Gualco G, Domeny-Duarte P, Chioato L, et al. Clinicopathologic and molecular features of 122 Brazilian cases of nodal and extranodal NK/T-cell lymphoma, nasal type, with EBV subtyping analysis. Am J Surg Pathol. 2011;35:1195–203.

7. Kagami Y, Suzuki R, Taji H, et al. Nodal cytotoxic lymphoma spectrum: a clinicopathologic study of 66 patients. Am J Surg Pathol. 1999;23:1184–200.

8. Medeiros LJ, Peiper SC, Elwood L, et al. Angiocentric immunoproliferative lesions: a molecular analysis of eight cases. Hum Pathol. 1991;22:1150–7.

9. Falcao RP, Rizzatti EG, Saggioro FP, et al. Flow cytometry characterization of leukemic phase of nasal NK/T-cell lymphoma in tumor biopsies and peripheral blood. Haematologica. 2007;92:e24–5.

10. Pongpruttipan T, Sukpanichnant S, Assanasen T, et al. Extranodal NK/T-cell lymphoma, nasal type, includes cases of natural killer cell and alphabeta, gammadelta, and alphabeta/gammadelta T-cell origin: a comprehensive clinicopathologic and phenotypic study. Am J Surg Pathol. 2012;36:481–99.

11. Elenitoba-Johnson KS, Zarate-Osorno A, Meneses A, et al. Cytotoxic granular protein expression, Epstein-Barr virus strain type, and latent membrane protein-1 oncogene deletions in nasal T-lymphocyte/natural killer cell lymphomas from Mexico. Mod Pathol. 1998;11:754–61.

12. Lin CW, Chen YH, Chuang YC, et al. CD94 transcripts imply a better prognosis in nasal-type extranodal NK/T-cell lymphoma. Blood. 2003;102:2623–31.

13. Nakashima Y, Tagawa H, Suzuki R, et al. Genome-wide array-based comparative genomic hybridization of natural killer cell lymphoma/leukemia: different genomic alteration patterns of aggressive NK-cell leukemia and extranodal Nk/T-cell lymphoma, nasal type. Genes Chromosomes Cancer. 2005;44:247–55.

14. Zhang S, Li T, Zhang B, Nong L, Aozasa K. Transcription factors engaged in development of NK cells are commonly expressed in nasal NK/T-cell lymphomas. Hum Pathol. 2011;42:1319–28.

15. Ng SB, Selvarajan V, Huang G, et al. Activated oncogenic pathways and therapeutic targets in extranodal nasal-type NK/T cell lymphoma revealed by gene expression profiling. J Pathol. 2011;223:496–510.

16. Cheung MM, Chan JK, Lau WH, et al. Early stage nasal NK/T-cell lymphoma: clinical outcome, prognostic factors, and the effect of treatment modality. Int J Radiat Oncol Biol Phys. 2002;54:182–90.

17. Chim CS, Ma SY, Au WY, et al. Primary nasal natural killer cell lymphoma: long-term treatment outcome and relationship with the International Prognostic Index. Blood. 2004;103:216–21.

18. Au WY, Pang A, Choy C, et al. Quantification of circulating Epstein-Barr virus (EBV) DNA in the diagnosis and monitoring of natural killer cell and EBV-positive lymphomas in immunocompetent patients. Blood. 2004;104:243–9.

第八篇
霍奇金淋巴瘤

第70章
结节性淋巴细胞为主型霍奇金淋巴瘤

70

这是指呈结节状生长、或结节状伴弥漫性生长的霍奇金淋巴瘤亚型,在反应性小淋巴细胞(包括许多B细胞)背景中含有淋巴细胞为主型(LP)细胞。结节性淋巴细胞为主型霍奇金淋巴瘤(NLPHL)约占所有HL的5%。NLPHL常局限于外周淋巴结,以颈部和腋窝区域最常见[1-3]。脾、肝和骨髓很少受累,除非向DL-BCL转化[4]。NLPHL可见于各个年龄组,最常累及年轻成人(30~50岁)。男性明显居多,在一些研究中男女比例高达3:1。常有全身症状,如发热、体重减轻和盗汗等,临床呈惰性经过。

对NLPHL中的LP细胞行单细胞PCR分析,结果显示有单克隆性Ig基因重排,伴Ig可变区的大量体细胞突变,此特征符合生发中心起源的B细胞肿瘤[5,6]。Ig基因重排常有功能,大多数LP细胞有Ig mRNA转录。部分病例有B细胞相关基因(如PAX5)突变,约50%病例有BCL6基因重排[7]。NLPHL比较基因组杂交显示,LP细胞有大量基因组失衡[8]。最常见的异常为1、2q、3、4q、5q、6、8q、11q、12q和X染色体的获得,以及17染色体的丢失。显微切割LP细胞后行基因表达谱分析,发现这些细胞具有相当于生发中心B细胞和记忆B细胞之间过渡阶段的标记。LP细胞部分缺失B细胞表型,有NF-κB通路基因上调,以及凋亡失调[9]。

组织学观察,大小不等的模糊结节破坏淋巴结结构,结节由大量小淋巴细胞、组织细胞构成,可见特征性的LP细胞(以前称为LH细胞)[1,4]。LP细胞大,胞质淡染,含多形性空泡状核,核内有不明显的嗜碱性核仁。LP细胞形似爆米花,因此又称爆米花细胞。一般没有嗜酸性粒细胞、中性粒细胞和浆细胞。罕见R-S样细胞。缺乏坏死或硬化,但在复发时可出现硬化。NLPHL常见弥漫性区域,但完全呈弥漫性生长的病例非常罕见,最好归为T细胞/组织细胞丰富的大B细胞淋巴瘤。

在一些活检标本中,淋巴结仅部分受累,未受累区域表现为淋巴滤泡增生和进行性生发中心转化(PT-GC)。PTGC也可先于或继发于NLPHL,但大多数PT-GC与NLPHL无关。

NLPHL的免疫表型与CHL不同[1,10]。LP细胞表达CD45、Ig J链、广谱B细胞抗原(强表达)和BCL6。LP细胞可表达EMA(约50%病例)或IgD(约25%病例),几乎从不表达CD15,罕见表达CD30(<10%)。瘤结节位于淋巴滤泡中央,因此可见显著的滤泡树突细胞网(CD21、CD23和(或)CD35阳性),并可见许多滤泡内T细胞,后者常表达CD4、CD10、CD57、BCL6和PD-1。T细胞可围绕LP细胞呈菊形团样排列。一些NLPHL中的T细胞同时表达CD4和CD8。形态学表现与免疫表型相结合,有助于理解NLPHL的组织学变化[10]。一些作者描述了多达6种模式,大多没有临床意义,但有助于病理医师认识这种疾病。弥漫排列的病例可类似T细胞/组织细胞丰富的大B细胞淋巴瘤。大约5%的NLPHL病例转化为DLBCL[11,12]。骨髓受累罕见,需要与T细胞/组织细胞丰富的大B细胞淋巴瘤相鉴别,常常要依靠评估淋巴结的表现[4]。

NLPHL常为临床惰性过程,罕见致命,但患者常复发,且在无复发生存期内没有稳定期。10年生存率约80%。局限性NLPHL患者的传统治疗方案为放疗,全身性病变患者采用ABVD(阿霉素、博莱霉素、长春新碱、氮烯唑胺)化疗方案,但是在过去10年里开始盛行对所有患者使用ABVD方案。LP细胞强表达CD20,因此最近将利妥昔单抗加入治疗中。Ⅰ期儿童患者立即治疗的受益情况尚不明确,对某些特定患者曾采用观望等待的策略。

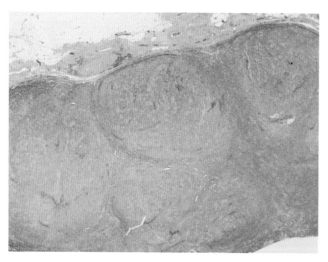

图 70.1　NLPHL 累及淋巴结。肿瘤性大结节取代淋巴结结构

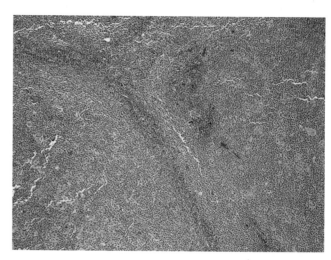

图 70.2　淋巴结 NLPHL，中倍放大。可见两个结节

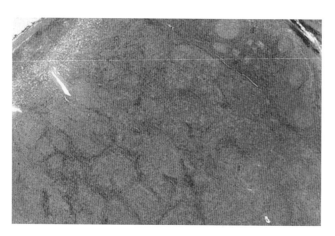

图 70.3　NLPHL 淋巴结，低倍放大。可见弥漫结节。结节小至中等大小（智利圣地亚哥 Jose Valbuena 医生提供图片）

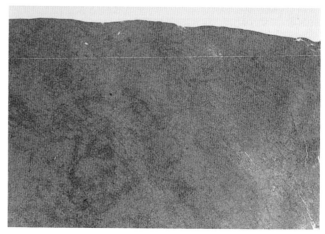

图 70.4　NLPHL 淋巴结，低倍放大。左侧结节状排列，右侧弥漫排列。依据目前 WHO 标准，只要存在一个结节即可诊断 NLPHL，而不管弥漫性结构所占比例的多少

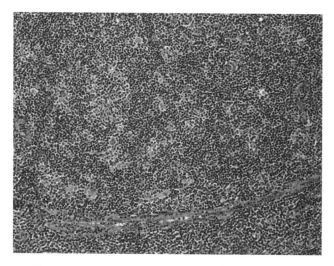

图 70.5　NLPHL，中倍放大。由大量组织细胞和小淋巴细胞构成的背景中散在 LP 细胞。此表现被描述为"蛾蚀样"，常见于 NLPHL

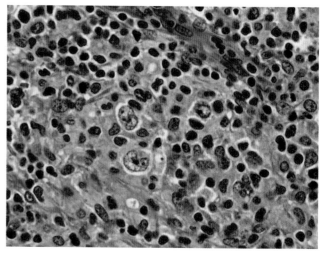

图 70.6　NLPHL，高倍放大。LP 细胞散在分布，具有"爆米花"样特征

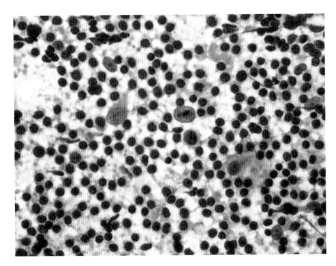

图 70.7　NLPHL,淋巴结穿刺涂片。以小圆形淋巴细胞为主,散在核呈空泡状的大细胞(LP 细胞)

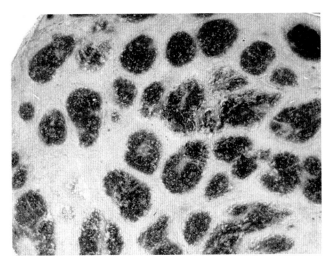

图 70.8　免疫组化 CD21 染色。NLPHL 结节内的滤泡树突细胞网阳性

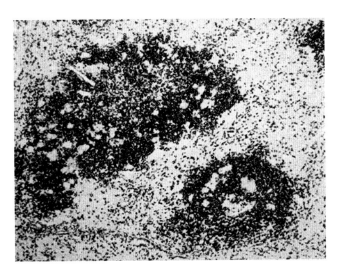

图 70.9　免疫组化 CD20 染色,结节内的大部分细胞是 B 淋巴细胞

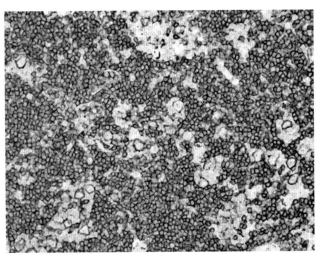

图 70.10　免疫组化 CD20 染色,高倍放大。结节内大部分细胞阳性,包括 LP 细胞

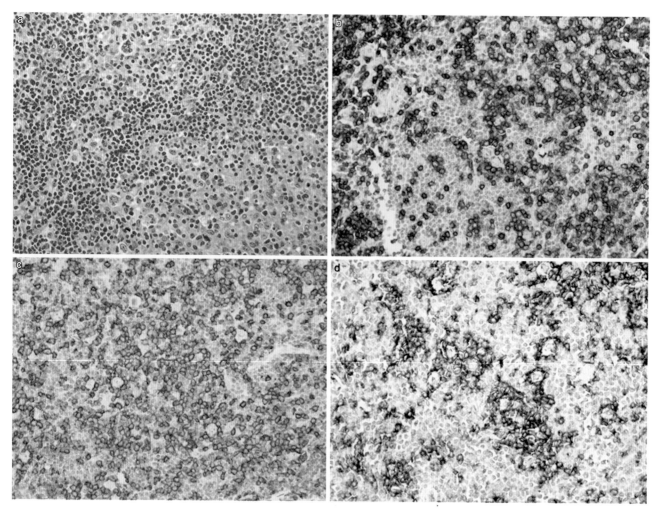

图 70.11 NLPHL。(a)组织学表现,(b)免疫组化 CD3 染色,(c)免疫组化 CD57 染色,(d)免疫组化 PD-1/CD279 染色。CD3、CD57 或 PD-1 阳性的 T 细胞常围绕 LP 细胞形成"菊形团"

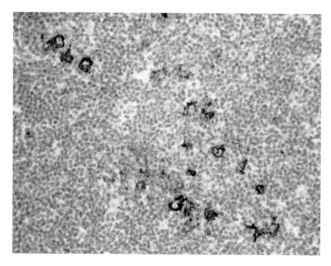

图 70.12 免疫组化 EMA 染色,LP 细胞阳性。50% 的 NLPHL 表达 EMA

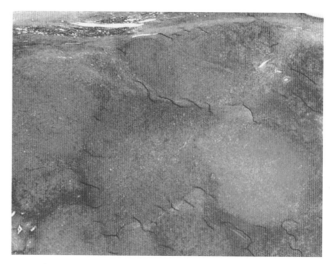

图 70.13 NLPHL 向 DLBCL 转化,低倍放大。大的浅染区域对应于转化区

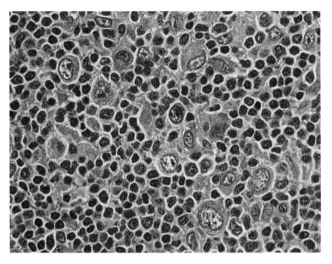

图 70.14　NLPHL 向 DLBCL 转化,高倍放大。此图显示 NLPHL 的典型特征,以小淋巴细胞为主,LP 细胞散在分布

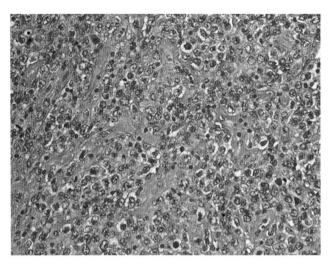

图 70.15　NLPHL 向 DLBCL 转化,高倍放大。可见许多核呈空泡状的大细胞

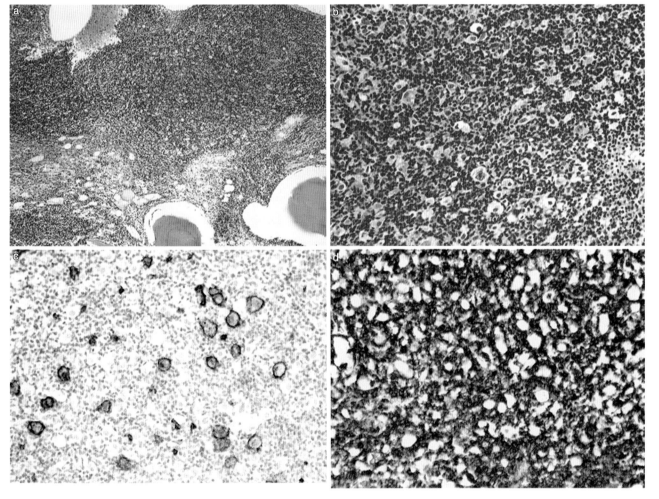

图 70.16　NLPHL 向 T 细胞/组织细胞丰富的大 B 细胞淋巴瘤转化,骨髓穿刺标本。(a) 低倍放大,致密淋巴细胞浸润,部分取代正常骨髓,图底部可见残留造血细胞,(b) 高倍放大,以小淋巴细胞为主,散在 LP 细胞,(c) 免疫组化 CD20 染色,(d) 免疫组化 CD3 染色,结果显示浸润的淋巴细胞多为 T 细胞,散在分布 CD20 阳性的肿瘤性大 B 细胞

（王晓杰　译）

参考文献

1. Poppema S, Delsol G, Pileri SA, et al. Nodular lymphocyte predominant Hodgkin lymphoma. In: Swerdlow SH, Campo E, Harris NL, et al., editors. WHO classification of tumours of haematopoietic and lymphoid tissues. Lyon: IARC; 2008. p. 323–5.

2. Medeiros LJ, Greiner TC. Hodgkin's disease. Cancer. 1995;75: 357–69.

3. Lee AI, LaCasce AS. Nodular lymphocyte predominant Hodgkin lymphoma. Oncologist. 2009;14:739–51.

4. Khoury JD, Jones D, Yared MA, et al. Bone marrow involvement in patients with nodular lymphocyte predominant Hodgkin lymphoma. Am J Surg Pathol. 2004;28:489–95.

5. Marafioti T, Hummel M, Anagnostopoulos I, et al. Origin of nodular lymphocyte-predominant Hodgkin's disease from a clonal expansion of highly mutated germinal-center B cells. N Engl J Med. 1997;337:453–8.

6. Ohno T, Stribley JA, Wu G, et al. Clonality in nodular lymphocyte-predominant Hodgkin's disease. N Engl J Med. 1997;337: 459–65.

7. Wlodarska I, Stul M, De Wolf-Peeters C, Hagemeijer A. Heterogeneity of BCL6 rearrangements in nodular lymphocyte predominant Hodgkin's lymphoma. Haematologica. 2004;89:965–72.

8. Franke S, Wlodarska I, Maes B, et al. Lymphocyte predominance Hodgkin disease is characterized by recurrent genomic imbalances. Blood. 2001;97:1845–53.

9. Brune V, Tiacci E, Pfeil I, et al. Origin and pathogenesis of nodular lymphocyte-predominant Hodgkin lymphoma as revealed by global gene expression analysis. J Exp Med. 2008;205:2251–68.

10. Fan Z, Natkunam Y, Bair E, et al. Characterization of variant patterns of nodular lymphocyte predominant Hodgkin lymphoma with immunohistologic and clinical correlation. Am J Surg Pathol. 2003;27:1346–56.

11. Hansmann ML, Stein H, Fellbaum C, et al. Nodular paragranuloma can transform into high-grade malignant lymphoma of B type. Hum Pathol. 1989;20:1169–75.

12. Greiner TC, Gascoyne RD, Anderson ME, et al. Nodular lymphocyte-predominant Hodgkin's disease associated with large-cell lymphoma: analysis of Ig gene rearrangements by V-J polymerase chain reaction. Blood. 1996;88:657–66.

第71章
结节硬化型霍奇金淋巴瘤

71

结节硬化型霍奇金淋巴瘤(nodular sclerosis hodgkin lymphoma, NSHL)是经典型霍奇金淋巴瘤(CHL)的亚型之一,其特征是形成有粗大纤维带围绕的结节。结节由混合性炎症背景和位于其中的R-S细胞和H细胞(RS+H细胞)构成,H细胞又称"陷窝细胞"。NSHL是最常见的HL亚型,约占所有病例的70%[1,2]。在50岁以下的HL患者中,NSHL是最常见的亚型,年龄峰值在15~35岁之间。在过去的三十年中,美国年龄标准化的NSHL发病率有所上升[2],尤其在青少年和年轻成人中增长最快。男女发病率相同,白人比黑人和西班牙裔美国人更常受累。总体经济资源与疾病发生率相关,富裕国家和社会经济地位较高的人NSHL发病率更高。同卵双胞胎的NSHL发病率较高,而且其发病风险与染色体6p21.32多态性相关[3]。

NSHL主要好发于颈部、锁骨上和纵隔淋巴结,胸腺也可以受累[1,2]。30%~40%的患者有B症状。约80%的患者有纵隔累及,常形成巨大肿块,因此大多数患者就诊时已是Ⅱ期。本病易于累及相邻部位,因此可侵袭肺部。在诊断时,不到5%的患者出现骨髓受累。

NSHL有三个特征性组织学表现:①结节;②包绕结节的粗大纤维带;③陷窝细胞,这是具有特征性的单个核细胞[2,4]。根据WHO定义,必须至少一个结节被纤维带包绕[2]。陷窝细胞胞质丰富透明,胞界清晰。在福尔马林固定组织中,陷窝细胞胞质收缩,在细胞周围留下一个透明空隙或陷窝,其命名由此而来。陷窝细胞可有多分叶核和多个小核仁,其核仁通常比典型RS+H细胞的核仁要小。NHSL背景中可见各种炎症细胞混合,包括小淋巴细胞、组织细胞、嗜酸性粒细胞、中性粒细胞和浆细胞。有人根据肿瘤细胞和反应性炎细胞的数量来对NSHL进行分级[4]。虽然这一尝试目前还没有应用于临床,但是,有成片陷窝细胞的NHSL

病例常与坏死和淋巴细胞消减有关,也与预后不良因素相关,包括B症状发生率较高和处于疾病晚期等。有文献把这些肿瘤称为NSHL合体细胞变型[5]。1983年,英国国立淋巴瘤研究组(BNLI)根据RS+H细胞数量和间变程度、结节总体淋巴细胞消减和纤维化程度提出分级,分为1级和2级[6]。NSHL内的嗜酸性粒细胞具有预后意义,但其他HL亚型中没有意义[7]。

多年来,CHL中RS+H细胞的起源一直不确定。随着单细胞多聚酶链反应(PCR)方法的开展,目前已经明确CHL中几乎所有的(即使不是全部的)RS+H细胞都起源于B细胞[8]。RS+H细胞有Ig基因重排,Ig可变区有高载量的体细胞突变,在一部分病例中包括截短的无义突变。此外,CHL中的RS+H细胞异常表达许多蛋白(如ID2),再结合分子检测结果,就可以解释为什么B细胞分化缺陷是RS+H细胞的特征[9]。通过CpG岛甲基化对基因进行表观遗传学调控,可能是另一种参与B细胞分化程序下调的机制。基因表达谱和其他研究方法已经表明,有很多通路在CHL发生中作用重大,其中NF-κB和JAK-STAT通路的作用尤为突出。与血管生成、细胞凋亡、细胞外基质重构、细胞增殖和细胞因子相关的基因也参与其中[9-11]。NSHL与原发性纵隔大B细胞淋巴瘤的遗传学特征有些相似[12]。显然,肿瘤微环境也非常重要,因为微环境中有许多T调节细胞和具有M2表型的巨噬细胞[11]。RS+H细胞表达的抗原(如CD40)有利于细胞生存和增殖,分泌的细胞因子和趋化因子有旁分泌和自分泌效应,这就导致了微环境的产生。RS+H细胞也可以下调HLA抗原,但原因不明。微环境和HLA抗原缺失使RS+H细胞可以逃脱细胞毒性T细胞的免疫监视和杀伤作用[11]。在NSHL中,RS+H细胞可以促进IL-13的产生,这可能是粗大硬化带形成的原因。

NSHL的RS+H细胞具有CHL的免疫表型(CD30+,CD15+,CD45-,PAX-5+)。RS+H细胞的B

细胞分化程序有严重缺陷,因此广谱 B 细胞抗原(如 CD20)表达不一,仅一部分病例(约 20%)有表达[13]。一部分 B 细胞转录因子可弱表达于 RS+H 细胞(如 PAX5),而另一些仅部分病例表达(如 OCT2、BOB.1)[11,14]。多数 RS+H 细胞表达 Ki-67,提示为增殖状态。大多数 HL 病例中的 RS+H 细胞表达 NF-κB[2]。约 10% CHL 的 RS+H 细胞异常表达 T 细胞抗原,但这些肿瘤几乎都发生 *Ig* 基因重排,所以依然是 B 细胞起源的。CHL 的淋巴细胞背景由多种类型 B 细胞和 T 细胞混合而成。

约 20% NSHL[9] 的 RS+H 细胞感染 EBV,可用潜伏膜抗原-1(LMP1)免疫组化染色或 EBER 原位杂交进行检测。EBV 以单克隆游离的形式存在,病毒蛋白以 Ⅱ 型潜伏模式表达[9]。最近有人在 NSHL 中发现 HHV-6 病毒颗粒[15]。

约 90% 的 HL 患者可经适当治疗而治愈,所有组织学亚型都对标准化治疗有反应。NSHL 的 5 年相对生存率(对比无恶性肿瘤配对人群)为 86%[16]。过去给患者使用的治疗方案效果较差,预后与其他 CHL 有所差别。使用基于阿霉素、博莱霉素、长春碱、氮烯唑胺(ABVD)的新化疗方案后,NSHL 预后与其他 CHL 亚型相似。抗 CD30 的靶向治疗有望用于治疗难治性 HL[17]。

与预后不良相关的因素包括年龄>45 岁[18]、有系统性症状、疾病分期高、巨大纵隔肿瘤、男性、血清乳酸脱氢酶水平高[16,19]。与成人相比,儿童具有更好的总生存率[19]。虽然组织学亚型与治疗反应并不相关,但是分类仍然有用。在将来的某个时候,不同亚型 HL 可能会有特异性治疗靶点。死亡主要与继发性恶性肿瘤、治疗毒性以及年龄较大有关。

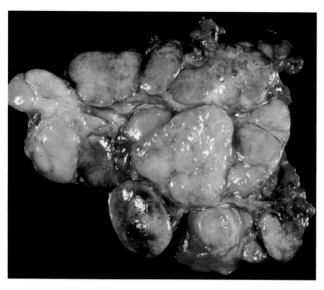

图 71.1　NSHL 累及颈部淋巴结的大体图片。纤维组织包绕形成明显的大结节

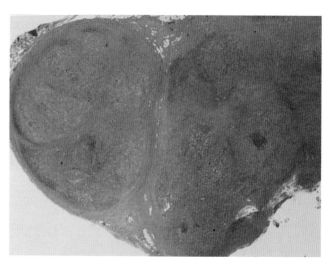

图 71.2　NSHL 累及淋巴结,低倍放大。可见多个由硬化带包绕的大结节

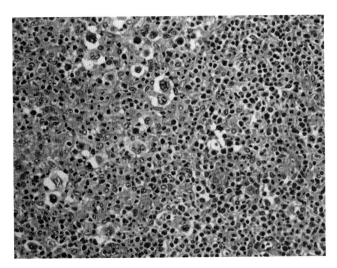

图 71.3　NSHL 中陷窝细胞散在分布,符合 1 级 NSHL。根据英国国立淋巴瘤研究组（BNLI）的研究,1 级 NSHL 的 RS+H 细胞在富于淋巴细胞或混合性炎症背景中散在分布

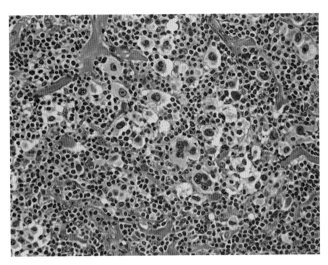

图 71.4　NSHL 中陷窝细胞数量增加,符合 2 级 NSHL。根据 BNLI 的研究,2 级 NSHL 有 RS+H 细胞聚集,或 25% 以上的结节中有多形性或间变性 RS+H 细胞。1、2 级 NSHL 对目前化疗方案的反应相似

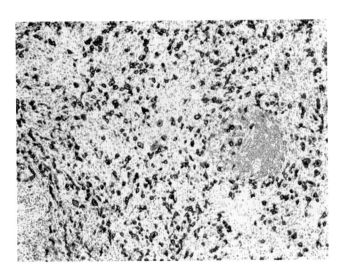

图 71.5　免疫组化 CD30 染色。RS+H 细胞数量多,符合 2 级 NSHL

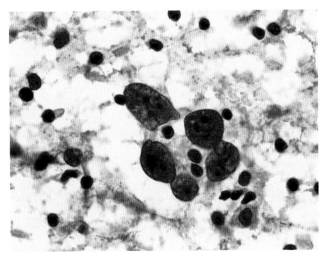

图 71.6　NSHL,细胞印片。可见大多形性细胞,核仁明显。背景散在小淋巴细胞

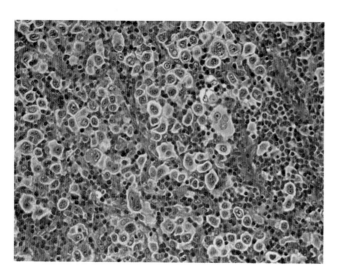

图71.7　NSHL,合胞体变型。大细胞片状分布,胞质丰富透明

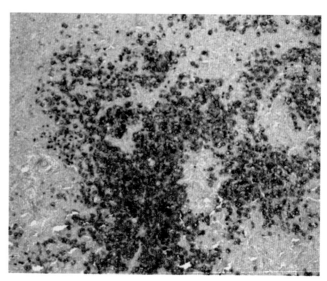

图71.8　免疫组化 CD15 染色。可见成片 RS+H 细胞,肿瘤细胞密度比 2 级 NHSL 要高

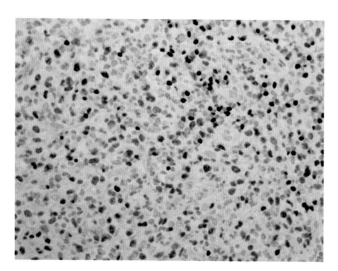

图71.9　免疫组化 PAX-5 染色,大量融合成片的 RS+H 细胞,符合合胞体亚型 NSHL

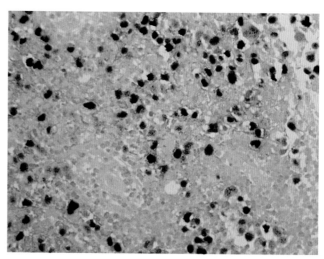

图71.10　EBER 原位杂交,RS+H 细胞阳性。EBER 在约20% NSHL 病例中阳性

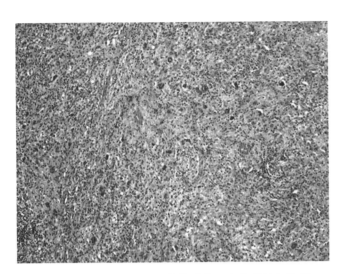

图 71.11　淋巴结 NSHL,中倍放大。大多形性细胞散在分布,淋巴细胞减少,提示淋巴细胞消减型 HL。其他区域可见一个病灶有双折光性硬化伴不完全结节形成,因此归入 NSHL

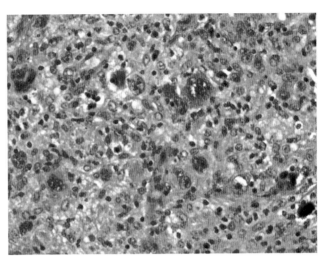

图 71.12　淋巴结 NSHL,高倍放大。可见淋巴细胞消减和大多形细胞,提示淋巴细胞消减型 HL 的网状变型。其他区域可见一个病灶有双折光性硬化带伴结节形成,因此归入 NSHL

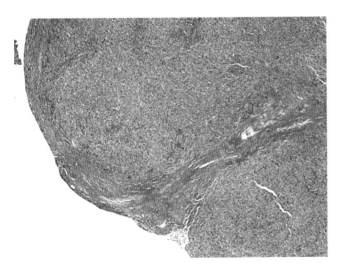

图 71.13　淋巴结 NSHL,低倍放大。周边有硬化带,伴不完全结节形成。虽然淋巴结大部分区域显示为淋巴细胞消减亚型,但是这些纤维带在偏振光显微镜下有双折光性,所以支持 NSHL 诊断

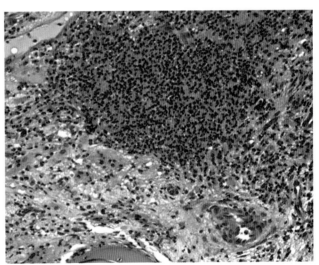

图 71.14　NSHL 累及骨髓。骨髓可见纤维性病变和大量嗜酸性粒细胞积聚(嗜酸性脓肿)。约 5% ~ 10% 的 NSHL 病例可发生骨髓累及,表现为血细胞减少

（李晓波　译）

参考文献

1. Medeiros LJ, Greiner TC. Hodgkin's disease. Cancer. 1995;75: 357–69.

2. Stein H, Delsol G, Pileri SA, et al. Classical Hodgkin lymphoma, introduction. In: Swerdlow SH, Campo E, Harris NL, et al., editors. WHO classification of tumours of haematopoietic and lymphoid tissues. Lyon: International Agency for Research on Cancer; 2008. p. 326–9.

3. Cozen W, Li D, Best T, et al. A genome-wide meta-analysis of nodular sclerosing Hodgkin lymphoma identifies risk loci at 6p21.32. Blood. 2012;119:469–75.

4. MacLennan KA, Bennett MH, Tu A, et al. Relationship of histo-pathologic features to survival and relapse in nodular sclerosing Hodgkin's disease. A study of 1659 patients. Cancer. 1989;64: 1686–93.

5. Strickler JG, Michie SA, Warnke RA, Dorfman RF. The "syncytial variant" of nodular sclerosing Hodgkin's disease. Am J Surg Pathol. 1986;10:470–7.

6. Bennett MH, MacLennan KA, Easterling MJ, et al. The prognostic significance of cellular subtypes in nodular sclerosing Hodgkin's disease: an analysis of 271 non-laparotomised cases (BNLI report no. 22). Clin Radiol. 1983;34:497–501.

7. von Wasielewski R, Seth S, Franklin J, et al. Tissue eosinophilia correlates strongly with poor prognosis in nodular sclerosing Hodgkin's disease, allowing for known prognostic factors. Blood. 2000;95:1207–13.

8. Gutensohn NM. Social class and age at diagnosis of Hodgkin's disease: new epidemiologic evidence for the "two-disease hypothesis". Cancer Treat Rep. 1982;66:689–95.

9. Kapatai G, Murray P. Contribution of the Epstein Barr virus to the molecular pathogenesis of Hodgkin lymphoma. J Clin Pathol. 2007;60:1342–9.

10. Devilard E, Bertucci F, Trempat P, et al. Gene expression profiling defines molecular subtypes of classical Hodgkin's disease. Oncogene. 2002;21:3095–102.

11. Steidl C, Lee T, Shah SP, et al. Tumor-associated macrophages and survival in classic Hodgkin's lymphoma. N Engl J Med. 2010;362: 875–85.

12. Dunleavy K, Grant C, Eberle FC, et al. Gray zone lymphoma: better treated like Hodgkin lymphoma or mediastinal large B-cell lymphoma? Curr Hematol Malig Rep. 2012;7:241–7.

13. Rassidakis GZ, Medeiros LJ, Vassilakopoulos TP, et al. BCL-2 expression in Hodgkin and Reed-Sternberg cells of classical Hodgkin disease predicts a poorer prognosis in patients treated with ABVD or equivalent regimens. Blood. 2002;100: 3935–41.

14. Aldinucci D, Gloghini A, Pinto A, et al. The classical Hodgkin's lymphoma microenvironment and its role in promoting tumour growth and immune escape. J Pathol. 2010;221:248–63.

15. Siddon A, Lozovatsky L, Mohamed A, Hudnall SD. Human herpesvirus 6 positive Reed-Sternberg cells in nodular sclerosis Hodgkin lymphoma. Br J Haematol. 2012;158:635–43.

16. Shenoy P, Maggioncalda A, Malik N, Flowers CR. Incidence patterns and outcomes for Hodgkin lymphoma patients in the United States. Adv Hematol. 2011;2011:725219.

17. Younes A, Bartlett NL, Leonard JP, et al. Brentuximab vedotin (SGN-35) for relapsed CD30-positive lymphomas. N Engl J Med. 2010;363:1812–21.

18. Sjoberg J, Halthur C, Kristinsson SY, et al. Progress in Hodgkin lymphoma: a population-based study on patients diagnosed in Sweden from 1973–2009. Blood. 2012;119:990–6.

19. Bazzeh F, Rihani R, Howard S, Sultan I. Comparing adult and pediatric Hodgkin lymphoma in the Surveillance, Epidemiology and End Results Program, 1988–2005: an analysis of 21 734 cases. Leuk Lymphoma. 2010;51:2198–207.

第72章
富于淋巴细胞型经典型霍奇金淋巴瘤

72

富于淋巴细胞型经典型霍奇金淋巴瘤（lympho-cyte-rich classical Hodgkin lymphoma，LRCHL）是经典型霍奇金淋巴瘤（CHL）的亚型之一，由 R-S 细胞和 H 细胞（RS+H 细胞）以及一致的小淋巴细胞群混合构成[1]。有结节性和弥漫性两种生长方式，以结节性生长最为常见。

在过去的十年中，发现一些形态学近似结节性或弥漫性 NLPHL，但免疫表型像 CHL 的病例[2,3]，在 WHO 分类中，这些肿瘤被命名为 LRCHL[2]。也有人提出质疑：LRCHL 是否为一种独立的亚型？或只是硬化型或混合细胞型 HL 的早期过渡形式[1]？

LRCHL 约占所有 HL 的 1%~4%[1,4-6]，男性患者占 70%，远多于女性。德国一项大规模 HL 研究中所收集的 LRCHL 病例最多（145 例），占 HL 的 5%[6]。患者中位年龄 38 岁，以男性为主。B 症状不常见，患者通常为 I、II 期，最常累及颈部、锁骨上或腋窝淋巴结。诊断时约 24% 的患者纵隔受累，骨髓累及<5%。LRCHL 是 HL 中最常累及 Waldeyer 环的亚型[7]。LRCHL 患者的预后与 NLPHL 一样好，但复发率更低[6]。

LRCHL 中的 RS+H 细胞具有 CHL 的免疫表型，CD15 和 CD30 阳性，PAX5 弱阳性，CD45/LCA 阴性[6]。此外，肿瘤细胞似乎具有介于 NLPHL 中 LP 细胞与 CHL 中 RS+H 细胞之间的中间特征[8]。与其他 CHL 亚型中的 RS+H 细胞相比，LRCHL 的肿瘤细胞中 BCL6 和 B 细胞转录因子的表达率更高。LRCHL 的背景炎细胞与滤泡更接近，因此更类似于 NLPHL，而非 CHL。然而，分子研究表明，LRCHL 中的肿瘤细胞有 Ig 基因重排，并伴有 Ig 可变区基因突变，但没有持续突变的证据，所以更符合 CHL[9]。

在组织学上，LRCHL 以结节性生长为主，弥漫性生长较少见。结节占据受累淋巴结的大部分区域，小部分肿瘤浸润结节间区。结节内有可能见到偏位的残存生发中心。

在 LRCHL 中，RS+H 细胞大多位于结节内，或位于淋巴滤泡的套区而非生发中心内。可见一些单个核细胞的变异型，与 NLPHL 中的 LP 细胞（"爆米花"细胞）非常相似[5,10]，所以 LRCHL 和 NLPHL 的形态学表现相似。少见中性粒细胞、嗜酸性粒细胞和浆细胞。弥漫性生长的 LRCHL 罕见，表现为小淋巴细胞和组织细胞相混合。

LRCHL 中的 RS+H 细胞具有 CHL 的免疫表型。RS+H 细胞 CD30+、CD15+、CD45/LCA-。RS+H 细胞的 B 细胞分化程序严重缺陷，仅约 20% 的病例不同程度地表达广谱 B 细胞抗原（例如 CD20）[11]。一部分 B 细胞转录因子可弱表达于 RS+H 细胞（如 PAX5），而另一些仅部分病例表达（如 OCT2、BOB.1）[12,13]。LRCHL 的淋巴细胞背景由多种类型 B 细胞和 T 细胞混合而成。结节内以表达 IgM 和 IgD 的 B 细胞为主，与扩大的套区一致。大多数 RS+H 细胞阳性表达 Ki-67，表明具有增殖活性。约 10% CHL 病例的 RS+H 细胞异常表达 T 细胞抗原，但这些肿瘤几乎都有 Ig 基因重排，所以还是 B 细胞起源的。

约 20%~40% 病例的 RS+H 细胞表达 EBV 膜潜伏蛋白 1（LMP1）或 EB 病毒编码的 RNA（EBER）[14]。当存在 EBV 时，病毒以单克隆游离形式存在，病毒蛋白以 II 型潜伏模式表达[14]。

约 96% 的 LRCHL 患者经过适当的治疗可以治愈，5 年相对生存率（对比无恶性肿瘤配对人群）为 93%[15]。目前采用基于阿霉素、博莱霉素、长春碱和氮烯咪胺（ABVD）的化疗方案，LRCHL 患者的预后类似于其他 CHL 亚型。死亡原因是治疗毒性[6]。

LRCHL 患者预后欠佳的因素包括：年龄>45 岁[16]、出现系统性症状、疾病分期高、男性、血清乳酸脱氢酶水平高[15,17]。虽然组织学亚型与治疗反应并不相关，但将来也许不同亚型 HL 会有特定的治疗靶点。

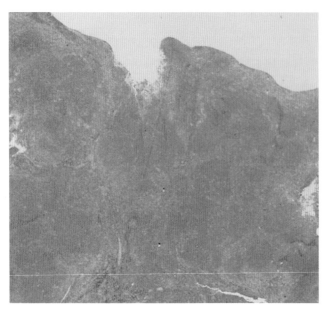

图72.1　LRCHL,低倍放大。膨大的肿瘤结节部分取代淋巴结正常结构

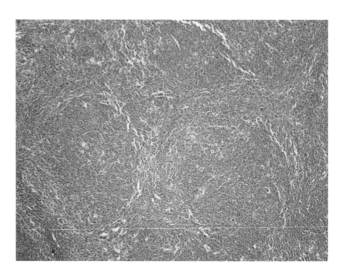

图72.2　LRCHL,中倍放大。以结节状结构为主,结节由均一的小淋巴细胞构成,结节间区有少量浸润性成分

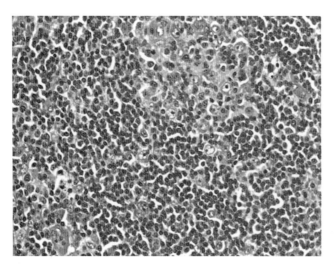

图72.3　LRCHL,高倍放大。可见残存生发中心(图片的上半部分)和套区(图片的下半部分)。套区含有一些大的 RS+H 细胞

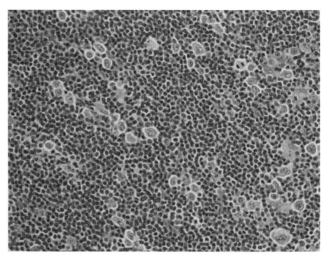

图72.4　所示的结节中无残存生发中心,RS+H 细胞散在于结节中。RS+H 细胞大,胞质中等,一些核呈"爆米花"样

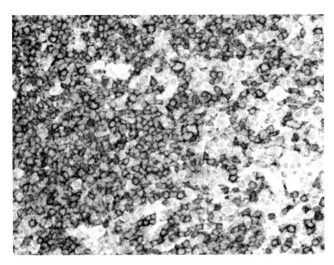

图 72.5　免疫组化 CD20 染色。结节中的大多数淋巴细胞是 B 细胞。大细胞是 RS+H 细胞,不表达 CD20

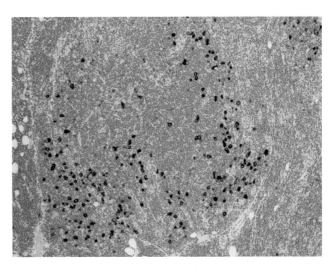

图 72.6　免疫组化 CD30 染色。RS+H 细胞阳性,位于结节周边。LRCHL 中的大多数 RS+H 细胞在套区的外周,随着病程进展,它们将扩展至滤泡间区

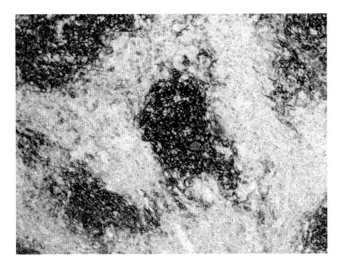

图 72.7　免疫组化 CD21 染色。结节内的 FDC 网阳性

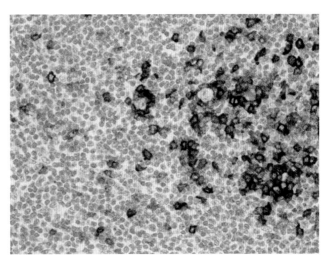

图 72.8　免疫组化 PD1 染色。围绕单个 RS+H 细胞的反应性小 T 细胞阳性。这种 PD1 阳性细胞围绕形成的结构又称为菊形团样排列,还可见于约三分之二的结节性淋巴细胞为主型 HL

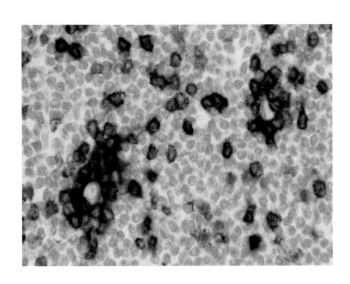

图 72.9　免疫组化 CD3 染色。小的反应性 T 淋巴细胞围绕着单个 RS+H 细胞形成所谓的菊形团。此现象在 NLPHL 中也很常见

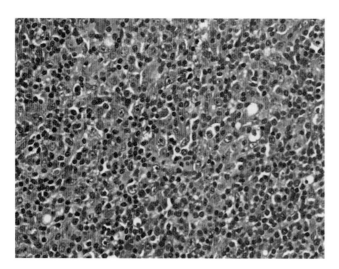

图72.10　LRCHL,高倍放大。本例表现为弥漫性滤泡间生长模式,淋巴细胞背景中有一些组织细胞和散在的RS+H细胞

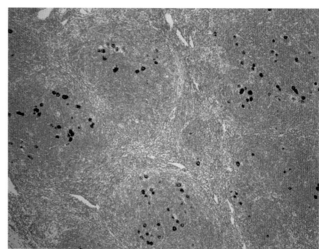

图72.11　免疫组化LMP-1染色。RS+H细胞阳性,大部分RS+H细胞位于淋巴滤泡的套区

（李晓波　译）

参考文献

1. de Jong D, Bosq J, MacLennan KA, et al. Lymphocyte-rich classical Hodgkin lymphoma (LRCHL): clinico-pathological characteristics and outcome of a rare entity. Ann Oncol. 2006;17: 141–5.

2. Anagnostopoulos I, Isaacson PG, Stein H. Lymphocyte-rich classical Hodgkin lymphoma. In: Swerdlow SH, Campo E, Harris NL, et al., editors. WHO classification of tumours of haematopoietic and lymphoid tissues. 4th ed. Lyon: IARC; 2008. p. 332–3.

3. Anagnostopoulos I, Hansmann ML, Franssila K, et al. European Task Force on Lymphoma project on lymphocyte predominance Hodgkin disease: histologic and immunohistologic analysis of submitted cases reveals 2 types of Hodgkin disease with a nodular growth pattern and abundant lymphocytes. Blood. 2000;96: 1889–99.

4. Medeiros LJ, Greiner TC. Hodgkin's disease. Cancer. 1995; 75:357–69.

5. Stein H, Delsol G, Pileri SA, et al. Classical Hodgkin lymphoma, introduction. In: Swerdlow SH, Campo E, Harris NL, et al., editors. WHO classification of tumours of haematopoietic and lymphoid tissues. Lyon: International Agency for Research on Cancer; 2008. p. 326–9.

6. Shimabukuro-Vornhagen A, Haverkamp H, Engert A, et al. Lymphocyte-rich classical Hodgkin's lymphoma: clinical presentation and treatment outcome in 100 patients treated within German Hodgkin's Study Group trials. J Clin Oncol. 2005;23: 5739–45.

7. Quinones-Avila Mdel P, Gonzalez-Longoria AA, Admirand JH, Medeiros LJ. Hodgkin lymphoma involving Waldeyer ring: a clinicopathologic study of 22 cases. Am J Clin Pathol. 2005;123: 651–6.

8. Nam-Cha SH, Montes-Moreno S, Salcedo MT, et al. Lymphocyte-rich classical Hodgkin's lymphoma: distinctive tumor and microenvironment markers. Mod Pathol. 2009;22: 1006–15.

9. Brauninger A, Wacker HH, Rajewsky K, et al. Typing the histogenetic origin of the tumor cells of lymphocyte-rich classical Hodgkin's lymphoma in relation to tumor cells of classical and lymphocyte-predominance Hodgkin's lymphoma. Cancer Res. 2003;63:1644–51.

10. MacLennan KA, Bennett MH, Tu A, et al. Relationship of histopathologic features to survival and relapse in nodular sclerosing Hodgkin's disease. A study of 1659 patients. Cancer. 1989;64: 1686–93.

11. Rassidakis GZ, Medeiros LJ, Vassilakopoulos TP, et al. BCL-2 expression in Hodgkin and Reed-Sternberg cells of classical Hodgkin disease predicts a poorer prognosis in patients treated with ABVD or equivalent regimens. Blood. 2002;100: 3935–41.

12. Aldinucci D, Gloghini A, Pinto A, et al. The classical Hodgkin's lymphoma microenvironment and its role in promoting tumour growth and immune escape. J Pathol. 2010;221:248–63.

13. Steidl C, Lee T, Shah SP, et al. Tumor-associated macrophages and survival in classic Hodgkin's lymphoma. N Engl J Med. 2010;362: 875–85.

14. Kapatai G, Murray P. Contribution of the Epstein Barr virus to the molecular pathogenesis of Hodgkin lymphoma. J Clin Pathol. 2007;60:1342–9.

15. Shenoy P, Maggioncalda A, Malik N, Flowers CR. Incidence patterns and outcomes for Hodgkin lymphoma patients in the United States. Adv Hematol. 2011;2011:725219.

16. Sjoberg J, Halthur C, Kristinsson SY, et al. Progress in Hodgkin lymphoma: a population-based study on patients diagnosed in Sweden from 1973–2009. Blood. 2012;119:990–6.

17. Bazzeh F, Rihani R, Howard S, Sultan I. Comparing adult and pediatric Hodgkin lymphoma in the Surveillance, Epidemiology and End Results Program, 1988–2005: an analysis of 21 734 cases. Leuk Lymphoma. 2010;51:2198–207.

第73章
混合细胞型霍奇金淋巴瘤

73

　　混合细胞型霍奇金淋巴瘤（mixed cellularity Hodgkin lymphoma，MCHL）是一种呈弥漫性生长的经典型霍奇金淋巴瘤，表现为在混合性炎症背景中散在分布 Reed-Sternberg 细胞和 HodgKin 细胞（RS+H 细胞）。HL 有一些区别于非霍奇金淋巴瘤（NHL）的临床和病理学特征。HL 好发于儿童和青年人，主要累及淋巴结。MCHL 是第二常见的 HL 类型，在发达国家约占25%，在不发达国家和 HIV 感染患者中发病率更高[1,2]。

　　与 MCHL 风险增加的社会因素包括家庭规模大、出生顺序晚、邻里玩伴更多、母亲受教育程度较低和父亲社会阶层低，这些风险因素与 NSHL 正好相反[3]。这表明早期感染原暴露与 MCHL 的发病有关。与成人相比，年幼儿童更容易患 MCHL，而且 RS+H 细胞常为 EB 病毒（EBV）阳性，表明 EBV 可能是该病的潜在病因。发生在成人和老人的 MCHL，可能是由于潜伏感染的 EB 病毒重新激活，也可能是继发于因衰老或其他原因而造成的免疫缺陷。

　　MCHL 是 40 岁以上患者中最常见的 HL 类型。男女比例约为 2:1，中位年龄 38 岁。MCHL 在非洲裔美国人和西班牙裔人比白人更常见。大多数患者表现为外周淋巴结肿大，很少累及纵隔。30%患者累及脾脏、10%累及骨髓、3%累及肝脏。约50%～60%有 B 症状，大多数患者处于临床Ⅲ期或Ⅳ期[1]。

　　组织学观察，肿瘤弥漫生长，淋巴结结构完全消失，或弥漫生长伴滤泡间区浸润，淋巴结结构部分保留。罕见病例可完全为滤泡间区生长方式。无被膜增厚或粗大纤维带，这些属于 NSHL 的典型特征。MCHL 中的 RS+H 细胞易于识别。教科书中这样描述 RS 细胞：双核、核呈空泡状、明显的嗜酸性核仁、核仁周围有空晕（"鹰眼"样）。H 细胞的数目要更多一些，特点是单个泡状核以及单个明显的嗜酸性核仁。背景细胞由多种细胞组成，包括许多组织细胞、浆细胞、小淋巴细胞、嗜酸性粒细胞和中性粒细胞等。从我们的经验来看，嗜酸性粒细胞的数量比以往文献中强调的要少。MCHL 中的组织细胞可以是上皮样细胞，可以聚集成小簇或形成肉芽肿。MCHL 中很少见坏死，即使有，通常也只是灶状坏死。

　　MCHL 的 RS+H 细胞具有 CHL 的表型：CD30+，CD15+，CD45/LCA−。RS+H 细胞存在严重的 B 细胞分化缺陷，因此不表达或仅不同程度地表达广谱 B 细胞抗原如 CD19、CD20、CD22 或 CD79a[4]。一部分 B 细胞转录因子可弱表达于 RS+H 细胞（如 PAX5），而另一些仅部分病例表达（如 OCT2、BOB.1）[5,6]。大多数 RS+H 细胞表达 Ki-67，表明这些细胞处于增殖状态。BCL2 在多达半数的 CHL 中阳性表达，并且和预后较差相关[4]。大多数 HL 中的 RS+H 细胞表达 NF-κB[7]。在约10%的 CHL 病例中，RS+H 细胞异常表达 T 细胞抗原，但几乎所有的这些肿瘤都有 Ig 基因重排，因此是 B 细胞起源的。CHL 的背景淋巴细胞由多种 B 细胞和 T 细胞混合构成。

　　CHL 的 RS+H 细胞中存在 EBV，在 2/3 以上的 MCHL 中以Ⅱ型潜伏模式存在。这种病毒非常容易通过 EBV 潜伏膜蛋白1（LMP1）的免疫组化或 EB 病毒编码 RNA（EBER）的原位杂交而被检测出来[8]。绝大多数 HIV 感染的 HL 患者 EBV 检测也是阳性的。若有 EBV 感染，则以单克隆性游离形式存在[8]。

　　常规细胞遗传学研究发现，多达半数病例存在非随机性复杂异常。已报道的染色体断点有 6q15-16、7q31-35、8q22-24、11q32、12p11-13、13p11-13 和 14q32[9,10]。比较基因组杂交研究发现，部分 CHL 病例广泛存在数量不等的染色体拷贝数异常[11]。

　　约80%的 CHL 患者经过恰当治疗可以治愈，所有组织学类型都对标准治疗有反应。最常用的化疗方案包括阿霉素、博莱霉素、长春新碱和达卡巴嗪（AB-VD）。尽管目前应用比过去少了，但放疗仍可以作为局限性 MCHL 化疗的替代方案。某些临床情况下,放疗也可与化疗联合应用(如肿瘤巨大)。

与预后不良相关的因素包括年龄>45 岁、有系统性症状、疾病分期高、肿瘤巨大和血清乳酸脱氢酶水平高[12,13]。儿童总生存率显著高于成人[13]。虽然组织学亚型与治疗反应并不相关,但是分类仍然有用。在将来的某个时候,不同亚型 HL 可能会有特异性治疗靶点。

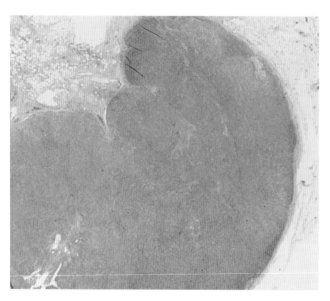

图 73.1　MCHL,低倍放大。淋巴结结构弥漫消失。此型 HL 无被膜增厚,也不形成纤维带或结节

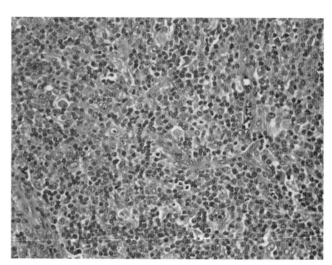

图 73.2　MCHL,高倍放大。肿瘤细胞数量少,体积大,核呈空泡状,散在分布于反应性细胞构成的多形性背景中。血管密度增加

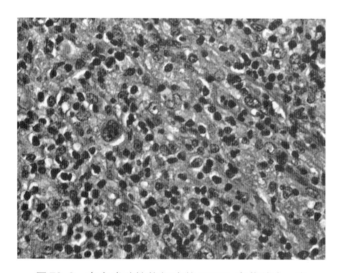

图 73.3　富含嗜酸性粒细胞的 MCHL,高倍放大。中央有一个大的 RS 细胞。间质纤维化轻微

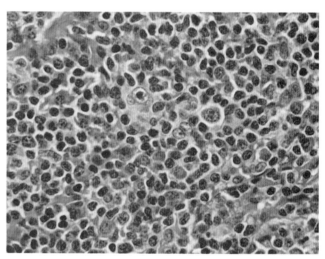

图 73.4　富含浆细胞的 MCHL,高倍放大。中央有一个大的 H 细胞

图 73.5　富含组织细胞的 MCHL,高倍放大。可见几个小的组织细胞团。组织细胞数量增加与预后差有关

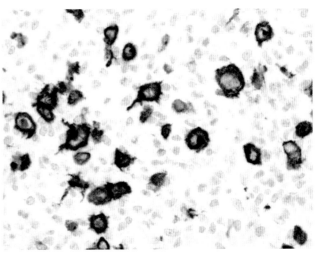

图 73.6　免疫组化 CD30 染色。大细胞阳性,定位于胞膜和 Golgi 区。背景中一些活化的淋巴细胞和免疫母细胞也阳性,但这些细胞明显比 RS+H 细胞小

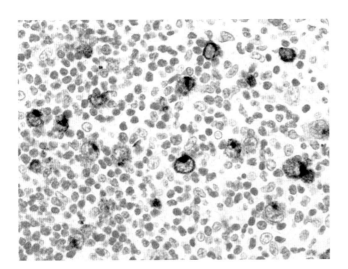

图 73.7　免疫组化 LMP1 染色。RS+H 细胞阳性,背景细胞阴性。约三分之二的 MCHL 有 EBV 表达

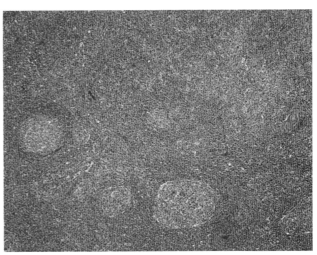

图 73.8　滤泡间生长的 MCHL,可见有生发中心的反应性淋巴滤泡。右上角淋巴结结构消失的区域中可见几个 RS+H 细胞

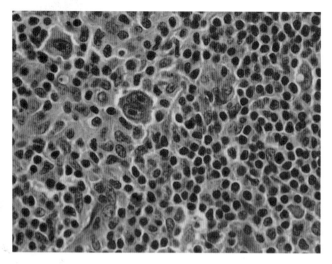

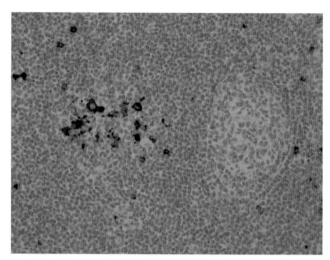

图 73.9   滤泡间生长的 MCHL，高倍放大。可见一个 RS 细胞，具有明显的双核和突出的嗜酸性核仁。左上角可见一个大的 H 细胞，核大，核仁明显。背景中大多数细胞是反应性成熟小淋巴细胞，其中散在嗜酸性粒细胞

图 73.10   滤泡间生长的 MCHL，免疫组化 CD15 染色。RS+H 细胞阳性，支持 CHL 的诊断

（李晓波　译）

参考文献

1. Medeiros LJ, Greiner TC. Hodgkin's disease. Cancer. 1995;75: 357–69.
2. Shimabukuro-Vornhagen A, Haverkamp H, Engert A, et al. Lymphocyte-rich classical Hodgkin's lymphoma: clinical presentation and treatment outcome in 100 patients treated within German Hodgkin's Study Group trials. J Clin Oncol. 2005;23:5739–45.
3. Gutensohn NM. Social class and age at diagnosis of Hodgkin's disease: new epidemiologic evidence for the "two-disease hypothesis". Cancer Treat Rep. 1982;66:689–95.
4. Rassidakis GZ, Medeiros LJ, Vassilakopoulos TP, et al. BCL-2 expression in Hodgkin and Reed-Sternberg cells of classical Hodgkin disease predicts a poorer prognosis in patients treated with ABVD or equivalent regimens. Blood. 2002;100:3935–41.
5. Aldinucci D, Gloghini A, Pinto A, et al. The classical Hodgkin's lymphoma microenvironment and its role in promoting tumour growth and immune escape. J Pathol. 2010;221:248–63.
6. Steidl C, Lee T, Shah SP, et al. Tumor-associated macrophages and survival in classic Hodgkin's lymphoma. N Engl J Med. 2010;362: 875–85.
7. Stein H, Delsol G, Pileri SA, et al. Classical Hodgkin lymphoma, introduction. In: Swerdlow SH, Campo E, Harris NL, et al., editors. WHO classification of tumours of haematopoietic and lymphoid tissues. Lyon: International Agency for Research on Cancer; 2008. p. 326–9.
8. Kapatai G, Murray P. Contribution of the Epstein Barr virus to the molecular pathogenesis of Hodgkin lymphoma. J Clin Pathol. 2007;60:1342–9.
9. Tilly H, Bastard C, Delastre T, et al. Cytogenetic studies in untreated Hodgkin's disease. Blood. 1991;77:1298–304.
10. Cabanillas F. A review and interpretation of cytogenetic abnormalities identified in Hodgkin's disease. Hematol Oncol. 1988;6: 271–4.
11. Steidl C, Telenius A, Shah SP, et al. Genome-wide copy number analysis of Hodgkin Reed-Sternberg cells identifies recurrent imbalances with correlations to treatment outcome. Blood. 2010; 116:418–27.
12. Shenoy P, Maggioncalda A, Malik N, Flowers CR. Incidence patterns and outcomes for Hodgkin lymphoma patients in the United States. Adv Hematol. 2011;2011:725219.
13. Bazzeh F, Rihani R, Howard S, Sultan I. Comparing adult and pediatric Hodgkin lymphoma in the Surveillance, Epidemiology and End Results Program, 1988–2005: an analysis of 21 734 cases. Leuk Lymphoma. 2010;51:2198–207.

第74章
淋巴细胞消减型霍奇金淋巴瘤

74

淋巴细胞消减型霍奇金淋巴瘤(lymphocyte-depleted Hodgkin lymphoma,LDHL)是一种弥漫生长的 CHL 亚型,特征是 RS+H 细胞丰富,常有间变特征,伴小淋巴细胞消减。可见无定形纤维化。LD 是最少见的 HL 类型,不到 HL 总病例数的 1%,许多曾经诊断为 LDHL 病例实际上是 DLBCL、间变性大细胞淋巴瘤或者是伴有 LDHL 的 NSHL[1]。LDHL 在贫穷国家以及 HIV 感染患者中更常见[2,3]。LDHL 患者年龄较大,中位年龄 40~50 岁,男女比例约为 2:1。白人和黑人发病率相同。临床上,大多数患者的分期高并有 B 症状。虽然 LDHL 是所有类型 HL 中侵袭性最强的,但是对现代化疗方案的反应与其他类型 HL 患者相似,而且不同类型 CHL 的 5 年生存率也一样。

患者通常表现为多个淋巴结粘连在一起形成大肿块,或内脏广泛受累。肿瘤体积大,甚至巨大,远超其他类似 HL。LDHL 有两个变异型:弥漫纤维化型和网状型。弥漫纤维化型患者常有膈下病变,而网状型患者往往有外周淋巴结肿大和骨髓受累[4]。

组织学观察,淋巴结正常结构完全消失,RS+H 细胞可稀少或丰富,常有间变,反应性小淋巴细胞和其他炎症细胞较少。少细胞的非折光性纤维化组织广泛无序增生。现在很少见到网状型 LDHL,原因在于其中许多病例已被重新归入其他疾病。网状型的特征是含大量 RS+H 细胞和奇异细胞(或称多形性细胞)。这些细胞的细胞核数量和外形存在极大差异,常有巨大核仁。坏死常见,且可广泛。核分裂象多见。网状型

背景中的无定形纤维组织明显少于弥漫纤维化型。

LDHL 的 RS+H 细胞具有 CHL 的免疫表型:CD30+、CD15+/-和 CD45/LCA-。RS+H 细胞存在严重的 B 细胞分化缺陷,因此仅约 20% 病例不同程度表达广谱 B 细胞抗原,例如 CD20[5]。一部分 B 细胞转录因子可弱表达于 RS+H 细胞(如 PAX5),而另一些仅部分病例表达(如 OCT2、BOB.1)[6,7]。大多数 RS+H 细胞表达 Ki-67,表明这些细胞处于增殖状态。BCL2 在多达半数的 CHL 中阳性表达,并且和预后较差相关[5]。LDHL 的背景淋巴细胞消减,存在的主要是 T 细胞。

约 50% LD 的 RS+H 细胞中存在 Epstein-Barr 病毒(EBV)[8]。绝大多数 HIV 感染的 LD 患者 EBV 检测也是阳性的。若有 EB 病毒感染,则以单克隆性游离形式存在,病毒蛋白以 II 型潜伏模式表达[8]。

过去采用低效治疗方案时 OS 是存在差异的,LDHL 患者 5 年总生存率(OS)为 83%,小于其他类型 HL,其他类型 HL 的 5 年 OS 能达到 92%。但当调整治疗方案而采用阿霉素、博莱霉素、长春新碱和达卡巴嗪(ABVD)治疗时,各型的 OS 是相似的[9]。与预后不良相关的因素包括年龄>45 岁、有系统性症状、疾病分期高、肿瘤巨大和血清乳酸脱氢酶水平高[10,11]。虽然组织学亚型与治疗反应并不相关,但是分类仍然有用。在将来的某个时候,不同亚型 HL 可能会有特异性治疗靶点。

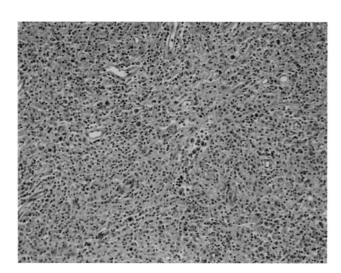

图74.1 LDHL,中倍放大。细胞量明显减少,背景着色淡,提示为间质成分。可见小淋巴细胞、组织细胞和散在大的单个核细胞(RS+H细胞)。中央可见 RS+H 细胞侵入淋巴窦

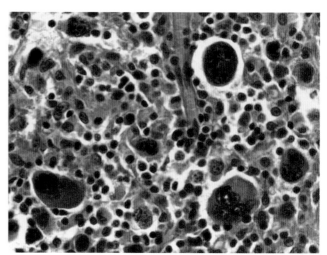

图74.2 LDHL,高倍放大。可见许多 RS+H 细胞,体积大,有多形性,含多个核

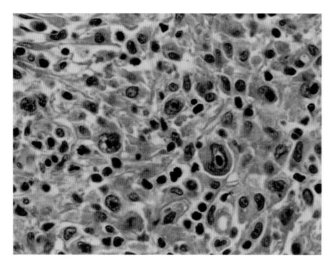

图74.3 LDHL,高倍放大。可见数个 H 细胞,其中最大者有单个显著的嗜酸性核仁,核仁周围有透明空晕("鹰眼"),背景中散在小淋巴细胞和组织细胞

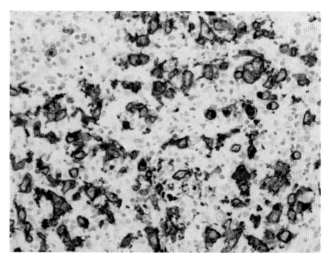

图74.4 肉瘤样 LDHL,免疫组化 CD30 染色。可见大量阳性肿瘤细胞,较小的阳性细胞可能是免疫母细胞

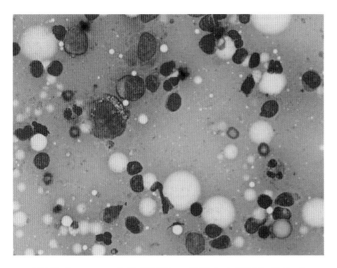

图 74.5　LDHL,细胞学制片。背景由小淋巴细胞和嗜酸性粒细胞组成,可见一个大的双核细胞,胞质空泡状

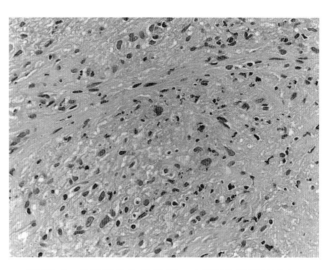

图 74.6　弥漫纤维化型 LDHL。小淋巴细胞明显减少,RS+H 细胞散在分布。背景表现为非折光性纤维化

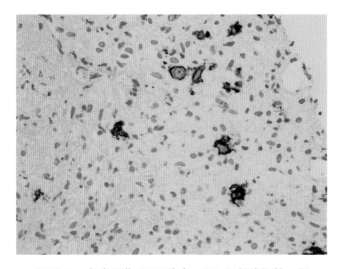

图 74.7　免疫组化 CD30 染色。RS+H 细胞阳性。阳性的小细胞可能是免疫母细胞

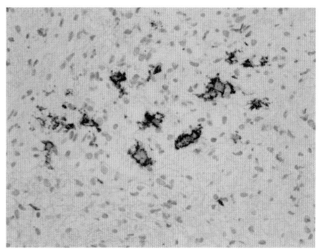

图 74.8　免疫组化检测 CD15 染色。RS+H 细胞阳性。阳性的小细胞可能是粒细胞或组织细胞

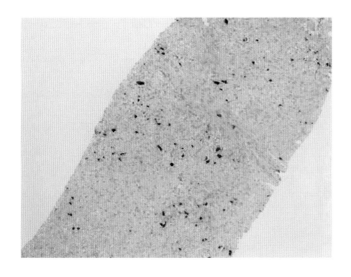

图 74.9　EBER 原位杂交。仅在大的肿瘤细胞中表达。大约 50% 的 LDHL 为 EBV 阳性

（李晓波　译）

参考文献

1. Slack GW, Ferry JA, Hasserjian RP, et al. Lymphocyte depleted Hodgkin lymphoma: an evaluation with immunophenotyping and genetic analysis. Leuk Lymphoma. 2009;50:937–43.
2. Medeiros LJ, Greiner TC. Hodgkin's disease. Cancer. 1995;75:357–69.
3. Shimabukuro-Vornhagen A, Haverkamp H, Engert A, et al. Lymphocyte-rich classical Hodgkin's lymphoma: clinical presentation and treatment outcome in 100 patients treated within German Hodgkin's Study Group trials. J Clin Oncol. 2005;23:5739–45.
4. Greer JP, Kinney MC, Cousar JB, et al. Lymphocyte-depleted Hodgkin's disease. Clinicopathologic review of 25 patients. Am J Med. 1986;81:208–14.
5. Rassidakis GZ, Medeiros LJ, Vassilakopoulos TP, et al. BCL-2 expression in Hodgkin and Reed-Sternberg cells of classical Hodgkin disease predicts a poorer prognosis in patients treated with ABVD or equivalent regimens. Blood. 2002;100:3935–41.
6. Aldinucci D, Gloghini A, Pinto A, et al. The classical Hodgkin's lymphoma microenvironment and its role in promoting tumour growth and immune escape. J Pathol. 2010;221:248–63.
7. Steidl C, Lee T, Shah SP, et al. Tumor-associated macrophages and survival in classic Hodgkin's lymphoma. N Engl J Med. 2010;362: 875–85.
8. Kapatai G, Murray P. Contribution of the Epstein Barr virus to the molecular pathogenesis of Hodgkin lymphoma. J Clin Pathol. 2007;60:1342–9.
9. Klimm B, Franklin J, Stein H, et al. Lymphocyte-depleted classical Hodgkin's lymphoma: a comprehensive analysis from the German Hodgkin study group. J Clin Oncol. 2011;29:3914–20.
10. Shenoy P, Maggioncalda A, Malik N, Flowers CR. Incidence patterns and outcomes for Hodgkin lymphoma patients in the United States. Adv Hematol. 2011;2011:725219.
11. Bazzeh F, Rihani R, Howard S, Sultan I. Comparing adult and pediatric Hodgkin lymphoma in the Surveillance, Epidemiology and End Results Program, 1988–2005: an analysis of 21,734 cases. Leuk Lymphoma. 2010;51:2198–207.

第九篇
免疫缺陷相关性淋巴组织增生性疾病

第75章
原发性免疫疾病相关性淋巴组织增生性疾病

75

原发性免疫疾病相关性淋巴组织增生性疾病是指原发性免疫缺陷患者发生的淋巴瘤样病变和淋巴瘤。目前已发现180多种此类疾病,各自临床表现、发病机制和病理特征都有所不同[1,2]。原发性免疫疾病(primary immune disorders,PID)可累及先天性免疫或适应性免疫,所导致的基本缺陷可发生于免疫系统的任何水平,包括细胞因子和细胞因子受体异常;抗原提呈、受体和信号通路障碍;辅助分子和黏附分子异常或代谢缺陷。在初次诊断PID时,患者可能没有症状,也可能表现为反复感染或淋巴组织增生。

PID很少见,美国的估计发病率为1/1200[3,4]。PID患者年龄特异性肿瘤的致死率是普通人群的10～200倍[5]。大多数PID发生于儿童,但普通可变型免疫缺陷病除外,后者发生于成人。淋巴组织增生性疾病发病的中位年龄为7.1岁。男性发病率比女性高,主要是因为几种PID是X连锁遗传病。

国际免疫学会提出的PID分型中[6],将目前所知的180多种疾病分为8组。分型汇总见表75.1。

最常见的PID是免疫球蛋白A(IgA)缺陷。IgA免疫缺陷患者常为亚临床表现,白种人的估计发病率为1/600[7]。但尚未发现IgA免疫缺陷与淋巴组织增生性疾病或淋巴瘤之间有明显的相关性[8]。最常见且具有临床意义的PID是普通可变型免疫缺陷病(CVID),白种人的发病率为1/25 000。在血缘关系密切和遗传隔离人群中发病率更高。

与淋巴组织增生性疾病关系最密切的PID有8种:①重症联合免疫缺陷(SCID);②免疫球蛋白类别转换重组缺陷(Ig CSR-D),其中最常见的是由于CD40L缺乏引起的X连锁CSR-D(以前称为高IgM综合征[13]);③CVID;④Wiskott-Aldrich综合征(WAS);⑤共济失调性毛细血管扩张症(AT);⑥Nijmegen断裂综合征(NBS);⑦X-连锁淋巴组织增生性疾病(XLP);⑧自身免疫性淋巴组织增生综合征(ALPS)。

有4%～25%的PID患者会发展成包括淋巴组织

表75.1 国际免疫学会提出的PID分类[6]

1. T和B细胞联合免疫缺陷
   (a) 严重联合免疫缺陷(SCID)
   (b) 类别转换重组缺陷(CSR-D);CD40L缺失引起的X连锁CSR-D/高IGM综合征(XHM)

2. 主要抗体缺陷
   (a) 普通可变型免疫缺陷(CVID)
   (b) IgA免疫缺陷

3. 明确伴有免疫缺陷的综合征
   (a) 共济失调毛细血管扩张症(AT)
   (b) Nijmegen断裂综合征(NBS)
   (c) Wiskott-Aldrich综合征(WAS)[14,15]
   (d) 胸腺缺陷:DiGeorge畸形
   (e) 先天性角化不良

4. 免疫失调性疾病
   (a) 自身免疫性淋巴组织增生综合征(ALPS)
   (b)X连锁淋巴组织增生症(XLP)
   (c)家族性噬血细胞淋巴组织细胞增多症综合征(FLH)

5. 先天性吞噬细胞数量和(或)功能缺陷
   (a) X连锁慢性肉芽肿病

6. 先天免疫缺陷

7. 自发性炎症疾病

8. 补体缺陷

增生性疾病在内的恶性肿瘤,据估计,其中50%为非霍奇金淋巴瘤、8%为霍奇金淋巴瘤、6%为白血病[9,10]。

淋巴组织增生的病因很复杂,且与PID相关,30%～60%的病例与EBV感染相关[4,10]。有人认为,T细胞免疫监视缺陷会促进EBV感染。缺乏针对EBV抗原的特异性T细胞监视,可能会导致致命性传染性单核细胞增多症,或导致各种淋巴组织增生性疾病。慢性抗原刺激被认为是免疫反应受损的宿主发生肿瘤的重要机制[9]。

容易导致淋巴组织增生的常见PID类型见表75.2。发病部位不固定,可累及淋巴结和脾,但主要见

表75.2　表现为淋巴增生性病变的原发性免疫疾病的临床、病理和分子基础

	在所有PID中的发生率[a]	涉及的基因或蛋白	致病机制	遗传[b]	LP确诊年龄(y)	临床特征	实验室检查	相关LPD	淋巴瘤发生率[c]	中位死亡年龄
T和B细胞联合免疫缺陷	15%									
SCID	1%~5%	最常见的缺陷:受体的γ链缺陷;IL-2R,IL-4R,IL-7R,IL-9R,IL-15R,IL-21R等受体的γ链缺陷;JAK3激酶,CD45和RAG1/2缺陷	最常见的缺陷:受体的γ链缺陷引起T细胞和NK细胞发育障碍	AR,X	1.6	皮疹、细菌、病毒和真菌的反复严重感染;Omenn综合征	T细胞明显减少,免疫球蛋白减少	EBV阳性相关LPD;致命性的IM	1%;基因治疗相关的淋巴瘤	婴儿
Ig CSR-D;CD40L缺失引起的X连锁CSR-D/HMS	1%~2%	最常见的是CD4阳性T细胞上的CD40配体缺陷	T和B细胞相互作用缺陷,同型转换缺陷;树突细胞信号受损	X	7.8	机会感染;肝胆疾病;腹泻	自身免疫性中性粒细胞减少症、血小板减少症、贫血;IgD型B细胞减少,IgM或其他亚型B细胞减少;寡克隆性T细胞增多	EBV相关DLBCL、HL及LGLL	极少	儿童
Omenn综合征	<1%	RAG1/2突变,腺苷脱氨酶;某些患者中未知	T细胞功能缺陷	AR	<1	红皮病、嗜酸性粒细胞增多症、淋巴结肿大、肝脾肿大	淋巴细胞减少症,IgE增加,T细胞异质性受限		0%	婴儿
主要抗体缺陷	65%									
CVID	21%~31%	多数患者中未知;CD19,CD20或CD81缺失突变	B细胞抗体生成缺陷	不定	27	反复细菌感染;自身免疫;肺和胃肠道炎症	自身免疫性血细胞减少,HGG;缺乏特异性抗体反应	肉芽肿性炎症;EBV相关DLBCL、HL、EMZL、CLL/SLL、PTCL	2%~8%	42岁
IgA缺陷	约50%	IgA水平降低	多基因	不定	9.4	常无症状;反复感染;过敏;自身免疫	IgA低;调节性T细胞减少	无报道	0%	与普通人群相似
明确伴有免疫缺陷的综合征	5%~22%									

续表

	在所有 PID 中的发生率[a]	涉及的基因或蛋白	致病机制	遗传[b]	LP 确诊年龄(y)	临床特征	实验室检查	相关 LPD	淋巴瘤发生率[c]	中位死亡年龄
WAS	1%~3%	WASP 基因突变	影响 T 和 B 细胞,中性粒细胞和巨噬细胞的免疫突触缺陷	X	6.2	湿疹,自身免疫疾病,IgA 肾病;细菌感染	进行性 T 细胞减少;血小板减少症;小血小板	EBV 相关 DLBCL,HL,LyG	9%	青壮年
AT	2%~8%	ATM 双等位基因突变	DNA 修复机制异常;CSR 异常	AR	8.5	共济失调,眼毛细血管扩张症,病毒感染和机会感染	进行性 T 细胞减少和 HGG	非白血病克隆性 T 细胞增生,т-DLBCL,BL,T-PLL,T-ALL,HL	15%~20%	青壮年
NBS	1%~2%	NBS1 突变 (nibrin)	DNA 修复机制异常;染色体断裂及异位	AR	NA	小头畸形,智力障碍,电离辐射敏感	进行性 T 细胞减少及 HGG	DLBCL,PTCL,T-ALL,HL	49%	儿童
免疫失调疾病	1%~3%									
XLP	<1%	SH2D1A 突变	胞内信号衔接蛋白缺陷导致免疫失调	X	6	EBV 相关爆发性 IM,肝衰,再生障碍性贫血	全血细胞减少;T 细胞和 B 细胞一般正常;HGG	EBV[+/-] DLBCL,BL	25%~30%	儿童及青少年
ALPS	<1%	FAS,FASL,CASP10,CASP8 的胚系突变和体细胞突变	淋巴细胞凋亡缺陷	AD,AR	<1	脾大,淋巴结肿大,反复感染;自身免疫疾病	自身免疫性血细胞减少;T CD4/CD8 双阴性 T 细胞增多	NLPHL,HL,DL-BCL,BL,PTCL	7%~30%	20~30 岁
FHL 综合征	<1%	PRF1 突变,穿孔素	细胞溶解蛋白缺乏	AR		严重的炎症反应,发热,脾大	血细胞减少,噬血细胞现象;NK 活性降低		无	

AD,常染色体显性;ALPS,自身免疫淋巴组织增生综合征;AT,共济失调-毛细血管扩张症;AR,常染色体隐性;BL,伯基特淋巴瘤;CLL/SLL,慢性淋巴细胞白血病/小淋巴细胞淋巴瘤;CSR-D,类别转换重组缺陷;CVID,普通变异型免疫缺陷;dev,发育;DLBCL,弥漫大 B 细胞淋巴瘤;EBV,Epstein-Barr 病毒;EMZL,结外边缘区淋巴瘤;FHL,家族性噬血细胞淋巴组织增生症;HGG,高丙种球蛋白血症;HL,霍奇金淋巴瘤;HMS,X 连锁高 IgM 综合征;ID,免疫缺陷;Ig,免疫球蛋白;IM,传染性单核细胞增多症;LGL,大颗粒淋巴细胞白血病;LP,淋巴组织增生性疾病;LyG,淋巴瘤样肉芽肿病;NBS,Nijmegen 断裂综合征;NHL,非霍奇金淋巴瘤;NLPHL,结节性富于淋巴细胞型霍奇金淋巴瘤;PID,原发性免疫疾病;PTCL,外周 T 细胞淋巴瘤;RAG,重组激活基因;SCID,重度联合免疫缺陷;S,全球性;T-ALL,T 淋巴母细胞白血病/淋巴瘤;T-PLL,T 前淋巴细胞性白血病;WAS,Wiskott-Aldrich 综合征;X,X 连锁;XLP,X 连锁淋巴组织增生性综合征

[a] PID 的发生率随地域不同而变化;数据来自美国

[b] 遗传

[c] 所有 PID 患者的发生恶性肿瘤中,约 50% 为 NHL,8% 为 HL,6% 为白血病

于结外部位,其中最常见的是胃肠道、肺和中枢神经系统。

临床表现多样,患者常出现反复感染。约50%病例出现体液免疫异常。症状包括发烧、疲劳或传染性单核细胞增多症样综合征。淋巴组织增生可能是发生PID的征兆,或是进一步确诊PID的证据。由于分子缺陷不同,SCID患者临床表现有所不同,但一般都有明显的T或NK细胞减少和低丙种球蛋白血症。Omenn综合征是一种变异型SCID,因存在 RAG1/2 突变和随后引发的T细胞和B细胞内VDJ重组受损,从而导致T细胞功能不全。患者出现红皮病、嗜酸性粒细胞增多症、淋巴结肿大和肝脾肿大。X-连锁淋巴组织增生综合征患者可出现淋巴结肿大和(或)肝脾肿大、或致命性传染性单核细胞增多症。

实验室检查结果差异很大,特异性诊断可能需要高度特异的免疫学和分子检测[16]。对可疑PID患者进行的检查项目包括全血细胞计数,T、NK和B细胞计数,活化标志物 CD25、HLA-DR、CD80 和 CD154 的表达,以及血清免疫球蛋白定量。特异性检查包括T细胞功能评估(迟发型超敏反应皮肤试验、丝裂原增殖反应和细胞因子的产生),B细胞功能评估(天然或获得性抗体、蛋白质或碳水化合物抗原反应)和吞噬功能评估(趋化作用、杀菌活性、氮蓝四唑还原反应)[16]。

PID患者淋巴组织增生的病理改变不尽相同,从反应性增生、到类似于移植后患者发生的多形性淋巴浸润,再到类似于免疫功能正常人群发生的淋巴瘤都可以出现。在后面的讨论中,淋巴组织增生性病变分为非肿瘤性和肿瘤性两部分进行介绍。

非肿瘤性病变

非肿瘤性病变多种多样,包括从多形性病变进展到多克隆及寡克隆性多形性病变,偶可见多形性单克隆性细胞群,但不一定会进展为明显的淋巴瘤。非肿瘤性病变常见淋巴细胞减少,滤泡萎缩,生发中心进行性消失。

继发性改变包括滤泡增生、滤泡间淋巴组织增生以及肉芽肿性炎症,可能与感染有关。

在 Ig CSR-D 患者中,最常见的是由 CD40L 缺陷/X-连锁高 IgM 综合征引起的 X 连锁 CSR-D[11]。由于类别转换存在缺陷,Ig CSR-D 患者外周血或淋巴器官内淋巴细胞产生 IgM 或 IgD,但缺乏 IgG、IgA 或 IgE。组织学上,淋巴滤泡缺少生发中心,IgM+浆细胞在淋

巴结和结外部位(包括胃肠道、脾、肝和胆囊)积聚。这些可能不形成克隆性病变,但可造成弥漫性器官肿大,偶尔还能致命。

CVID 患者出现此消彼长的淋巴组织增生性病变,可见于淋巴结和结外部位,尤其是胃肠道。组织学表现为淋巴组织显著增生,淋巴结扩大的副皮质区内含有 EBV 阳性细胞,或表现为肺和胃肠道淋巴组织增生,部分患者发展为淋巴瘤。肉芽肿性炎症也很常见[17]。分子研究可以发现伴有 V-J 重排的暂时性 B 细胞克隆群。

XLP 见于儿童或青少年,患者可表现为急性暴发性传染性单核细胞增多症(FIM,Duncan 综合征)、噬血细胞性淋巴组织细胞增多症(HLH)、淋巴瘤或 EBV 感染后异常丙种球蛋白血症[10]。相似情况也可见于 SCID 患者。本病的病理表现包括 B 淋巴细胞、浆细胞和免疫母细胞的系统性多形性增生。可见类似 H 细胞和 R-S 细胞的大细胞。噬血细胞综合征在暴发性传染性单核细胞增多症患者中常见,在骨髓穿刺涂片中更易检出。

淋巴瘤和白血病

一般情况下,淋巴瘤或白血病在 PID 患者和免疫功能正常患者中的诊断标准是一致的。最常见的组织学类型为非霍奇金淋巴瘤(50%)和弥漫性大 B 细胞淋巴瘤,其次是 Burkitt 淋巴瘤、霍奇金淋巴瘤(9%)和外周 T 细胞淋巴瘤。还有一些比较少见的类型,如曾经报道过的 T 和 B 淋巴母细胞白血病/淋巴瘤,以及 T 前淋巴细胞性白血病。

WAS 患者可能与淋巴瘤样肉芽肿病有关,后者是一种 EBV 驱动的淋巴瘤,好发于肺、脑、皮肤和肾脏。在 AT 和 NBS 中,T 细胞淋巴瘤和白血病比 B 细胞肿瘤更常见。一些 WAS 和 AT 患者出现霍奇金淋巴瘤和霍奇金淋巴瘤样淋巴组织增生性病变。在 XLP 中,25%~30%的患者出现淋巴瘤。淋巴瘤通常发生在结外,约65%为 EBV 阳性,Burkitt 淋巴瘤是最常见的类型,最常累及回盲部。霍奇金淋巴瘤的发病率较低[10]。

PID 患者淋巴瘤的免疫表型

PID 患者淋巴瘤的诊断与免疫功能正常患者的标准相同,其免疫表型特点与 T 或 B 细胞淋巴瘤一致。B 细胞淋巴瘤表达与特定疾病相关的抗原。值得注意的是,EBV 相关病例的抗原表达会发生变化,如 B 细

胞抗原下调,CD20、CD79a 或 CD19 等可为阴性,或只在部分肿瘤细胞中表达。同样的,EBV 阳性肿瘤表达活化标志物 CD30。病毒潜伏感染的模式取决于宿主免疫能力。EBV 潜伏膜蛋白 1(LMP1)以 2 型和 3 型潜伏模式表达。伴浆细胞分化的病例中可检测到单型胞质免疫球蛋白。

用于研究反应性和肿瘤性淋巴组织增生性疾病的克隆性实验也可用于 PID 相关的淋巴组织增生性疾病的研究。因此,若 T 或 B 细胞抗原受体基因的分子检测发现细胞克隆,提示存在肿瘤性克隆,此结果还需要结合临床和病理发现进行综合分析。在 EBV 阳性病例中,对病毒末端重复序列的分析有助于克隆性的鉴定。此外,在原发性免疫缺陷中还发现了特定的遗传改变,如在 X-连锁淋巴组织增生性综合征中编码 SAP/SLAM 的基因发生突变,以及 Nijmegen 断裂综合征(NBS)中存在染色体断裂。

在 AT 中,除了 ATM 基因突变外,在 1 号和 14 号染色体上还有 T 细胞受体基因的倒置或易位。还在如下区域或基因中发现了断点:14q11-12,7q32-3,7p15,inv(7)(p13q35),t(7;7)(p13q35),t(7;14)(P13;q11),t(14;14)(q11;q32),以及免疫球蛋白基因。当 TCL1 基因受累时,可导致 T 细胞淋巴组织增生性疾病,如 T 淋巴母细胞淋巴瘤/白血病或 T 前淋巴细胞性白血病。

预后与潜在的 PID 性质和淋巴组织增生性疾病的类型有关,应进行个性化评估。宿主的整体免疫状况是一个重要的危险因素。除非接受骨髓移植,SCID 患者通常在婴儿期死亡。CVID 患者生存率较低;在一项研究中,CVID 患者平均死亡年龄为 42 岁,发生淋巴瘤的患者生存期会更短[17]。CSR-D 患者预后差,常在早期死于感染或晚期死于肝损伤[11]。T 细胞异常患者的病情更加严重。其他 PID 的淋巴样增生可以是侵袭性的。X-连锁淋巴组织增生综合征患者或 SCID 患者易发生 EBV 相关性噬血细胞综合征,并且会有严重的全血细胞减少、肝功能异常、凝血障碍和感染性并发症,预后不良。

要根据潜在的 PID 性质和淋巴组织增生的进程进行治疗。通常,对自限性或进展缓慢的病例建议保守治疗。预防性应用抗生素和(或)静脉注射免疫球蛋白可降低感染率,提高各种常见免疫缺陷患者的生存率[17]。利妥昔单抗或强的松可能有助于改善自身免疫病的临床表现[17]。同种异体骨髓移植已经用于治疗 WAS、SCID、CSR-D 和 XLP 患者,在发生明确感染之前进行移植效果会更好。基因治疗已经用于一些可以部分或完全修复的分子缺陷疾病,如 X-连锁的 CSR-D/高 IgM 综合征[12],或腺苷脱氨酶缺乏症。对于霍奇金和非霍奇金淋巴瘤,可以采用针对免疫功能正常患者的标准方案进行治疗。

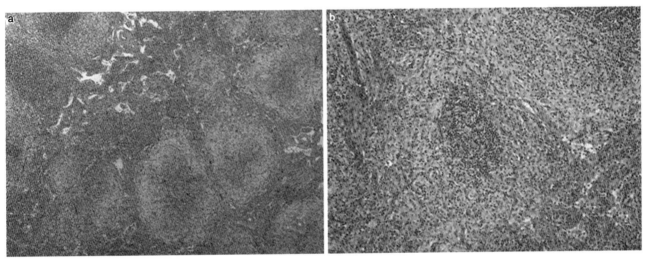

图 75.1 3 个月大 Omenn 综合征患儿的淋巴结。(a)低倍放大,显示淋巴结结构改变。缺乏发育良好的淋巴滤泡或生发中心。(b)中倍放大,可见淋巴细胞和组织细胞构成的模糊结节。(c)淋巴结结构变形,可见边界不清的结节性细胞聚集和开放性淋巴窦。(d)高倍放大,病变由小淋巴细胞和组织细胞混合构成。(David Zwick 医生提供图片)

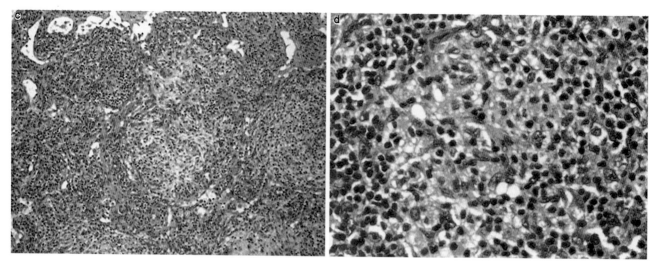

图75.1(续)

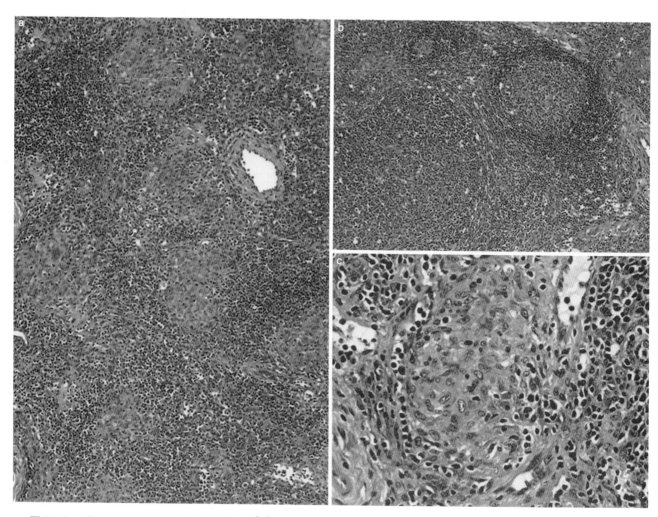

图75.2　"软骨毛发发育不全"患儿的淋巴结[18]。(a)低倍放大,淋巴结结构变形,生发中心边界不清,副皮质区扩大,血管增多。(b)中倍放大,生发中心清楚,滤泡间区扩大。(c)高倍放大,滤泡间区可见一处组织细胞聚集,符合肉芽肿表现。微生物特殊染色阴性。(Yvette Dzurik 医生提供图片)

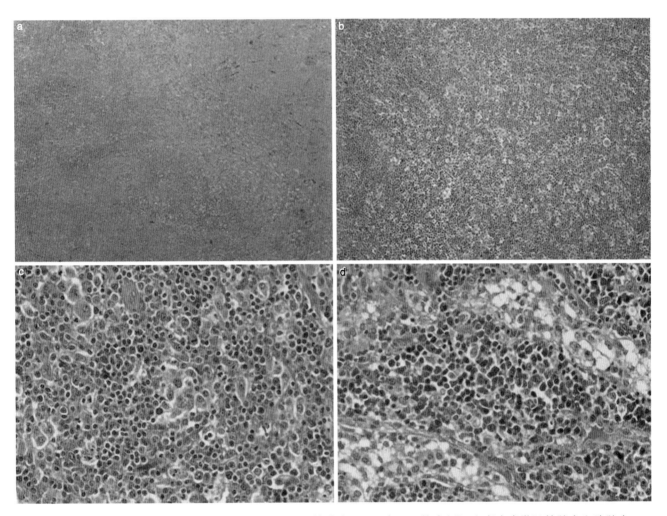

图 75.3　类型转换重组缺陷患儿的淋巴结（CSR-D，以前称为 CD40/高 IgM 综合征），患者全身淋巴结肿大和脾肿大。（a）低倍放大，淋巴结结构变形，伴广泛硬化，大体检查时质硬。（b）中倍放大，病变由小、中淋巴细胞和组织细胞混合构成，未见生发中心。（c）高倍放大，病变内可见小、中、大淋巴细胞。（d）淋巴窦中可见浆细胞聚集，免疫组化显示以 IgM 阳性细胞为主

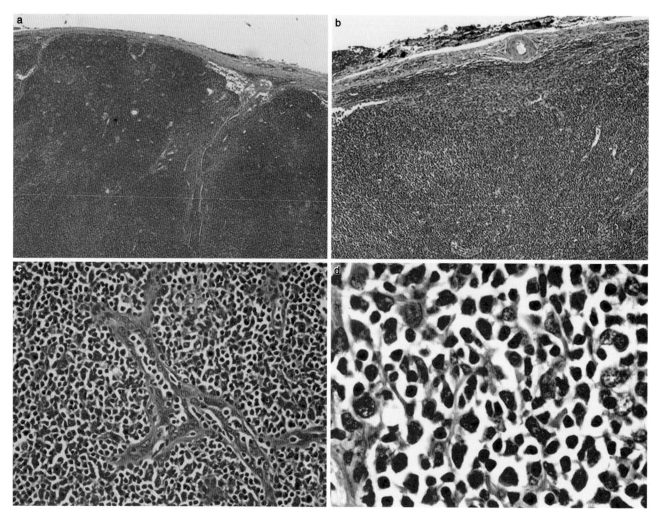

图75.4　普通可变型免疫缺陷病(CVID)9 岁女孩的淋巴结,患者全身淋巴结肿大。(a)淋巴结结构变形,淋巴滤泡或生发中心不明显。(b)中倍放大,淋巴结结构变形,模糊的结节形成。(c)高倍放大,大多数淋巴细胞的胞质透明,核深染,核轮廓不规则。(d)高倍放大,显示不规则淋巴细胞和散在大细胞的细节表现。这些形态学特点疑似淋巴瘤,因此对这个淋巴结进行了大量工作,但并未从免疫表型和分子研究中发现克隆性证据。随后患者胃肠道中出现了相似的病变,约 6 个月后,淋巴结内形成弥漫性大 B 细胞淋巴瘤。(Yvette Dzurik 医生提供图片)

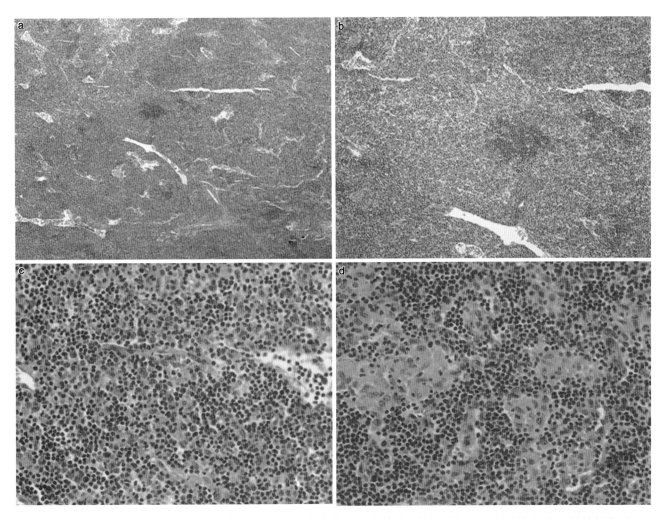

图 75.5　同时患有 CVID 和 EBV 阳性淋巴组织增生性疾病的 58 岁女性患者的淋巴结。(a)低倍放大,淋巴结结构变形,可见小的或萎缩的初级淋巴滤泡,伴副皮质区扩大。(b)中倍放大,显示副皮质区扩大。(c)高倍放大,显示多形性浸润,以小淋巴细胞为主,混有中等细胞和稀少的大免疫母细胞。(d)多形性浸润灶背景中可见小簇状组织细胞。流式细胞免疫表型分析发现 CD4/CD8 双阳性 T 淋巴细胞伴 CD5 和 CD7 缺失。EBER 原位杂交显示免疫母细胞阳性。B 和 T 细胞克隆性检测结果阴性。患者有反复上呼吸道感染史,出现颈部淋巴结肿大和口腔溃疡。(James Elrod 医生提供图片)

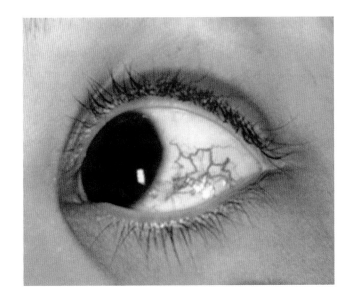

图 75.6　共济失调毛细血管扩张症(AT)患者。临床照片显示,眼部毛细血管扩张,这是 AT 的一个特征性表现

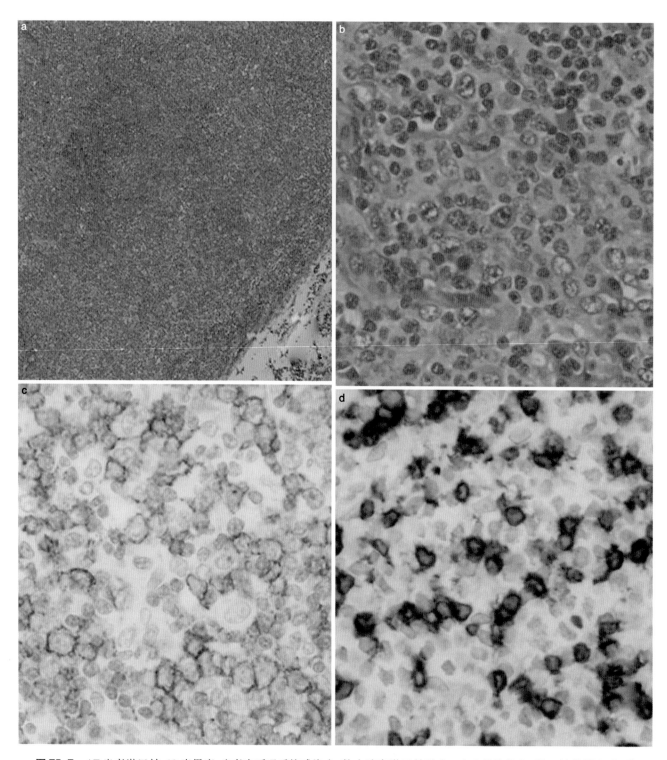

图75.7   AT 患者淋巴结,12 岁男童,患者有呼吸系统感染史,数个腋窝淋巴结肿大。(a)低倍放大,淋巴结结构变形,淋巴滤泡不清。(b)滤泡间区可见多形性浸润,由小淋巴细胞、浆细胞和免疫母细胞构成。(c)免疫组化 CD20 染色,大量中等淋巴细胞遍布淋巴结,淋巴结分区不明显。(d)免疫组化 CD3 染色,大量小淋巴细胞遍布整个淋巴结。(e)免疫组化 CD21 染色,FDC 网状阳性,提示存在次级淋巴滤泡。(f)免疫组化 BCL6 染色,可见大量生发中心细胞,提示生发中心变形。此淋巴结被诊断为反应性改变,并未实施进一步治疗。6 个月后,其他同时存在的肿大淋巴结缓慢自行消失。虽然淋巴结结构变形,但增生的生发中心提示,分子损伤并不影响生发中心细胞的形成。AT 患者的分子损伤影响 DNA 修复和VDJ 重组

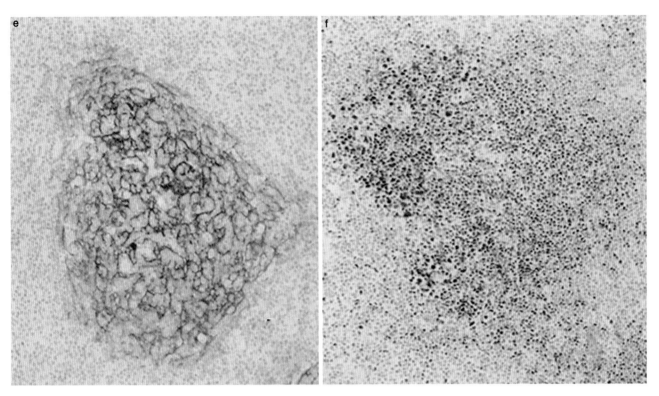

图 75.7（续）

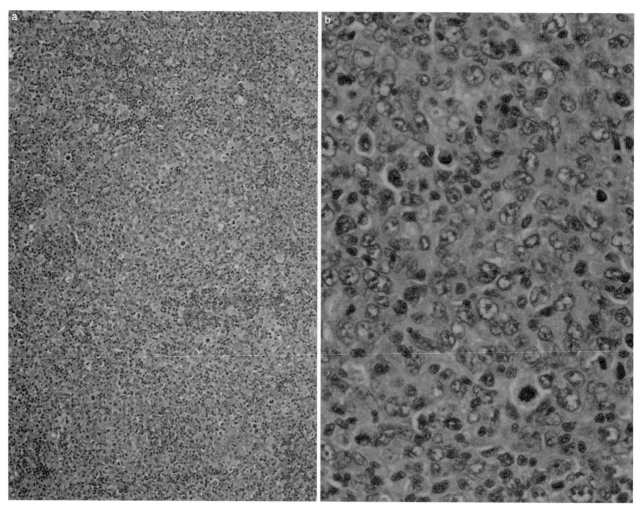

图 75.8　8 岁 AT 患者淋巴结内发生的弥漫大 B 细胞淋巴瘤。(a) 低倍放大,淋巴结结构消失。(b) 高倍放大,肿瘤细胞类似于大的中心母细胞。约 15%~20% 的 AT 患者会出现肿瘤性淋巴组织增生

（李晓波　译）

参考文献

1. Van Krieken JH. Lymphoproliferative diseases associated with primary immune disorders. In: Swerdlow SH, Campo E, Harris NL, et al., editors. WHO classification of tumours of haematopoietic and lymphoid tissues. 4th ed. Lyon: IARC; 2008. p. 336–9.

2. Patel K. Overview of lymphoproliferative disorders associated with primary immune deficiency disorders. In: Medeiros LJ, editor. Diagnostic pathology: lymph nodes and spleen with extranodal lymphomas. 1st ed. Altona/Manitoba: Amirsys, Inc; 2011. p. 11-2–7.

3. Srinivasa BT, Alizadehfar R, Desrosiers M, et al. Adult primary immune deficiency: what are we missing? Am J Med. 2012;125: 779–86.

4. Filipovich AH, Mathur A, Kamat D, Shapiro RS. Primary immunodeficiencies: genetic risk factors for lymphoma. Cancer Res. 1992; 52:5465s–7.

5. Vajdic CM, Mao L, van Leeuwen MT, et al. Are antibody deficiency disorders associated with a narrower range of cancers than other forms of immunodeficiency? Blood. 2010;116: 1228–34.

6. Al-Herz W, Bousfiha A, Casanova JL, et al. Primary immunodeficiency diseases: an update on the classification from the international union of immunological societies expert committee for primary immunodeficiency. Front Immunol. 2011;2:54.

7. Wang N, Hammarstrom L. IgA deficiency: what is new? Curr Opin Allergy Clin Immunol. 2012;12:602–8.

8. Mellemkjaer L, Hammarstrom L, Andersen V, et al. Cancer risk among patients with IgA deficiency or common variable immunodeficiency and their relatives: a combined Danish and Swedish study. Clin Exp Immunol. 2002;130:495–500.

9. Salavoura K, Kolialexi A, Tsangaris G, Mavrou A. Development of cancer in patients with primary immunodeficiencies. Anticancer Res. 2008;28:1263–9.

10. Leechawengwongs E, Shearer WT. Lymphoma complicating primary immunodeficiency syndromes. Curr Opin Hematol. 2012; 19:305–12.

11. Durandy A, Kracker S. Immunoglobulin class-switch recombination deficiencies. Arthritis Res Ther. 2012;14:218.

12. Jain A, Kovacs JA, Nelson DL, et al. Partial immune reconstitution of X-linked hyper IgM syndrome with recombinant CD40 ligand. Blood. 2011;118:3811–7.

13. Aruffo A, Farrington M, Hollenbaugh D, et al. The CD40 ligand, gp39, is defective in activated T cells from patients with X-linked hyper-IgM syndrome. Cell. 1993;72:291–300.

14. Blundell MP, Worth A, Bouma G, Thrasher AJ. The Wiskott-Aldrich syndrome: the actin cytoskeleton and immune cell function. Dis Markers. 2010;29:157–75.

15. Thrasher AJ, Burns SO. WASP: a key immunological multitasker. Nat Rev Immunol. 2010;10:182–92.

16. de Vries E. Patient-centred screening for primary immunodeficiency: a multi-stage diagnostic protocol designed for non-immunologists. Clin Exp Immunol. 2006;145:204–14.

17. Resnick ES, Moshier EL, Godbold JH, Cunningham-Rundles C. Morbidity and mortality in common variable immune deficiency over 4 decades. Blood. 2012;119:1650–7.

18. Moshous D, Meyts I, Fraitag S, et al. Granulomatous inflammation in cartilage-hair hypoplasia: risks and benefits of anti-TNF-alpha mAbs. J Allergy Clin Immunol. 2011;128:847–53.

76

第 76 章
自身免疫性淋巴组织增生综合征

自身免疫性淋巴组织增生综合征(autoimmune lymphoproliferative syndrome,ALPS)是与淋巴组织增生性疾病相关的原发性免疫疾病(PID),其免疫失调由遗传缺陷导致[1]。凋亡机制失效,致使淋巴细胞积累和自体反应细胞持续存在,从而导致 ALPS 的发生。患者在儿童期就出现明显的临床症状,表现为淋巴结肿大、肝脾肿大和多系血细胞减少[2]。

凋亡是一种细胞死亡程序,经细胞表面机制(外在途径)或线粒体蛋白激活(内在途径)触发后,导致 caspases 及其下游靶点活化。淋巴细胞凋亡是由其表面的 FAS 受体介导的,FAS 受体在淋巴细胞体内平衡中起到了很重要的调控作用[2]。FAS(也称为 CD95/APO)是肿瘤坏死因子受体超级家族(TN-FRSF)的成员,能直接触发凋亡以维持淋巴细胞体内平衡和防止自身免疫[2]。FAS 能被 FAS 配体激活,进而触发衔接蛋白死亡结构域(FAS 相关死亡域[FADD])的募集,之后,募集 procaspases 8 或 10。形成的 FAS/FADD/caspase 复合物是死亡诱导信号复合物,可刺激 caspases 进一步活化并导致细胞死亡[3]。

大多数 ALPS 病例的遗传学基础是 FAS 或 FASL 基因突变,其他异常比较少见,例如 CASP10 或 caspase 8 突变、活化 N-RAS 缺陷、或 FADD 缺陷[1,4]。大多数病例表现为常染色体显性遗传的 FAS 胚系突变引起的异质性疾病。FAS 体细胞突变是导致 ALPS 的第二常见缺陷。有的患者发生了 CD4-CD8-双阴性 T 细胞中编码 FAS 蛋白的细胞表面凋亡受体基因 TNFRSF6 突变,或 CD95 凋亡受体的配体 TNFSF6 基因突变。这些缺陷可能导致凋亡失败的淋巴细胞积累,最终导致淋巴组织增生。特别需要指出的是,患者外周血和淋巴组织中有 CD4 和 CD8 双阴性(DN)淋巴细胞积累[5,6]。

大多数患者是年幼的儿童,表现为淋巴结肿大和肝脾肿大,少数儿童还会发生中性粒细胞减少症、溶血性贫血、肝炎或肺部病变[2]。ALPS 患者的淋巴组织增生可以累及不同的器官系统,临床上表现为肺炎、葡萄膜炎或肺、肾或脑的浸润性病变。ALPS 患者的其他表现还包括与血小板减少相关的出血或瘀斑,或与中性粒细胞减少相关的反复感染[2]。

ALPS 的临床表现和实验室特征与其他 PID 和获得性免疫疾病有重叠,目前,已经建立了一套 ALPS 的诊断标准。这些诊断标准在 2009 年被更新[7],包括两个必要标准和六个附加标准。当满足两个必要标准和一个主要的附加标准时(表 76.1),可以确诊[7]。

表 76.1　自身免疫性淋巴组织增生综合征的诊断标准[7]

必要标准
1. 非肿瘤性淋巴结肿大或脾肿大>6 个月
2. CD3+、TCRαβ+且 CD4−和 CD8−双阴性 T 淋巴细胞增多(>总淋巴细胞的 1.5% 或者>CD3+淋巴细胞的 2.5%)

附加标准
主要
1. 两种分析方法证明淋巴细胞凋亡缺陷
2. FAS、FASL 或者 CASP10 体细胞突变或胚系突变
次要
3. 血浆 sFASL(>200pg/ml)、IL-10(>20pg/ml)、维生素$_{B12}$(>1,500ng/L)或 IL-18(>500pg/ml)水平升高
4. 经血液病理学家审核的典型的免疫组化证据
5. 自身免疫性血细胞减少症(溶血性贫血、血小板减少或中性粒细胞减少)以及 IgG 水平增高
6. 非恶性/非感染性淋巴组织增生家族史,无论是否有自身免疫病

实验室检查可以发现血细胞减少和多克隆性高丙种球蛋白血症。贫血可能由脾功能亢进、自身免疫和(或)缺铁引起的。ALPS 患者的血清维生素 B12、IL-10 和可溶性 FAS 配体水平通常会升高[2]。患者血清

免疫球蛋白水平通常在正常范围内,但可以增加或减少[1]。组织病理学特征属于 ALPS 诊断的次要附加标准,可见滤泡增生和由小、中、大细胞增生引起的副皮质区扩张,其中大细胞具有免疫母细胞的特征。副皮质区扩张显著者可类似外周 T 细胞淋巴瘤[8]。在滤泡间区域通常也能见到小的成熟浆细胞。有时可见生发中心进行性转化[5,6],淋巴结、脾脏或骨髓中偶见破坏性浸润。

免疫表型分析显示 CD4 和 CD8 双阴性(DN)T 淋巴细胞增加。DN 淋巴细胞表现为 T 细胞受体 αβ+、CD45RA+ 和 CD45RO-,符合童贞 T 细胞表型[6-8]。这些异常淋巴细胞是 ALPS 的标志,并且能在淋巴细胞计数正常或升高患者的外周血中检测到。在 ALPS 以外的其他情况下很少见到 DN 淋巴细胞升高超过5%[9]。尽管 B 细胞的总数不增加,但多克隆性 CD5+B 淋巴细胞的数目会有所增加。

免疫组化检测有助于证明扩张的滤泡间区内的淋巴细胞是 DN-T 细胞,可以在淋巴结、脾脏和结外淋巴组织中发现这类细胞[7]。组织中 50% ~ 80% 的单个核细胞是 DN-T 淋巴细胞[8]。滤泡间淋巴细胞通常表达 CD57、穿孔素和 TIA-1。浆细胞是多型性的。仅在少数病例中进行了 EBV 检测,所有被检测病例均为阴性[8]。

ALPS 患者很少发生淋巴瘤。发生淋巴细胞增生性疾病的风险与凋亡缺陷的严重程度相关。FAS 蛋白胞内区胚系突变者发展成 HL 和 NHL 的风险增加[10]。少数病例也可发展为外周 T 细胞淋巴瘤和 T 细胞/组织细胞丰富的大 B 细胞淋巴瘤。

用于检测反应性和肿瘤性淋巴组织增生性疾病的克隆性实验,也适用于检测包括 ALPS 在内的 PID 相关的淋巴组织增生性疾病。因此,通过分子检测免疫球蛋白或 T 细胞受体基因,显示的单克隆性细胞群支持肿瘤性克隆的存在,此结果还需要结合临床和病理发现进行综合分析。大多数 ALPS 患者存在 FAS 和 FASL 基因突变。

预后和淋巴组织增生性疾病的类型有关。宿主的整体免疫状况是一个重要的风险因素。ALPS 中的淋巴组织增生通常具有自限性。

一般来说,由于这种病变可能是自限性的,因此建议保守治疗。免疫细胞减少的治疗与其他情况下的治疗相同,免疫抑制和静脉注射免疫球蛋白可能有效[2]。皮质类固醇和免疫抑制药物对脾肿大或淋巴结肿大无效[2]。脾切除术可能改善血细胞减少。如果行脾切除术,需要辅以免疫和抗生素预防用药。建议监测淋巴结肿大,并根据肿瘤的性质进行治疗。也建议遗传学会诊。

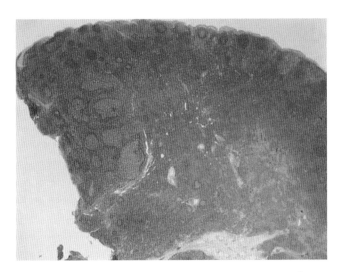

图 76.1　ALPS 患者的反应性淋巴结,低倍放大。左侧可见大的反应性生发中心,中央可见副皮质区扩大

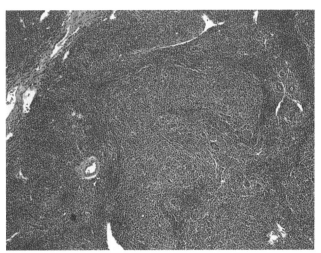

图 76.2　ALPS 患者淋巴结中增生的生发中心。生发中心增大、融合,套区萎缩。(Yvette Dzurik 医生提供图片)

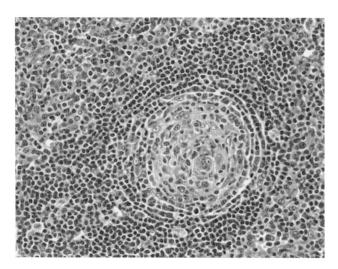

图76.3 ALPS 患者淋巴结,生发中心不完全萎缩,套区清楚,淋巴细胞同心圆状分布,类似透明血管型 Castleman 病

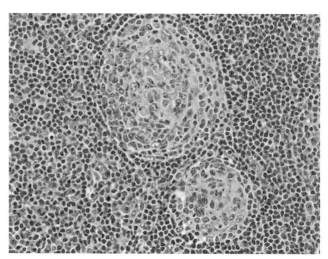

图76.4 ALPS 患者淋巴结,一个淋巴滤泡含两个生发中心,类似于透明血管型 Castleman 病中见到的"孪生"现象

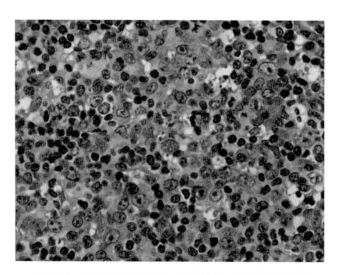

图76.5 ALPS 患者淋巴结,高倍放大。滤泡间区域可见多形性浸润,包括小、中淋巴细胞和一些免疫母细胞。当滤泡间成分特别丰富时,可类似外周 T 细胞淋巴瘤

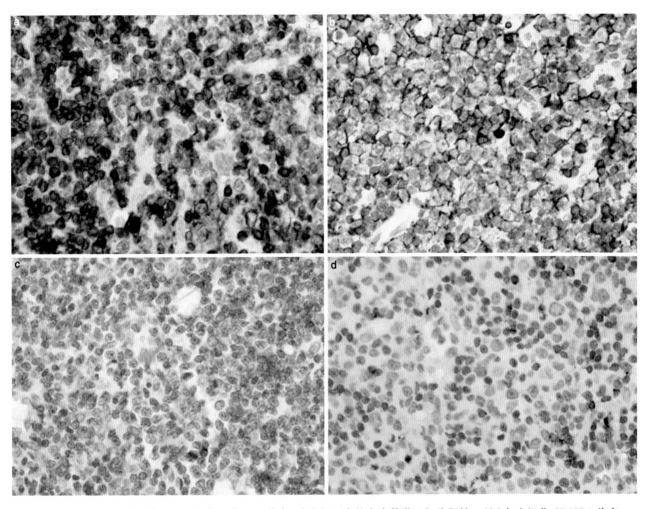

图 76.6　ALPS 患者淋巴结。(a) 免疫组化 CD3 染色,滤泡间区中的大多数淋巴细胞阳性。(b) 免疫组化 CD45RA 染色,大多数淋巴细胞阳性,CD45RA 是童贞 T 细胞标志。(c) 免疫组化 CD4 染色,大多数滤泡间区的淋巴细胞阴性,提示 T 细胞抗原丢失。(d) 免疫组化 CD8 染色,大部分滤泡间区的淋巴细胞阴性。结果表明,ALPS 患者淋巴结中大多数淋巴细胞是不表达 CD4 和 CD8 的童贞 T 细胞,提示 T 细胞抗原丢失

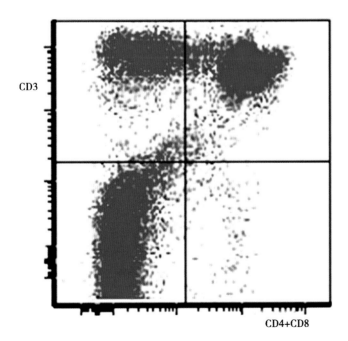

图 76.7　流式细胞免疫表型检测,x 轴显示 CD4 和 CD8 细胞总数,y 轴显示 CD3 阳性细胞。左上象限显示约三分之一的 T 细胞不表达 CD4 和 CD8。超过 2.5% 的 T 细胞不表达 CD4 和 CD8 是诊断 ALPS 的必要标准之一。本例约 30% 的 T 细胞不表达 CD4 和 CD8

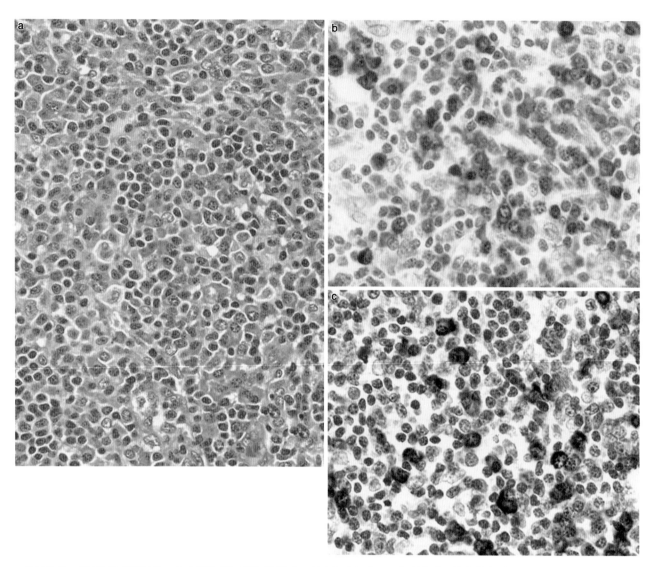

图 76.8　ALPS 患者淋巴结。(a)滤泡间区浆细胞增多。(b)免疫组化 Igκ 轻链染色,散在浆细胞阳性。(c)免疫组化 Igλ 轻链染色,散在浆细胞阳性。本例 κ:λ 阳性浆细胞比约为2:1,符合多型性浆细胞的特点。多型性浆细胞增多是 ALPS 患者淋巴结的常见特征

（李晓波　译）

参考文献

1. Al-Herz W, Bousfiha A, Casanova JL, et al. Primary immunodeficiency diseases: an update on the classification from the international union of immunological societies expert committee for primary immunodeficiency. Front Immunol. 2011;2:54.
2. Rao VK, Oliveira JB. How I treat autoimmune lymphoproliferative syndrome. Blood. 2011;118:5741–51.
3. Lenardo MJ. Fas and the art of lymphocyte maintenance. J Exp Med. 1996;183:721–4.
4. Leechawengwongs E, Shearer WT. Lymphoma complicating primary immunodeficiency syndromes. Curr Opin Hematol. 2012;19:305–12.
5. Wang SA. Autoimmune lymphoproliferative syndrome. In: Medeiros LJ, editor. Diagnostic pathology: lymph nodes and spleen with Extranodal lymphomas. 1st ed. Altona: Amirsys, Inc.; 2011. p. 11-8–9.
6. Van Krieken JH. Lymphoproliferative diseases associated with primary immune disorders. In: Swerdlow SH, Campo E, Harris NL, et al., editors. WHO classification of tumours of haematopoietic and lymphoid tissues. 4th ed. Lyon: IARC; 2008. p. 336–9.
7. Oliveira JB, Bleesing JJ, Dianzani U, et al. Revised diagnostic criteria and classification for the autoimmune lymphoproliferative syndrome (ALPS): report from the 2009 NIH International Workshop. Blood. 2010;116:e35–40.
8. Lim MS, Straus SE, Dale JK, et al. Pathological findings in human autoimmune lymphoproliferative syndrome. Am J Pathol. 1998;153:1541–50.
9. Caminha I, Fleisher TA, Hornung RL, et al. Using biomarkers to predict the presence of FAS mutations in patients with features of the autoimmune lymphoproliferative syndrome. J Allergy Clin Immunol. 2010;125:946–9.e6.
10. Straus SE, Jaffe ES, Puck JM, et al. The development of lymphomas in families with autoimmune lymphoproliferative syndrome with germline Fas mutations and defective lymphocyte apoptosis. Blood. 2001;98:194–200.

第 77 章
免疫调节剂相关性淋巴组织增生性疾病

77

免疫调节剂相关性淋巴组织增生性疾病（LPD）是指应用免疫抑制剂治疗自身免疫病或其他疾病（不包括移植或血液系统恶性肿瘤）后而发生的淋巴组织增生或淋巴瘤[1-3]。疾病谱系的一端为多形性增生，另一端的形态学和免疫表型类似于非免疫缺陷个体发生的淋巴瘤。LPD患者可以发生B和T细胞非霍奇金淋巴瘤，以及经典型霍奇金淋巴瘤[1-3]。

对于特定病例而言，可能不容易确定LPD发生的病因，是医源性免疫抑制或是基础疾病引起的免疫缺陷。LPD的发病可能是多因素的，包括免疫抑制剂的类型、免疫抑制程度、药物治疗持续时间以及基础疾病的性质。最常报道与LPD风险增加有关的免疫调节剂包括甲氨蝶呤、硫唑嘌呤和肿瘤坏死因子（TNF）-α拮抗剂，这些药物无论单独使用，还是同时或不同时组合使用，都会增加LPD发生的风险。TNF-α拮抗剂包括英夫利昔单抗、阿达木单抗和依那西普[4]。最常发生免疫调节剂相关性LPD的基础疾病是类风湿性关节炎，其次是其他结缔组织疾病、炎性肠病和银屑病[4]。当患者对常用的抗风湿药物没有反应时，会使用这些药物[4]。类风湿关节炎患者发生LPD的风险最高，这可能与长期的慢性炎症、免疫衰老和B细胞免疫失调有关[5]。在年轻的Crohn病患者中，接受英夫利昔单抗与硫唑嘌呤或6-巯基嘌呤联合治疗与肝脾型T细胞淋巴瘤的发生也存在显著的相关性。EBV阳性皮肤黏膜溃疡是发生于老年患者口咽黏膜或皮肤的局限疾病，也可见于应用免疫调节剂的患者[6]。

自身免疫性疾病患者或应用免疫抑制剂患者的EBV感染率高低不一。高达80%的经典型霍奇金淋巴瘤中H细胞和R-S细胞为EBV阳性。约25%的弥漫性大B细胞淋巴瘤中也存在EBV；40%的与类风湿性关节炎相关的淋巴组织增生性疾病中也存在EBV感染，在多形性LPD中的阳性率更高。EBV能够在体外转化原代B细胞，甲氨蝶呤能激活宿主细胞内的裂解型EBV感染，这为解释一些临床发现提供了理论依据[7]。

免疫调节剂相关性LPD患者同样会累及淋巴结和结外部位。最常见的结外部位包括胃肠道、皮肤、肺、肾、甲状腺和软组织。典型的肝脾T细胞淋巴瘤累及肝、脾和骨髓。本病的症状缺乏特异性，常类似于非免疫缺陷个体的局限性或系统性淋巴瘤的症状。

组织学观察，以弥漫性大B细胞淋巴瘤最常见，其次是经典型霍奇金淋巴瘤和所谓的霍奇金样病变[3,8]，而多形性LPD、滤泡性淋巴瘤、结外边缘区淋巴瘤、BurKitt淋巴瘤和外周T细胞淋巴瘤等较少见。H样细胞和R-S样细胞可见于多种组织学类型中，尤其是EBV阳性者。多形性浸润由小、中、大淋巴细胞混合构成，还可见免疫母细胞，浆样细胞和组织细胞。多形性病变中可有H样细胞或R-S样细胞。最近描述的EBV阳性皮肤黏膜溃疡是多形性病变中一个独特的类型[6]。肝脾T细胞淋巴瘤主要累及脾脏、肝脏和骨髓。

瘤细胞的免疫表型同非免疫缺陷个体发生的相应淋巴瘤。弥漫性大B细胞淋巴瘤表达广谱B细胞标志物CD20、CD79a、PAX-5和CD45/LCA，常表达BCL6和IRF-4/MUM1。在经典型霍奇金淋巴瘤中，H细胞和R-S细胞的免疫表型为CD15+、CD30+、CD45-、CD20-/+和PAX-5+（弱），而霍奇金淋巴瘤样病变中的大细胞表现为CD45+、CD30+、CD15-、CD20+和PAX-5+（强）。多形性病变中含有大小不等的B细胞、浆细胞和T细胞，浆细胞可以是单型性的。肝脾T细胞淋巴瘤表现为CD3+、CD5-、CD4-、CD8-/+，常表达γδ型T细胞受体（TCR），很少表达αβ型TCR；大多数病例TIA-1+、粒酶B-和粒酶M+。

分子分析结果表明，免疫调节剂相关性LPD的细胞遗传学与非免疫抑制患者发生的病变类似。部分弥漫性大 B 细胞淋巴瘤发生了 t(14;18)(q32;q21);肝脾 T 细胞淋巴瘤通常携带 7 号等臂染色体和 8 号染色体三体。分子分析显示大多数 B 细胞淋巴瘤和多形性 B 细胞 LPD 中存在单克隆性 IgH 重排,而在 T 细胞淋巴瘤中则发生单克隆性 TCR 重排。

本病预后不一。部分甲氨蝶呤相关的 LPD 患者可在停药后部分或全部缓解,特别是 EBV 阳性病例[9]。这些病例也可以复发,最终需要细胞毒性治疗。B 细胞 LPD 的常用方案是利妥昔单抗联合环磷酰胺、阿霉素、长春新碱和泼尼松(R-CHOP)。DLBCL 患者的总生存率为 50%。肝脾 T 细胞淋巴瘤往往具有侵袭性,而且通常是致命的。

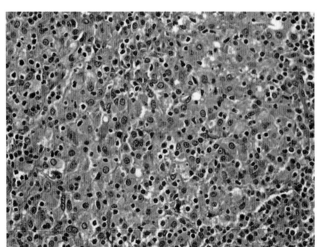

图 77.1　免疫调节剂相关性 LPD 的淋巴结,高倍放大。混合性浸润背景中可见许多大细胞,符合弥漫性大 B 细胞淋巴瘤。患者有类风湿关节炎病史,接受甲氨蝶呤和英夫利昔单抗治疗

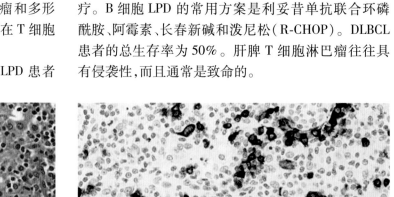

图 77.2　免疫调节剂相关性 LPD 的淋巴结,符合弥漫性大 B 细胞淋巴瘤。免疫组化 CD79a 染色,多数大细胞强阳性。患者有类风湿关节炎病史,接受甲氨蝶呤和抗 TNFα 治疗

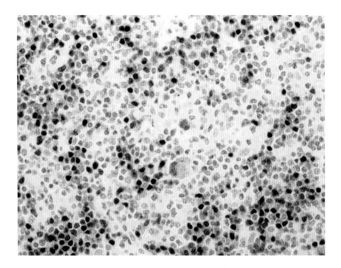

图 77.3　免疫调节剂相关性 LPD 的淋巴结,符合经典型霍奇金淋巴瘤。免疫组化 PAX5 染色,大细胞弱阳性,背景中的一些小淋巴细胞强阳性。患者有类风湿关节炎病史,接受甲氨蝶呤和英夫利昔单抗(抗 TNFα)治疗

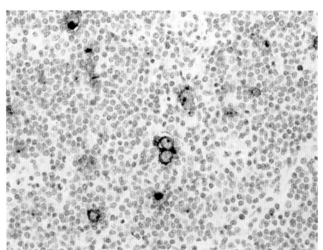

图 77.4　免疫调节剂相关性 LPD 的淋巴结,符合经典型霍奇金淋巴瘤。免疫组化 CD30 染色,多数大细胞阳性。患者有类风湿关节炎病史,接受甲氨蝶呤和抗 TNFα 治疗

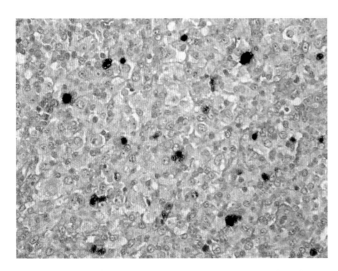

图 77.5　免疫调节剂相关性 LPD 的淋巴结,符合经典型霍奇金淋巴瘤。EBER 原位杂交,大细胞阳性。患者有类风湿关节炎病史,接受甲氨蝶呤和英夫利昔单抗(抗 TNFα)治疗

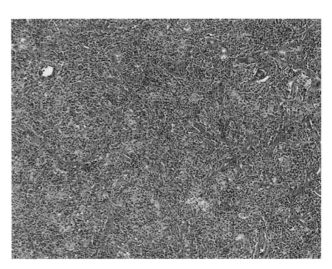

图 77.6　免疫调节剂相关性 LPD 的淋巴结,符合弥漫性大 B 细胞淋巴瘤。肿瘤弥漫浸润,大细胞散在分布于大量小淋巴细胞间,背景中可见硬化。患者患有类风湿性关节炎病史,接受硫唑嘌呤治疗

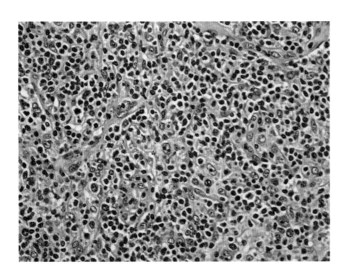

图 77.7　免疫调节剂相关性 LPD 的淋巴结,符合经典型霍奇金淋巴瘤。大细胞含泡状核和显著核仁,符合 RS+H 细胞。患者有类风湿性关节炎病史,接受硫唑嘌呤治疗

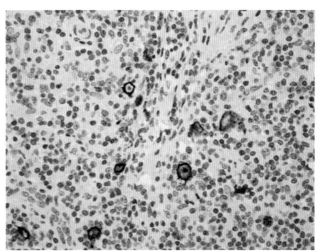

图 77.8　免疫调节剂相关性 LPD 的淋巴结,符合经典型霍奇金淋巴瘤。大细胞表达 CD30。患者有类风湿性关节炎病史,接受硫唑嘌呤治疗

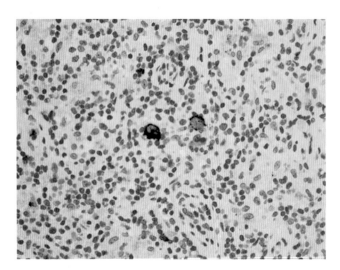

图77.9   免疫调节剂相关性 LPD 的淋巴结,符合经典型霍奇金淋巴瘤。大细胞表达 CD15。患者有类风湿性关节炎病史,接受硫唑嘌呤治疗

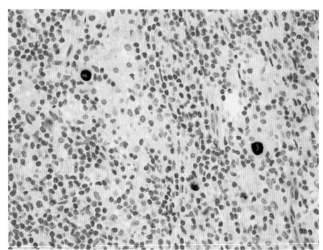

图77.10   免疫调节剂相关性 LPD 的淋巴结,符合经典型霍奇金淋巴瘤。大细胞弱阳性表达 PAX-5。患者有类风湿性关节炎病史,接受硫唑嘌呤治疗

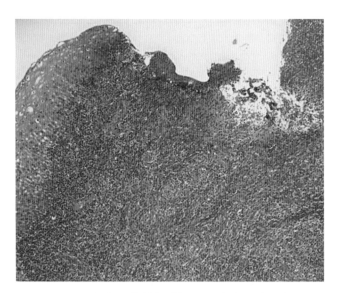

图77.11   免疫调节剂相关性 LPD,老年患者牙龈活检。可见溃疡形成和致密多形性细胞浸润,符合 EBV 阳性皮肤黏膜溃疡型 EBV 阳性多形性病变

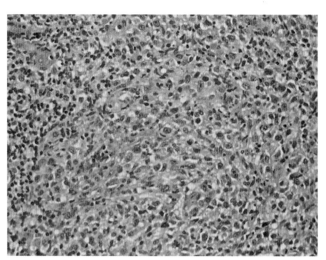

图77.12   免疫调节剂相关性 LPD,符合 EBV 阳性皮肤黏膜溃疡型 EBV 阳性多形性病变,高倍放大。多形性浸润灶中散在大细胞,包括 H 样细胞和 R-S 样细胞,背景含大量反应性细胞,包括小淋巴细胞、组织细胞和浆细胞

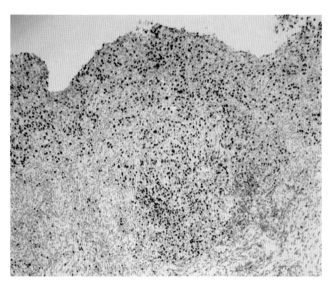

图 77.13　免疫调节剂相关性 LPD，符合 EBV 阳性皮肤黏膜溃疡型 EBV 阳性多形性病变。免疫组化 PAX-5 染色。大多数细胞阳性

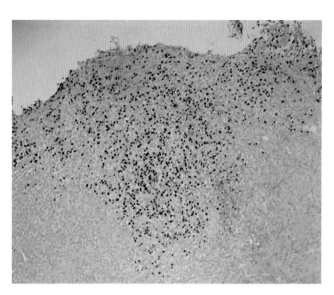

图 77.14　免疫调节剂相关性 LPD，符合 EBV 阳性皮肤黏膜溃疡型 EBV 阳性多形性病变。EBER 原位杂交，多数大细胞阳性

Swerdlow SH, Campo E, Harris NL, et al., editors. WHO classification of tumours of haematopoietic and lymphoid tissues. Lyon: International Agency for Research on Cancer; 2008. p. 350–1.

2. Muzzafar T. Immunomodulating agent-associated lymphoproliferative disorders. In: Medeiros LJ, editor. Diagnostic pathology: lymph nodes and spleen with extranodal lymphomas. Altona: Amirsys; 2011. p. 11-20–7.

3. Hasserjian RP, Chen S, Perkins SL, et al. Immunomodulator agent-related lymphoproliferative disorders. Mod Pathol. 2009;22: 1532–40.

4. Brown SL, Greene MH, Gershon SK, et al. Tumor necrosis factor antagonist therapy and lymphoma development: twenty-six cases reported to the Food and Drug Administration. Arthritis Rheum. 2002;46:3151–8.

5. Baecklund E, Sundstrom C, Ekbom A, et al. Lymphoma subtypes in patients with rheumatoid arthritis: increased proportion of diffuse large B cell lymphoma. Arthritis Rheum. 2003;48:1543–50.

6. Dojcinov SD, Venkataraman G, Pittaluga S, et al. Age-related EBV-associated lymphoproliferative disorders in the western population: a spectrum of reactive lymphoid hyperplasia and lymphoma. Blood. 2011;117:4726–35.

7. Callan MF. Epstein-Barr virus, arthritis, and the development of lymphoma in arthritis patients. Curr Opin Rheumatol. 2004; 16:399–405.

8. Kamel OW. Iatrogenic lymphoproliferative disorders in non-transplantation settings. Recent Results Cancer Res. 2002;159:19–26.

9. Hoshida Y, Xu JX, Fujita S, et al. Lymphoproliferative disorders in rheumatoid arthritis: clinicopathological analysis of 76 cases in relation to methotrexate medication. J Rheumatol. 2007;34: 322–31.

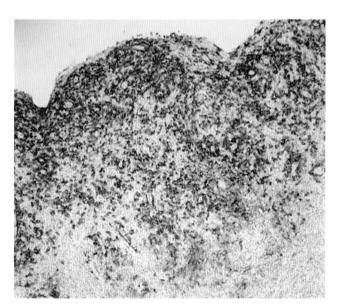

图 77.15　免疫调节剂相关性 LPD，符合 EBV 阳性皮肤黏膜溃疡型 EBV 阳性多形性病变。免疫组化 CD30 染色，多数大细胞阳性

（李晓波　译）

参考文献

1. Gaulard P, Swerdlow SH, Harris NL, et al. Other iatrogenic immunodeficiency-associated lymphoproliferative disorders. In:

78

第78章
移植后淋巴组织增生性疾病：
早期病变和多形性病变

移植后淋巴组织增生性疾病（post-transplant lymphoproliferative disorders，PTLD）是指实质器官、骨髓或干细胞同种异体移植的受体因免疫抑制而造成的一组淋巴细胞或浆细胞（通常均有）增生性病变。疾病谱系涵盖反应性增生到肿瘤性增生。早期病变在临床上表现为良性 LPD，常形成明确肿物[1]。肿瘤性或单形性 PTLD 类似于非免疫缺陷个体发生的淋巴瘤。多形性 PTLD 位于 PTLD 疾病谱系的中间，一些病例表现为良性生物学行为，而另一些更具侵袭性，更接近于单形性 PTLD。

PTLD 的发生率随免疫抑制方案的强度和移植器官的类型而变化。接受肾脏、干细胞或骨髓同种异体移植的患者发生 PTLD 的风险最低（<1%），接受肝脏和心脏移植的患者发病风险居中，而接受肠和肺同种异体移植的患者发病风险最高（>10%）[1]。早期（<1年）发生 PTLD 风险最高（达20%）的情况包括：非亲属或 HLA 不匹配亲属供体；使用药物对供体骨髓进行选择性 T 细胞消减，例如使用抗胸腺细胞球蛋白（ATG）或抗 CD3 抗体，以防止移植物抗宿主病的发生。脐带血移植和应用 ATG 与大约 20% 的 EBV 阳性 PTLD 发生有关。

在移植后第一年内发生 PTLD 的患者通常会有 EBV 感染，但在移植后两年以上发生的 PTLD，EBV 可能阳性或阴性[2,3]。实质器官或骨髓同种异体移植后的 PTLD 通常在 1 年内发生。大多数 EBV 阳性 PTLD 为 A 型 EBV 感染，一般认为是 T 细胞免疫监视减弱的结果。许多 EBV 阳性 PTLD，特别是早期病变和一些多形性 PTLD，对降低免疫抑制强度有反应。高达 30% 的 PTLD 为 EBV 阴性，这些病变一般发生较晚，通常出现在移植后 4 年或更久。EBV 阴性 PTLD 的病因未知，有些病例与人类疱疹病毒 8（HHV8）有关。有人提出移植器官的慢性抗原性刺激可能是 EBV 阴性 PTLD 的发病机制之一。EBV 阴性 PTLD 很少对降低免疫抑制强度有反应。

EBV 通常以Ⅲ型潜伏模式感染 PTLD 患者，因此可在活检组织中通过免疫组化检测潜伏膜蛋白 1（LMP1）或用原位杂交检测 EBV 编码 RNA（EBER）等方法来检测。也可以检测血浆或血清中的 EBV 水平，EBV 水平通常随疾病的活动而升高或下降，故可用于监测 PTLD 患者的病情。

临床上，移植时 EBV 血清阴性是发生 PTLD 的一个危险因素，儿童患者尤其如此。PTLD 的临床表现多种多样，类似于经常使用神经钙蛋白抑制剂（环孢菌素和他克莫司）患者的表现。常见症状有嗜睡、体重下降和发烧。最常受累部位包括淋巴结、胃肠道、肺和肝。多器官累及最常发生在接受骨髓同种异体移植的患者。移植的实质器官也可受累。

实质器官同种异体移植发生的 PTLD 中，90% 以上为受者起源，肝和肺移植患者的 PTLD 常累及移植器官。相比之下，骨髓或干细胞同种异体移植患者的大多数 PTLD 为供者起源。

早期病变：浆细胞增生和传染性单核细胞增多症样 PTLD

早期病变有两种类型：浆细胞增生和传染性单核细胞增多症（IM）样 PTLD。这些病变通常发生于先前没有 EBV 感染证据的患者。早期病变的活检标本可表现为旺炽性反应性滤泡增生。

患者多为儿童，但成人也可受累。最常累及淋巴结、扁桃体和腺样体。很少累及骨髓。早期病变通常会自发消退，或在降低免疫抑制强度后消退。然而，一些患者的早期病变可以进展为多形性或单形性 PTLD。浆细胞增生的组织学特征为出现大量浆细胞、小淋巴细胞和免疫母细胞。一些病例可见有显著生发中心的增生滤泡，滤泡间区浆细胞增多。IM 样病变一般表现为副皮质区扩大，T 细胞和浆细胞间可见大量免疫母细胞，一些病例可有更为明显的滤泡增生。

　　浆细胞增生和 IM 样 PTLD 由多型性 B 细胞、浆细胞和 T 细胞混合构成，无免疫表型异常证据。在大多数浆细胞增生病例和几乎所有 IM 样 PTLD 病例中均可检出 EBV。

　　早期病变中免疫球蛋白基因通常维持典型的胚系构型。EBV 末端重复区域的分析显示，早期病变通常为寡克隆性细胞群。相比之下，在 IM 样病变中，IgH 或 EBV 末端重复区域分析显示为寡克隆性细胞群，或单克隆性小细胞群。对已知癌基因的分析表明，早期病变中不存在基因突变。

多形性 PTLD

　　多形性 PTLD 可破坏正常组织结构，因此可与淋巴瘤类似，但本病由异质性细胞群构成，包括小、中淋巴细胞、免疫母细胞、浆细胞和组织细胞。可有散在 R-S 样细胞和 H 样细胞。常见地图状坏死。多形性 PTLD 介于早期病变与单形性 PTLD 之间，因此其形态学表现存在谱系性改变，一些区域可表现为大细胞数量增加，甚至接近单形性 PTLD 的标准。不同解剖部位可表现出不同的组织病理学特征（即多形性明显或不明显）。骨髓中可表现为小淋巴细胞聚集，有时伴有浆细胞。

　　免疫表型分析，多形性 PTLD 由 B 细胞、T 细胞和浆细胞组成。B 细胞表达广谱 B 细胞标记，常表达 CD30。浆细胞可以是单型性或多型性构成。H 样细胞和 R-S 样细胞常 CD45+、CD30+、CD20+和 CD15-。多形性 PTLD 中常可见很多 EBER 阳性的细胞。

　　多形性 PTLD 存在免疫球蛋白基因的单克隆性重排，尽管克隆相对较小（相对于单形性 PTLD）。在 EBV 阳性病例中，EBV 末端重复区域分析是证明单克隆性细胞群最敏感的方法。不同解剖部位的克隆可以不同。大约 75% 的病例发生 IgH 可变区基因突变。还可检测到 BCL6 基因高频体细胞突变，以及启动子甲基化异常。T 细胞受体基因维持胚系构型。细胞遗传学分析或比较基因组杂交发现，不到 20% 的病例存在克隆异常[4]。

　　多形性 PTLD 通常在降低免疫抑制强度后会消退，然而，有些病例可能会持续或复发，并可进展为单形性 PTLD，需要按淋巴瘤来治疗。早期病变可以自发消退，或在降低免疫抑制强度后消退，预后良好。IM 样病变在降低免疫抑制强度后也常消退，罕见病例可致死。多形性 PTLD 在降低免疫抑制强度后可消退，但部分患者无反应，需要额外治疗，比如应用抗 CD20 单抗或细胞毒性化疗。有人尝试过输注 EBV 特异性细胞毒性 T 淋巴细胞进行治疗，结果令人满意[5]。

　　影响患者 5 年总体生存率的不利因素包括 EBV 阴性、多部位受累、疾病分期高、国际预后指数高、诊断时年龄较大等。骨髓同种异体移植患者的死亡率更高。

　　为了降低 PTLD 的发生风险，应当对同种异体移植患者采取一些管理措施，包括监测血浆或血清中 EBV 病毒载量，特别是 EBV 阳性患者。有人主张在 PTLD 高风险患者中预防性使用抗 CD20 单抗[5]。

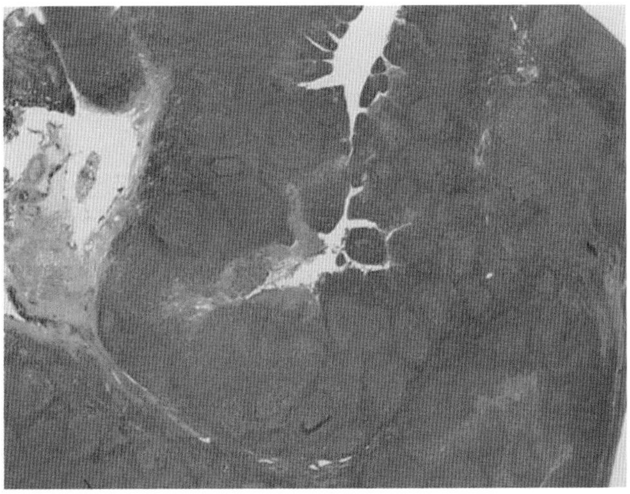

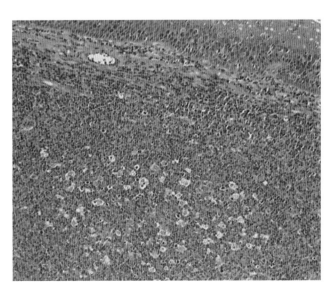

图 78.1　移植后发生的扁桃体淋巴滤泡增生。有些学者认为是 PTLD 的早期病变，但与其他原因导致的淋巴滤泡增生无法区分

图 78.2　移植后发生的扁桃体淋巴滤泡增生。反应性生发中心存在极性，着色体巨噬细胞丰富，套区明显。尽管细胞中存在 EBV，但有学者认为这种病变不属于 PTLD 的范畴

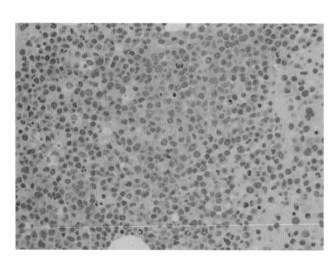

图78.3　再生障碍性贫血患者,同种异体干细胞移植后发生的 PTLD,表现为浆细胞增生。骨髓内浆细胞数量显著增加

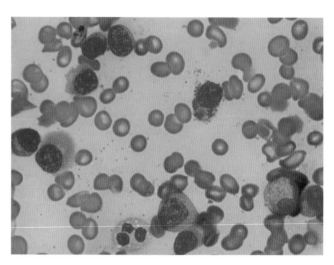

图78.4　再生障碍性贫血患者,同种异体干细胞移植后发生的 PTLD,表现为浆细胞增生。骨髓涂片中可见许多成熟浆细胞

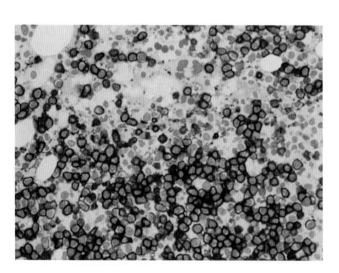

图78.5　再生障碍性贫血患者,同种异体干细胞移植后发生的 PTLD,表现为浆细胞增生。免疫组化 CD138 染色,约50%的骨髓细胞表达 CD138,提示为浆细胞

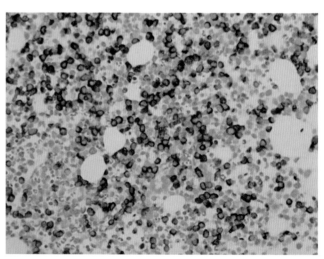

图78.6　再生障碍性贫血患者,同种异体干细胞移植后发生的 PTLD,表现为浆细胞增生。免疫组化 Igκ 染色,约50%的浆细胞阳性,符合多型性模式

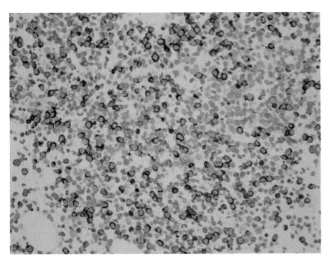

图 78.7 再生障碍性贫血患者,同种异体干细胞移植后发生的 PTLD,表现为浆细胞增生。免疫组化 Igλ 染色,约 50% 的浆细胞阳性,符合多型性模式

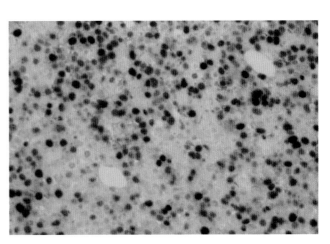

图 78.8 再生障碍性贫血患者,同种异体干细胞移植后发生的 PTLD,表现为浆细胞增生。EBER 原位杂交,骨髓中大多数细胞阳性

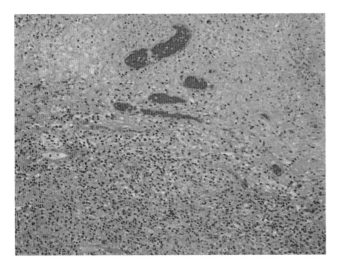

图 78.9 多形性 PTLD,表现为脑肿瘤,低倍放大。混合细胞浸润导致脑组织结构消失。上方可见残留的脑实质

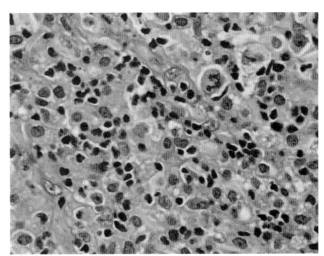

图 78.10 多形性 PTLD,表现为脑肿瘤,高倍放大。致密浸润灶由小、中和大的非典型细胞构成,可见非典型核分裂象

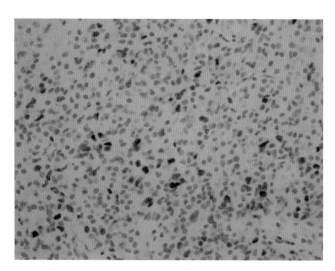

图78.11   多形性 PTLD，表现为脑肿瘤。免疫组化 PAX5 染色，散在小细胞和大细胞阳性

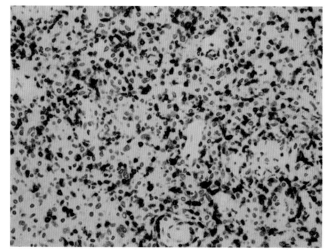

图78.12   多形性 PTLD，表现为脑肿瘤。免疫组化 CD3 染色，多数小淋巴细胞阳性

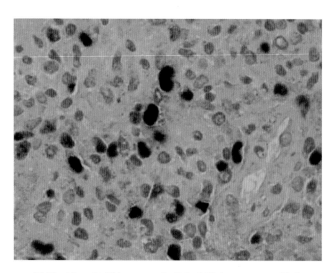

图78.13   多形性 PTLD，表现为脑肿瘤。EBER 原位杂交，大多数细胞阳性

（李晓波 译）

参考文献

1. Evens AM, Roy R, Sterrenberg D, et al. Post-transplantation lymphoproliferative disorders: diagnosis, prognosis, and current approaches to therapy. Curr Oncol Rep. 2010;12:383–94.
2. Swerdlow SH, Webber SA, Chadburn A, Ferry JA. Post-transplant lymphoproliferative disorders. In: Swerdlow SH, Harris NL, Jaffe ES, editors. WHO classification of tumours of haematopoietic and lymphoid tissues. 4th ed. Lyon: IARC; 2008. p. 343–9.
3. Yin CC, Lin P. Post-transplant lymphoproliferative disorder, early lesions and polymorphic. In: Medeiros LJ, editor. Diagnostic pathology: lymph nodes and spleen with extranodal sites. 1st ed. Altona: Amirsys; 2011. p. 11-28–33.
4. Djokic M, Le Beau MM, Swinnen LJ, et al. Post-transplant lymphoproliferative disorder subtypes correlate with different recurring chromosomal abnormalities. Genes Chromosomes Cancer. 2006; 45:313–8.
5. Heslop HE. How I, treat EBV lymphoproliferation. Blood. 2009; 114:4002–8.

第 79 章
B 细胞性(包括浆细胞性)单形性移植后淋巴组织增生性疾病

79

　　B 细胞性单形性移植后淋巴组织增生性疾病(PTLD)是指实质器官或干细胞移植受者发生的符合 B 细胞淋巴瘤或浆细胞肿瘤诊断标准的病变。

　　单形性 B 细胞性 PTLD 是单克隆性病变,大多数病例与弥漫性大 B 细胞淋巴瘤或其他侵袭性 B 细胞淋巴瘤很相似[1,2]。传统认为,滤泡性淋巴瘤和黏膜相关淋巴组织(MALT)的结外边缘区 B 细胞淋巴瘤不属于 PTLD 的范畴。然而,近期数据却支持 MALT 淋巴瘤可包含在 PTLD 中,因为这些肿瘤可在移植后出现,并可随着免疫抑制的减弱而消退[3]。

　　多达 70% 的单形性 B 细胞性 PTLD 病例与 EB 病毒(EBV)感染有关,通常为 A 型病毒。儿童 PTLD 的病因更可能是 EBV 原发性感染,而成人更可能是 EBV 的再激活。一般认为,由于移植后 T 细胞免疫监视能力消弱,被 EBV 潜伏感染的 B 细胞得以增生,从而形成 PTLD,最初为多克隆性增生,最终发展为单克隆性增生。EBV 在 PTLD 的发病机制中具有重要作用,其实现方式可能是所产生的病毒分子能模拟一些细胞通路中的蛋白,包括驱动细胞增殖和抑制凋亡的通路[4]。

　　多达 30% 的 PTLD 为 EBV 阴性,更常见于成人。移植后 EBV 阴性单形性 PTLD 的发病时间晚于 EBV 阳性者。EBV 阴性 PTLD 的病因不清,可能与移植器官的慢性抗原性刺激有关。一小部分病例与人类疱疹病毒 8(HHV8)有关。

　　PTLD(包括 B 细胞系和 T 细胞系的所有类型)在同种异体移植患者中的总体发病率为 1%~3%。一般来说,PTLD 的风险与移植前 EBV 血清阴性、免疫抑制程度、免疫抑制类型、移植器官类型和受者年龄较小有关。肾脏、干细胞和骨髓同种异体移植患者发生 PTLD 的风险最低(约 1%);肝移植和心脏移植患者的发病风险居中,而肠和肺同种异体移植患

者发病风险最高(>10%)[5]。早期(<1 年)发生 PTLD 风险最高(达 20%)的情况包括:非亲属或 HLA 不匹配亲属供体;使用药物对供体骨髓进行选择性 T 细胞消减,例如使用抗胸腺细胞球蛋白(ATG)或抗 CD3 抗体,以防止移植物抗宿主病的发生。脐带血移植和应用 ATG 与大约 20% 的 EBV 阳性 PTLD 发生有关。

　　实质器官移同种异体移植发生的 PTLD 中,90% 以上为受者起源,且约三分之一病例累及移植器官[6]。相比之下,骨髓或干细胞同种异体移植患者的大多数 PTLD 为供者起源。

　　单形性 PTLD 影响淋巴结和结外部位,后者见于 70% 的患者。最常见的结外部位是胃肠道、肝、肺、骨髓和移植器官[6,7]。多达 30% 的 PTLD 病例可累及中枢神经系统[8]。

　　单形性 PTLD 的临床表现差异非常大。EBV 阳性 PTLD 通常在实质器官移植后的 1 年内发生。骨髓同种异体移植后的 PTLD 通常发生在 12 个月内。EBV 阴性 PTLD 通常在移植 4 年后发生[7]。症状包括嗜睡、体重减轻和发烧,常有淋巴结肿大和器官功能障碍,其临床表现与免疫功能正常个体的淋巴瘤或浆细胞瘤的症状相似。

　　组织学上,大多数单形性 PTLD 符合淋巴瘤的诊断标准,表现为淋巴结结构消失。常见坏死、高核分裂指数和大量凋亡细胞。单形性 B 细胞性 PTLD 最常表现为弥漫性大 B 细胞淋巴瘤,其次为 Burkitt 淋巴瘤和浆细胞瘤。浆母细胞瘤也有报道[9]。尽管命名为单形性,但肿瘤浸润灶内常含多种细胞成分,包括浆样细胞、浆细胞、组织细胞和奇异细胞。

　　免疫表型分析,单形性 B 细胞性 PTLD 表达 B 细胞相关标志物 CD19、CD20 和 CD79,轻链限制性表达,重链通常表达 IgG 或 IgA。常有部分细胞表达浆细胞分化标志物,如 IRF/MUM1,偶表达 CD138。大

细胞通常表达 CD30。大多数病例为非生发中心表型。早期（移植后<1 年）发生的 EBV 阳性病例通常表达潜伏膜蛋白 1（LMP-1）和 EBV 核抗原 2（EBNA-2），提示为Ⅲ型 EBV 潜伏感染[9]，而迟发的 PTLD 可有Ⅱ型 EBV 潜伏感染。在 EBV 阴性病例中可能存在其他致癌途径激活，例如 p53 突变[4]。浆母细胞淋巴瘤或浆细胞肿瘤表达单型胞质免疫球蛋白轻链和浆细胞标志物（如 CD138、MUM1/IRF4），不表达 CD20。

单形性 B 细胞性 PTLD 常发生细胞遗传学异常，包括 1q11-q21、8q24.1、3q27、16p13、14q32 和 11q23-24 断裂，以及 2、7、9、11、12 和 X 染色体三体[10]。比较基因组杂交研究发现有染色体 5p 和 11p 获得，以及 10 号染色体的杂合性缺失[11]。对于形态学存在单形性与多形性重叠的病例，若检测到细胞遗传学或分子异常，则支持诊断为单形性 PTLD。

几乎所有单形性 B 细胞性 PTLD 都有单克隆性免疫球蛋白基因重排。EBV 末端重复区域分析证实游离型病毒以单克隆形式存在。大多数 PTLD 有免疫球蛋白可变区基因体细胞突变。MYC 重排和 BCL6 突变也经常发生[12]。大约 60% 的单形性 PTLD 表现为 DNA 修复基因 6-甲基鸟嘌呤-DNA 甲基转移酶（MG-MT）的超甲基化。所有类型的 PTLD 均有 mTOR 通路活化。EBV 阳性病例基因表达谱分析显示，参与病毒诱导免疫反应的基因过表达，而与细胞增殖和转录调节相关的基因表达下调[13]。

预后

影响 5 年总生存率的不利因素包括累及多个部位、疾病分期高、国际预后指数高、诊断时年龄较大等。骨髓同种异体移植的 PTLD 患者的死亡率更高。一般来说，EBV 阴性 PTLD 患者预后更差。

近期的一项综述表明，实质器官移植后发生的单形性 B 细胞性 PTLD 患者的中位生存期为 32 个月[6]。推荐将降低免疫抑制强度作为 PTLD 治疗的首选，也是治疗的核心。然而，许多肿瘤不能完全消退，还需要额外的治疗。这种治疗能够快速降低 EBV 阳性患者中 EBV DNA 水平，早期病变和一部分多形性 PTLD 患者经治疗后可完全消退，但单形性 B 细胞性 PTLD 通常不会完全消退。如果病变持续存在或继续进展，对 CD20 阳性的 PTLD 患者可序贯使用利妥昔单抗，并推荐应用 CHOP（环磷酰胺，多柔比星，长春新碱，泼尼松）化疗方案[7,14]。对于血液中 EBV DNA 水平升高的患者，抗 CD20 治疗可有效阻止 PTLD 的发生[15,16]。输入供体淋巴细胞有时能够控制疾病。同样，体外分离并扩增 EBV 阳性干细胞供体的 EBV 特异性细胞毒性 T 细胞，有助于恢复 EBV 特异性细胞毒性 T 细胞免疫[15]。

由浆细胞构成的单形性 PTLD 通常对降低免疫抑制强度无反应，因此需要化疗。此类病变的预后存在很大的个体差异[9]。

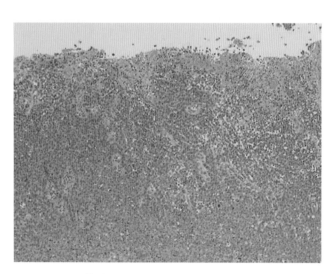

图 79.1　单形性 B 细胞性 PTLD 累及皮肤。患者 20 年前接受了肾移植。皮肤中可见致密的大细胞弥漫浸润

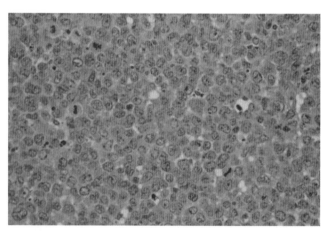

图 79.2　单形性 B 细胞性 PTLD 累及皮肤。患者 20 年前接受了肾移植。浸润灶由大细胞构成，可见大量核分裂象

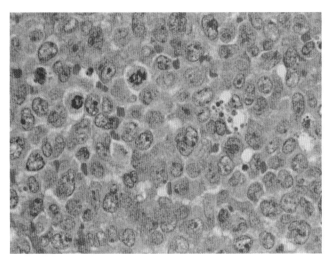

图 79.3　单形性 B 细胞性 PTLD 累及皮肤，高倍放大。瘤细胞大，核呈分叶状，染色质空泡状

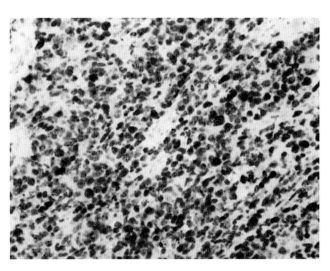

图 79.4　单形性 B 细胞性 PTLD 累及皮肤。免疫组织 Ki-67 染色，大多数细胞阳性

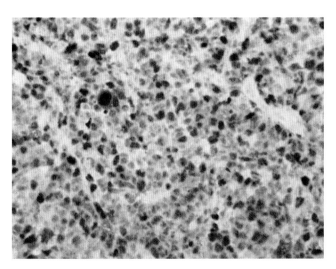

图 79.5　单形性 B 细胞性 PTLD 累及皮肤。免疫组化 IRF4/MUM-1 染色，大多数细胞阳性。这种模式支持生发中心后表型

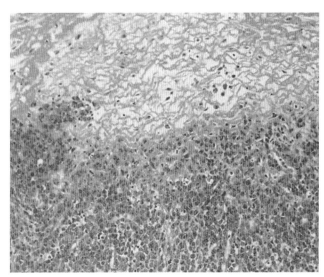

图 79.6　PTLD 累及胸膜，可见弥漫浸润和坏死

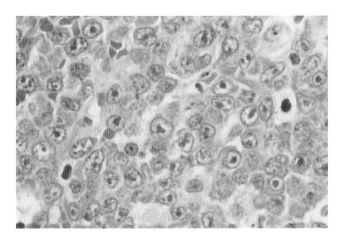

图 79.7　PTLD。由大的免疫母细胞组成，核仁明显，可见核碎裂

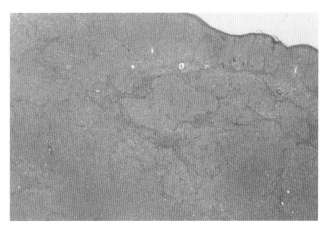

图 79.8　伴浆细胞分化的单形性 B 细胞性 PTLD 累及皮肤。患者 12 年前接受过肾移植。真皮浅层和深层可见致密的肿瘤细胞弥漫性浸润

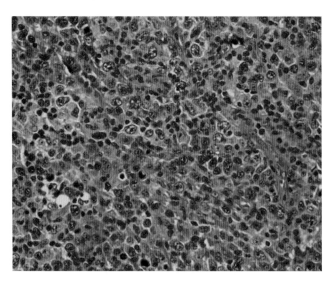

图 79.9   伴浆细胞分化的单形性 B 细胞性 PTLD 累及皮肤。患者 12 年前接受过肾移植,高倍放大。大细胞含丰富的浆样胞质

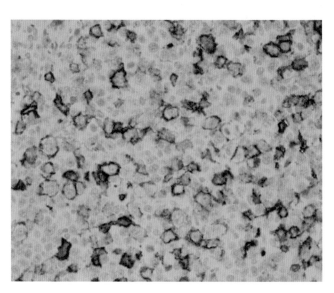

图 79.10   伴浆细胞分化的单形性 B 细胞性 PTLD 累及皮肤。免疫组化 CD20 染色,可见阴性、弱阳性和强阳性表达。大细胞不表达 CD20,提示浆样分化

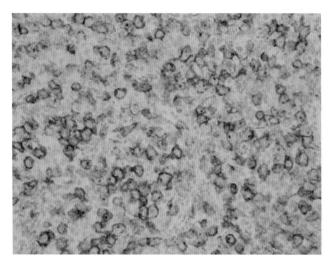

图 79.11   伴浆细胞分化的单形性 B 细胞性 PTLD 累及皮肤。免疫组化 CD30 染色,大细胞阳性。部分 PTLD 表达 CD30,尤其是具有免疫母细胞形态者

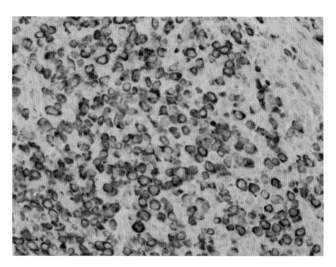

图 79.12   伴浆细胞分化的单形性 B 细胞性 PTLD 累及皮肤。免疫组化 Igλ 染色,大多数肿瘤细胞阳性。这种单型性表达模式证实有浆样分化

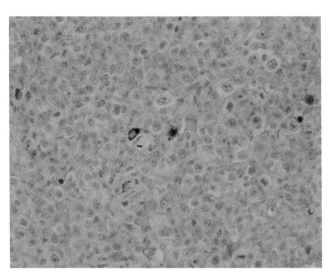

图 79.13　伴浆细胞分化的单形性 B 细胞性 PTLD 累及皮肤。免疫组化 Igκ 染色，肿瘤细胞阴性，与 Igλ 检测结果正好相反

（李晓波　译）

参考文献

1. Swerdlow SH, Webber SA, Chadburn A, Ferry JA. Post-transplant lymphoproliferative disorders. In: Swerdlow SH, Harris NL, Jaffe ES, et al., editors. WHO classification of tumours of haematopoietic and lymphoid tissues. 4th ed. Lyon: IARC; 2008. p. 343–9.

2. Yin CC, Lin P. Post-transplant lymphoproliferative disorder, early lesions and polymorphic. In: Medeiros LJ, Medeiros LJ, editors. Diagnostic pathology: lymph nodes and spleen with extranodal sites. 1st ed. Altona: Amirsys; 2011. p. 11-28–33.

3. Gibson SE, Swerdlow SH, Craig FE, et al. EBV– positive extranodal marginal zone lymphoma of mucosa-associated lymphoid tissue in the posttransplant setting: a distinct type of posttransplant lymphoproliferative disorder? Am J Surg Pathol. 2011; 35:807–15.

4. Vereide DT, Sugden B. Lymphomas differ in their dependence on Epstein-Barr virus. Blood. 2011;117:1977–85.

5. Tsai DE, Hardy CL, Tomaszewski JE, et al. Reduction in immuno-suppression as initial therapy for posttransplant lymphoproliferative disorder: analysis of prognostic variables and long-term follow-up of 42 adult patients. Transplantation. 2001;71:1076–88.

6. Ghobrial IM, Habermann TM, Maurer MJ, et al. Prognostic analysis for survival in adult solid organ transplant recipients with post-transplantation lymphoproliferative disorders. J Clin Oncol. 2005;23:7574–82.

7. Trappe R, Oertel S, Leblond V, et al. Sequential treatment with rituximab followed by CHOP chemotherapy in adult B-cell post-transplant lymphoproliferative disorder (PTLD): the prospective international multicentre phase 2 PTLD-1 trial. Lancet Oncol. 2012;13:196–206.

8. Taylor AL, Marcus R, Bradley JA. Post-transplant lymphoproliferative disorders (PTLD) after solid organ transplantation. Crit Rev Oncol Hematol. 2005;56:155–67.

9. Zimmermann H, Oschlies I, Fink S, et al. Plasmablastic posttransplant lymphoma: cytogenetic aberrations and lack of Epstein-Barr virus association linked with poor outcome in the prospective German Posttransplant Lymphoproliferative Disorder Registry. Transplantation. 2012;93:543–50.

10. Djokic M, Le Beau MM, Swinnen LJ, et al. Post-transplant lymphoproliferative disorder subtypes correlate with different recurring chromosomal abnormalities. Genes Chromosomes Cancer. 2006;45:313–8.

11. Rinaldi A, Capello D, Scandurra M, et al. Single nucleotide polymorphism-arrays provide new insights in the pathogenesis of post-transplant diffuse large B-cell lymphoma. Br J Haematol. 2010;149:569–77.

12. Knowles DM, Cesarman E, Chadburn A, et al. Correlative morphologic and molecular genetic analysis demonstrates three distinct categories of posttransplantation lymphoproliferative disorders. Blood. 1995;85:552–65.

13. Craig FE, Johnson LR, Harvey SA, et al. Gene expression profiling of Epstein-Barr virus-positive and -negative monomorphic B-cell posttransplant lymphoproliferative disorders. Diagn Mol Pathol. 2007;16:158–68.

14. Choquet S, Leblond V, Herbrecht R, et al. Efficacy and safety of rituximab in B-cell post-transplantation lymphoproliferative disorders: results of a prospective multicenter phase 2 study. Blood. 2006;107:3053–7.

15. Styczynski J, Einsele H, Gil L, Ljungman P. Outcome of treatment of Epstein-Barr virus-related post-transplant lymphoproliferative disorder in hematopoietic stem cell recipients: a comprehensive review of reported cases. Transpl Infect Dis. 2009;11: 383–92.

16. Heslop HE. How I, treat EBV lymphoproliferation. Blood. 2009;114:4002–8.

80

第 80 章
移植后淋巴组织增生性疾病：单形性 T/NK 细胞性 PTLD，经典型霍奇金淋巴瘤

单形性 T/NK 细胞性 PTLD

单形性 T/自然杀伤 (NK) 细胞性移植后淋巴组织增生性疾病 (PTLD) 是包括 T 细胞或 NK 细胞系的所有满足淋巴瘤诊断标准的一组疾病。大约 10% 的 PTLD 病例起源于 T 细胞或 NK 细胞，目前对这类疾病的发病机制和危险因素等了解甚少。大多数 T/NK 细胞性 PTLD 病例为 EBV 阴性。移植后患者免疫监视减弱，伴慢性抗原刺激，这些因素促进 T/NK 细胞增生，导致 PTLD 的发生，最初为多克隆性增生，最终进展为单克隆性增生。约 20% ~ 30% 的 T/NK 细胞性 PTLD 病例为 EBV 阳性，EBV 感染在一定程度上与组织学类型相关。例如，几乎所有移植后发生的鼻型结外 NK/T 细胞性淋巴瘤都是 EBV 阳性。

单形性 T/NK 细胞性 PTLD 可以累及淋巴结和结外部位，后者可见于高达 70% 的患者。最常受累的结外部位是胃肠道、肝、肺、骨髓和移植器官[1,2]。多达 30% 病例累及中枢神经系统[3]。

T/NK 细胞性 PTLD 与免疫功能正常个体者发生的病变相似，最常见为非特指外周 T 细胞淋巴瘤和肝脾 T 细胞淋巴瘤。见于免疫功能正常个体的任意成熟 T 细胞淋巴瘤均可在移植后发生。需要强调的是，虽然一般认为所有的 T/NK 细胞性 PTLD 都是单形性的，但此类病变的组织学表现变化很大，并非所有病例都具有严格的形态学上的单形性特征。

T/NK 细胞性 PTLD 患者的临床表现与 B 细胞单形性 PTLD 患者相似。一般来说，从移植到发病，T/NK 细胞单形性 PTLD 的时间间隔比 B 细胞单形性 PTLD 要长。形态学和免疫表型与免疫功能正常患者的淋巴瘤相似[4]。肝脾 T 细胞淋巴瘤与 7 号 (q10) 等臂染色体和 8 号染色体三体有关。分子研究显示该病存在单克隆性 T 细胞受体基因重排。

影响 T/NK 细胞性 PTLD 患者总生存率的不利因素包括累及多个部位、疾病分期高、国际预后指数高、诊断时年龄较大等。骨髓同种异体移植的 PTLD 患者的死亡率更高。T/NK 细胞性 PTLD 对降低免疫抑制强度没有反应，因此需要进行化疗[5]。同种异体干细胞移植和针对 EBV 阳性患者的以潜伏膜蛋白 2 (LMP-2) 为靶点的细胞毒性淋巴细胞治疗有一定效果[6]。移植后发生的 T 细胞大颗粒淋巴细胞白血病通常不具有侵略性，一般不需要特殊治疗。

经典型霍奇金淋巴瘤型 PTLD

经典型霍奇金淋巴瘤型 PTLD 是指移植后患者所发生的符合经典型霍奇金淋巴瘤形态学和免疫组化标准的病变。

经典型霍奇金淋巴瘤是最常发生在心脏或肺移植后的一种罕见型 PTLD[7,8]。发生在 PTLD 患者中的经典型霍奇金淋巴瘤与免疫功能正常患者所发生的相似。R-S 细胞和 H 细胞的免疫表型为 CD15 +/-、CD30+、PAX5 (弱+)、CD45/LCA-，常 EBV+。大细胞表达 EBV 感染相关标志物，背景小细胞不表达。

值得注意的是，在多形性和单形性 PTLD 中可出现孤立的 R-S 样细胞和 H 样细胞，当数目增多时，可以类似于经典型霍奇金淋巴瘤。但 R-S 样细胞和 H 样细胞的免疫表型为 CD45/LCA+、CD20+ 或 CD79a+、PAX5 (强+)、CD30+ 和 CD15-，不支持经典型霍奇金淋巴瘤的诊断。这种病变称为霍奇金样 PTLD[9]。在霍奇金样 PTLD 中，EBV 在大细胞和背景中的小淋巴细胞中均表达，可有单克隆性 IGH 基因重排。

文献中几乎见不到关于移植后发生的 CHL 患者预后的信息。单独降低免疫抑制强度很少有效，因此通常需要化疗。霍奇金样 PTLD 患者的临床过程更像多形性 B 细胞性 PTLD，或许应归入该类中。

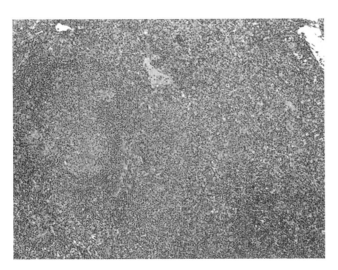

图 80.1　表现为非特指外周 T 细胞淋巴瘤(PTCL)的单形性 T 细胞性 PTLD。患者 16 年前进行了心脏移植,表现为全身淋巴结肿大,降低免疫抑制强度后不消退。组织学表现为弥漫性浸润伴局灶性肉芽肿反应。分子检测显示单克隆性 T 细胞受体 β 链基因重排

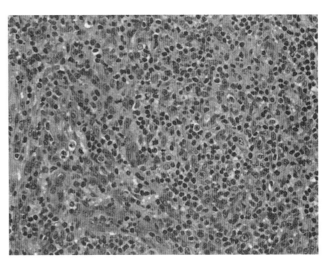

图 80.2　表现为非特指 PTCL 的单形性 T 细胞性 PTLD。患者 16 年前进行了心脏移植,表现为全身淋巴结肿大,降低免疫抑制强度后不消退。浸润灶由形态不规则的中等淋巴细胞构成。分子检测显示单克隆性 T 细胞受体 β 链基因重排

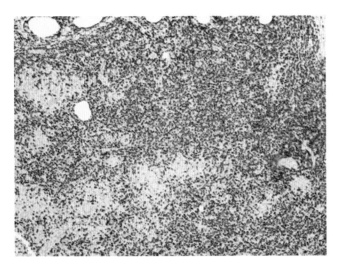

图 80.3　表现为非特指 PTCL 的单形性 T 细胞性 PTLD。免疫组化 CD3 染色,大多数细胞阳性

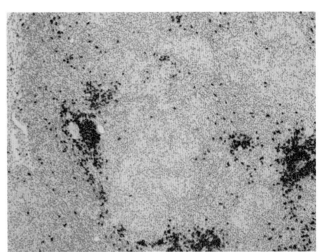

图 80.4　表现为非特指 PTCL 的单形性 T 细胞性 PTLD。免疫组化 CD20 染色,散在残存小淋巴细胞阳性,未见阳性大细胞。本例 EBER 原位杂交阴性

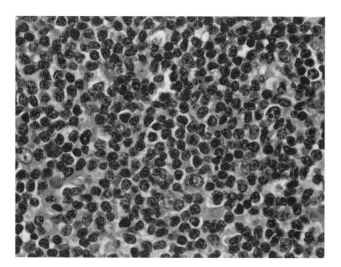

图 80.5 表现为 T 细胞性淋巴组织增生性疾病的单形性 T 细胞性 PTLD。患者 11 年前接受过肾移植,出现淋巴结肿大,尽管降低免疫抑制强度,但病情仍然进展。可见小而深染的淋巴细胞弥漫性浸润。分子检测显示多克隆性 T 细胞群,不存在单克隆基因重排。当前的 WHO 分类中,将所有形态学类似常规 T 细胞淋巴瘤的 T 细胞性 PTLD 都归入单形性肿瘤中。本例为多克隆病变,因此分类有问题。本例可能类似于多形性 B 细胞性 PTLD

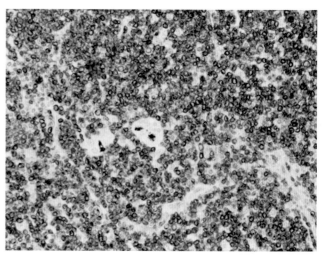

图 80.6 表现为 T 细胞性淋巴组织增生性疾病的单形性 T 细胞性 PTLD。免疫组化 CD3 染色,大多数淋巴细胞阳性,这些细胞主要表达 CD8(未显示)。患者有肾移植病史,表现为无痛性淋巴结肿大。分子检测显示多克隆性 T 细胞受体基因重排,EBER 阴性

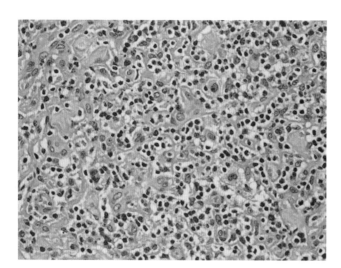

图 80.7 经典型霍奇金淋巴瘤型 PTLD。因难治性慢性淋巴细胞白血病,患者 2 个月前进行干细胞移植。切片显示混合的淋巴细胞、浆细胞和 RS+H 细胞

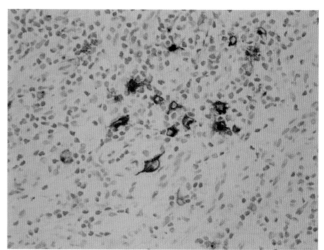

图 80.8 经典型霍奇金淋巴瘤型 PTLD。免疫组化 CD30 染色,RS+H 细胞阳性,定位于细胞膜和 Golgi 区。大细胞的免疫表型为 CD20−,CD45/LCA−,支持经典型霍奇金淋巴瘤

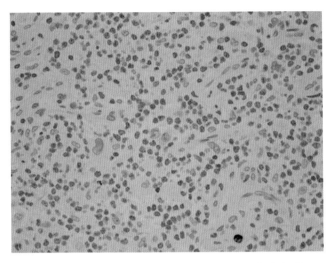

图 80.9 经典型霍奇金淋巴瘤型 PTLD。免疫组化 CD15 染色,可见一个阳性的 RS+H 细胞

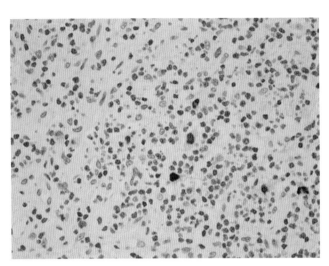

图 80.10 经典型霍奇金淋巴瘤型 PTLD。免疫组化 PAX5 染色,RS+H 细胞阳性。结合 CD30 阳性,CD20 和 CD45/LCA 阴性,支持经典型霍奇金淋巴瘤

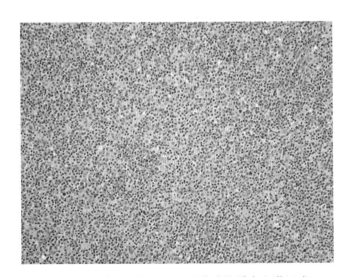

图 80.11 霍奇金样 PTLD。因难治性霍奇金淋巴瘤,患者 3 个月前进行了干细胞移植。患者出现扁桃体肿大。扁桃体结构弥漫破坏,淋巴细胞、浆细胞和大多形性细胞混合浸润。尽管降低免疫抑制强度,但仍在 3 个月后进展为弥漫性大 B 细胞淋巴瘤

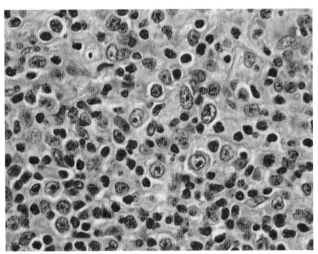

图 80.12 霍奇金样 PTLD。因难治性霍奇金淋巴瘤,患者 3 个月前进行干细胞移植。淋巴细胞、浆细胞、R-S 样细胞和 H 样细胞混合浸润

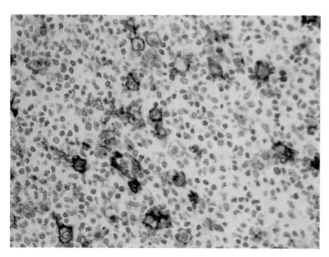

图 80.13　霍奇金样 PTLD。免疫组化 CD30 染色，R-S 样细胞和 H 样细胞阳性，定位于细胞膜和 Golgi 区。大细胞 CD20+和 CD45/LCA+，不支持经典型霍奇金淋巴瘤

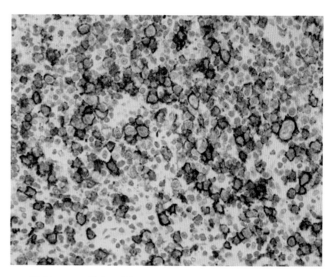

图 80.14　霍奇金样 PTLD。免疫组化 CD20 染色，R-S 样细胞、H 样细胞及背景中的小、中淋巴细胞均阳性

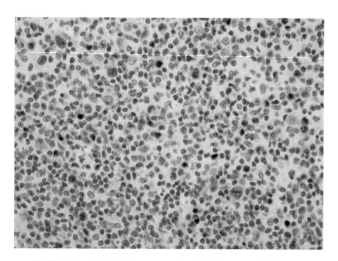

图 80.15　霍奇金样 PTLD。免疫组化 PAX-5 染色，R-S 样细胞、H 样细胞及背景中的小、中淋巴细胞均阳性

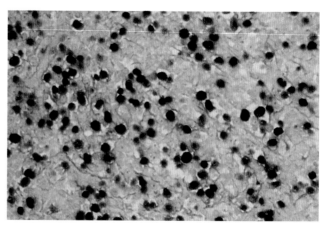

图 80.16　霍奇金样 PTLD。EBER 原位杂交，大细胞和背景中的小、中淋巴细胞均阳性。相比之下，经典型霍奇金淋巴瘤中仅 RS+H 细胞阳性，背景淋巴细胞阴性

（李晓波　译）

参考文献

1. Trappe R, Oertel S, Leblond V, et al. Sequential treatment with rituximab followed by CHOP chemotherapy in adult B-cell post-transplant lymphoproliferative disorder (PTLD): the prospective international multicentre phase 2 PTLD-1 trial. Lancet Oncol. 2012;13:196–206.
2. Ghobrial IM, Habermann TM, Maurer MJ, et al. Prognostic analysis for survival in adult solid organ transplant recipients with post-transplantation lymphoproliferative disorders. J Clin Oncol. 2005;23:7574–82.
3. Taylor AL, Marcus R, Bradley JA. Post-transplant lymphoproliferative disorders (PTLD) after solid organ transplantation. Crit Rev Oncol Hematol. 2005;56:155–67.
4. Swerdlow SH. T-cell and NK-cell posttransplantation lymphoproliferative disorders. Am J Clin Pathol. 2007;127:887–95.
5. Montanari F, Bhagat G, Clark-Garvey S, et al. Monomorphic T-cell post-transplant lymphoproliferative disorders exhibit markedly inferior outcomes compared to monomorphic B-cell post-transplant lymphoproliferative disorders. Leuk Lymphoma. 2010;51:1761–4.
6. Fox CP, Haigh TA, Taylor GS, et al. A novel latent membrane 2 transcript expressed in Epstein-Barr virus-positive NK- and T-cell lymphoproliferative disease encodes a target for cellular immunotherapy. Blood. 2010;116:3695–704.
7. Quinlan SC, Landgren O, Morton LM, Engels EA. Hodgkin lymphoma among US solid organ transplant recipients. Transplantation. 2010;90:1011–5.
8. Draoua HY, Tsao L, Mancini DM, et al. T-cell post-transplantation lymphoproliferative disorders after cardiac transplantation: a single institutional experience. Br J Haematol. 2004;127:429–32.
9. Pitman SD, Huang Q, Zuppan CW, et al. Hodgkin lymphoma-like posttransplant lymphoproliferative disorder (HL-like PTLD) simulates monomorphic B-cell PTLD both clinically and pathologically. Am J Surg Pathol. 2006;30:470–6.

第 81 章
HIV 感染相关性淋巴瘤

81

HIV 感染相关性淋巴瘤是指发生于人类免疫缺陷病毒（HIV）感染患者的淋巴瘤。这些淋巴瘤可在仅能检测到 HIV 感染时就已发生，或在发展为免疫缺陷综合征（AIDS）后出现。对于后一种情况，淋巴瘤的出现可作为 HIV 感染患者发生 AIDS 的确定性标准[1]。有长期 HIV 感染病史的患者常发生淋巴瘤。

在 HIV 阳性患者，几乎所有类型淋巴瘤的发病率均增加。外周血病毒载量高（>100 000 拷贝/μl）且 CD4+细胞数量低（<0.05×10^9/L）的患者发生淋巴瘤的风险最高[2]。淋巴瘤最常见的类型已经随着治疗而发生改变。在高效抗逆转录病毒治疗（HAART）应用以前，淋巴瘤的发病率持续升高，其中免疫母细胞型弥漫大 B 细胞淋巴瘤（DLBCL）、Burkitt 淋巴瘤（BL）和中枢神经系统的 DLBCL 发病率最高。HAART 的应用使大多数 AIDS 相关性淋巴瘤的发病率趋于稳定，这可能与 CD4 水平升高有关。同样，HIV 感染患者的淋巴瘤相关死亡率也明显下降[3]。最常见的组织学类型是 DLBCL 和 BL[2]。经典霍奇金淋巴瘤（CHL）的发病率有所升高，原因在于 CHL 倾向发生于仅有中度免疫抑制、且 CD4+细胞水平较高（0.15×10^9 ~ 0.2×10^9/L）的患者[4]，这些指标接近 HAART 治疗患者的免疫系统。

HIV 感染患者出现的数种类型淋巴瘤，反映出不同的发病机制，包括慢性抗原刺激、基因异常、细胞因子失调，以及 EB 病毒（EBV）或人类疱疹病毒 8（HHV8）感染。一些病例在发展为明显的淋巴瘤之前，存在慢性抗原刺激，表现为高丙种球蛋白血症、B 细胞刺激以及全身淋巴结肿大。不同类型淋巴瘤 EBV 阳性率有所不同，在原发性中枢神经系统淋巴瘤及 CHL 中高达 100%[5]，在原发性渗出性淋巴瘤和免疫母细胞性淋巴瘤中达到 80%，而 Burkitt 淋巴瘤中仅有 30%。血清 IL-6、IL-10 升高与 EBV 和 HHV8 感染有关。HHV8 与原发性渗出性淋巴瘤有关，这种淋巴瘤常见于严重免疫抑制患者和 HIV 感染的晚期阶段。

大约 30% ~50% 的 HIV 阳性淋巴瘤患者有淋巴结肿大，但是这些患者的淋巴瘤也常累及结外部位。最常受累的结外部位是胃肠道和中枢神经系统，较少累及肝脏、骨髓、乳腺、肺、皮肤和睾丸[6]。浆母细胞性淋巴瘤常出现于口腔[7]。外周血罕见受累。

临床上，患者表现为 B 症状（发热、盗汗和体重减轻等全身症状）、疾病处于晚期和巨大肿块。DLBCL 较易发生于长期 HIV 感染、CD4+细胞水平低（<0.1×10^9/L）且伴有机会感染的患者。比较而言，Burkitt 淋巴瘤患者的 HIV 感染与淋巴瘤确诊之间的间隔更短，CD4+细胞相对较高（>0.2×10^9/L）。

HIV 阳性患者 DLBCL、BL 和 CHL 的组织学特征与具有免疫活性个体的对应肿瘤相似[1]。BL 占 HIV 相关性淋巴瘤的三分之一，其中一部分病例可以表现出浆样分化，这种分化在具有免疫活性的病例中很少出现。约 50% 的 BL 病例和约 30% 的 DLBCL 病例为 EBV 阳性。大部分 HL 病例为混合细胞型或淋巴细胞消减型，几乎所有这些病例的 R-S 细胞和 H 细胞均为 EBV 阳性。HIV 感染相关性淋巴瘤很少出现的类型包括结外边缘区 B 细胞淋巴瘤、外周 T 细胞淋巴瘤和 T/NK 细胞淋巴瘤。

几乎仅见于 HIV 感染患者的淋巴瘤包括原发性渗出性淋巴瘤（PEL）和起源于 HHV8 相关性多中心 Castleman 病的大 B 细胞淋巴瘤。PEL 常表现为浆液性渗出，不形成肿块，所有 PEL 均与 HHV8 相关。大多数患者都有免疫缺陷，常伴有 HIV 感染。多数病例伴有 EBV 共同感染，但认为具有致病作用的是 HHV8。一些病例形成实体瘤而没有渗出，被描述为实体型或腔外型 PEL[8]。PEL 患者预后很差。浆母细胞淋巴瘤也常发生于 HIV 感染者[1,9]。多形性 B 细胞淋巴样增生也可出现，与多形性移植后淋巴组织增生性病变相似，且常为 EBV 阳性。HIV 感染者的淋巴组织增生性疾病中，这些病变占 5%[10,11]。

　　HIV 阳性患者淋巴瘤的免疫表型与具有免疫活性个体的相应肿瘤类似。Burkitt 淋巴瘤常为 CD10+、CD19+、CD20+ 和 BCL6+，Ki-67 增殖指数非常高，BCL2 阴性。DLBCL 表达 B 细胞标记，且具有生发中心（GC）B 细胞或非生发中心 B 细胞免疫表型。浆母细胞淋巴瘤表达浆细胞标记 CD138、IRF4/MUM1 和胞质免疫球蛋白，不表达 CD20、PAX-5。T 细胞淋巴瘤表达 T 细胞抗原如 CD2、CD3、CD5 和 CD7，不表达 B 细胞抗原。在经典霍奇金淋巴瘤中，R-S 细胞和 H 细胞 CD15+/−，CD30+，PAX5（弱+），MUM1/IFR4+，CD45−。

　　对 B 细胞非霍奇金淋巴瘤的分子分析显示，Ig 基因存在单克隆性重排。事实上，所有 BL 病例都存在

MYC 重排，MYC 重排在其他 HIV 感染患者的高级别 B 细胞淋巴瘤中也很常见。BCL6 基因异常可表现为重排或突变，其中突变涉及许多基因，包括 TP53 和 RAS。在 HIV 感染者发生的淋巴瘤中，微小 RNA miR-17-92 常常会出现失调[12]。

　　发生淋巴瘤的 HIV 阳性患者预后受多种因素影响，其中患者免疫功能的强弱最为重要[3]。其他影响预后的因素包括国际预后指数和血清乳酸脱氢酶（LDH）水平。假如伴有 HIV 感染的患者接受 HAART 治疗，并接受相对应的淋巴瘤化疗方案，那么其预后与相对应的具有免疫活性的淋巴瘤患者相似[2,4,13,14]。HIV 感染者发生浆母细胞淋巴瘤预后不良；HAART 疗法对浆母细胞淋巴瘤的潜在益处尚不明确[9]。

图 81.1　HIV 感染相关性弥漫大 B 细胞淋巴瘤（DLBCL），卵巢肿瘤。弥漫性大细胞增生，"星空"现象显著

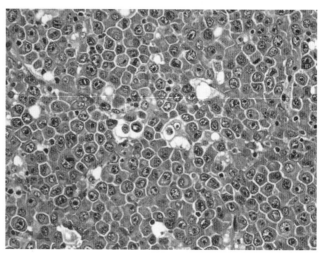

图 81.2　HIV 感染相关性 DLBCL，高倍放大。肿瘤细胞有浆细胞样胞质，许多细胞有明显核仁。在使用高活性抗逆转录病毒治疗（HAART）之前，具有浆细胞样或免疫母细胞特征的 DLBCL 是 HIV 感染相关性淋巴瘤的常见类型

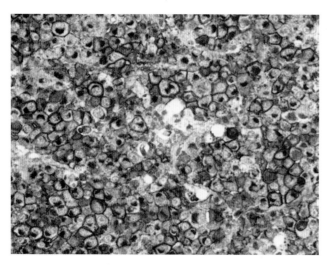

图 81.3　HIV 感染相关性 DLBCL。免疫组化 CD138 染色，肿瘤细胞阳性

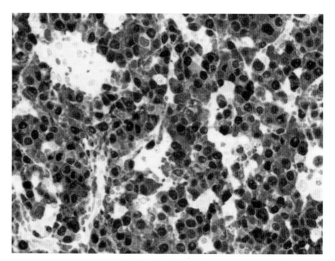

图 81.4　HIV 感染相关性 DLBCL。免疫组化 IRF4/MUM1 染色，肿瘤细胞阳性

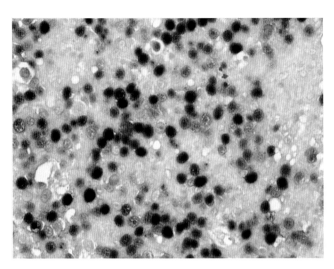

图 81.5　HIV 感染相关性 DLBCL。EBER 原位杂交，大多数肿瘤细胞阳性。具有免疫母细胞特征的 HIV 感染相关性 DLBCL 中，约 80% 病例 EBV 阳性

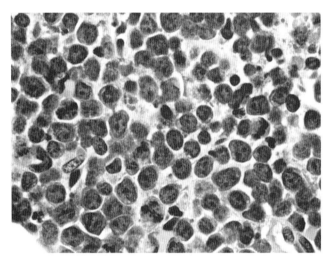

图 81.6　HIV 感染相关性 Burkitt 淋巴瘤。肿瘤弥漫浸润骨髓，瘤细胞中等大，形态一致，含多个小核仁，核分裂象多见

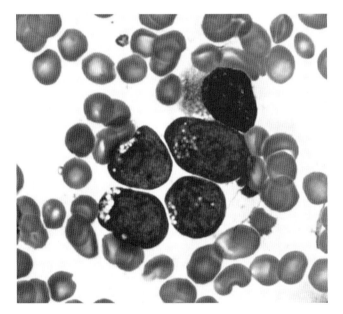

图 81.7　HIV 感染相关性 Burkitt 淋巴瘤，骨髓穿刺涂片。肿瘤性淋巴细胞中等大小，胞质嗜碱性，含有小空泡

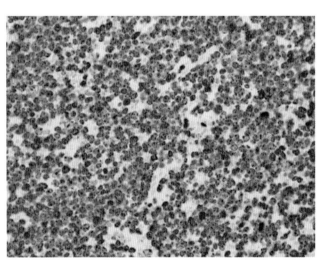

图 81.8　HIV 感染相关性 Burkitt 淋巴瘤，骨髓穿刺标本。免疫组化 Ki-67 染色，几乎所有细胞（约 100%）均阳性表达

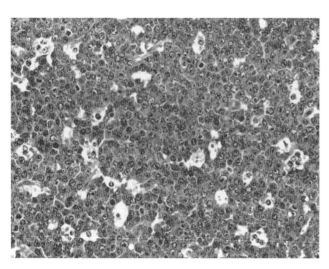

图 81.9　HIV 感染相关性浆母细胞淋巴瘤。瘤细胞弥漫增生，可见"星空"现象。"星空"现象的形成是由于肿瘤细胞更新快，导致组织细胞因吞噬活性升高而变得明显

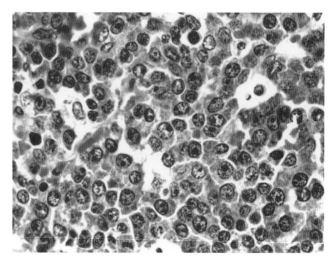

图 81.10　HIV 感染相关性浆母细胞淋巴瘤，高倍放大。大细胞的核偏位，胞质丰富嗜碱性，酷似大的浆细胞。可见大量核分裂象

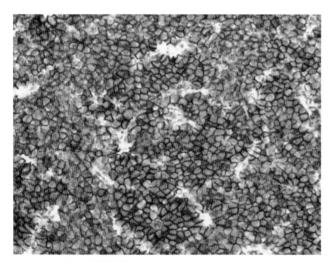

图 81.11　HIV 感染相关性浆母细胞淋巴瘤。免疫组化 CD138 染色，大多数肿瘤细胞阳性。多数浆母细胞淋巴瘤表达 CD138

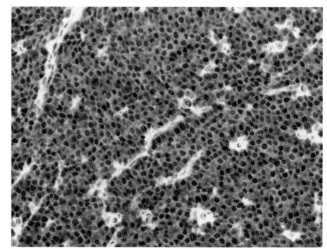

图 81.12　HIV 感染相关性浆母细胞淋巴瘤。免疫组化 IRF4/MUM-1 染色，大多数肿瘤细胞阳性。多数浆母细胞淋巴瘤表达 IRF4/MUM-1

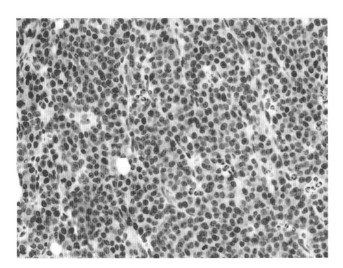

图 81.13　HIV 感染相关性浆母细胞淋巴瘤。免疫组化 CD20 染色，肿瘤细胞阴性。大多数浆母细胞淋巴瘤病例不表达或弱表达 B 细胞标志物，如 CD20、PAX-5 或 CD19。相反，免疫母细胞型 DLBCL 常表达 CD20

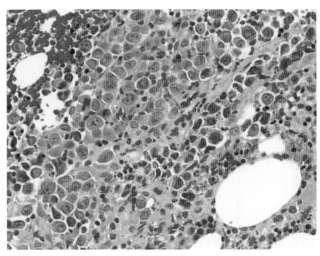

图 81.14　HIV 感染相关性浆母细胞淋巴瘤，累及骨髓。残留的造血细胞间可见一簇大细胞。大细胞胞质丰富，核偏位，有多形性

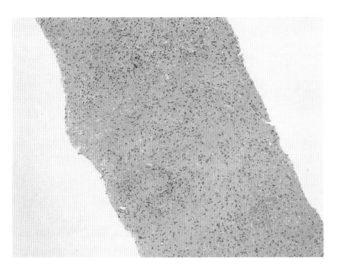

图 81.15　HIV 感染相关性淋巴细胞消减型经典霍奇金淋巴瘤。本例特征与免疫功能正常患者的淋巴细胞消减型霍奇金淋巴瘤相似。标本所含细胞量很低，H 细胞或 R-S 细胞数量很少

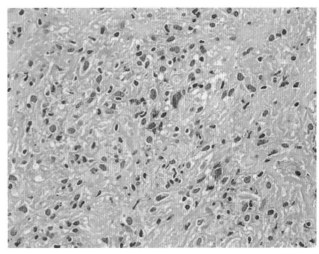

图 81.16　HIV 感染相关性淋巴细胞消减型经典霍奇金淋巴瘤，高倍放大。小淋巴细胞和组织细胞散在分布，大细胞极少

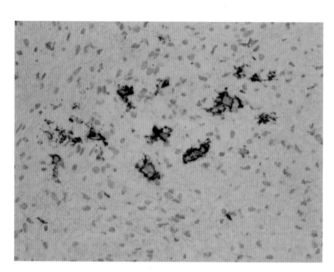

图 81.17   HIV 感染相关性淋巴细胞消减型经典霍奇金淋巴瘤。免疫组化 CD15 染色,肿瘤细胞阳性

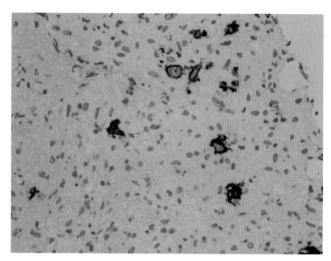

图 81.18   HIV 感染相关性淋巴细胞消减型经典霍奇金淋巴瘤。免疫组化 CD30 染色,肿瘤细胞阳性。CD15+/−、CD30+、CD45−和 PAX-5+(弱)的表达模式是经典霍奇金淋巴瘤的一个诊断依据

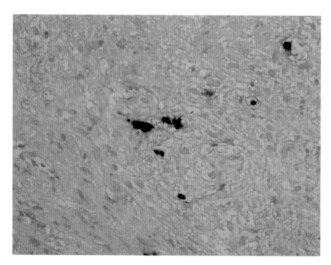

图 81.19   HIV 感染相关性淋巴细胞消减型经典霍奇金淋巴瘤。EBER 原位杂交,大肿瘤细胞阳性。EBV 相关性霍奇金淋巴瘤的发生率在 HIV 感染者中较高

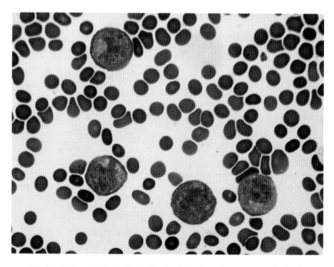

图 81.20   原发性渗出性淋巴瘤(PEL)。AIDS 患者胸腔积液细胞学标本。肿瘤细胞大,胞质嗜碱性,核大而不规则,核仁明显。多数 PEL 病例表现为胸腔、心包腔或腹腔的浆液性渗出

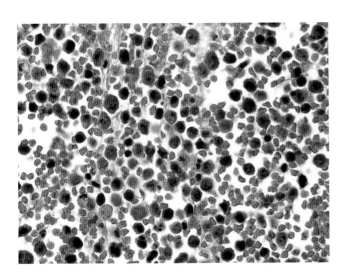

图 81.21　用 AIDS 患者胸腔积液制作的细胞块。可见大量无粘附性的大细胞,核有多形性,其中许多具有核碎裂表现

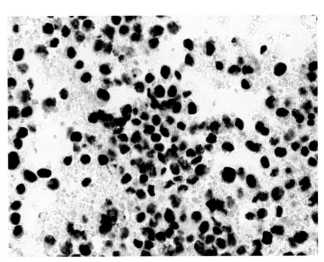

图 81.22　PEL 患者的细胞块,免疫组化 HHV8 染色。所有肿瘤细胞均阳性。PEL 诊断需要有 HHV8 感染证据,该病毒也被称为卡波西肉瘤疱疹病毒(KSHV)

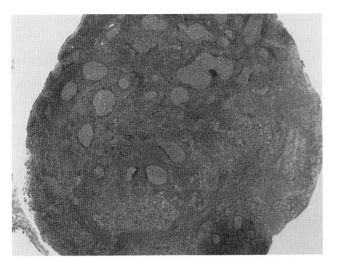

图 81.23　PEL 患者的淋巴结。一些 PEL 病例有淋巴结受累。低倍镜下可见淋巴滤泡增生,被膜下和副皮质区可见肿瘤细胞团。此外,可见被膜硬化。PEL 可表现为结外肿块,或少见情况下发生于淋巴结,这些病例被描述为腔外型或实体型 PEL

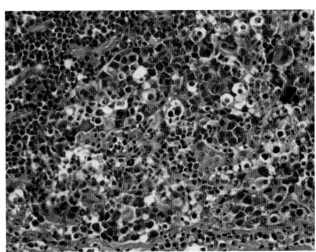

图 81.24　PEL 淋巴结病变,高倍放大。大细胞形成有粘附性的簇状排列,胞质量中等,核有多形性,可见大量核碎裂

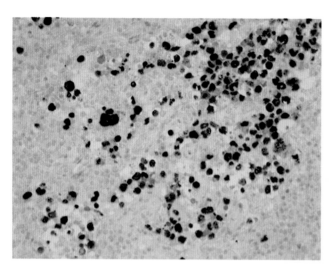

图 81.25　PEL 累及淋巴结,免疫组化 HHV8 染色。阳性肿瘤细胞沿淋巴窦分布

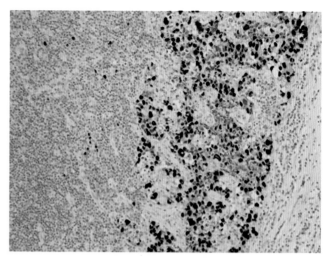

图 81.26　PEL 累及淋巴结,EBER 原位杂交。肿瘤细胞阳性,分布于被膜下和淋巴窦内。许多 PEL 病例存在 EBV 和 HHV8 的双重感染,其中 HHV8 为致病病毒。EBER 在无 HIV 感染的老年人 PEL 患者中常为阴性

（王天真　译）

参考文献

1. Raphael M, Said J, Borisch B, et al. Lymphomas associated with HIV infection. In: Swerdlow SH, Harris NL, Jaffe ES, et al., editors. Tumours of the hematopoietic and lymphoid tissues. 4th ed. Lyon: IARC; 2008. p. 340–2.
2. Kaplan LD. HIV-associated lymphoma. Best Pract Res Clin Haematol. 2012;25:101–17.
3. Knowles DM. Etiology and pathogenesis of AIDS-related non-Hodgkin's lymphoma. Hematol Oncol Clin North Am. 2003;17: 785–820.
4. Martis N, Mounier N. Hodgkin lymphoma in patients with HIV infection: a review. Curr Hematol Malig Rep. 2012;7:228–34.
5. Guterman KS, Hair LS, Morgello S. Epstein-Barr virus and AIDS-related primary central nervous system lymphoma. Viral detection by immunohistochemistry, RNA in situ hybridization, and polymerase chain reaction. Clin Neuropathol. 1996;15:79–86.
6. Abellan-Martinez J, Guerra-Vales JM, Fernandez-Cotarelo MJ, Gonzalez-Alegre MT. Evolution of the incidence and aetiology of fever of unknown origin (FUO), and survival in HIV-infected patients after HAART (Highly Active Antiretroviral Therapy). Eur J Intern Med. 2009;20:474–7.
7. Vega F. Plasmablastic lymphoma. In: Medeiros LJ, editor. Diagnostic pathology: lymph nodes and spleen with extranodal lymphomas. Altona: Amirsys; 2011. p. 7-68–77.
8. Vega F. Primary effusion lymphoma (PEL) and solid variant of PEL. In: Medeiros LJ, editor. Diagnostic pathology: lymph nodes and spleen with extranodal lymphomas. 1st ed. Altona: Amirsys; 2011. p. 7-78–85.
9. Castillo JJ, Furman M, Beltran BE, et al. Human immunodeficiency virus-associated plasmablastic lymphoma: poor prognosis in the era of highly active antiretroviral therapy. Cancer. 2012. doi:10.1002/cncr.27551.
10. Carbone A. The spectrum of AIDS-related lymphoproliferative disorders. Adv Clin Path. 1997;1:13–9.
11. Nador RG, Chadburn A, Gundappa G, et al. Human immunodeficiency virus (HIV)-associated polymorphic lymphoproliferative disorders. Am J Surg Pathol. 2003;27:293–302.
12. Thapa DR, Li X, Jamieson BD, Martinez-Maza O. Overexpression of microRNAs from the miR-17-92 paralog clusters in AIDS-related non-Hodgkin's lymphomas. PLoS One. 2011;6:e20781.
13. Xicoy B, Ribera JM, Miralles P, et al. Results of treatment with doxorubicin, bleomycin, vinblastine and dacarbazine and highly active antiretroviral therapy in advanced stage, human immunodeficiency virus-related Hodgkin's lymphoma. Haematologica. 2007; 92:191–8.
14. Chadburn A, Chiu A, Lee JY, et al. Immunophenotypic analysis of AIDS-related diffuse large B-cell lymphoma and clinical implications in patients from AIDS Malignancies Consortium clinical trials 010 and 034. J Clin Oncol. 2009;27:5039–48.

第十篇
组织细胞和树突细胞肿瘤

第 82 章
母细胞性浆样树突细胞肿瘤

82

母细胞性浆样树突细胞肿瘤是一种起源于浆样树突细胞前体的肿瘤。浆样树突细胞是一组独特的的树突细胞,具有以下特征:高表达 IL-3α 链受体(CD123)、产生 α 干扰素、在含 IL-3 和 CD40 配体的培养液中可分化为树突细胞[1]。此类细胞还称为专职 I 型干扰素产生细胞、2 型树突细胞(DC2)、浆样单核细胞和浆样 T 细胞。正常情况下,浆样树突细胞主要位于淋巴组织的 T 细胞富集区,少数也存在于血液和骨髓中。浆样树突细胞增多可见于淋巴结非特异性副皮质区增生,以及慢性肉芽肿、组织细胞坏死性淋巴结炎(Kikuchi-Fujimoto 淋巴结病)、Castleman 病和经典霍奇金淋巴瘤等累及的淋巴结。浆样树突细胞在某些炎性皮肤疾病中也会升高,包括银屑病和系统性红斑狼疮[2]。

母细胞性浆样树突细胞肿瘤(blastic plasmacytoid dendritic cell neoplasm,BPDCN)是一种罕见的造血系统肿瘤,由具有浆样树突细胞免疫表型特征的肿瘤细胞组成。曾用名包括 CD4+/CD56+血液皮肤肿瘤和母细胞性 NK 细胞淋巴瘤[3]。本病可发生于任何年龄,但以 60～70 岁多见,男性更常见[4]。

几乎所有 BPDCN 患者都有皮肤受累,大多数患者表现为一个或数个皮肤结节、斑块或瘀斑样区域[4,5]。其他常见部位包括骨髓、外周血和淋巴结。影像学检查可发现有包括肝和脾在内的内脏器官受累。将近 20% 的患者出现淋巴结肿大[3]。一些患者以 BPDCN 的白血病形式出现[6]。初诊时罕见中枢神经系统受累,但可见于高达三分之一的复发患者。

BPDCN 患者临床预后不尽相同。虽然很多患者最初对化疗有反应,但大多数患者最终都会复发,之后迅速进展[3,6,7]。很多患者最终会发展成为急性髓单核细胞白血病[8]。应用现有的治疗方法,BPDCN 患者的中位生存期为 12～14 个月。最近的数据显示,干细胞移植可实现长期缓解[9]。

皮肤 BPDCN 表现为真皮内单形性未成熟细胞浸润,瘤细胞中等大,具有母细胞形态,常有核多形性[5]。Grenz 带常见,表皮一般不受累。瘤细胞呈无结构的弥漫片状排列,一般没有坏死,或仅灶性存在。淋巴结受累主要分布于滤泡间和髓质区域。骨髓受累时常表现为间质性浸润,可伴有骨髓增生异常表现,以巨核细胞最为明显。Wright-Giemsa 染色观察,BPDCN 细胞的形态学表现存在谱系性变化,一端表现为细胞小,含稀少的弱嗜碱性无颗粒胞质,另一端为中等大细胞,含中等量淡嗜酸性胞质,核仁显著。

BPDCN 细胞特征性表达浆样树突细胞标记,包括 CD123、BDCA-2/CD303、TCL1、CLA(皮肤淋巴细胞相关抗原)和 MxA[3,10-12]。SPIB 是隶属于 ETS 家族的转录因子,最近被推荐作为 BPDCN 的又一标志物[13]。大多数 BPDCN 病例表达 CD4、CD43、CD45RA 和 CD56。约 50% 的 BPDCN 表达 CD68,表现为独特的胞质内小点状阳性。可表达 CD7、CD33 和 TdT,通常不表达 CD34、CD117 和髓过氧化物酶(MPO)[14]。

T 细胞和 B 细胞受体基因均为胚系构型。尚未发现与 BPDCN 有关的特异性细胞遗传学异常,但一项微阵列比较基因组杂交研究发现了包括 9p21.3(CDKN2A/CDKN2B)、13q13.1-q14.3(RB1)、12p13.2-p13.1(CDKN1B)、13q11-q12(LATS2)和 7p12.2(IKZF1)区域在内的频繁缺失。

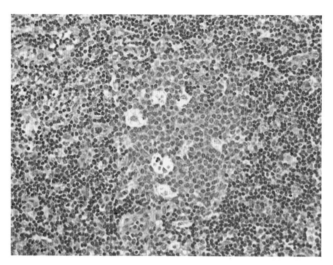

图82.1 非特异性反应性副皮质区增生的淋巴结内浆样树突细胞(以前称为浆样单核细胞)增多

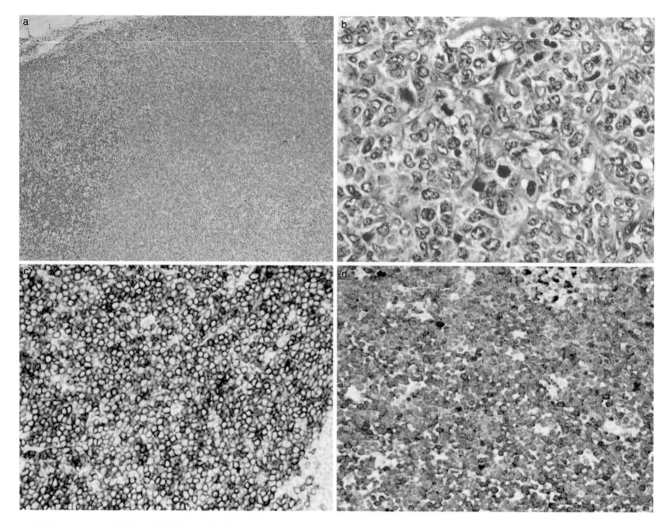

图82.2 (a)母细胞性浆样树突细胞肿瘤(BPDCN)累及淋巴结。未成熟细胞主要存在于淋巴结副皮质区。图片左下方见部分残留的淋巴结组织。(b)肿瘤细胞含中等量胞质,核形不规则,常有明显核仁。核分裂象常见。(c)CD123。(d)TCL1。(e)CD4。(f)CD56

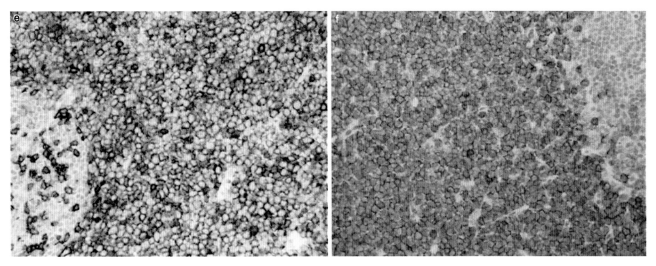

图 82. 2（续）

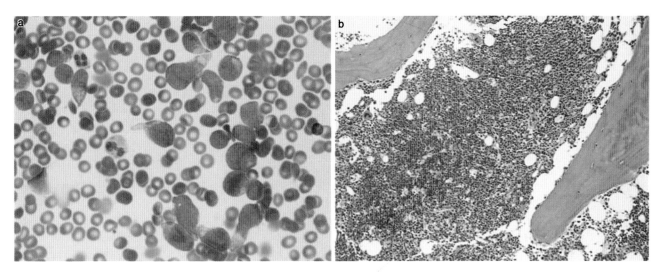

图 82.3　（a）母细胞性浆样树突细胞肿瘤累及骨髓。瘤细胞含稀少至中等量弱嗜碱性胞质,核形不规则,偶见深的核裂。（b）本例骨髓内肿瘤细胞表现为间质性浸润

（王天真　译）

参考文献

1. Grouard G, Rissoan MC, Filgueira L, Durand I, Banchereau J, Liu YJ. The enigmatic plasmacytoid T cells develop into dendritic cells with interleukin (IL)-3 and CD40-ligand. J Exp Med. 1997;185:1101–11.

2. Petrella T, Facchetti F. Tumoral aspects of plasmacytoid dendritic cells: what do we know in 2009? Autoimmunity. 2010;43:210–4.

3. Facchetti F, Jones DM, Petrella T. Blastic plasmacytoid dendritic cell neoplasm. In: Swerdlow SH, Campo E, Harris NL, Jaffe ES, Pileri SA, Stein H, et al., editors. WHO classification of tumours of haematopoietic and lymphoid tissues. Lyon: IARC; 2008. p. 145–7.

4. Assaf C, Gellrich S, Whittaker S, Robson A, Cerroni L, Massone C, et al. CD56-positive haematological neoplasms of the skin: a multicentre study of the Cutaneous Lymphoma Project Group of the European Organisation for Research and Treatment of Cancer. J Clin Pathol. 2007;60:981–9.

5. Cota C, Vale E, Viana I, Requena L, Ferrara G, Anemona L, et al. Cutaneous manifestations of blastic plasmacytoid dendritic cell neoplasm-morphologic and phenotypic variability in a series of 33 patients. Am J Surg Pathol. 2010;34:75–87.

6. Pagano L, Valentini CG, Pulsoni A, Fisogni S, Carluccio P, Mannelli F, et al. Blastic plasmacytoid dendritic cell neoplasm with leukemic presentation: an Italian multicenter study. Haematologica. 2013;98:239–46.

7. An HJ, Yoon DH, Kim S, Shin SJ, Huh J, Lee KH, et al. Blastic plasmacytoid dendritic cell neoplasm: a single-center experience. Ann Hematol. 2013;92:351–6.

8. Khoury JD, Medeiros LJ, Manning JT, Sulak LE, Bueso-Ramos C, Jones D. CD56(+) TdT(+) blastic natural killer cell tumor of the skin: a primitive systemic malignancy related to myelomonocytic leukemia. Cancer. 2002;94:2401–8.

9. Roos-Weil D, Dietrich S, Boumendil A, Polge E, Bron D, Carreras E, et al. Stem cell transplantation can provide durable disease control in blastic plasmacytoid dendritic cell neoplasm: a retrospective study from the European Group for Blood and Marrow Transplantation. Blood. 2013;121:440–6.

10. Jaye DL, Geigerman CM, Herling M, Eastburn K, Waller

EK, Jones D. Expression of the plasmacytoid dendritic cell marker BDCA-2 supports a spectrum of maturation among CD4+ CD56+ hematodermic neoplasms. Mod Pathol. 2006; 19:1555–62.

11. Petrella T, Bagot M, Willemze R, Beylot-Barry M, Vergier B, Delaunay M, et al. Blastic NK-cell lymphomas (agranular CD4+CD56+ hematodermic neoplasms): a review. Am J Clin Pathol. 2005;123:662–75.

12. Herling M, Teitell MA, Shen RR, Medeiros LJ, Jones D. TCL1 expression in plasmacytoid dendritic cells (DC2s) and the related CD4+ CD56+ blastic tumors of skin. Blood. 2003;101:5007–9.

13. Montes-Moreno S, Ramos-Medina R, Martinez-Lopez A, Barrionuevo Cornejo C, Parra Cubillos A, Quintana-Truyenque S, et al. SPIB, a novel immunohistochemical marker for human blastic plasmacytoid dendritic cell neoplasms: characterization of its expression in major hematolymphoid neoplasms. Blood. 2013;121:643–7.

14. Garnache-Ottou F, Feuillard J, Ferrand C, Biichle S, Trimoreau F, Seilles E, et al. Extended diagnostic criteria for plasmacytoid dendritic cell leukaemia. Br J Haematol. 2009;145:624–36.

15. Lucioni M, Novara F, Fiandrino G, Riboni R, Fanoni D, Arra M, et al. Twenty-one cases of blastic plasmacytoid dendritic cell neoplasm: focus on biallelic locus 9p21.3 deletion. Blood. 2011;118:4591–4.

第83章
Langerhans 细胞组织细胞增生症

83

Langerhans 细胞组织细胞增生症（Langerhans cell histiocytosis, LCH）是一种 Langerhans 细胞增生性疾病，具有独特的细胞学特征，表达 CD1a、S100 和 langerin（CD207）。Langerhans 细胞以 Paul Langerhans（德国,1847—1888）的名字命名，是一种起源于骨髓的特殊的抗原提呈树突细胞，主要分布在表皮、角膜、口腔、食道、阴道和子宫颈的复层上皮细胞中[1,2]。Langerhans 细胞内含有特征性超微结构 Birbeck 颗粒，这是一种网球拍样的胞质结构。Langerhans 细胞增生性病变具有临床和生物学异质性，病理表现跨度较大，从可逆的反应性改变到真正的高度恶性肿瘤都可见到。X连锁雄激素受体基因分析（HUMARA）证明，大多数LCH 都是单克隆性病变；然而，一组经常吸烟的成年患者在肺部形成非克隆性 LCH，这种 LCH 在停止吸烟后可能逆转[3]。LCH 以前有很多名称，包括组织细胞增生症 X、嗜酸性肉芽肿、Hand-Schuller-Christian 病、Letterer-Siwe 病和 LCH。

LCH 是一种罕见疾病，每年每百万人中有 4～5 人患病[4-8]。LCH 可见于所有人群，但在儿童、男性和白种人中发病率最高。本病可累及单一部位（单灶性），或者广泛分布（多灶性）[9]。局限性疾病常发生于年龄较大的儿童和年轻成人，累及肺、皮肤或骨。多灶性 LCH 患者可表现为单一器官系统受累或多系统疾病。单一系统疾病常累及骨，而多系统疾病可以是或不是 Hand-Schuller-Christian 综合征的一部分，该综合征表现为三联征，即颅骨溶骨性病变、凸眼和糖尿病性尿崩症[10]。多系统 LCH 常见于婴幼儿，表现为全身症状、全血细胞减少，以及骨、皮肤、肝、脾和淋巴结广泛受累（Letterer-Siwe 病）[3,9]。

LCH 的病因未知。基于家族发病率增加、同卵双胞胎发病率增加，以及与包括 HLA-DRB1＊03、-Cw7和-DR4 在内的特异性人类白细胞抗原的相关性，推测LCH 可能与遗传因素有关[3,8,9,11]。研究已经表明，

LCH 与细胞因子异常分泌和趋化因子受体异常表达而引起的免疫失调有关[6]。如前所述，吸烟可能是部分肺 LCH 病例的病因，这部分肺 LCH 常为非克隆性[3]。LCH 偶可伴发于其他实体瘤和造血系统肿瘤[12-17]。与其他恶性肿瘤伴发的 LCH 的生物学特性仍不清楚，但有研究表明这些病变并非单克隆性，且可能代表了 LCH 的一种反应性形式[18]。

LCH 患者的淋巴结受累通常属于全身性多灶性疾病的一部分[19]。然而，部分 LCH 患者仅表现为孤立性淋巴结病，而没有其他系统的症状和体征。受累淋巴结常分布于颈部、锁骨上、腋窝和腹股沟区。除此之外，淋巴结 LCH 可与淋巴瘤共存[13,20]。

累及淋巴结的 LCH 可局限于淋巴窦，淋巴结改变不明显，或者广泛破坏淋巴结结构[20]。凝固性坏死灶常见[19,20]。细胞学上，Langerhans 细胞有中等至丰富的嗜酸性胞质，核拉长，有明显的线状核沟和褶皱（"拧毛巾样"核）[19]。常见小核仁，偶见核内假包涵体。核分裂象少见，核异型性不明显或轻微。背景具有特征性，富含嗜酸性粒细胞及数量不等的巨噬细胞、小淋巴细胞和中性粒细胞。无浆细胞或少见[20]。许多病例可见多核巨细胞。

LCH 的免疫表型与正常 Langerhans 细胞相似[3,5,6]。肿瘤性 Langerhans 细胞表达 CD1a、S100 和langerin（CD207）。常表达 CD45、CD74 和 HLA-DR，不同程度表达 CD20、CD4 和 CD68。不表达 CD15、CD21、CD30 和 CD35[3,6]。

根据淋巴结受累程度，淋巴结 LCH 的鉴别诊断包括 Langerhans 细胞肉瘤、Rosai-Dorfman 病（窦组织细胞增生症伴巨大淋巴结病）、皮病性淋巴结炎、Kimura病和 Erdheim-Chester 病。Langerhans 细胞肉瘤与 LCH相似，但细胞核异型性显著，核分裂象多见。在 Rosai-Dorfman 病中，淋巴窦被独特的组织细胞填充并扩张。这种组织细胞核圆形，核仁居中，胞质丰富，胞膜清晰，

常见伸入运动。Rosai-Dorfman 病的组织细胞表达 S100 和 CD68，不表达 CD1a 和 langerin。皮病性淋巴结炎中，扩大的副皮质区内含指状突树突细胞和 Langerhans 细胞。与 LCH 不同，皮病性淋巴结炎呈结节状生长，可见含色素的组织细胞，缺乏坏死和背景嗜酸性粒细胞。Kimura 病以滤泡增生为特征，生发中心有多核细胞、纤维化及蛋白样物质，常伴有副皮质区浆细胞增多。在 Erdheim-Chester 病中，除骨病变的特征性临床表现外，淋巴结内有大的、富含脂质的（泡沫状）组织细胞，这些细胞不表达 CD1a 和 S100。

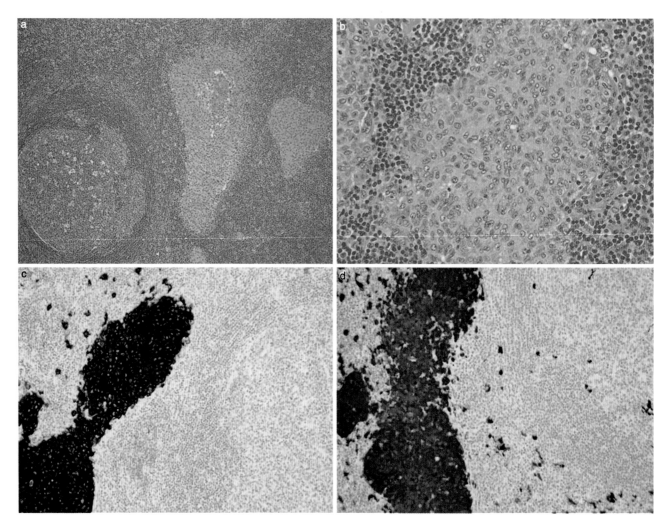

图 83.1　（a）LCH 部分累及淋巴结，病变局限于淋巴窦内。（b）肿瘤性 Langerhans 细胞有中等量嗜酸性胞质，核稍拉长，有明显的线性核沟和褶皱（"拧毛巾样"）。Langerhans 细胞表达 CD1a（c）和 S100（d）

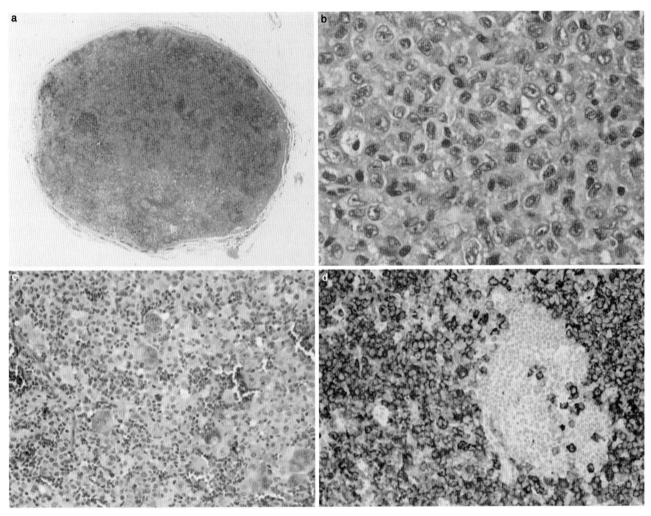

图83.2　（a）LCH 广泛累及淋巴结。（b）肿瘤性 Langerhans 细胞的典型形态学特征。（c）LCH 常见多核巨细胞。（d）肿瘤细胞阳性表达 CD207

（王天真 译）

参考文献

1. Romani N, Clausen BE, Stoitzner P. Langerhans cells and more: langerin-expressing dendritic cell subsets in the skin. Immunol Rev. 2010;234:120–41.

2. Rezk SA, Nathwani BN, Zhao X, Weiss LM. Follicular dendritic cells: origin, function, and different disease-associated patterns. Hum Pathol. 2013;44(6):937–50.

3. Kairouz S, Hashash J, Kabbara W, McHayleh W, Tabbara IA. Dendritic cell neoplasms: an overview. Am J Hematol. 2007;82: 924–8.

4. Perez-Ordonez B, Erlandson RA, Rosai J. Follicular dendritic cell tumor: report of 13 additional cases of a distinctive entity. Am J Surg Pathol. 1996;20:944–55.

5. Soriano AO, Thompson MA, Admirand JH, Fayad LE, Rodriguez AM, Romaguera JE, et al. Follicular dendritic cell sarcoma: a report of 14 cases and a review of the literature. Am J Hematol. 2007;82:725–8.

6. Pileri SA, Grogan TM, Harris NL, Banks P, Campo E, Chan JK, et al. Tumours of histiocytes and accessory dendritic cells: an immunohistochemical approach to classification from the International Lymphoma Study Group based on 61 cases. Histopathology. 2002;41:1–29.

7. Chan JKC, Pileri S, Delsol G, Fletcher CD, Weiss LM, Krogg KL. Follicular dendritic cell sarcoma. In: Swerdlow SH, Campo E, Harris NL, Jaffe ES, Pileri S, Stein H, et al., editors. WHO classification of tumors of hematopoietic and lymphoid tissues. Lyon: IARC; 2008. p. 363–5.

8. Chan JK, Fletcher CD, Nayler SJ, Cooper K. Follicular dendritic cell sarcoma. Clinicopathologic analysis of 17 cases suggesting a malignant potential higher than currently recognized. Cancer. 1997;79:294–313.

9. Hornick JL, Jaffe ES, Fletcher CD. Extranodal histiocytic sarcoma: clinicopathologic analysis of 14 cases of a rare epithelioid malignancy. Am J Surg Pathol. 2004;28:1133–44.

10. Cao M, Eshoa C, Schultz C, Black J, Zu Y, Chang CC. Primary central nervous system histiocytic sarcoma with relapse to mediastinum: a case report and review of the literature. Arch Pathol Lab Med. 2007;131:301–5.

11. Grogg KL, Lae ME, Kurtin PJ, Macon WR. Clusterin expression distinguishes follicular dendritic cell tumors from other dendritic cell neoplasms: report of a novel follicular dendritic cell marker and clinicopathologic data on 12 additional follicular dendritic cell tumors and 6 additional interdigitating dendritic cell tumors. Am J

Surg Pathol. 2004;28:988–98.

12. Laiosa CV, Stadtfeld M, Xie H, de Andres-Aguayo L, Graf T. Reprogramming of committed T cell progenitors to macrophages and dendritic cells by C/EBP alpha and PU.1 transcription factors. Immunity. 2006;25:731–44.

13. Heinen E, Bosscloir A, Bouzahzah F. Follicular dendritic cells: origin and function. Curr Top Microbiol Immunol. 1995;201:15–47.

14. Venkataraman G, McClain KL, Pittaluga S, Rao VK, Jaffe ES. Development of disseminated histiocytic sarcoma in a patient with autoimmune lymphoproliferative syndrome and associated Rosai-Dorfman disease. Am J Surg Pathol. 2010;34:589–94.

15. Wang E, Hutchinson CB, Huang Q, Sebastian S, Rehder C, Kanaly A, et al. Histiocytic sarcoma arising in indolent small B-cell lymphoma: report of two cases with molecular/genetic evidence suggestive of a 'transdifferentiation' during the clonal evolution. Leuk Lymphoma. 2010;51:802–12.

16. Chen W, Lau SK, Fong D, Wang J, Wang E, Arber DA, et al. High frequency of clonal immunoglobulin receptor gene rearrangements in sporadic histiocytic/dendritic cell sarcomas. Am J Surg Pathol. 2009;33:863–73.

17. Feldman AL, Arber DA, Pittaluga S, Martinez A, Burke JS, Raffeld M, et al. Clonally related follicular lymphomas and histiocytic/dendritic cell sarcomas: evidence for transdifferentiation of the follicular lymphoma clone. Blood. 2008;111:5433–9.

18. Cobaleda C, Jochum W, Busslinger M. Conversion of mature B cells into T cells by dedifferentiation to uncommitted progenitors. Nature. 2007;449:473–7.

19. Chan AC, Chan KW, Chan JK, Au WY, Ho WK, Ng WM. Development of follicular dendritic cell sarcoma in hyaline-vascular Castleman's disease of the nasopharynx: tracing its evolution by sequential biopsies. Histopathology. 2001;38:510–8.

20. Vos JA, Abbondanzo SL, Barekman CL, Andriko JW, Miettinen M, Aguilera NS. Histiocytic sarcoma: a study of five cases including the histiocyte marker CD163. Mod Pathol. 2005;18:693–704.

第 84 章
Langerhans 细胞肉瘤

84

Langerhans 细胞肉瘤（Langerhans cell sarcoma, LCS）是一种高度恶性肿瘤，由具有 Langerhans 细胞形态、免疫表型和（或）超微结构特征的肿瘤细胞构成。LCS 罕见，中位年龄 39 岁（10～72 岁）[1-3]。与 LCH 相似，该病更常见于男性[4,5]。LCS 常累及皮肤、软组织、淋巴结、肺、肝、脾和骨[1,4,6]。已报道 1 例 LCH 患者发生 LCS[5]。罕见 LCS 患者可伴发克隆相关性淋巴系统恶性肿瘤[7-9]。总体而言，LCS 是一种疾病相关死亡率较高的侵袭性肿瘤[3]。

组织学观察，淋巴结内 LCS 可局限于淋巴窦，或弥漫破坏淋巴结结构。肿瘤细胞通常较大，核有高度异型性[1,2]。胞质中等量，嗜酸性，核膜不规则，散在

有核沟的细胞，染色质空泡状，核仁明显[1,3]。核分裂象丰富，可超过 50/10HPF，可见非典型核分裂象[1,4]。背景中可有嗜酸性粒细胞[3]。

LCS 的免疫表型特征与 LCH 相似。肿瘤细胞表达 CD1a、S100 和 langerin（CD207）。肿瘤细胞中 CD4、CD68、HLA-DR 及 vimentin 的表达情况变化更大。据报道，CD56 在 LCS 中有表达，但在 LCH 中不表达[10]。已报道 1 例 LCS 出现胞质内 CD3 异常表达[11]。电镜下常见 Birbeck 颗粒，但桥粒缺失。

LCS 的鉴别诊断包括 LCH、非霍奇金淋巴瘤、经典型霍奇金淋巴瘤、髓样肉瘤、恶性黑色素瘤、高级别皮肤/软组织肉瘤和低分化转移癌。

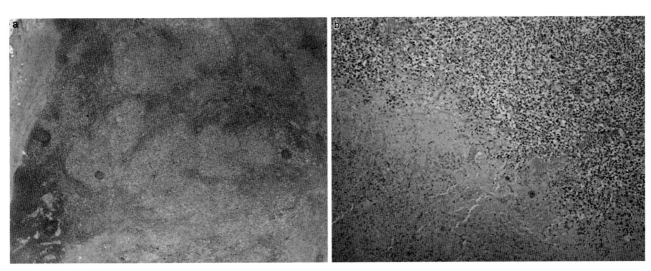

图 84.1　（a）LCS 破坏淋巴结结构。可见坏死和淋巴结被膜增厚。（b）凝固性坏死周围可见具有活力的肿瘤组织。（c）淋巴窦内的 LCS 细胞。核有异型性，核分裂象多见，混合有嗜酸性粒细胞。（d）肿瘤细胞表达 CD1a

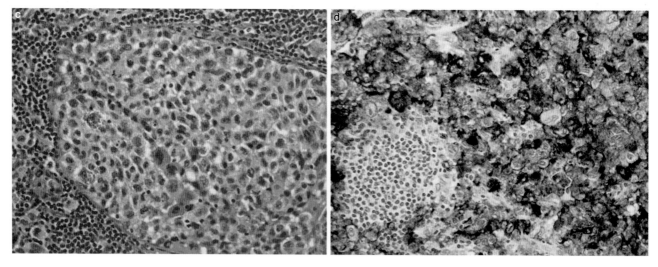

图 84.1（续）

（王天真 译）

参考文献

1. Copie-Bergman C, Wotherspoon AC, Norton AJ, Diss TC, Isaacson PG. True histiocytic lymphoma: a morphologic, immunohisto-chemical, and molecular genetic study of 13 cases. Am J Surg Pathol. 1998;22:1386–92.
2. Kamel OW, Gocke CD, Kell DL, Cleary ML, Warnke RA. True histiocytic lymphoma: a study of 12 cases based on current defini-tion. Leuk Lymphoma. 1995;18:81–6.
3. Kairouz S, Hashash J, Kabbara W, McHayleh W, Tabbara IA. Dendritic cell neoplasms: an overview. Am J Hematol. 2007;82:924–8.
4. Pileri SA, Grogan TM, Harris NL, Banks P, Campo E, Chan JK, et al. Tumours of histiocytes and accessory dendritic cells: an immunohistochemical approach to classification from the International Lymphoma Study Group based on 61 cases. Histopathology. 2002;41:1–29.
5. Facchetti F, Jones DM, Petrella T. Blastic plasmacytoid dendritic cell neoplasm. In: Swerdlow SH, Campo E, Harris NL, Jaffe ES, Pileri SA, Stein H, et al., editors. WHO classification of tumours of haematopoietic and lymphoid tissues. Lyon: IARC; 2008. p. 145–7.

6. Feldman AL, Minniti C, Santi M, Downing JR, Raffeld M, Jaffe ES. Histiocytic sarcoma after acute lymphoblastic leukaemia: a common clonal origin. Lancet Oncol. 2004;5:248–50.
7. Koo CH, Reifel J, Kogut N, Cove JK, Rappaport H. True histiocytic malignancy associated with a malignant teratoma in a patient with 46XY gonadal dysgenesis. Am J Surg Pathol. 1992;16:175–83.
8. Soslow RA, Davis RE, Warnke RA, Cleary ML, Kamel OW. True histiocytic lymphoma following therapy for lymphoblastic neo-plasms. Blood. 1996;87:5207–12.
9. Roos-Weil D, Dietrich S, Boumendil A, Polge E, Bron D, Carreras E, et al. Stem cell transplantation can provide durable disease con-trol in blastic plasmacytoid dendritic cell neoplasm: a retrospective study from the European Group for Blood and Marrow Transplantation. Blood. 2013;121:440–6.
10. Assaf C, Gellrich S, Whittaker S, Robson A, Cerroni L, Massone C, et al. CD56-positive haematological neoplasms of the skin: a mul-ticentre study of the Cutaneous Lymphoma Project Group of the European Organisation for Research and Treatment of Cancer. J Clin Pathol. 2007;60:981–9.
11. Song SY, Ko YH, Ahn G. Mediastinal germ cell tumor associated with histiocytic sarcoma of spleen: case report of an unusual asso-ciation. Int J Surg Pathol. 2005;13:299–303.

第 85 章
指状突树突细胞肉瘤

85

指状突树突细胞肉瘤（interdigitating dendritic cell sarcoma，IDCS）是一种由具有指状突树突细胞（IDC）免疫表型特点的细胞组成的恶性肿瘤。IDC 是一种抗原提呈细胞，存在于正常淋巴组织的 T 细胞富集区，在 T 细胞免疫中发挥作用[1]。该细胞起源于骨髓中 CD34+造血前体细胞，然后迁移到正常淋巴组织的 T 细胞区。IDC 在淋巴结和扁桃体副皮质区、脾动脉周围淋巴鞘和胸腺髓质中最多，在结外黏膜相关淋巴组织的 T 细胞区也可见到。正常 IDC 的形态学表现为胞质嗜酸性，核膜高度不规则或有折叠，常可见核沟，与 Langerhans 细胞无法区分。两者均表达 S-100，但 IDC 不表达 CD1a 和 CD207/langerin，且缺少 Birbeck 颗粒，可借此区分两者[1,2]。

IDCS 罕见，至今已报道病例不超过 50 例[3-6]。患者年龄 2～86 岁，男性略多于女性。大多数患者表现为局限性缓慢生长的肿块。大约 20% 的病例出现发烧、疲乏和体重下降等全身性症状。大多数病例最初仅累及单个淋巴结，多见于颈部、腋窝或腹股沟区域。结外病变可发生于骨髓（20%）、扁桃体、鼻咽部、唾液腺、胸壁、椎旁区、肝、脾、胃肠道、膀胱、睾丸和皮肤[5,7]。不管是否接受治疗，大部分 IDCS 均具有侵袭性临床过程。但疾病局限患者的预后远好于发生播散者[6]。

近 15% 的 IDCS 患者会继发其他肿瘤，包括 T/B 细胞淋巴瘤或白血病，以及各种癌。IDCS 和其他树突/组织细胞肿瘤的关联可能与"转分化"有关[8]。

根据大多数 IDCS 的报道，肿瘤大小 1～6cm，切面实性，分叶状。部分病例可见出血或坏死灶。大多数 IDCS 破坏淋巴结结构，部分病例仅位于副皮质区。肿瘤细胞有多种生长模式，包括片状、漩涡状、束状或巢状排列。瘤细胞为梭形细胞至大的胞质丰富嗜酸性的上皮样细胞。核拉长或卵圆形，核形不规则，常可见核沟，核仁明显。核异型性轻度到重度不等，有时在同一个肿瘤中可见异型程度不同的核。同样，多种生长模式和各种细胞形态也常同时出现。IDCS 的背景变化包括纤维化，以及小淋巴细胞、嗜酸性粒细胞和浆细胞混合浸润。不同于滤泡树突细胞肉瘤，IDCS 缺乏血管周小淋巴细胞套。

IDCS 的诊断需要免疫组化分析。瘤细胞弥漫强阳性表达 S100，不同程度表达其他抗原，包括 CD45/LCA、CD68、CD163、CD4 和溶菌酶。IDCS 特征性不表达 CD1a、CD207/langerin、广谱 T 或 B 细胞抗原、CD21、CD23、CD30、CD34、CD35、角蛋白、黑色素瘤标志物和髓过氧化物酶[9-11]。Ki-67 增殖指数可高，也可能相对较低，这取决于有丝分裂活性。EBV 标志物阴性[9]。

电镜观察，瘤细胞常可见长的、指突状胞质突起，缺乏桥粒、黑素小体、Birbeck 颗粒、致密核心分泌颗粒和胞质细丝[3,5,7,9]。IDCS 没有免疫球蛋白和 T 细胞受体基因重排[12]。

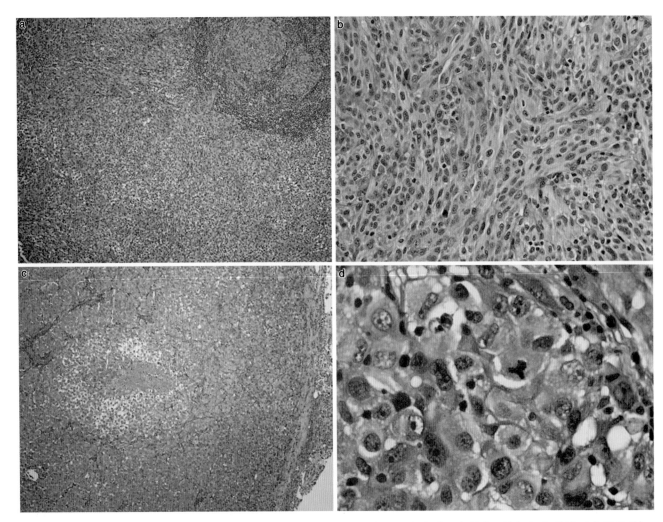

图 85.1　IDCS 的组织学表现变化多端。(a) 梭形细胞形态常伴有多样的生长方式。本例淋巴结仅部分受累,瘤细胞片状和不规则束状排列。可见梭形细胞延伸入邻近滤泡的生发中心。(b) 梭形肿瘤细胞含有中等量嗜酸性胞质,核拉长,核仁模糊至清楚。背景中散在小淋巴细胞。(c) 上皮样形态常表现为弥漫生长。本例可见局灶坏死。(d) 多边形上皮样肿瘤细胞含丰富的嗜酸性胞质,核圆形,核仁模糊至清楚。可见非典型核分裂象和少量散在的小淋巴细胞

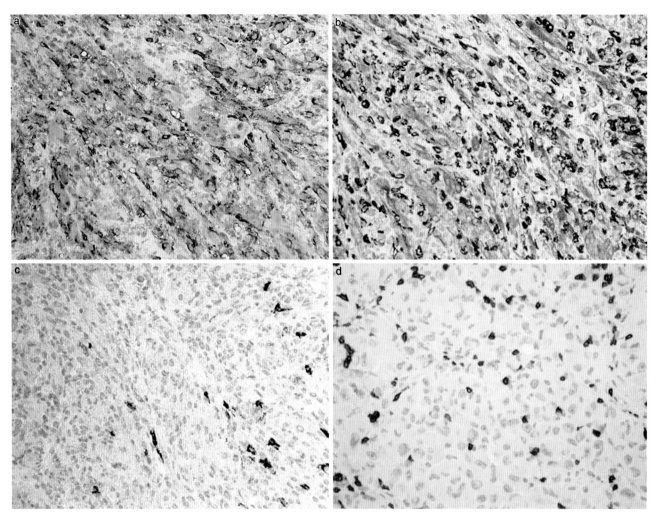

图 85.2　IDCS 的诊断需要免疫组化支持。肿瘤细胞表达正常 IDC 细胞标记，例如 S100（a）和 CD68（b）。肿瘤细胞特征性不表达某些 Langerhans 细胞标志物，如 CD207/langerin（c）。背景小淋巴细胞多为 CD3 阳性 T 细胞（d）

（王天真　译）

参考文献

1. Satpathy AT, Wu X, Albring JC, Murphy KM. Re(de)fining the dendritic cell lineage. Nat Immunol. 2012;13:1145–54.
2. Girard JP, Moussion C, Forster R. HEVs, lymphatics and homeo-static immune cell trafficking in lymph nodes. Nat Rev Immunol. 2012;12:762–73.
3. Gaertner EM, Tsokos M, Derringer GA, Neuhauser TS, Arciero C, Andriko JA. Interdigitating dendritic cell sarcoma. A report of four cases and review of the literature. Am J Clin Pathol. 2001;115:589–97.
4. Yang GC, Besanceney CE, Tam W. Histiocytic sarcoma with inter-digitating dendritic cell differentiation: a case report with fine nee-dle aspiration cytology and review of literature. Diagn Cytopathol. 2010;38:351–6.
5. Pillay K, Solomon R, Daubenton JD, Sinclair-Smith CC. Interdigitating dendritic cell sarcoma: a report of four paediatric cases and review of the literature. Histopathology. 2004;44:283–91.
6. Perkins SM, Shinohara ET. Interdigitating and follicular dendritic cell sarcomas: a SEER analysis. Am J Clin Oncol. 2012 [Epub ahead of print].
7. Kawachi K, Nakatani Y, Inayama Y, Kawano N, Toda N, Misugi K. Interdigitating dendritic cell sarcoma of the spleen: report of a case with a review of the literature. Am J Surg Pathol. 2002;26:530–7.
8. Fraser CR, Wang W, Gomez M, et al. Transformation of chronic lymphocytic leukemia/small lymphocytic lymphoma to interdigi-tating dendritic cell sarcoma: evidence for transdifferentiation of the lymphoma clone. Am J Clin Pathol. 2009;132:928–39.
9. Pileri SA, Grogan TM, Harris NL, et al. Tumours of histiocytes and accessory dendritic cells: an immunohistochemical approach to classification from the International Lymphoma Study Group based on 61 cases. Histopathology. 2002;41:1–29.
10. Black J, Coffin CM, Dehner LP. Fibrohistiocytic tumors and related neoplasms in children and adolescents. Pediatr Dev Pathol. 2012; 15:181–210.
11. Orii T, Takeda H, Kawata S, Maeda K, Yamakawa M. Differential immunophenotypic analysis of dendritic cell tumours. J Clin Pathol. 2010;63:497–503.
12. Wang HY, Li S, Woodford RL, Mills SE, Cousar JB. BCL2 chro-mosomal translocation is not a general feature of the interdigitating dendritic cell sarcoma. Diagn Mol Pathol. 2010;19:169–71.

86

第 86 章
滤泡树突细胞肉瘤

滤泡树突细胞肉瘤（follicular dendritic cell sarcoma，FDCS）是由滤泡树突细胞（FDC）肿瘤性增生形成的肿瘤。FDC 是一种抗原提呈细胞，主要存在于正常淋巴组织的淋巴滤泡中，参与 B 细胞免疫和生发中心形成[1]。FDC 的起源尚不清楚，被认为是来源于间充质前体细胞[2]。在捕获抗原后，FDC 将其以抗原-抗体复合物的形式保存于细胞表面，使抗原得以长久保留，此过程不依赖 II 型主要组织相容性复合物分子[1]。生发中心内的 FDC 通过桥粒相互连接，形成网络，B 细胞和滤泡辅助性 T 细胞共同定植于其内。生发中心明区和暗区内的 FDC 具有不同的功能和抗原特性，明区可能是发挥功能的主要区域[3]。正常 FDC 表现为胞质弱嗜酸性，含 1 至 2 个卵圆形细胞核，核膜光滑，核仁较明显。

FDCS 是一种发生于成人的罕见肿瘤，患者年龄 40～50 岁[4,5]。大多数表现为局限性无痛性淋巴结肿大，常见于颈部淋巴结，少见情况下累及腋窝、纵隔、肠系膜和腹膜后淋巴结。约三分之一肿瘤起源于结外组织，最常见于 Waldeyer 环（扁桃体和口腔）、胃肠道、软组织、皮肤、甲状腺、乳腺、纵隔、脾和肝[6-9]。

炎性假瘤样 FDC 肿瘤是 FDCS 的一种亚型，多见于女性，伴有系统症状。此型恒定伴有克隆性 EBV 感染，常发生于腹内，如脾、肝和胰周区域[5]。FDCS 也可发生于透明血管型 Castleman 病基础之上[6-10]。值得注意的是，在透明血管型 Castleman 病中也存在 FDC 异型增生，但尚未确定这种异型增生是否代表了真正的 FDC 瘤前病变。

大体检查，FDCS 肿块较大，平均直径 5cm[3]。组织学观察，FDCS 由梭形或上皮样细胞构成，束状、漩涡状、梁状、结节状或弥漫排列。瘤细胞含中等量嗜酸性胞质，核卵圆形，部分病例可见双核或多核肿瘤细胞。常有轻至中度小淋巴细胞浸润，多聚集于血管周围。小部分病例可见致密硬化。一些病例表现为上皮样细胞散在分布于小淋巴细胞背景中，形似霍奇金淋巴瘤。一些病例可有透明细胞、嗜酸性细胞、黏液样基质或充满液体的囊腔。电镜观察，瘤细胞的特征是有复杂的树突结构和桥粒[6]。

FDCS 有轻重不等的细胞异型性。很多低级别肿瘤可见轻至中度核异型性，核仁不明显，偶见核内假包涵体，核分裂象少，无坏死或仅灶性坏死。少数 FDCS 为高级别病变，核异型性显著，坏死明显，核分裂象增多，并可见非典型核分裂象。复发病例常表现出高级别特征。

FDCS 的诊断需要免疫组化支持。肿瘤表达一个或多个 FDC 相关抗原，包括 CD21、CD23、CD35、KiM4p 和 CAN. 4[5,11]。大多数（>90%）病例表达 clusterin、EGFR 和 fascin。还表达 vimentin、EMA，桥粒斑蛋白（desmoplakin）和 HLA-DR。CD68 和 S-100 的表达情况在不同病例间存在差异。约 20% 的病例表达 CD45/LCA[12]。FDCS 不表达 T 细胞抗原、B 细胞抗原（极少数病例 CD20 阳性）、CD30、髓过氧化物酶、溶菌酶、角蛋白和平滑肌标记。仅在炎性假瘤样 FDC 肿瘤中检测到 EBV。背景小淋巴细胞由不同比例的 T 细胞和 B 细胞混合组成。分子分析显示，FDCS 没有免疫球蛋白和 T 细胞受体基因重排。

FDCS 患者经常联合应用手术、放疗和化疗。大多数患者表现为惰性临床过程，但长期随访发现，肿瘤经常会出现局部复发，随后可以发生远处转移，常累及肺、肝、胰腺和淋巴结[5,6]。

FDCS 的鉴别诊断包括指状突树突细胞肉瘤、组织细胞肉瘤、梭形细胞淋巴瘤、转移性恶性肿瘤（例如黑色素瘤、肉瘤、肉瘤样癌）、异位脑膜瘤和异位胸腺瘤。

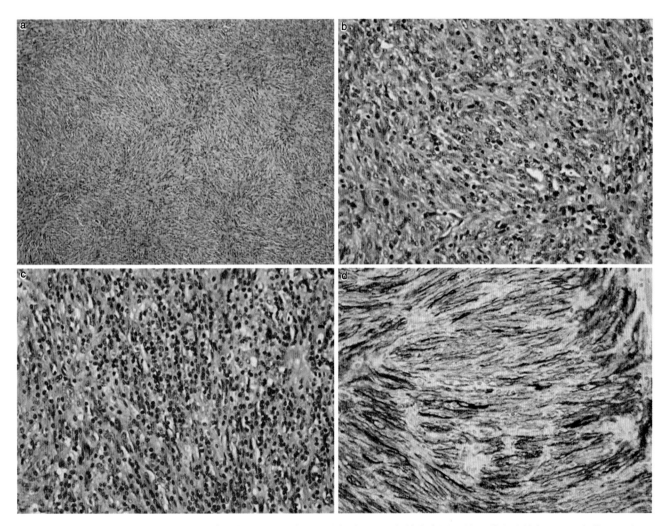

图 86.1 （a）FDCS，瘤细胞呈梭形，束状排列。（b）瘤细胞核轻度异型，含单个卵圆形核和单个小核仁。（c）小淋巴细胞浸润明显。（d）肿瘤细胞 CD21 阳性

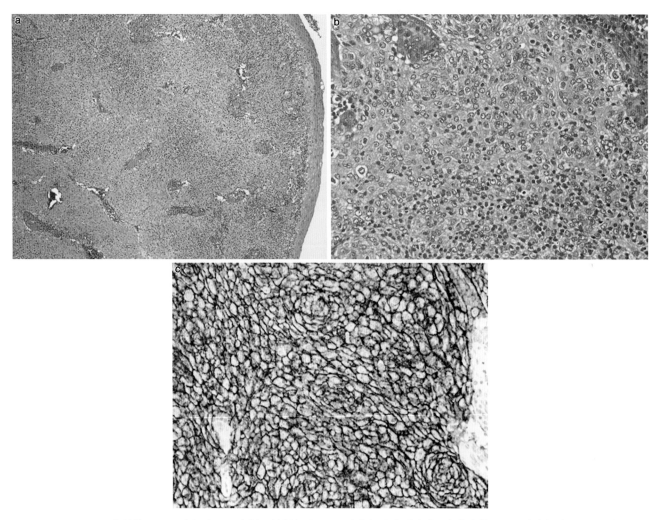

图 86.2 　（a）扁桃体 FDCS，瘤细胞呈上皮样，弥漫排列。（b）肿瘤细胞胞质丰富、胞膜清楚。（c）肿瘤细胞 CD23 阳性

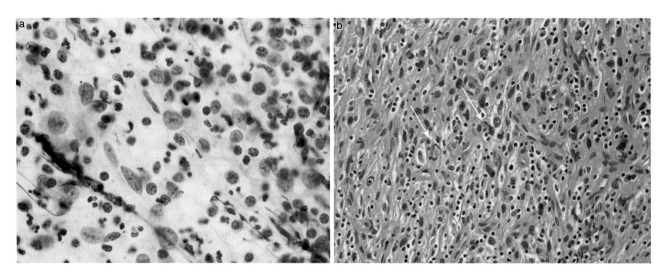

图 86.3 　（a）FDCS，细胞学制片。细胞核圆形或短梭形，背景可见小淋巴细胞、中性粒细胞和少量浆细胞（巴氏染色）。
（b）本例滤泡树突细胞肉瘤的核有中度异型，可见许多核内假包涵体（箭头）

（王天真　译）

参考文献

1. Park CS, Choi YS. How do follicular dendritic cells interact intimately with B cells in the germinal centre? Immunology. 2005;114:2–10.

2. Rezk SA, Nathwani BN, Zhao X, Weiss LM. Follicular dendritic cells: origin, function, and different disease-associated patterns. Hum Pathol. 2013;44(6):937–50.

3. Jin MK, Hoster E, Dreyling M, Unterhalt M, Hiddemann W, Klapper W. Follicular dendritic cells in follicular lymphoma and types of non-Hodgkin lymphoma show reduced expression of CD23, CD35 and CD54 but no association with clinical outcome. Histopathology. 2011;58:586–92.

4. Kairouz S, Hashash J, Kabbara W, McHayleh W, Tabbara IA. Dendritic cell neoplasms: an overview. Am J Hematol. 2007;82:924–8.

5. Chan JKC, Pileri S, Delsol G, Fletcher CD, Weiss LM, Krogg KL. Follicular dendritic cell sarcoma. In: Swerdlow SH, Campo E, Harris NL, Jaffe ES, Pileri S, Stein H, et al., editors. WHO classification of tumors of hematopoietic and lymphoid tissues. Lyon: IARC; 2008. p. 363–5.

6. Chan JK, Fletcher CD, Nayler SJ, Cooper K. Follicular dendritic cell sarcoma. Clinicopathologic analysis of 17 cases suggesting a malignant potential higher than currently recognized. Cancer. 1997;79:294–313.

7. Perez-Ordonez B, Erlandson RA, Rosai J. Follicular dendritic cell tumor: report of 13 additional cases of a distinctive entity. Am J Surg Pathol. 1996;20:944–55.

8. Soriano AO, Thompson MA, Admirand JH, Fayad LE, Rodriguez AM, Romaguera JE, et al. Follicular dendritic cell sarcoma: a report of 14 cases and a review of the literature. Am J Hematol. 2007;82:725–8.

9. Hornick JL, Jaffe ES, Fletcher CD. Extranodal histiocytic sarcoma: clinicopathologic analysis of 14 cases of a rare epithelioid malignancy. Am J Surg Pathol. 2004;28:1133–44.

10. Chan AC, Chan KW, Chan JK, Au WY, Ho WK, Ng WM. Development of follicular dendritic cell sarcoma in hyaline-vascular Castleman's disease of the nasopharynx: tracing its evolution by sequential biopsies. Histopathology. 2001;38:510–8.

11. Grogg KL, Lae ME, Kurtin PJ, Macon WR. Clusterin expression distinguishes follicular dendritic cell tumors from other dendritic cell neoplasms: report of a novel follicular dendritic cell marker and clinicopathologic data on 12 additional follicular dendritic cell tumors and 6 additional interdigitating dendritic cell tumors. Am J Surg Pathol. 2004;28:988–98.

12. Pileri SA, Grogan TM, Harris NL, Banks P, Campo E, Chan JK, et al. Tumours of histiocytes and accessory dendritic cells: an immunohistochemical approach to classification from the International Lymphoma Study Group based on 61 cases. Histopathology. 2002;41:1–29.

87

第 87 章
组织细胞肉瘤

组织细胞肉瘤(histiocytic sarcoma, HS)是一种组织细胞恶性肿瘤,肿瘤细胞具有成熟组织细胞的免疫表型,但是没有证据将其指向任何一种已知的组织细胞亚型。与急性髓性白血病、骨髓增生异常综合征或骨髓增生性肿瘤相关的组织细胞或单核细胞性髓外肿瘤不包含在此类肿瘤中,更应称其为髓系(单核细胞)肉瘤[1,2]。

HS 罕见。患者年龄范围广(1~89 岁),中位年龄为 51 岁,无性别差异。大多数 HS 发生于淋巴结外,最常见于胃肠道、软组织、皮肤、脾和肝[3,4]。淋巴结肿大少见。患者常表现为一个孤立性无痛肿块,病史一般不足 1 年。一部分患者出现系统性 B 症状。过去被诊断为"恶性组织细胞增生症"的病例中,大多数应归入其他肿瘤,例如 ALK 阳性间变大细胞淋巴瘤或弥漫性大 B 细胞淋巴瘤,因此文献中的恶性组织细胞增生症病例不能等同于 HS。罕见 HS 可累及骨髓。一旦骨髓受累,会出现与急性单核细胞白血病相重叠的特征。如果骨髓弥漫受累,则最好诊断为急性白血病[2]。

罕见的淋巴组织肿瘤患者会伴发——更常见为继发——克隆相关性组织细胞肿瘤。由这种现象引出一个假说,成熟淋巴细胞可转换为组织细胞表型,或反分化为组织细胞。此过程被描述为转分化,因为这个过程可能需要先反分化,然后再分化。文献中转分化的例子包括 HS 与滤泡性淋巴瘤[5]、HS 与脾脏边缘区淋巴瘤、HS 与套细胞淋巴瘤[6],以及 HS 与弥漫性大 B 细胞淋巴瘤[7]。与滤泡性淋巴瘤相关的组织细胞肿瘤都有 t(14;18)(q32;q21)/IgH-BCL2 和 IgH 基因重排[2,5,8]。

HS 常表现孤立性肿块,有浸润性边界,平均直径 7cm。组织学观察,肿瘤破坏淋巴结或结外组织的正常结构。部分累及淋巴结时,肿瘤更常见于副皮质区,少数情况下优先累及淋巴窦。瘤细胞大,圆形至椭圆形,无黏附性,胞质丰富嗜酸性,形似上皮样组织细胞。核大,空泡状,居中或偏位,常有不规则皱折或有多形性。可有清楚至显著的单个核仁。还可出现的组织学特征包括梭形细胞形态、胞质含吞噬碎屑、胞质空泡或黄瘤样改变[3,4]。多核巨细胞散在分布,炎性背景明显,常由小淋巴细胞、浆细胞、中性粒细胞和嗜酸性粒细胞构成。中枢神经系统 HS 可有大量中性粒细胞[1,2]。核分裂象多少不等。电镜观察,瘤细胞含数量不等的溶酶体,在非肿瘤性组织细胞中可见吞噬体。

HS 的诊断必须有免疫表型支持。瘤细胞表达组织细胞相关标志物,如 CD68、CD163[9] 和溶酶体。常表达 CD45、CD45RO 和 HLA-DR,可能表达 CD4 和 CD15。Ki-67 增殖指数在病例间的差异非常大,一项研究中的均值为 15%[3]。瘤细胞不表达更为特异的组织细胞标记,包括不表达滤泡树突细胞相关标志物(例如 CD21,CD23 和 CD35)或 Langerhans 细胞相关标志物(例如 CD1a 和 langerin/CD207)。HS 可以表达 S100,但通常仅灶性阳性,或强度弱于指状突树突细胞肉瘤。HS 不表达髓过氧化物酶(罕见病例可弱表达),常不表达骨髓相关细胞标志物 CD13 和 CD33。HS 肿瘤细胞不表达广谱 T 或 B 细胞标志物[1,2]。

需要谨记的是,有数种单克隆抗体可用于检测 CD68。CD68R 的特异性抗体 PG-M1 用于检测单核细胞或组织细胞,其特异性强于 KP1 或其他与成熟和不成熟粒细胞反应的抗体[10]。KP1 识别溶酶体相关抗原,因此可与溶酶体含量高的很多肿瘤有反应(例如黑色素瘤)。

尚未发现 HS 特征性的细胞遗传学异常,仅报道过 1 例 HS 中有 8 号染色体三体[11]。仅极少数 HS 病例进行了常规细胞遗传学分析[11]。分子检测发现,HS 没有免疫球蛋白或 T 细胞受体基因单克隆重排。部分转分化而来的 HS 病例经 PCR 检测发现有单克隆性 IGH 基因重排,此外,PCR 或 FISH 检测还发现存在 IgH-BCL2[5]。这些病例中,部分可能与伴发的或先前发生的 B 细胞淋巴瘤具有同一种克隆性 IGH 基因重排。部分 Langerhans 细胞组织细胞增生症和 Erdheim-Chester 病有 *BRAF*（V600E）突变,但未在 HS 中发现此突变[12]。

HS 可表现为惰性或侵袭性临床过程,因此患者的治疗方案并不一致[4]。对于局限性病例,手术切除可能比较合适,但是一些患者会发展为侵袭性疾病,对治疗反应性差。对于侵袭性较强或无法切除肿瘤的患者,建议进行化疗和放疗[3]。化疗包括用于治疗急性白血病的方案。靶向治疗还处于试验阶段[13]。

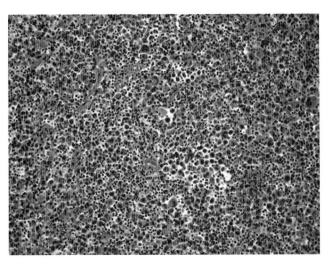

图 87.1　软组织 HS。中等至大细胞弥漫排列,胞质粉染,混合有大量小淋巴细胞

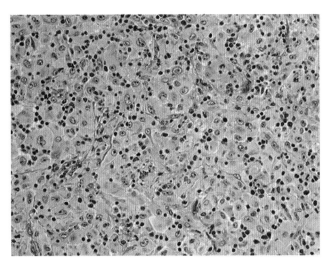

图 87.2　HS,高倍放大。肿瘤性组织细胞体积大,混有小淋巴细胞和少量嗜酸性粒细胞。组织细胞胞质丰富嗜酸性,核中位、圆形至卵圆形、空泡状,偶见显著核仁

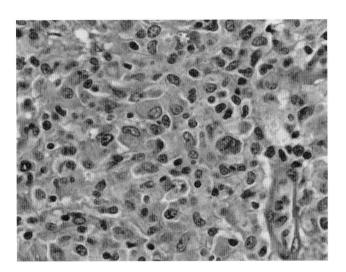

图 87.3　HS,高倍放大。组织细胞的核偏位,卵圆形或有皱折。背景中散在小淋巴细胞和浆细胞

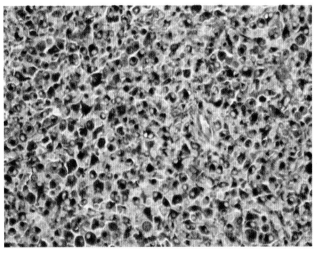

图 87.4　免疫组化 CD68 染色,肿瘤细胞强阳性。对于检测 CD68 阳性组织细胞而言,PG-M1 比 KP1 更特异

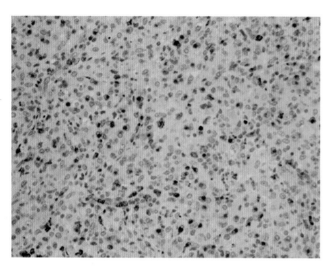

图87.5 免疫组化溶菌酶染色,肿瘤细胞阳性,定位于核周胞质

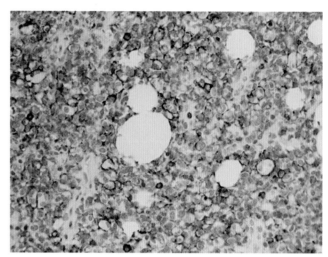

图87.6 免疫组化 LCA/CD45 染色,组织细胞阳性,定位于胞膜

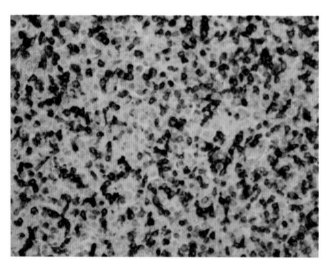

图87.7 免疫组化 CD3 染色,背景中大量反应性淋巴细胞阳性。胞质极弱阳性表达 CD3 属于非特异性着色,与胞质内含大量溶酶体有关

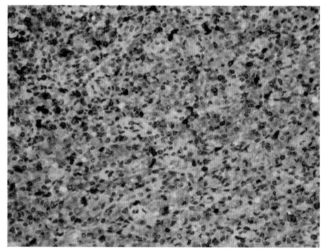

图87.8 免疫组化 CD4 染色,许多反应性小淋巴细胞阳性,而 HS 的大肿瘤细胞弱阳性

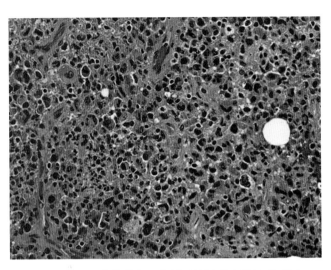

图 87.9　HS,高倍放大。本例可见显著多形性,胞质丰富嗜酸性,核大小和外形不一

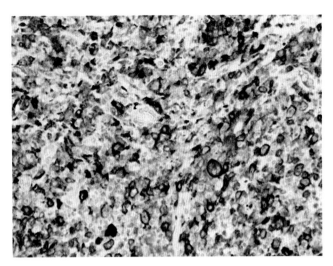

图 87.10　免疫组化 CD163 染色,大部分肿瘤细胞阳性。本例 HS 有显著多形性

（王天真　译）

参考文献

1. Grogan TM, Pileri SA, Chan JKC, et al. Histiocytic sarcoma. In: Swerdlow SH, Campo E, Harris NL, et al., editors. WHO classification of tumours of haematopoietic and lymphoid tissues. 4th ed. Lyon: IARC; 2008. p. 356–7.
2. Miranda RN. Histiocytic sarcoma. In: Medeiros LJ, editor. Diagnostic pathology: lymph nodes and spleen with extranodal lymphomas. 1st ed. Altona: Amirsys, Inc; 2011. p. 13-8–27.
3. Hornick JL, Jaffe ES, Fletcher CD. Extranodal histiocytic sarcoma: clinicopathologic analysis of 14 cases of a rare epithelioid malignancy. Am J Surg Pathol. 2004;28:1133–44.
4. Copie-Bergman C, Wotherspoon AC, Norton AJ, Diss TC, Isaacson PG. True histiocytic lymphoma: a morphologic, immunohistochemical, and molecular genetic study of 13 cases. Am J Surg Pathol. 1998;22:1386–92.
5. Feldman AL, Arber DA, Pittaluga S, et al. Clonally related follicular lymphomas and histiocytic/dendritic cell sarcomas: evidence for transdifferentiation of the follicular lymphoma clone. Blood. 2008;111:5433–9.
6. Hure MC, Elco CP, Ward D, et al. Histiocytic sarcoma arising from clonally related mantle cell lymphoma. J Clin Oncol. 2012;30:e49–53.
7. Wang E, Papalas J, Hutchinson CB, et al. Sequential development of histiocytic sarcoma and diffuse large b-cell lymphoma in a patient with a remote history of follicular lymphoma with genotypic evidence of a clonal relationship: a divergent (bilineal) neoplastic transformation of an indolent B-cell lymphoma in a single individual. Am J Surg Pathol. 2011;35:457–63.
8. McClure R, Khoury J, Feldman A, Ketterling R. Clonal relationship between precursor B-cell acute lymphoblastic leukemia and histiocytic sarcoma: a case report and discussion in the context of similar cases. Leuk Res. 2010;34:e71–3.
9. Nguyen TT, Schwartz EJ, West RB, et al. Expression of CD163 (hemoglobin scavenger receptor) in normal tissues, lymphomas, carcinomas, and sarcomas is largely restricted to the monocyte/macrophage lineage. Am J Surg Pathol. 2005;29:617–24.
10. Orazi A, Chiu R, O'Malley DP, et al. Chronic myelomonocytic leukemia: the role of bone marrow biopsy immunohistology. Mod Pathol. 2006;19:1536–45.
11. Alonso-Dominguez JM, Calbacho M, Talavera M, et al. Cytogenetics findings in a histiocytic sarcoma case. Case Rep Hematol. 2012; 2012:428279.
12. Haroche J, Charlotte F, Arnaud L, et al. High prevalence of BRAF V600E mutations in Erdheim-Chester disease but not in other non-Langerhans cell histiocytoses. Blood. 2012;120:2700–3.
13. Schlick K, Aigelsreiter A, Pichler M, et al. Histiocytic sarcoma – targeted therapy: novel therapeutic options? A series of 4 cases. Onkologie. 2012;35:447–50.

第十一篇
髓系和单核细胞系肿瘤

第 88 章
粒细胞肉瘤

88

粒细胞肉瘤是一种发生于骨髓以外部位的肿块性病变,主要由伴或多或少成熟迹象的未成熟粒细胞构成。曾用名包括绿色瘤和髓外髓细胞肿瘤。WHO 将粒细胞和单核细胞前体构成的肿瘤统一命名为"髓系肉瘤",此命名被大多数病理学家所接受。本书分别讨论这两种构成的肿瘤,以强调其不同的临床、细胞遗传学和分子特征。白血病性母细胞血管周浸润或间质性浸润,但不形成肿块者,不包含在粒细胞(或单核胞)肉瘤的定义中。

粒细胞肉瘤患者大多为成人。文献报道其发病年龄范围广(<1~89 岁),中位年龄 50~60 岁。据估计,约 2%~9% 的急性髓性白血病(acute myeloid leuke-mia,AML)患者可发展为粒细胞肉瘤[1]。男女比例约 1.2:1。

最常累及的部位包括皮肤(约 30%)、淋巴结(约 20%)、胃肠道、骨、软组织和睾丸。可累及单个或多个部位。粒细胞肉瘤可与骨髓内 AML 同时发生(约 35%),也可以在 AML 之前发生(约 30%),或为 AML 复发表现(约 35%)。骨髓增生异常综合征、骨髓增生性肿瘤,或骨髓增生异常综合征/骨髓增生性肿瘤患者也可发生粒细胞肉瘤。

对发生粒细胞肉瘤的 AML 患者的诊断执行当前 WHO 分类标准,通常基于骨髓或外周血检查,并结合包括细胞化学、免疫分型、常规细胞遗传学和分子检测在内的辅助检查进行诊断。与粒细胞肉瘤相关的 AML 最常为法国-美国-英国(FAB)分类中的 M0、M1、M2 和 M3 型,以及部分 M4 型。但在文献报道中,粒细胞肉瘤可见于 FAB 和当前 WHO 分类中的所有 AML 类型。

尽管粒细胞肉瘤的诊断基本正确,但随着当前知识的进展,这种诊断对临床而言可能太过含糊。也许最好的例子是慢性髓性白血病(chronic myelogenous leukemia,CML)患者出现的急变期,在髓外部位出现时可以诊断为粒细胞肉瘤,但我们认为这些病例更应该被诊断为 CML 的急变期(或其他强调与 CML 联系的术语),因为 CML 的体现具有重要的治疗意义。同样,其他造血组织肿瘤也可以表现为粒细胞肉瘤,但随后发现他们更适合依据核型或分子异常来定义,从而更容易进行特殊治疗。因此我们建议,应该根据更特异性的细胞遗传学或分子异常来对这些肿瘤进行更好的分类,而不是简单地诊断为粒细胞肉瘤。

粒细胞肉瘤最常见的形态学特征是肿块由粒细胞前体构成,除原始细胞之外,还可见或多或少的成熟迹象(即以原始细胞为主,同时混有前粒细胞、中幼粒细胞、晚幼粒细胞或中性粒细胞)。肿瘤细胞浸润并破坏受累部位的组织结构。在淋巴结中,肿瘤最初累及副皮质区,可以环绕滤泡,但是通常大部分粒细胞肉瘤会完全破坏淋巴结结构。肿瘤通常为弥漫性浸润,但也可见单行排列,后者在结外部位更常见。肿瘤内可见未成熟嗜酸性粒细胞,即嗜酸性晚幼粒细胞和中幼粒细胞,特别是在携带 inv(16)(p13;q22)或 t(16;16)(p13;q22)/CBFB-MYH11 细胞遗传学异常的病例中更常见。在这些病例中,未成熟髓细胞包括粒细胞和单核细胞前体。

印片和细胞化学染色对于粒细胞肉瘤的诊断评估非常有用。这些方法可在冰冻切片室进行,可对粒细胞肉瘤进行快速诊断。对于经固定、石蜡包埋的组织切片中无法见到的细胞学细节,例如同时存在的骨髓增生异常,可以利用印片进行评估。印片也可以用来识别胞质颗粒或 Auer 杆状小体。此外,髓过氧化物酶和非特异性丁酸酯酶的细胞化学染色可分别用于粒细胞系和单核细胞系的鉴定。最后,印片也可用于粒细胞肉瘤相关细胞遗传学异常的荧光原位杂交(FISH)检测。

萘酚 ASD 氯乙酸酯酶(Leder)染色可用于固定的石蜡包埋组织切片,有助于证实粒细胞系。这种染色用于显示次级颗粒,因此对于分化差的粒细胞肉瘤病例有些不敏感。

免疫表型分析在粒细胞肉瘤的诊断中非常重要。在过去二十年中,已经利用石蜡切片对髓系肿瘤进行了大量免疫组化研究。结果不尽相同,但许多研究一致认为粒细胞肉瘤最敏感的标志物是针对溶菌酶、CD43 和 CD68(KP1 克隆)的特异性抗体。然而,这些标记物都不是特异性的,因为粒细胞和单核细胞都可表达,CD43 通常在 T 细胞和 B 细胞淋巴瘤中表达,KP1 在溶酶体含量高的实体瘤中也可以表达。髓过氧化物酶(MPO)是粒细胞分化高度敏感的标记物,但由分化差的原始细胞构成的病例可不表达[2,3]。LCA/CD45 在高达75%的病例中为阳性,但不具有谱系特异性。最近的文献提示,CD11c、CD33、CD163 和 Kruppel 样因子 4(KLF-4)对诊断有帮助,这些标记物中大多数在粒细胞和单核细胞肉瘤中阳性[4]。粒细胞系的其他标志物,如 CD15 和髓样细胞核分化抗原(MNDA)[5],因为是在粒细胞分化后期获得的,所以敏感性较低,而且这些标记物在单核细胞也可表达。其他有助于确定未成熟细胞为造血系统起源、但不具有谱系特异性的标志物包括 CD34、CD99、CD117 和末端脱氧核苷酸转移酶(TdT)[2,3,6,7]。此外,免疫表型会随着潜在的细胞遗传学异常而变化,例如,携带 inv(16)的原粒细胞可能表达 CD56 和 CD19[6]。部分 AML 可以表达 CD7[8]。

上述大多数标记物都可以通过流式细胞术免疫表型分析来检测。此外,其他标记物可以利用新鲜细胞进行免疫分型评估(如 CD11a、CD11b、CD13、CD14)。然而,这些标记物中的大部分都不是粒细胞系特有的,在单核细胞系的细胞中也有表达。对于混合表达髓系和 T 或 B 细胞系标记物的原始细胞而言,流式细胞分析是最佳检测方法,但这些病例并不包含在粒细胞肉瘤范畴内。

尽管经常对粒细胞肉瘤患者的骨髓穿刺样本进行常规的细胞遗传学分析和 FISH 研究,但是只有约50%的病例可以检测到异常,包括 4 号染色体三体、5q-、20q-、7 号染色体单体、8 号染色体三体、11 号染色体三体、16 号染色体单体、16q-、MLL 基因重排和 inv(16)。不足 20%的粒细胞肉瘤病例携带核仁磷酸白(NPM1)突变[9]。在粒细胞肉瘤病例中,可以检测到疾病特异性染色体易位,如 t(8;21)(q22;q22)和 t(15;17)(q24.1;q21.2)等[6,10]。

粒细胞肉瘤患者的预后与相对应的 AML 患者类似,应遵循已确定的各组 AML 的标准治疗方案[1]。此外,与其他髓系疾病一样,粒细胞肉瘤患者应接受 AML 患者一样的标准评估,从而对 AML/粒细胞肉瘤进行特异性分组,以进行更为针对性的治疗。根据有限的文献报道,粒细胞肉瘤患者的中位生存期为 1 年,伴有骨髓增生异常综合征或骨髓增生性肿瘤的病例预后更差[6]。有证据表明,同种异体干细胞移植可能改善预后[1,6]。原发性粒细胞肉瘤患者的预后似乎稍好于伴有骨髓病变和 AML 者[11]。

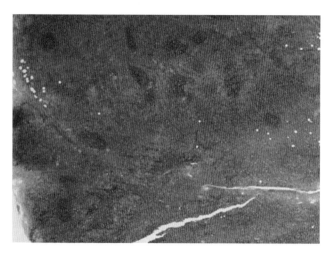

图 88.1 粒细胞肉瘤累及淋巴结,低倍放大。肿瘤弥漫性浸润,可见部分残留的淋巴滤泡

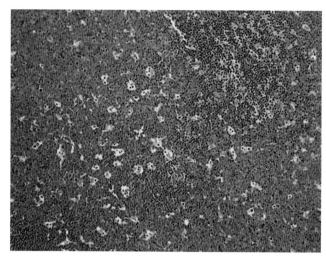

图 88.2 粒细胞肉瘤累及淋巴结,中倍放大。可见星空现象

图 88.3 粒细胞肉瘤累及淋巴结,肿瘤围绕残留的淋巴滤泡

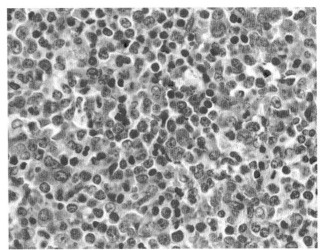

图 88.4 粒细胞肉瘤,高倍放大。中等大小的原始细胞与未成熟嗜酸性粒细胞混合存在,类似于成熟过程的嗜酸性中幼粒阶段。原始细胞与不成熟嗜酸性粒细胞混合存在,高度怀疑原始细胞为粒细胞起源,但不具有特异性

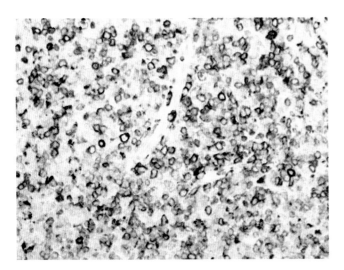

图 88.5 粒细胞肉瘤累及的淋巴结,免疫组化 MPO 染色,大多数细胞阳性。MPO 是确定粒细胞起源最有用的标志物之一,可通过免疫组化或细胞化学方法检测

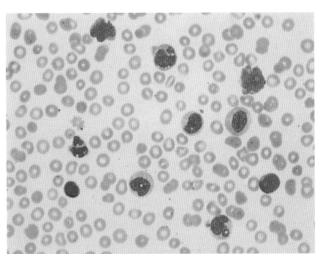

图 88.6 淋巴结内粒细胞肉瘤患者的外周血,可见大量原始细胞。虽然大多数粒细胞肉瘤患者可能同时伴有急性髓性白血病(AML),但在某些患者中,粒细胞肉瘤先于 AML 发生或为 AML 的复发表现

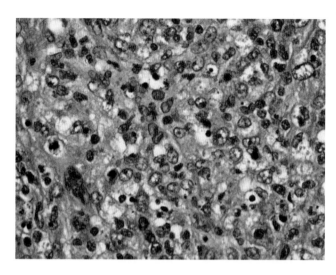

图88.7　AML急变期累及淋巴结。淋巴结内可见原粒细胞弥漫浸润,其形态学和免疫表型符合粒细胞肉瘤。但本例更应该归为 AML 的急变期,因为这种疾病是依据细胞遗传学和分子特征来定义的,且更特异的分类对治疗有指导作用

（王天真　译）

参考文献

1. Slomowitz SJ, Shami PJ. Management of extramedullary leukemia as a presentation of acute myeloid leukemia. J Natl Compr Canc Netw. 2012;10:1165–9.
2. Roth MJ, Medeiros LJ, Elenitoba-Johnson K, Kuchnio M, Jaffe ES, Stetler-Stevenson M. Extramedullary myeloid cell tumors. An immunohistochemical study of 29 cases using routinely fixed and processed paraffin-embedded tissue sections. Arch Pathol Lab Med. 1995;119:790–8.
3. Traweek ST, Arber DA, Rappaport H, Brynes RK. Extramedullary myeloid cell tumors. An immunohistochemical and morphologic study of 28 cases. Am J Surg Pathol. 1993;17:1011–9.
4. Hoyer JD, Grogg KL, Hanson CA, Gamez JD, Dogan A. CD33 detection by immunohistochemistry in paraffin-embedded tissues: a new antibody shows excellent specificity and sensitivity for cells of myelomonocytic lineage. Am J Clin Pathol. 2008;129:316–23.
5. Miranda RN, Briggs RC, Shults K, Kinney MC, Jensen RA, Cousar JB. Immunocytochemical analysis of MNDA in tissue sections and sorted normal bone marrow cells documents expression only in maturing normal and neoplastic myelomonocytic cells and a subset of normal and neoplastic B lymphocytes. Hum Pathol. 1999;30:1040–9.
6. Pileri SA, Ascani S, Cox MC, et al. Myeloid sarcoma: clinicopathologic, phenotypic and cytogenetic analysis of 92 adult patients. Leukemia. 2007;21:340–50.
7. Amador-Ortiz C, Hurley MY, Ghahramani GK, et al. Use of classic and novel immunohistochemical markers in the diagnosis of cutaneous myeloid sarcoma. J Cutan Pathol. 2011;38:945–53.
8. Audouin J, Comperat E, Le Tourneau A, et al. Myeloid sarcoma: clinical and morphologic criteria useful for diagnosis. Int J Surg Pathol. 2003;11:271–82.
9. Falini B, Lenze D, Hasserjian R, et al. Cytoplasmic mutated nucleophosmin (NPM) defines the molecular status of a significant fraction of myeloid sarcomas. Leukemia. 2007;21:1566–70.
10. Chang H, Brandwein J, Yi QL, Chun K, Patterson B, Brien B. Extramedullary infiltrates of AML are associated with CD56 expression, 11q23 abnormalities and inferior clinical outcome. Leuk Res. 2004;28:1007–11.
11. Tsimberidou AM, Kantarjian HM, Wen S, et al. Myeloid sarcoma is associated with superior event-free survival and overall survival compared with acute myeloid leukemia. Cancer. 2008;113:1370–8.

第 89 章
单核细胞肉瘤

89

单核细胞肉瘤是由原始单核细胞或原始粒单核细胞构成的髓外肿块,伴或不伴有成熟迹象。单核细胞肉瘤患者的很多临床特征都与粒细胞肉瘤患者相同(见第 88 章)。本病多见于成人,中位年龄 50 ~ 60 岁[1]。

单核细胞肉瘤最常累及皮肤,其他易受累部位包括淋巴结、胃肠道和软组织。大多数单核细胞肉瘤为 FAB 分类中的 M4 或 M5 型急性髓系白血病(AML)患者,但在文献报道中,单核细胞肉瘤可见于当前 WHO 分类中更多的 AML 类型[1,2]。与粒细胞肉瘤相似,单核细胞肉瘤的诊断对临床而言缺乏特异性,不能体现疾病相关的特定细胞遗传学或分子异常,而这些恰恰是定义疾病和指导治疗所必须的内容。鉴于这些情况,我们认为应该对单核细胞肉瘤的诊断进行修改,将上述相关信息包含在内。

组织学观察,单核细胞肉瘤由单核细胞前体组成,伴有或多或少的成熟迹象(即原始单核细胞、幼单核细胞和(或)单核细胞)。肿瘤细胞浸润并破坏受累部位的组织结构,受累淋巴结结构通常完全破坏。少见情况下,肿瘤细胞浸润先累及副皮质区,或围绕残留的淋巴滤泡。在结外部位和结周脂肪组织中,浸润可以表现为广泛的单行排列模式。肿瘤细胞中等大小,核圆形或不规则,常见折叠核。在混有粒细胞的病例中,经常看到未成熟粒细胞和嗜酸性粒细胞,这些病例通常携带 inv(16)(p13;q22),或罕见的 t(16;16)(p13;q22)。纯单核细胞肉瘤病例可能与 11q23/MLL 基因重排有关[3,4]。

印片和细胞化学染色对于单核细胞肉瘤评估非常有用,非特异性酯酶的细胞化学检测有助于确定单核细胞系起源。髓过氧化物酶细胞化学检测结果为弱阳性或阴性。单核细胞肉瘤 Leder 染色阴性[1]。

与粒细胞肉瘤一样,免疫表型分析对单核细胞肉瘤的确诊非常有帮助。粒细胞肉瘤和单核细胞肉瘤的免疫组化结果存在很多重叠。总体而言,组织细胞标志物对于单核细胞(相对于粒细胞)肉瘤的检测更敏感,例如 CD4、CD11c、CD68、CD163 和溶菌酶。大多数单核细胞肉瘤表达 CD43 和 CD45/LCA。30% ~ 50% 的单核细胞肉瘤阳性表达 CD34[5,6]。流式细胞术免疫表型分析也有一定价值,可用来评估其他标志物,包括 CD11b、CD13、CD14 和 CD64。

髓外和髓内单核细胞肉瘤常可见浆样树突细胞灶性聚集,这些细胞表达 CD123、TCL1 和浆样树突细胞的其他标记物。过去,母细胞性浆样树突细胞肿瘤(也称 CD4+CD56+皮肤血液肿瘤)被归入单核细胞肉瘤中,但目前认为这些病例需要分别归类。

单核细胞肉瘤患者预后与急性髓系/单核细胞白血病患者相似,患者也应该采用相应的治疗方案[7]。此外,单核细胞肉瘤患者应接受的标准评估方案与 AML 和其他相关的潜在骨髓疾病患者相同,包括细胞遗传学分析、分子检测和免疫表型综合分析,从中可筛选出需要特异性治疗的患者。尚没有对比伴和不伴单核细胞肉瘤患者预后的系统性研究报道。

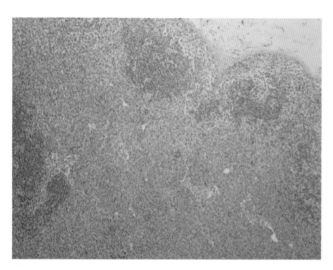

图 89.1   单核细胞肉瘤累及淋巴结,低倍放大。淋巴结结构大部分消失,肿瘤浸润副皮质区和滤泡间区,并围绕残留的淋巴滤泡

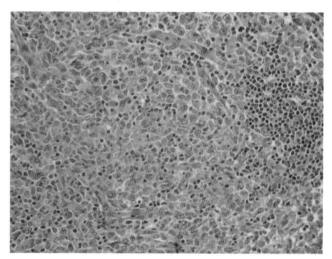

图 89.2   单核细胞肉瘤累及淋巴结,中倍放大。肿瘤细胞中等大小,核形不规则

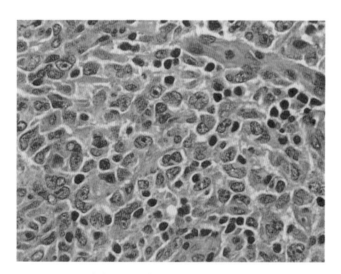

图 89.3   单核细胞肉瘤累及淋巴结,高倍放大。瘤细胞中等至较大,核形中度至显著不规则,胞质稀少至中等丰富。未成熟细胞核形不规则,形似单核细胞的核,提示存在单核细胞分化。本例未见粒系成熟证据

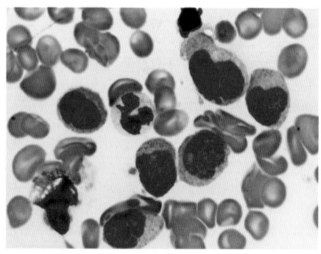

图 89.4   单核细胞肉瘤,骨髓穿刺涂片,可见原始单核细胞和前单核细胞。核型分析发现 t(11;19)(q23;p13.1),荧光原位杂交显示 MLL 基因重排。具有 MLL 基因重排的急性白血病病例,经常表现出单核细胞分化

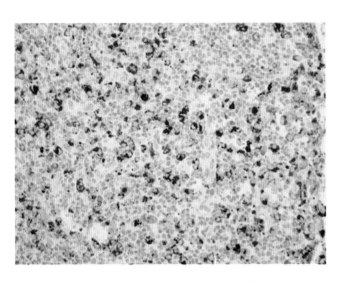

图 89.5　免疫组化溶菌酶染色，大多数肿瘤细胞阳性。虽然原粒细胞也可表达，但若 MPO 为阴性，则更倾向于单核细胞起源。丁酸酯酶阳性也支持单核细胞起源

（王天真　译）

参考文献

1. Bueso-Ramos CE. Myeloid/monocytic sarcoma. In: Medeiros LJ, editor. Diagnostic pathology: lymph nodes and spleen with extranodal lymphomas. 1st ed. Altona: Amirsys, Inc; 2011. p. 13-2–9.

2. Elenitoba-Johnson K, Hodges GF, King TC, Wu CD, Medeiros LJ. Extramedullary myeloid cell tumors arising in the setting of chronic myelomonocytic leukemia. A report of two cases. Arch Pathol Lab Med. 1996;120:62–7.

3. Chang H, Brandwein J, Yi QL, Chun K, Patterson B, Brien B. Extramedullary infiltrates of AML are associated with CD56 expression, 11q23 abnormalities and inferior clinical outcome. Leuk Res. 2004;28:1007–11.

4. Johansson B, Fioretos T, Kullendorff CM, et al. Granulocytic sarcomas in body cavities in childhood acute myeloid leukemias with 11q23/MLL rearrangements. Genes Chromosomes Cancer. 2000;27:136–42.

5. Pileri SA, Ascani S, Cox MC, et al. Myeloid sarcoma: clinico-pathologic, phenotypic and cytogenetic analysis of 92 adult patients. Leukemia. 2007;21:340–50.

6. Roth MJ, Medeiros LJ, Elenitoba-Johnson K, Kuchnio M, Jaffe ES, Stetler-Stevenson M. Extramedullary myeloid cell tumors. An immunohistochemical study of 29 cases using routinely fixed and processed paraffin-embedded tissue sections. Arch Pathol Lab Med. 1995;119:790–8.

7. Slomowitz SJ, Shami PJ. Management of extramedullary leukemia as a presentation of acute myeloid leukemia. J Natl Compr Canc Netw. 2012;10:1165–9.

90

第 90 章
肥大细胞病

肥大细胞病是肥大细胞的一种肿瘤性增生,常累及皮肤和皮肤以外部位。皮肤肥大细胞增生症局限于皮肤,系统性肥大细胞增生症(systemic mastocytosis, SM)至少累及皮肤以外一个部位,伴有或不伴有皮肤疾病[1,2]。肥大细胞病累及淋巴结属于 SM 的一种形式。

皮肤肥大细胞增生症主要发生于儿童,病变局限于皮肤,表现为伴黑色素沉着的瘙痒性斑点和丘疹,因此又称为色素性荨麻疹。约 10% 的色素性荨麻疹患者可能与 SM 有关。SM 患者的平均年龄为 60 岁,男性发病率略高。SM 可为惰性临床过程,或具有侵袭性,累及多个器官,并可伴有皮肤病变。当患者发病时,可以表现出全身症状、肌肉骨骼系统症状或介质相关症状。晚期 SM 患者可出现脾肿大,少数出现肝肿大和淋巴结肿大[3]。

SM 患者的血液学检查可在正常范围内,或者异常,后者常与高肿瘤负荷或其他血液系统肿瘤有关。异常血液学检查结果包括贫血、白细胞增多伴嗜酸性粒细胞增多,或血小板减少。血清类胰蛋白酶可持续超过 20ng/ml[1,2]。肥大细胞增生症的临床表现多样,已确立了 SM 的分型诊断标准(表 90.1)[1]。影像学研究显示,高达 80% 的患者有骨质硬化或骨质疏松。

SM 常累及骨髓和脾,少数累及淋巴结和肝脏。大体检查,增大的淋巴结或脾脏表现为实性、均质,伴或不伴有微结节形成。组织学观察,淋巴结内可见弥漫性或结节状肥大细胞聚集。肥大细胞浸润可以小动脉为中心。瘤细胞中等大,胞质稍丰富,核中位、卵圆形或有凹痕、深染。嗜酸性粒细胞多少不等。淋巴结未受累区域可表现为淋巴滤泡增生和血管增生[5]。淋巴结病性肥大细胞增生症伴嗜酸性粒细胞增多症是侵袭性 SM 的罕见变异型,患者外周血嗜酸性粒细胞增多,表现为侵袭性临床过程[6]。脾脏病变常表现为瘤细胞围绕 Malpighi 淋巴滤泡排列,伴嗜酸性粒细胞浸润和纤维化。少数情况下,肥大细胞可弥漫浸润脾脏。

表 90.1　系统性肥大细胞增生症的亚型和诊断特征[1,4]

1. 惰性系统性肥大细胞增生症
2. 肿瘤负荷低,常出现皮肤病变。没有"C"发现,没有非肥大细胞性克隆性造血系统疾病(AHNMD)
3. SM 合并 AHNMD 　(a) AHNMD 包括骨髓增生异常综合征(MDS)、骨髓增生性肿瘤(MPN)、MDS/MPN 或其他血液系统肿瘤
4. 侵袭性 SM 　(a) 存在一个或多个"C"发现,包括淋巴结病性肥大细胞增生症伴嗜酸性粒细胞增多。患者通常无皮肤病变。除外肥大细胞白血病
5. 肥大细胞白血病 　(a) 活检样本中非典型肥大细胞弥漫浸润骨髓,或骨髓穿刺涂片中非典型肥大细胞>20%
6. 肥大细胞肉瘤 　(a) 具有高级别细胞学异常的单灶性肥大细胞肿瘤
7. 皮肤外肥大细胞瘤 　(a) 具有低级别细胞学异常的单病灶肥大细胞肿瘤

"C"发现
1. 与 AHNMD 不相关的骨髓功能失调:中性粒细胞<1×10⁹/L;血红蛋白<10g/dL;或血小板计数<100×10⁹/L
2. 肝大伴肝功能受损、腹水或门脉高压
3. 病理性骨折或溶骨性病变
4. 脾大伴脾功能亢进
5. 因胃肠道肥大细胞浸润导致的吸收不良伴体重下降

SM 患者常有骨髓受累。浸润可表现为局灶性、多灶性或弥漫性。此外可见散在的间质性浸润的肥大细胞,免疫组化染色可更好的显示这些细胞。肥大细胞卵圆形或梭形,核可为卵圆形、圆形、拉长或双叶核,染色质团块状。背景可见多少不等的淋巴细胞、嗜酸性粒细胞、组织细胞和纤维母细胞。骨髓穿刺涂片有可能见到圆形、卵圆形或梭形并富含颗粒的肥大细胞。未受累骨髓内可见三系造血。

对伴有非肥大细胞性克隆性造血系统疾病（associated clonal hematological non-mast cell lineage disease, AHNMD）的 SM 患者而言，肥大细胞成分可以非常显著，也可能极不明显。髓系肿瘤是 AHNMD 最常见的类型。依据我们的经验，骨髓增生异常综合征（myelodysplastic syndromes, MDS）/骨髓增生性肿瘤（myeloproliferative neoplasms, MPN）最常见，特别是慢性粒-单核细胞白血病，约占病例的 25%。其他与 SM 相关的常见髓系肿瘤包括各种类型的 MDS 或 MPN。AML 很少与 SM 相关。与 SM 相关的淋巴瘤和浆细胞骨髓瘤也包括在 SM-AHNMD 中，最近的一篇文献描述了 1 例与恶性组织细胞增多症相关的 SM 病例[7]。与 AHNMD 相关的 SM 病例因含有 AHNMD 成分而高度富于细胞。

肥大细胞可以通过使用萘酚 AS-D 氯乙酸酯酶（Leder 法）、吉姆萨或甲苯胺蓝染色等组织化学方法进行显示[5]。免疫组化检查，肥大细胞表达类胰蛋白酶、CD2、CD25、CD43、CD68 和 CD117/CKIT。CD2 和（或）CD25 阳性属于异常表达，支持 SM。流式细胞术免疫表型分析也可用于检测骨髓穿刺标本内的肥大细胞。流式细胞术评估所见的肥大细胞数量常低于组织内本身具有的水平。肥大细胞明显呈边缘分散，CD117 和 CD25 阳性，或偶尔 CD2 阳性，异常高表达 CD45、CD59、CD63、CD69 和 CD203c[2,8]。也常表达 CD9、CD33、CD44 和 CD71[9]。

克隆性肥大细胞的 KIT 基因中通常携带 D816V 体细胞点突变。肥大细胞被认为起源于多能造血祖细胞[10]。

满足主要标准和一条次要标准，或满足 3 条次要标准，可确诊 SM（表 90.2）。虽然这些标准有助于诊断，但它们并不完美，因为不是每例 SM 都满足这些标准，而且这些标准也不是完全特异的[11]。

表 90.2　系统性肥大细胞增生症的诊断标准

主要标准：
骨髓或皮肤以外部位可见多灶性、致密肥大细胞浸润（浸润灶内肥大细胞≥15 个）

次要标准：
1. 骨髓或皮肤以外部位活组织检查显示，>25% 的肥大细胞为梭形或具有非典型性
2. KIT 基因的 816 号密码子（D816V）活化性点突变
3. 肥大细胞表达 CD2 或 CD25
4. 血清总类胰蛋白酶>20ng/mL（伴 AHNMD 时不适用）

皮肤肥大细胞增生症和惰性 SM 患者预后良好，不需要特殊治疗，"观察和等待"即可。可能需要对症治疗，例如使用组胺受体拮抗剂[9,12]。侵袭性 SM 患者预后不良，联合化疗加上克拉屈滨（2CdA）、干扰素 α 或造血干细胞移植，可能对某些患者有益[12]。SM-AHNMD 患者可能需要针对相关疾病的治疗。

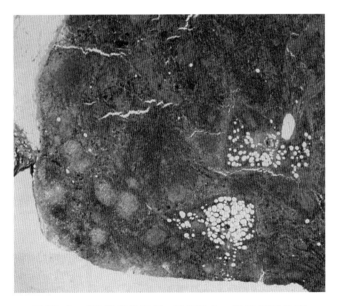

图90.1　SM 累及淋巴结，低倍放大。淋巴结结构变形，胞质淡染的细胞形成大量结节

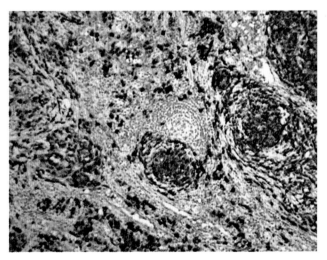

图90.2　SM 累及淋巴结，免疫组化类胰蛋白酶染色。肥大细胞构成的结节阳性。肥大细胞结节性和间质性弥漫浸润整个淋巴结。（Imran Shahab 医生提供图片）

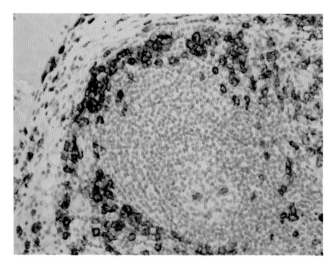

图 90.3 免疫组化 CD117 染色,肥大细胞围绕生发中心分布

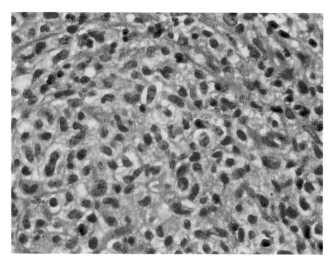

图 90.4 SM 累及淋巴结,高倍放大。大片肥大细胞中混有许多嗜酸性粒细胞。患者有全身症状、外周血嗜酸性粒细胞增多和全身淋巴结肿大,表现为侵袭性临床过程,符合淋巴结病性肥大细胞增生症伴嗜酸性粒细胞增多

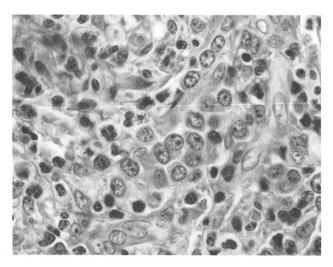

图 90.5 SM-AHNMD 累及淋巴结。SM 弥漫浸润淋巴结,病变内还可见不成熟髓样细胞,后者符合髓外骨髓增生性肿瘤

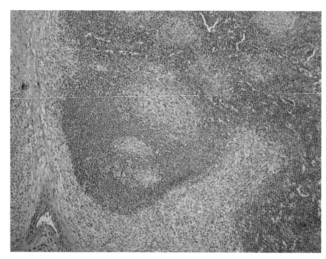

图 90.6 SM 累及脾脏,低倍放大。肥大细胞结节状和大片状浸润脾组织

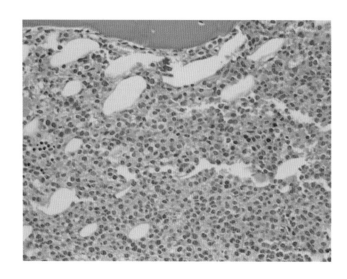

图 90.7 SM 累及骨髓。骨髓活检标本。肿瘤弥漫浸润性生长,瘤细胞中等大,胞质稍丰富,核卵圆形、居中

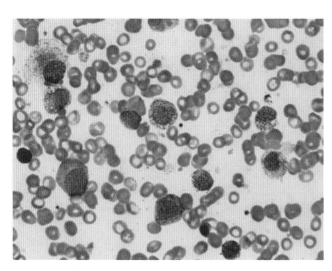

图 90.8　SM 累及骨髓，骨髓穿刺涂片。可见许多高度富于颗粒的肥大细胞

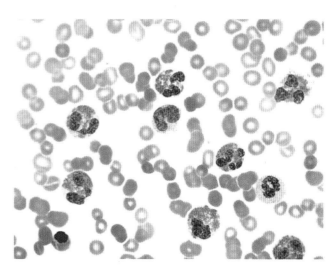

图 90.9　与 SM 相关的外周血嗜酸性粒细胞增多。患者白细胞和嗜酸性粒细胞增多，伴淋巴结肿大（SM 累及淋巴结）

（王天真　译）

参考文献

1. Horny H-P, Metcalfe DD, Bennett JM, et al. Mastocytosis. In: Swerdlow SH, Campo E, Harris NL, et al., editors. In WHO classification of tumours of the haematopoietic and lymphoid tissues. 4th ed. Lyon: IARC; 2008. p. 54–63.

2. Bueso-Ramos C, Miranda RN, Medeiros LJ. Mast cell disease. In: Medeiros LJ, editor. Diagnostic pathology: lymph nodes and spleen with Extranodal lymphomas. 1st ed. Altona: Amirsys, Inc; 2011. p. 13-50–63.

3. Brockow K, Metcalfe DD. Mastocytosis. Chem Immunol Allergy. 2010;95:110–24.

4. Valent P, Arock M, Akin C, et al. The classification of systemic mastocytosis should include mast cell leukemia (MCL) and systemic mastocytosis with a clonal hematologic non-mast cell lineage disease (SM-AHNMD). Blood. 2010;116:850–1.

5. Horny HP, Kaiserling E, Parwaresch MR, Lennert K. Lymph node findings in generalized mastocytosis. Histopathology. 1992; 21:439–46.

6. Miranda RN, Esparza AR, Sambandam S, Medeiros LJ. Systemic mast cell disease presenting with peripheral blood eosinophilia. Hum Pathol. 1994;25:727–30.

7. Rudzki Z, Sotlar K, Kudela A, Starzak-Gwozdz J, Horny HP. Systemic mastocytosis (SM) and associated malignant bone marrow histiocytosis: a hitherto undescribed form of SM-AHNMD. Pol J Pathol. 2011;62:101–4.

8. Pozdnyakova O, Kondtratiev S, Li B, et al. High-sensitivity flow cytometric analysis for the evaluation of systemic mastocytosis including the identification of a new flow cytometric criterion for bone marrow involvement. Am J Clin Pathol. 2012;138:416–24.

9. Escribano L, Orfao A, Villarrubia J, et al. Immunophenotypic characterization of human bone marrow mast cells. A flow cytometric study of normal and pathological bone marrow samples. Anal Cell Pathol. 1998;16:151–9.

10. Sperr WR, Valent P. Diagnosis, progression patterns and prognostication in mastocytosis. Expert Rev Hematol. 2012;5:261–74.

11. Johnson MR, Verstovsek S, Jorgensen JL, et al. Utility of the World Health Organization classification criteria for the diagnosis of systemic mastocytosis in bone marrow. Mod Pathol. 2009;22:50–7.

12. Arock M, Valent P. Pathogenesis, classification and treatment of mastocytosis: state of the art in 2010 and future perspectives. Expert Rev Hematol. 2010;3:497–516.

91

第 91 章
淋巴结髓外造血

髓外造血(extramedullary hematopoiesis, EMH)是指在髓外(非骨髓)部位出现未成熟造血细胞。EMH中常可见二至三系造血细胞。EMH定义中排除了髓系肉瘤(髓系或单核细胞系未成熟细胞构成的肿块性病变)。

EMH可累及身体任何部位,包括淋巴结。EMH的出现常提示为病理状态,罕见于生理条件下的成人。足月儿生后5周内出现的EMH被视为生理性改变[1]。根据伴发的良性和恶性疾病,EMH可进一步分组(见下文)。

EMH最常见于肝和脾,其他罕见部位包括淋巴结、脊柱旁区、纵隔、乳腺、中枢神经系统、外周神经、眼眶、胰腺、口咽部、肺、心包膜、心脏、胃肠道、甲状腺、肾、肾上腺等几乎所有器官器官[2]。EMH可在人体内广泛分布。在胚胎期第11周开始的骨髓造血之前,卵黄囊、肝脏和脾脏是主要的造血部位。

解释EMH存在的理论至少有三种。一种机制是宿主对任何原因所致骨髓衰竭的补偿,可能导致骨髓衰竭的原因包括转移瘤或良性浸润性疾病(例如Gaucher病或Niemann-Pick病)取代正常骨髓[1,3]。其他与EMH相关的疾病还包括骨髓间质性疾病,例如骨硬化症、Paget骨病或肾性骨病,这些疾病导致骨髓造血空间被过度生长的骨组织挤压。这种情况的EMH首先出现于胎儿造血部位,例如肝和脾。第二种机制认为EMH与造血细胞(包括干细胞)产生过剩,并伴有骨髓微环境改变有关,后者可促进未成熟造血细胞进入循环并到达髓外部位[2,4],之后被髓外部位捕获。这似乎是最适合于脾脏EMH的发生机制[2,4]。

第三种机制认为,成人髓外部位的干细胞受细胞因子、趋化因子或生长因子的刺激后,分化为造血细胞前体[2]。这些因子对成人干细胞的作用是非特异性的[2]。生长因子的使用,例如使用粒细胞集落刺激因子和粒/单核细胞集落刺激因子,偶可能与脾脏或淋巴结EMH有关[5]。

与EMH相关的良性血液系统疾病包括血红蛋白病、地中海贫血、遗传性球形红细胞增多症或先天性红细胞异常,这些疾病导致EMH的可能机制是维持体内稳态,表现为促红细胞生成素水平升高,以纠正贫血[6]。EMH的少见病因还包括中性粒细胞减少或血小板减少。年幼儿童发生的EMH通常是对出血、感染、缺氧或(心、肺、肾或其他)器官衰竭的持续性髓外反应,主要见于肝、脾或淋巴结,纠正基础疾病后,这种EMH常有自限性或可逆转。与EMH相关的恶性血液病中,最常见的骨髓增生性肿瘤和骨髓增生异常综合征。

EMH的临床表现与相应的基础疾病和髓外累及部位有关。巨肝或巨脾可伴有疼痛或胃肠道症状。EMH可出现与受累部位浸润相关的症状(如胸腔积液、腹水或软组织肿块)。

组织学观察,淋巴结EMH通常局灶性分布,多位于淋巴窦内、副皮质区和滤泡间区[2]。EMH常簇状分布,很少弥漫分布。最有特征性的细胞是的巨核细胞,胞质稀少或无。因血红蛋白病、地中海贫血或遗传缺陷所致的良性EMH中,巨核细胞常呈多叶状,胞质保存更好。与骨髓增生性肿瘤,特别是原发性骨髓纤维化相关的EMH中,巨核细胞体积大、多叶状,核外形异常或有非典型性。有核红细胞具有特征性,常形成小岛,核深染,胞质透明或粉染。良性EMH中的有核红细胞排列成外形规则的小细胞簇,而在与骨髓增生性肿瘤相关的EMH中,所形成的细胞簇更大,外形不规则。常规染色的组织切片中,粒细胞成分不明显,原因在于早幼粒细胞、中幼粒细胞或晚幼粒细胞为圆形至卵圆形,核空泡状,胞质淡染、颗粒状,可类似于窦组织细胞。不成熟髓系细胞几乎仅见于恶性髓系肿瘤患者。原始粒细胞大量或成片出现,高度提示为髓样肉瘤[1]。

免疫组化有助于确诊可疑的 EMH。巨核细胞表达 CD61、CD42b 和Ⅷ因子,这些标记有助于鉴别小巨核细胞[1]。红细胞前体表达血型糖蛋白、glut-1(表达于更成熟的红细胞前体)、CD117、E-cadherin、醛脱氢酶[7]。粒细胞前体或单核细胞前体表达髓过氧化物酶、CD68 或溶菌酶[8]。不成熟的髓样细胞表达 CD34 或 CD117,如果阳性细胞数量多,应考虑到母细胞转化或髓样肉瘤的可能性。

对伴有骨髓增生性肿瘤或骨髓增生异常综合征的 EMH,常规细胞遗传学分析、荧光原位杂交技术或分子检测是有用的检测手段,包括 BCR-ABL 检测、或 JAK2、RAS 突变分析,或检测与骨髓肿瘤相关的其他异常[9]。检测异常血红蛋白有助于评估血红蛋白病和地中海贫血的可能性。脾脏 EMH 很常见,主要累及红髓。肝脏 EMH 主要累及肝窦,小簇状分布[8]。

EMH 的治疗取决于其基础疾病。如果 EMH 伴发于骨髓肿瘤,并形成有症状的肿块,可选择手术切除、放疗或化疗。与贫血、白细胞减少、血小板减少、血小板增多等血液学异常相关的 EMH 推荐支持治疗。有症状的巨脾可行脾切除。JAK2 抑制剂(如 ruxolitinib)可用于减轻脾肿大程度,并可改善骨髓增生性肿瘤患者的临床指标[10]。

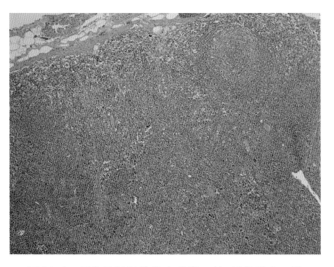

图91.1 原发骨髓纤维化患者淋巴结,低倍放大。淋巴窦内含大量非典型巨核细胞。可见 1 个残存淋巴滤泡(右上方)

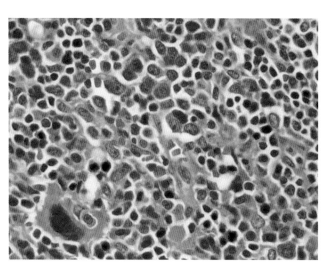

图91.2 原发性骨髓纤维化患者淋巴结,高倍放大。不成熟粒细胞、红细胞前体和巨核细胞混合性增生。巨核细胞形态异常。疾病慢性阶段可以出现三系造血细胞,淋巴结的浸润并不代表有髓系肉瘤

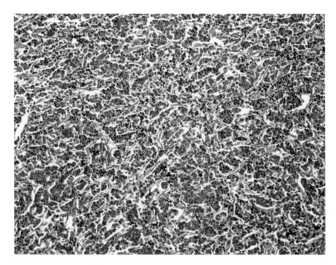

图91.3 儿童 EMH 患者颈部淋巴结,本例为伴显著红系增生的极端病例。红系细胞大多不成熟,没有粒细胞和巨核细胞

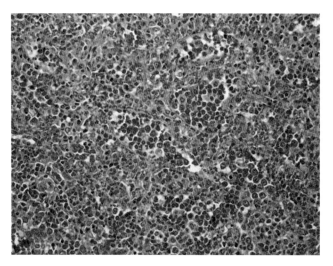

图91.4 有原发性骨髓纤维化病史患者的脾脏,高倍放大。红髓显著扩张,其内细胞增多,符合骨髓增生性肿瘤累及脾脏

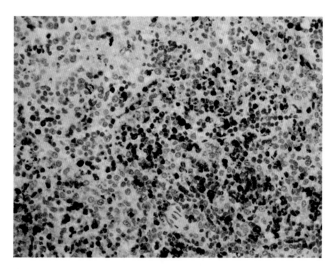

图91.5　有原发性骨髓纤维化病史患者的脾脏,免疫组化髓过氧化物酶染色。大多数单核透明细胞阳性,符合中幼粒细胞或早幼粒细胞。这些细胞不是原粒细胞,原因在于胞质稍丰富、核呈空泡状、核膜厚,且CD34阴性

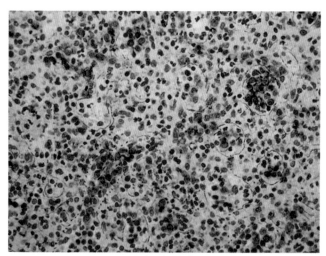

图91.6　原发性骨髓纤维化患者的脾脏,免疫组化E-cadherin染色,浸润灶性散在单个核细胞阳性,符合不成熟红系前体细胞

（张磊 译）

参考文献

1. O'Malley DP. Benign extramedullary myeloid proliferations. Mod Pathol. 2007;20:405–15.

2. Koch CA, Li CY, Mesa RA, Tefferi A. Nonhepatosplenic extramedullary hematopoiesis: associated diseases, pathology, clinical course, and treatment. Mayo Clin Proc. 2003;78:1223–33.

3. O'Keane JC, Wolf BC, Neiman RS. The pathogenesis of splenic extramedullary hematopoiesis in metastatic carcinoma. Cancer. 1989;63:1539–43.

4. Wolf BC, Neiman RS. Hypothesis: splenic filtration and the pathogenesis of extramedullary hematopoiesis in agnogenic myeloid metaplasia. Hematol Pathol. 1987;1:77–80.

5. Litam PP, Friedman HD, Loughran Jr TP. Splenic extramedullary hematopoiesis in a patient receiving intermittently administered granulocyte colony-stimulating factor. Ann Intern Med. 1993;118:954–5.

6. O'Malley DP, Kim YS, Perkins SL, Baldridge L, Juliar BE, Orazi A. Morphologic and immunohistochemical evaluation of splenic hematopoietic proliferations in neoplastic and benign disorders. Mod Pathol. 2005;18:1550–61.

7. Rollins-Raval MA, Fuhrer K, Marafioti T, Roth CG. ALDH, CA I, and CD2AP: novel, diagnostically useful immunohistochemical markers to identify erythroid precursors in bone marrow biopsy specimens. Am J Clin Pathol. 2012;137:30–8.

8. Miranda RN, Omurtag K, Castellani WJ, De las Casas LE, Quintanilla NM, Kaabipour E. Myelopoiesis in the liver of stillborns with evidence of intrauterine infection. Arch Pathol Lab Med. 2006;130:1786–91.

9. Konoplev S, Hsieh PP, Chang CC, Medeiros LJ, Lin P. Janus kinase 2 V617F mutation is detectable in spleen of patients with chronic myeloproliferative diseases suggesting a malignant nature of splenic extramedullary hematopoiesis. Hum Pathol. 2007;38:1760–3.

10. Randhawa J, Ostojic A, Vrhovac R, Atallah E, Verstovsek S. Splenomegaly in myelofibrosis—new options for therapy and the therapeutic potential of Janus kinase 2 inhibitors. J Hematol Oncol. 2012;5:43.

第十二篇
淋巴结内非造血组织增生

第 92 章
淋巴结上皮性包涵体

92

良性上皮细胞簇或结构最常以腺体的形式出现于淋巴结内,被认为是胚性结构的残余,发生终末分化,并在淋巴结内保持静息状态(发育性异位),极少数是由于邻近器官破裂的结构流入淋巴结[1]。最常见含有上皮包涵体的淋巴结分布在头颈部、腋窝、主动脉旁和盆腔区域。从临床角度出发,最重要的是与转移性肿瘤相鉴别,后者在外科标本中更常见,且对分期影响巨大。

淋巴结中的甲状腺包涵体

头颈部癌的颈清淋巴结中,约 1% ~ 5% 可见甲状腺包涵体,最常见于下颈部淋巴结[2]。这些包涵体可能是异位而来,或为胚胎畸形。

组织学表现为含胶质的甲状腺滤泡散在分布于淋巴结周边的淋巴窦内,或位于被膜内。滤泡内衬形态温和的立方上皮细胞,不具有恶性特征。仅凭形态学表现,难以区分良性包涵体与转移性滤泡性甲状腺癌,因此需要进行大量工作来确定是否存在甲状腺癌,只有在完全排除甲状腺癌后,才能诊断甲状腺包涵体。如下特征支持包涵体而不是转移性病变:滤泡仅见于一个淋巴结、滤泡位于被膜内、滤泡不拥挤、缺乏间质反应[3]。甲状腺乳头状癌具有特征性的结构和细胞学表现,因此最容易识别,似乎不会与上皮性包涵体混淆,但罕见病例的甲状腺内原发肿瘤只有广泛取材才能发现。免疫组化检测 TTF-1 和甲状腺球蛋白可确定包涵体为甲状腺滤泡。免疫组化检测结果为 galectin-3 或 HMBE-1 阴性,且缺乏 *BRAF*、*RET/PTC* 或 *RAS* 突变,支持病变为包涵体,而不是转移癌[3]。

淋巴结内甲状腺包涵体预后良好。一些病例偶然发现甲状腺癌转移,之后才发现存在甲状腺微癌,这些病例一般不会进展。

淋巴结内的涎腺包涵体

约 10% 的成人颈部淋巴结中可发现涎腺导管或腺泡,此数据来自因各种疾病(包括口咽癌)而行头颈部手术的患者。这些淋巴结位于腮腺或颌下腺内,或其附近。这些包涵体可能是离位或异位的结果。

组织学观察,涎腺导管比腺泡更常见,主要位于被膜下窦,或随机分布于淋巴结内。无细胞异型性、纤维化或促结缔组织反应。偶可见囊肿形成或嗜酸细胞化生。

腋窝淋巴结包涵体

乳腺癌腋窝淋巴结清扫标本或前哨淋巴结活检标本研究发现,约 1% 的腋窝淋巴结内可见到上皮性包涵体[4-8]。相比之下,最近一项研究中,系统评估了无乳腺疾病史的 34 名女性和 46 名男性尸检病例,并没有发现腋淋巴结中存在上皮性包涵体[9]。淋巴结包涵体通常累及单侧的单个淋巴结。偶尔在前哨淋巴结活检标本中发现上皮性包涵体。腋窝淋巴结中的上皮性包涵体可能是胚胎发育过程中的乳腺芽内陷形成的,"乳线"从腋窝经侧腹面达外阴,乳腺芽残余可见于此线的任何位置[10]。大多数乳腺芽残余最终退化,部分可持续存在。因此,男女淋巴结均可出现此类包涵体,大多数存在于腋窝淋巴结,也可发生在腹股沟淋巴结。

组织学观察,腺体位于淋巴被膜内,或位于被膜下区,少数位于淋巴结周围脂肪组织内,但非常不可能位于血管腔内。腺体为简单的圆形结构,内衬单层上皮,由纤维性间质围绕,有时可见肌上皮细胞。上皮细胞呈立方形,偶尔有顶浆分泌和管内液体。可有明显的积液或腺体增生,但不一定与妊娠或妊娠后状态有关[8]。其他继发改变包括大汗腺化生、鳞状化生、硬化性腺病或导管增生[8]。上皮细胞表达 CK，常表达 ER 和 PR，肌上皮细胞表达 SMA、calponin 或 p63[11]。

一些乳腺上皮性包涵体来自手术过程导致的乳腺腺体脱离，表现为单个细胞、细胞簇或腺性结构，主要位于附近淋巴结的被膜下窦内[11-14]。罕见病例的腋窝淋巴结内可出现输卵管内膜异位[15]或苗勒上皮[8]。腋窝淋巴结上皮性包涵体的预后良好。

腹腔内淋巴结内腺性包涵体和输卵管内膜异位

因卵巢癌和子宫颈癌等恶性肿瘤及其他妇科手术切除的盆腔淋巴结中，约 5% 可见上皮性和腺性包涵体[16-18]。输卵管内膜异位是指异位腺体的内衬上皮类似输卵管上皮，可见于盆腔和主动脉旁淋巴结内。大多数发生于生育期，部分与妊娠有关，并可出现蜕膜样改变。输卵管内膜异位症有时与慢性输卵管炎和子宫内膜异位症有关。患者通常还伴有盆腔其他区域的输卵管内膜异位。男性罕见盆腔内上皮性包涵体[19]。

组织学观察，腺体表现多样，部分类似卵巢生发细胞，部分类似子宫内膜腺体，部分内衬输卵管型上皮（包括纤毛细胞、透明细胞和生发细胞）。腺体常有薄的纤维性间质围绕，也可没有间质围绕，直接与淋巴结结构接触。围绕腺体的不是子宫内膜型间质，因此不

是子宫内膜异位症[20]。上皮性包涵体不在淋巴窦或生发中心内。腺体偶囊性扩张、形成乳头结构和砂粒体[17,18]。

其他部位淋巴结的上皮性包涵体

上皮性包涵体还可见于其他解剖区域的淋巴结内，如纵隔淋巴结和腹内淋巴结。纵隔淋巴结内上皮性包涵体很少有症状，常因胸膜炎、心包炎或胸膜腔积液检查时偶然发现。这些上皮性包涵体为间皮起源，细胞学检查表现为相邻细胞间可见"窗孔"，免疫组化检查，细胞表达 CK 和 calretinin，不表达 EMA 和 CD15。

腹腔淋巴结的上皮性包涵体包括肾上皮细胞、胰腺腺泡细胞和结肠腺体。这些包涵体通常位于被膜附近或淋巴结实质内，但不漂浮在淋巴窦内。上皮性包涵体不伴有促结缔组织反应，后者的出现提示为转移性病变。

淋巴结内上皮性包涵体预后好，但预后也取决于相关疾病和分期。上皮性包涵体本身不需要特殊治疗，认识到这些改变的主要意义是避免误诊为转移性病变，导致不必要的操作和治疗。淋巴结内良性上皮性包涵体发生恶性转化的风险很小，但罕见的缺乏已知原发部位的淋巴结上皮性恶性肿瘤可能起源于此。

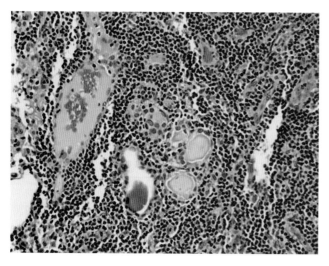

图 92.1　颈部淋巴结内可见含有胶质的甲状腺滤泡。滤泡细胞形态温和，主要与转移性甲状腺癌鉴别。广泛取材未发现甲状腺肿瘤，且随访结果阴性，支持为良性上皮性包涵体

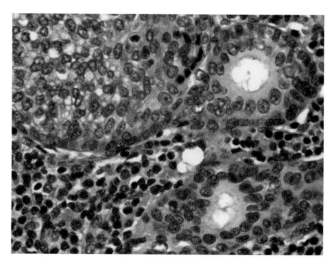

图 92.2　鼻咽癌患者颈清淋巴结，高倍放大。可见涎腺导管

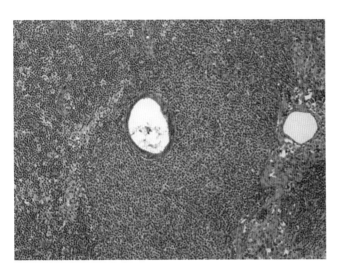

图92.3 因转移性黑色素瘤分期需要而切除的腋窝淋巴结,可见孤立的腺性包涵体。腋窝淋巴结内偶然发现的腺性包涵体可能是异位乳腺组织

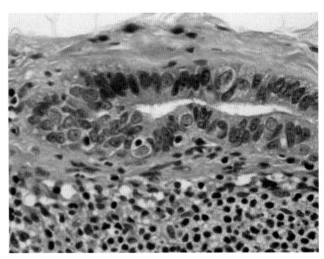

图92.4 因淋巴瘤分期需要而切除的腋窝淋巴结,高倍放大。被膜下可见一个良性腺体

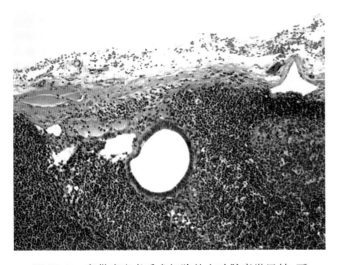

图92.5 卵巢癌患者手术切除的主动脉旁淋巴结,可见输卵管内膜异位。右侧为反应性淋巴滤泡,中央可见一个圆形腺体,内衬单层上皮,无间质反应

(张磊 译)

参考文献

1. Henley JD, Michael HB, English GW, Roth LM. Benign mullerian lymph node inclusions. An unusual case with implications for pathogenesis and review of the literature. Arch Pathol Lab Med. 1995;119:841–4.

2. Butler JJ, Tulinius H, Ibanez ML, Ballantyne AJ, Clark RL. Significance of thyroid tissue in lymph nodes associated with carcinoma of the head, neck or lung. Cancer. 1967;20:103–12.

3. Biddinger PW. Embryology and developmental lesions. In: Nikiforov YE, editor. Diagnostic pathology and molecular genetics of the thyroid. 2nd ed. Philadelphia: Wolters Kluwer Health; 2012. p. 11–32.

4. Colombo P, Cattaneo L. Axillary intranodal cysts associated with breast malignancy. Arch Pathol Lab Med. 2004;128:361–2.

5. Fraggetta F, Vasquez E. Epithelial inclusion in axillary lymph node associated with a breast carcinoma: report of a case with a review of the literature. Pathol Res Pract. 1999;195:263–6.

6. Resetkova E, Hoda SA, Clarke JL, Rosen PP. Benign heterotopic epithelial inclusions in axillary lymph nodes. Histological and immunohistochemical patterns. Arch Pathol Lab Med. 2003; 127:e25–7.

7. Maiorano E, Mazzarol GM, Pruneri G, et al. Ectopic breast tissue as a possible cause of false-positive axillary sentinel lymph node biopsies. Am J Surg Pathol. 2003;27:513–8.

8. Fellegara G, Carcangiu ML, Rosai J. Benign epithelial inclusions in axillary lymph nodes: report of 18 cases and review of the literature. Am J Surg Pathol. 2011;35:1123–33.

9. Iken S, Schmidt M, Braun C, Valentino A, Lehr HA, Schaefer SC. Absence of ectopic epithelial inclusions in 3,904 axillary lymph nodes examined in sentinel technique. Breast Cancer Res Treat. 2012;132:621–4.

10. Veltmaat JM, Van Veelen W, Thiery JP, Bellusci S. Identification of the mammary line in mouse by Wnt10b expression. Dev Dyn. 2004;229:349–56.

11. Fitzpatrick-Swallow VL, Helin H, Cane P, Pinder SE. Synchronous ductal carcinoma in situ of the breast and within epithelial inclusions in an ipsilateral sentinel lymph node. Hum Pathol. 2013;44:142–4.

12. Carter BA, Jensen RA, Simpson JF, Page DL. Benign transport of breast epithelium into axillary lymph nodes after biopsy. Am J Clin Pathol. 2000;113:259–65.

13. Youngson BJ, Cranor M, Rosen PP. Epithelial displacement in surgical breast specimens following needling procedures. Am J Surg Pathol. 1994;18:896–903.

14. Diaz NM, Cox CE, Ebert M, et al. Benign mechanical transport of breast epithelial cells to sentinel lymph nodes. Am J Surg Pathol. 2004;28:1641–5.

15. Corben AD, Nehhozina T, Garg K, Vallejo CE, Brogi E. Endosalpingiosis in axillary lymph nodes: a possible pitfall in the staging of patients with breast carcinoma. Am J Surg Pathol. 2010;34:1211–6.

16. Karp LA, Czernobilsky B. Glandular inclusions in pelvic and abdominal para-aortic lymph nodes. A study of autopsy and surgical material in males and females. Am J Clin Pathol. 1969;52:212–8.

17. Kheir SM, Mann WJ, Wilkerson JA. Glandular inclusions in lymph nodes. The problem of extensive involvement and relationship to salpingitis. Am J Surg Pathol. 1981;5:353–9.

18. Horn LC, Bilek K. Frequency and histogenesis of pelvic retroperitoneal lymph node inclusions of the female genital tract. An immunohistochemical study of 34 cases. Pathol Res Pract. 1995;191:991–6.

19. Tazelaar HD, Vareska G. Benign glandular inclusions. Hum Pathol. 1986;17:100–1.

20. Shen SC, Bansal M, Purrazzella R, Malviya V, Strauss L. Benign glandular inclusions in lymph nodes, endosalpingiosis, and salpingitis isthmica nodosa in a young girl with clear cell adenocarcinoma of the cervix. Am J Surg Pathol. 1983;7:293–300.

第 93 章
痣细胞包涵体

93

淋巴结痣细胞包涵体表现为淋巴结内痣细胞良性聚集，最常见于门部、被膜或髓质纤维性小梁内，偶见于皮质或髓质。病因不清，可能是离位的神经嵴残余，或是由区域内黑色素细胞痣经输入淋巴管转移而来的良性痣细胞[1-3]。痣细胞包涵体的发现率逐渐增加，其中最重要的原因是皮肤黑色素瘤患者开始流行前哨淋巴结活检。痣细胞包涵体基本上仅限于皮肤引流区淋巴结，最常见于腋区[4]。

组织学观察，痣细胞包涵体不会导致淋巴结肿大，也不会导致淋巴结反应性改变。痣细胞小簇状分布，细胞中等大小，胞质量中等，可有或无色素，核圆形或卵圆形，无显著不规则，也没有明显核仁。

免疫表型分析，淋巴结痣细胞包涵体表达 S100、酪氨酸酶、MART-1（Melan-A）和 HMB-45。大多数痣细胞包涵体不表达 Ki-67，这不同于转移性黑色素瘤，后者是最重要的鉴别对象[4,5]。

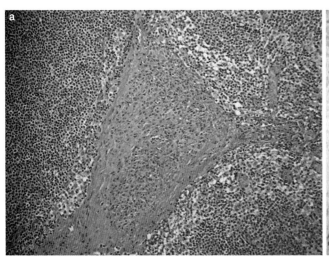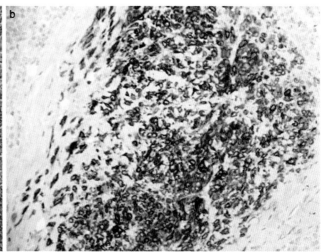

图 93.1　（a）淋巴结痣细胞包涵体（中央）。痣细胞位于纤维性小梁中，细胞形态温和，胞质量中等，核形一致。本例没有色素。（b）免疫组化 MART-1（Melan-A）染色，痣细胞一致阳性

（张磊 译）

参考文献

1. Ridolfi RL, Rosen PP, Thaler H. Nevus cell aggregates associated with lymph nodes: estimated frequency and clinical significance. Cancer. 1977;39:164–71.
2. Bell ME, Hill DP, Bhargava MK. Lymphatic invasion in pigmented nevi. Am J Clin Pathol. 1979;72:97–100.
3. Holt JB, Sangueza OP, Levine EA, et al. Nodal melanocytic nevi in sentinel lymph nodes. Correlation with melanoma-associated cutaneous nevi. Am J Clin Pathol. 2004;121:58–63.
4. Biddle DA, Evans HL, Kemp BL, et al. Intraparenchymal nevus cell aggregates in lymph nodes: a possible diagnostic pitfall with malignant melanoma and carcinoma. Am J Surg Pathol. 2003;27:673–81.
5. Lohmann CM, Iversen K, Jungbluth AA, et al. Expression of melanocyte differentiation antigens and ki-67 in nodal nevi and comparison of ki-67 expression with metastatic melanoma. Am J Surg Pathol. 2002;26:1351–7.

94

第 94 章
淋巴窦血管转化

淋巴窦血管转化(vascular transformation of lymph node sinuses, VTS)是一种良性血管增生性病变,表现为淋巴窦转化成相互吻合的衬覆内皮的管腔。VTS 常作为一个偶然发现而出现于因癌症分期切除的淋巴结中。VTS 可能继发于输出淋巴管阻塞,和(或)因血栓阻塞、心衰或其他与静脉淤滞相关的疾病所导致的静脉血流缓慢[1-3]。区域内肿瘤分泌物的血管源性刺激可能也参与了 VTS 的发生。VTS 最常累及腹内淋巴结,其他部位淋巴结也可受累,频率由高到低依次为腋窝、腹股沟、颈部、锁骨上和纵隔淋巴结[4-6]。

组织学观察,淋巴结结构保留,淋巴窦被相互吻合的衬覆内皮的充血性管腔取代,常累及被膜下窦。常见淋巴结门部纤维化和大量含铁血黄素沉积,但罕见血管内血栓[7]。被膜不受累是 VTS 的特征之一。血管增生表现为四种结构:裂隙样增生、球形增生、实性梭形细胞灶伴散在胶原、丛状增生。这些增生结构可见于同一淋巴结内[8]。内皮细胞和梭形细胞没有核异型性。还有一种不常见的 VTS 增生模式,被描述为结节性梭形细胞型,此型最常累及引流肾细胞癌的腹膜后淋巴结[7],表现为相互交错的梭形细胞束间有纤细的血管腔隙/裂隙分隔,其中大部分梭形细胞被认为是血管周细胞和平滑肌细胞。

免疫组化检测,VTS 的梭形细胞表达平滑肌标记(如 SMA),内皮细胞表达血管标记(如 CD34)[9]。在我们的经验中,VTS 的管腔结构常表达 D2-40。VTS 不影响预后,也不需特殊治疗。

VTS 鉴别诊断包括卡波西肉瘤、结节性血管瘤、杆菌性血管瘤病和炎症假瘤。

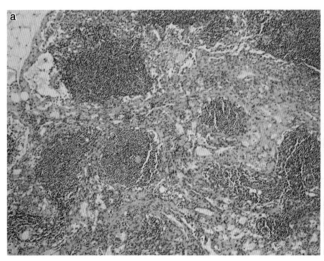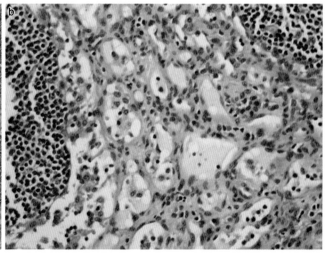

图 94.1 淋巴窦血管转化。(a)衬覆内皮的管腔增生、充血、相互吻合。(b)管腔衬覆形态温和的内皮细胞,血管间有少量结缔组织。(c)VTS 淋巴结可含有大量含铁血黄素

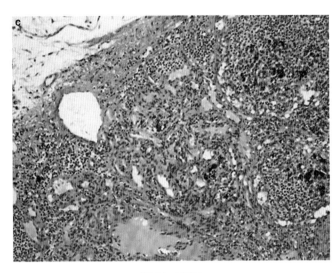

图 94. 1（续）

（张磊　译）

参考文献

1. Haferkamp O, Rosenau W, Lennert K. Vascular transformation of lymph node sinuses due to venous obstruction. Arch Pathol. 1971; 92:81–3.
2. Samet A, Gilbey P, Talmon Y, Cohen H. Vascular transformation of lymph node sinuses. J Laryngol Otol. 2001;115:760–2.
3. Thomas de Montpreville V, Dulmet E, Fadel E, Dartevelle P. Lymph node pathology in pulmonary veno-occlusive disease and pulmonary capillary heamangiomatosis. Virchows Arch. 2008;453:171–6.
4. Ostrowski ML, Siddiqui T, Barnes RE, Howton MJ. Vascular transformation of lymph node sinuses. A process displaying a spectrum of histologic features. Arch Pathol Lab Med. 1990;114:656–60.
5. Chan JK, Warnke RA, Dorfman R. Vascular transformation of sinuses in lymph nodes. A study of its morphological spectrum and distinction from Kaposi's sarcoma. Am J Surg Pathol. 1991; 15:732–43.
6. Ide F, Shimoyama T, Horie N. Vascular transformation of sinuses in bilateral cervical lymph nodes. Head Neck. 1999;21:366–9.
7. Cook PD, Czerniak B, Chan JK, et al. Nodular spindle-cell vascular transformation of lymph nodes. A benign process occurring predominantly in retroperitoneal lymph nodes draining carcinomas that can simulate Kaposi's sarcoma or metastatic tumor. Am J Surg Pathol. 1995;19:1010–20.
8. Pirola S, Shenjere P, Nonaka D. Combined usual and nodular types of vascular transformation of sinuses in the same lymph node. Int J Surg Pathol. 2012;20:175–7.
9. Michal M, Koza V, Fakan F. Myoid differentiation in vascular transformation of lymph node sinuses due to venous obstruction. Immunohistochemical and ultrastructural studies. Zentralbl Pathol. 1992;138:27–33.

95

第 95 章
血管肌瘤性错构瘤

淋巴结血管肌瘤性错构瘤(angiomyomatous hamar-toma,AMH)是以血管、纤维母细胞和平滑肌增生为特征的良性血管病变。1992 年 Chan 等首先描述此病[1]。个别病例还伴有脂肪成分,称为血管平滑肌脂肪瘤样错构瘤,被视为 AMH 的一种变异型[2-4]。AMH 大多见于腹股沟淋巴结,偶见于股淋巴结,其他罕见部位包括腘窝淋巴结、颈部淋巴结和下颌下区淋巴结[5-8]。AMH 患者的发病年龄为 10 ~ 80 岁(平均 46 岁),大部分是男性[1,3,5,9]。手术切除可治愈,不复发。

组织学观察,AMH 以淋巴结门部为中心,不同程度延伸入淋巴结实质,导致淋巴结皮质和(或)髓质部分或广泛消失。低倍镜观察,病变由平滑肌束和大小不等的薄壁血管混合构成,后者衬覆形态温和的内皮细胞[1,10]。平滑肌成分不规则排列,缺乏束状结构,间

杂的纤维成分中细胞量少,常有硬化表现。没有核非典型性,核分裂象常缺如。残留的淋巴滤泡一般不明显,没有明确的反应性改变。少数病例可见形态温和的成熟脂肪细胞。

免疫表型分析,AMH 中的平滑肌成分表达平滑肌抗原,例如 H-caldesmon、SMA 和 desmin。血管成分表达血管标记,如 CD34 和 CD34。

AMH 的鉴别诊断包括原发性结节状平滑肌瘤病、淋巴管肌瘤病、淋巴管瘤和栅栏状肌纤维母细胞瘤。原发性结节状平滑肌瘤病(血管平滑肌瘤病)一般累及腹部淋巴结。淋巴管肌瘤病是好发于女性的系统性疾病,更常累及肺,表达 HMB-45。淋巴管瘤缺少平滑肌成分,没有明显硬化。栅栏状肌纤维母细胞瘤更富于细胞,可见石棉样纤维,没有显著的血管成分。

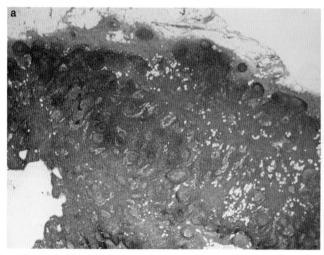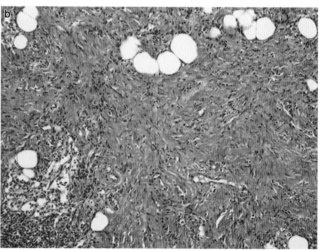

图 95.1 腹股沟淋巴结血管肌瘤性错构瘤。(a)病变导致淋巴结皮质和髓质部分破坏。本例中纤维性成分明显,散在少量脂肪细胞。(b)纤维成分中细胞较少并伴有硬化,可见少量不规则血管结构。(c)淋巴结实质的其他区域可见不规则平滑肌增生。平滑肌成分和小血管结构表达 desmin(d)和 H-caldesmon(e)

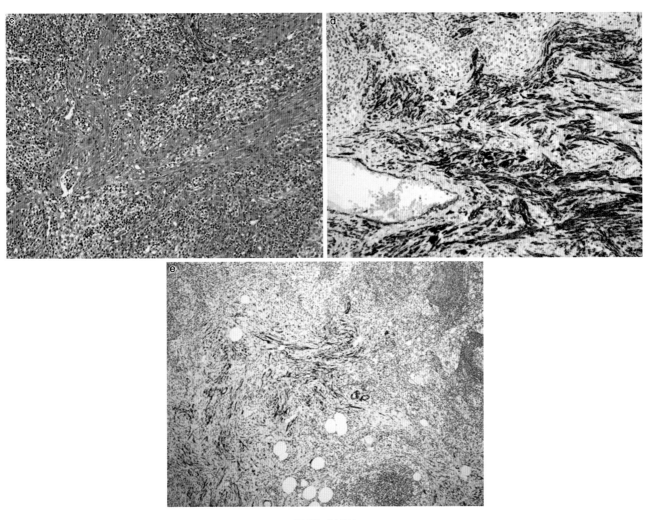

图 95.1（续）

（张磊　译）

参考文献

1. Chan JK, Frizzera G, Fletcher CD, et al. Primary vascular tumors of lymph nodes other than Kaposi's sarcoma. Analysis of 39 cases and delineation of two new entities. Am J Surg Pathol. 1992;16:335–50.
2. Dzombeta T, Francina M, Matkovic K, et al. Angiomyolipomatous hamartoma of the inguinal lymph node—report of two cases and literature review. In Vivo. 2012;26:459–62.
3. Magro G, Grasso S. Angiomyomatous hamartoma of the lymph node: case report with adipose tissue component. Gen Diagn Pathol. 1997;143:247–9.
4. Allen PW, Hoffman GJ. Fat in angiomyomatous hamartoma of lymph node. Am J Surg Pathol. 1993;17:748–9.
5. Laeng RH, Hotz MA, Borisch B. Angiomyomatous hamartoma of a cervical lymph node combined with haemangiomatoids and vascular transformation of sinuses. Histopathology. 1996;29:80–4.
6. Mauro CS, McGough 3rd RL, Rao UN. Angiomyomatous hamartoma of a popliteal lymph node: an unusual cause of posterior knee pain. Ann Diagn Pathol. 2008;12:372–4.
7. Barzilai G, Schindler Y, Cohen-Kerem R. Angiomyomatous hamartoma in a submandibular lymph node: a case report. Ear Nose Throat J. 2009;88:831–2.
8. Prusac IK, Juric I, Lamovec J, et al. Angiomyomatous hamartoma of the popliteal lymph nodes in a patient with Klippel-Trenaunay syndrome: case report. Fetal Pediatr Pathol. 2011;30:320–4.
9. Sakurai Y, Shoji M, Matsubara T, et al. Angiomyomatous hamartoma and associated stromal lesions in the right inguinal lymph node: a case report. Pathol Int. 2000;50:655–9.
10. Piedimonte A, De Nictolis M, Lorenzini P, et al. Angiomyomatous hamartoma of inguinal lymph nodes. Plast Reconstr Surg. 2006;117:714–6.

96

第96章
栅栏状肌纤维母细胞瘤

栅栏状肌纤维母细胞瘤(palisaded myofi broblasto-ma,PM)是一种罕见的良性淋巴结肿瘤,可能起源于肌纤维母细胞[1]。大多数病例累及腹股沟深淋巴结,罕见病例累及下颌下或颈部淋巴结[2]。PM患者年龄19~78岁,好发年龄30~50岁。男性多见,男女比例约2:1[3]。患者常表现为缓慢生长的单侧腹股沟肿块。切除可治愈,罕见病例可局部复发,再次切除后仍可治愈[4]。

大体检查,PM界限清楚,直径0.6~5cm[5]。组织学观察,淋巴结实质被结节状生长的间质肿瘤取代。瘤细胞含中等量胞质,核拉长、末端尖细。梭形细胞可排列成栅栏状的细胞束,形似神经鞘瘤的Antoni A区[3]。核分裂象少或无,无核异型性[5]。PM的标志性特征是存在石棉样纤维(amianthoid fiber,这个词来自amianthus,意思是细而柔软的石棉纤维)。石棉样纤维表现为星状或环岛状嗜酸性原纤维样胶原性物质,周围有肿瘤细胞围绕。电镜研究发现,这些原纤维样嗜酸性物质含Ⅰ型和Ⅲ型胶原,其周期性和宽度与自身胶原相同[6-8]。石棉样纤维的中心有可能见到小血管。PM的其他特征包括梭形细胞间可见红细胞外渗和含铁血黄素沉积。罕见病例可有骨化生[9]。Masson三色染色可将石棉样纤维染成蓝色(胶原的颜色)。

PM的组织学表现非常独特,但有时可能需要结合免疫组化来鉴别其他疾病,特别是神经鞘瘤和血管肌瘤性错构瘤[10,11]。表96.1列出了淋巴结梭形细胞肿瘤诊断时需要考虑到的疾病。PM表达vimentin和平滑肌标记(包括SMA和myosin)。石棉样纤维周围区域SMA着色最强。PM不表达desmin、S-100和HMB-45。PM无EBV感染证据(免疫组化LMP-1阴性,EBER原位杂交阴性)[3,5]。

表96.1 淋巴结梭形细胞病变的鉴别诊断

疾病	关键诊断要点
血管肌瘤性错构瘤	平滑肌染色(+)
EBV相关平滑肌瘤	EBV标记(+),平滑肌染色(+)
滤泡树突细胞肉瘤	CD21(+),CD23(+),CD35(+),混合有小淋巴细胞
炎性肌纤维母细胞瘤	平滑肌染色(+),ALK(+/-),混有淋巴细胞
炎性假瘤	混合性炎细胞浸润,病变从被膜开始
指状突树突细胞肉瘤	S100(+),组织细胞标记(+/-),可见核分裂象
卡波西肉瘤	HHV8(+),血管标记(+),可见核分裂象
平滑肌瘤	平滑肌染色(+)
平滑肌肉瘤	平滑肌染色(+),核异型,可见核分裂象
转移性黑色素瘤	黑色素瘤标记(+)
转移性肉瘤	核异型,可见核分裂象
转移性癌肉瘤	上皮标记(+),核异型,可见核分裂象
栅栏状肌纤维母细胞瘤	平滑肌染色(+),可见石棉样纤维
神经鞘瘤	S100(+)

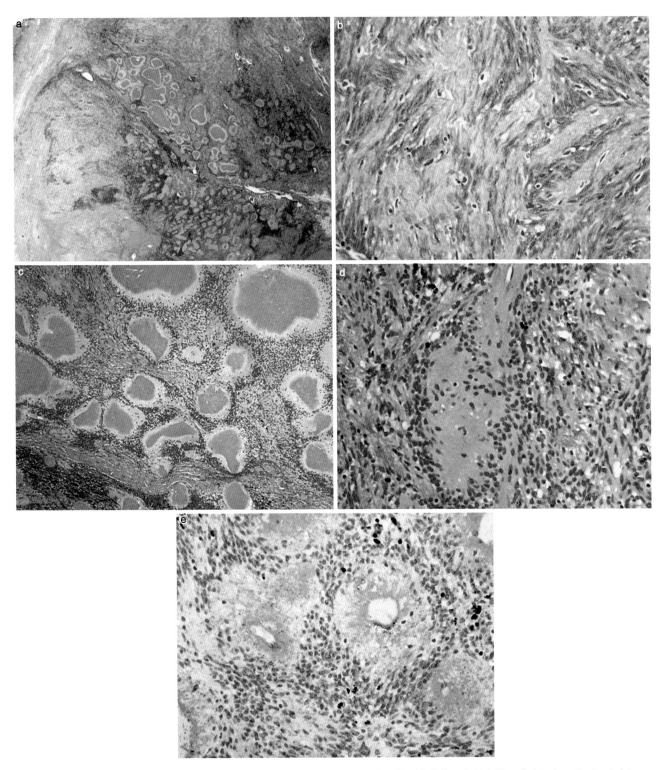

图 96.1 淋巴结栅栏状肌纤维母细胞瘤。(a) 肿瘤破坏淋巴结结构,并延伸至被膜外。大量含铁血黄素沉积。(b 和 c) 瘤细胞含中等量胞质,核拉长,尾端尖细。瘤细胞环绕由嗜酸性原纤维样胶原性物质构成的石棉样纤维。(d) 部分区域类似神经鞘瘤的 Antoni A 区。(e) 肿瘤表达 SMA

(张磊 译)

参考文献

1. Weiss SW, Gnepp DR, Bratthauer GL. Palisaded myofibroblastoma. A benign mesenchymal tumor of lymph node. Am J Surg Pathol. 1989;13:341–6.

2. Thiryayi SA, Andrews B, Hall GL, Chaudhry IH. Intranodal palisaded myofibroblastoma—an unusual entity. J Clin Pathol. 2011; 64:370–2.

3. Nguyen T, Eltorky MA. Intranodal palisaded myofibroblastoma. Arch Pathol Lab Med. 2007;131:306–10.

4. Suster S, Rosai J. Intranodal hemorrhagic spindle-cell tumor with "amianthoid" fibers. Report of six cases of a distinctive mesenchymal neoplasm of the inguinal region that simulates Kaposi's sarcoma. Am J Surg Pathol. 1989;13:347–57.

5. Kandemir NO, Barut F, Ekinci T, Karagulle C, Ozdamar SO. Intranodal palisaded myofibroblastoma (intranodal hemorrhagic spindle cell tumor with amianthoid fibers): a case report and litera-ture review. Diagn Pathol. 2010;5:12.

6. Skalova A, Michal M, Chlumska A, Leivo I. Collagen composition and ultrastructure of the so-called amianthoid fibres in palisaded myofibroblastoma. Ultrastructural and immunohistochemical study. J Pathol. 1992;167:335–40.

7. Michal M, Chlumska A, Povysilova V. Intranodal "amianthoid" myofibroblastoma. Report of six cases immunohistochemical and electron microscopical study. Pathol Res Pract. 1992;188:199–204.

8. Michal M, Chlumska A, Skalova A, Fakan F. Palisaded intranodal myofibroblastoma. Electron microscopic study. Zentralbl Pathol. 1993;139:81–8.

9. Creager AJ, Garwacki CP. Recurrent intranodal palisaded myofi-broblastoma with metaplastic bone formation. Arch Pathol Lab Med. 1999;123:433–6.

10. Black JO, Zhai QJ, Varona OB, Ordonez NG, Luna MA. Primary schwannoma in a cervical lymph node. Head Neck. 2010;32:964–9.

11. Piana S, Gelli MC, Cavazza A, Serra L, Gardini G. Ancient schwannoma arising in a lymph node: report of a case and review of the literature. Pathol Res Pract. 2002;198:51–4.

第 97 章
转移性卡波西肉瘤

97

卡波西肉瘤(Kaposi sarcoma, KS)是一种特殊类型的血管肿瘤,可累及任何部位,几乎均与人类疱疹病毒8(HHV8)感染有关。HHV8 也称为卡波西肉瘤相关疱疹病毒,在 KS 中一致阳性[1]。HHV8 感染见于世界各地,但在不同地区的感染率不同,在撒哈拉以南的非洲地区最高,感染率超过 40%。美国、北欧和亚洲一些国家血清 HHV8 阳性率低于 10%[1-4]。病毒可通过性或非性途径传播。仅感染 HHV8 不足以引发 KS,参与发病机制的其他因素包括血管生成因子和细胞因子,以及病毒潜伏期和裂解期表达的病毒蛋白[1]。HHV8 易感染血管或淋巴管内皮祖细胞,通常为潜伏感染。卡波西肉瘤最常见于免疫缺陷患者,特别是HIV 感染患者。在 HIV 患者中,转录反式激活因子(TAT)对 KS 细胞有促有丝分裂和调节作用,因此参与了这些 KS 的发病[1,5]。

KS 可依据临床背景分为 4 种:散发性、地方性、医源性(与免疫抑制治疗相关)和流行性[1,5]。散发性KS 主要累及老年患者,男性居多,在地中海周边地区相对常见,好发于德系犹太人男性后裔。散发性 KS常为惰性临床过程,但少数患者可伴有与非霍奇金淋巴瘤相关的侵袭性疾病。地方性(非洲)KS 见于撒哈拉以南的非洲中部地区,中年患者表现为惰性临床过程,常累及腿部皮肤,儿童患者可有全身淋巴结肿大,表现为侵袭性临床过程[5,6]。这些侵袭性病例部分为HIV 感染患者。医源性 KS 发生于器官移植或类固醇治疗引起的医源性免疫缺陷患者[7,8],常为惰性临床过程。流行性 KS 在 HIV 感染患者中显著增加,是获得性免疫缺陷综合征(AIDS)的一种表现,最常见于男性同性恋者、血友病患者和滥用静脉注射毒品者[1,9]。流行性 KS 更常见于男性,最常累及皮肤,其次是口腔黏膜和胃肠道。淋巴结很少受累,且通常在皮肤病变

发生之后[10,11]。皮肤病变表现为红色或紫色斑块、丘疹或结节,直径 0.1~3cm。受累淋巴结增大、融合。

组织学观察,KS 首先累及淋巴结被膜,增生的梭形细胞沿小梁生长,或呈楔形浸润,可最终完全取代整个淋巴结[6,9,10]。病变可以梭形细胞为主,伴不同程度血管形成。细胞内的血管腔呈空泡状,早期血管结构表现为含红细胞的裂隙。形成良好的吻合血管网或扩张血管常与梭形细胞区交替分布。常见出血和含铁血黄素沉积。出现于单个细胞胞质内的 PAS 阳性玻璃样小球可能是红细胞残迹。肿瘤细胞核大,多形性轻微,常见核分裂象。KS 早期病变形似薄壁毛细血管,难以识别。

流行性 KS 患者的未受累淋巴结可有 HIV 感染表现、浆细胞增多,或反应性生发中心[11]。多中心性Castleman 病(MCD)患者的淋巴结可伴有 KS 病变、生发中心萎缩、生发中心内透明变性血管,以及滤泡间区间质改变。

KS 中的梭形细胞和内皮细胞表达 CD31、CD34、FLI1、D2-40 和 vimentin[12]。潜伏核抗原(LANA-1)特异性抗体可用于检测 HHV8。LANA-1 着色模式为瘤细胞核多个点状阳性[13]。

PCR 法和 Southern 印迹法可用于检测 KS 内的HHV8。原位杂交法可用于显示核内病毒颗粒[1]。超微结构观察偶能见到瘤细胞内的 Weibel-Palade 小体。

大多数 KS 患者不能治愈,但本病为惰性临床过程。散发性 KS 患者常采用保守治疗或局部治疗(如放疗)。流行性 KS 患者采用细胞毒性药物化疗通常有效,除非伴有淋巴结病变[5]。医源性 KS 患者首先降低免疫抑制强度,其他已经尝试过的治疗包括利妥昔单抗和 mTOR 抑制剂治疗[8]。HIV 相关性 KS 患者主要采用抗逆转录病毒治疗(ART)。ART 可降低 KS发病率,并改善 KS 患者预后。对于 HIV 相关性 KS 发

生广泛扩散者,曾使用 α-干扰素、蒽环类和紫杉醇治疗,取得了一定效果。随着对 KS 激活途径认识的提高,可设计出更合理的治疗方案。以血管生成(如 VEGF)、淋巴管生成、NF-kB 或 mTOR 途径为靶点的治疗研究已进入 I 期或 II 期临床实验[1,5]。

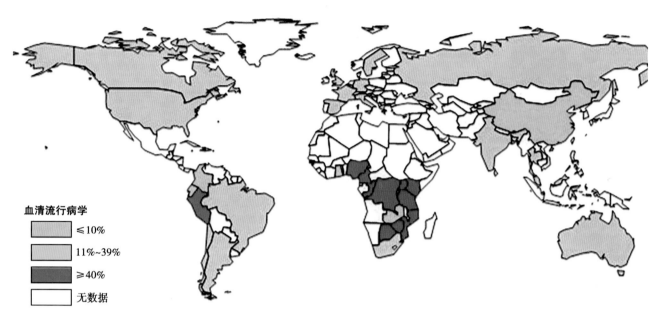

图 97.1 人类疱疹病毒 8(HHV8)血清流行病学示意图。不同地域存在很大差异,撒哈拉以南的非洲地区发病率最高,这也是 KS 发病率最高的地区。数据来自多个研究[1,3,4,14]。(图片由 Alonso Miranda 硕士采用"Mathematica"软件制作)

血清流行病学
≤10%
11%~39%
≥40%
无数据

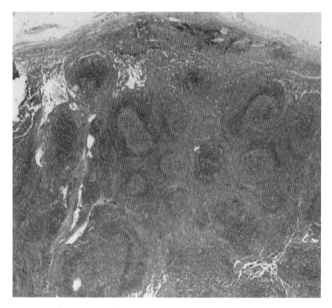

图 97.2 淋巴结 KS 早期病变。淋巴结增大,淋巴滤泡增生,可见灶性被膜增厚,伴局灶性小梁内生长,符合 KS 早期病变。患者有多中心 Castleman 病(MCD)和人类免疫缺陷病毒(HIV)感染。(Jose Valbuena 医生提供图片)

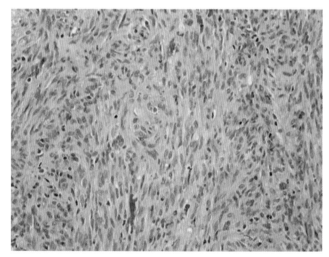

图 97.3 KS 的实性结构,中倍放大。梭形细胞实性排列,可见含有红细胞的裂隙

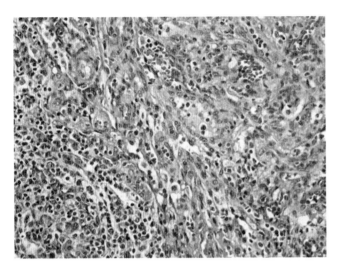

图 97.4　KS 的实性结构和早期血管结构,高倍放大。上皮样细胞有多种排列方式,可见含有红细胞的裂隙和早期血管

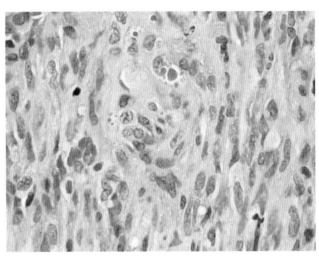

图 97.5　KS 中的玻璃样小体,高倍放大。梭形细胞质中含有特征性的 PAS 阳性玻璃样小体。这些小体可能是红细胞残迹

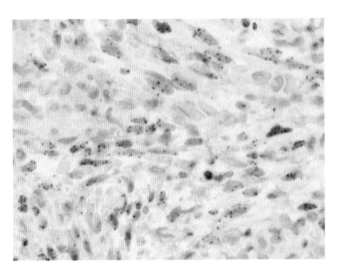

图 97.6　KS,免疫组化 LANA-1 染色。实性结构中的内皮细胞核阳性。瘤细胞核多点状阳性,这是 KS 的特征

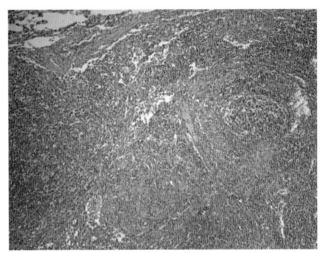

图 97.7　滤泡间 KS,中倍放大。增生的梭形细胞围绕反应性淋巴滤泡。KS 的特征是梭形细胞与小血管混合

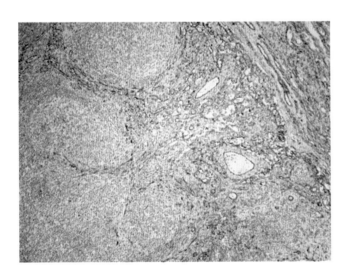

图 97.8　滤泡间 KS,免疫组化 CD31 染色。围绕反应性淋巴滤泡的增生血管阳性

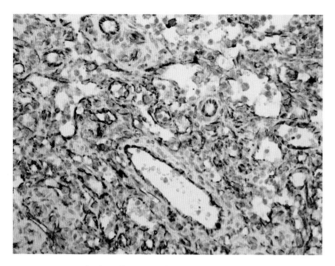

图97.9 免疫组化 CD31 染色。KS 中相互吻合的血管阳性

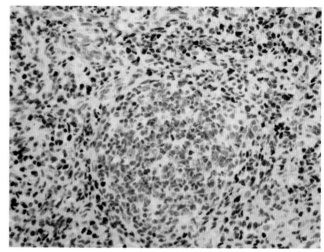

图97.10 滤泡间 KS，免疫组化 LANA-1 染色。内皮细胞核阳性，病变围绕反应性淋巴滤泡呈实性生长

（张磊　张功学　译）

参考文献

1. Mesri EA, Cesarman E, Boshoff C. Kaposi's sarcoma and its associated herpesvirus. Nat Rev Cancer. 2010;10:707–19.

2. Martin JN. The epidemiology of KSHV and its association with malignant disease. In: Arvin A, Campadelli-Fiume G, Mocarski E, et al., editors. Human herperviruses: biology, therapy and immunoprophylaxis. Cambridge: Cambridge University Press; 2007.

3. Zhang T, Shao X, Chen Y, et al. Human herpesvirus 8 seroprevalence, China. Emerg Infect Dis. 2012;18:150–2.

4. Chatlynne LG, Ablashi DV. Seroepidemiology of Kaposi's sarcoma-associated herpesvirus (KSHV). Semin Cancer Biol. 1999;9:175–85.

5. Hengge UR, Ruzicka T, Tyring SK, et al. Update on Kaposi's sarcoma and other HHV8 associated diseases. Part 2: pathogenesis, Castleman's disease, and pleural effusion lymphoma. Lancet Infect Dis. 2002;2:344–52.

6. Templeton AC. Kaposi's sarcoma. Pathol Annu. 1981;16:315–36.

7. Sampaio MS, Cho YW, Qazi Y, et al. Posttransplant malignancies in solid organ adult recipients: an analysis of the U.S. National Transplant Database. Transplantation. 2012;94:990–8.

8. Riva G, Luppi M, Barozzi P, et al. How I treat HHV8/KSHV-related diseases in posttransplant patients. Blood. 2012;120:4150–9.

9. Ioachim HL, Adsay V, Giancotti FR, et al. Kaposi's sarcoma of internal organs. A multiparameter study of 86 cases. Cancer. 1995;75:1376–85.

10. Bueso-Ramos C. Metastatic Kaposi sarcoma. In: Medeiros LJ, editor. Diagnostic pathology: lymph nodes and spleen with Extranodal lymphomas. 1st ed. Altona/Manitoba: Amirsys, Inc; 2011. p. 12-24–9.

11. Naresh KN, Rice AJ, Bower M. Lymph nodes involved by multicentric Castleman disease among HIV-positive individuals are often involved by Kaposi sarcoma. Am J Surg Pathol. 2008;32:1006–12.

12. Rosado FG, Itani DM, Coffin CM, Cates JM. Utility of immunohistochemical staining with FLI1, D2-40, CD31, and CD34 in the diagnosis of acquired immunodeficiency syndrome-related and non-acquired immunodeficiency syndrome-related Kaposi sarcoma. Arch Pathol Lab Med. 2012;136:301–4.

13. Courville P, Simon F, Le Pessot F, et al. Detection of HHV8 latent nuclear antigen by immunohistochemistry. A new tool for differentiating Kaposi's sarcoma from its mimics. Ann Pathol. 2002;22:267–76.

14. Mohanna S, Maco V, Bravo F, Gotuzzo E. Epidemiology and clinical characteristics of classic Kaposi's sarcoma, seroprevalence, and variants of human herpesvirus 8 in South America: a critical review of an old disease. Int J Infect Dis. 2005;9:239–50.

第98章
淋巴结转移性疾病

98

区域或远处淋巴结出现的转移性非淋巴细胞性或非造血系统肿瘤通常来自于邻近的实质器官。区域淋巴结评估对癌症患者的分期和管理至关重要,疾病转移意味着具有高度侵袭性。当恶性肿瘤的引流区淋巴结肿大时,临床检查即可发现,此时组织学检查非常容易见到明确的转移瘤。大多数患者的转移是在因分期需要而切除的区域淋巴结中发现的。评估另一个层次是寻找亚临床转移(见"前哨淋巴结活检"部分)。少数病例原发灶未知,评估淋巴结是为了确定转移瘤的起源。

淋巴结转移的发病机制被认为涉及原发肿瘤的一系列基因事件,这些事件决定其进展或转化。肿瘤细胞失去黏附性,破坏细胞外基质,穿过基底膜,进入淋巴管或血管,最后进入循环系统。肿瘤到达邻近或远隔部位后,浸润并形成有相应间质和血供的独立生长,此过程涉及一些其他机制。完全不同的肿瘤有相同的转移过程,导致肿瘤侵袭和播散的分子事件可能反映了所有恶性肿瘤细胞的基本特性。与侵袭和转移相关的分子机制包括黏附分子丢失,如 E-cadherin;负责细胞与基底膜黏附的整合素分子减少;允许肿瘤侵袭的蛋白水解酶增加,如Ⅳ型胶原酶。淋巴结转移是大部分癌症播散过程的第一步,区域淋巴结的变化是宿主抵抗疾病进展的一种反应。有人认为,肿瘤内浸润的淋巴细胞及淋巴结内的淋巴细胞,可通过 Fas 和 Fas 配体的相互作用调节乳腺癌转移[1]。

原发瘤与转移瘤对化疗药物的敏感性不同,这表明两者之间存在差异。恶性肿瘤内共存有携带特殊性质的小的细胞克隆,此现象可部分解释上述差异[2]。例如,若原发性结肠癌伴有 KRAS、BRAF 和 PIK3CA 突变,会导致其复发灶或转移灶对治疗耐受。同样,一些结肠癌、胰腺癌和乳腺癌的原发瘤与转移瘤的突变模式存在差异[2]。这些差异的检测方法包括分析原发瘤与转移瘤、循环肿瘤细胞,或循环肿瘤 DNA。当肿瘤细胞进入循环,至少部分细胞会被破坏,或发生凋亡,其 DNA 释放入血,可以此进行 DNA 测序。

淋巴结肿大并不等同于转移,必须查清癌症患者淋巴结肿大的性质。评估转移可能性的方法很多,影像学方法也是可行的,例如观察放射性核素或氟脱氧葡萄糖的吸收情况。一般情况下,转移灶吸收率高,而吸收率低者被认为是反应性改变而非转移。对于不能明确性质者,需要行淋巴结活检,方法有很多,包括细针穿刺抽吸、穿刺活检和切除活检,不同方法的诊断准确率不同。

淋巴结转移的解剖分布

淋巴结转移的解剖分布与原发瘤的部位高度相关。上颈淋巴结转移多来自鼻咽、扁桃体、舌或甲状腺的恶性肿瘤。下颈淋巴结转移多来自肺或腹内器官。Virchow 淋巴结是指腹内原发肿瘤转移至左锁骨上淋巴结,此转移途径的原因是由于胸导管引流至锁骨下静脉。腹股沟淋巴结转移癌多来自下肢皮肤、子宫颈、外阴、直肠、肛门、卵巢和阴茎。盆腔淋巴结引流前列腺、睾丸、女性生殖道和下肢。

组织病理学

淋巴结转移灶最初表现为边缘窦内出现单个细胞或小簇细胞,之后延伸至髓窦、髓质和皮质,最终部分或完全取代淋巴结结构。在转移灶出现的同时,常伴有针对转移的淋巴结反应性改变,例如滤泡或副皮质区反应性增生,或窦组织细胞增生。淋巴结的其他继发改变包括血管增生、高内皮微静脉显著、组织细胞簇或肉芽肿形成,以及间质或被膜纤维化。转移灶的细胞学表现一般与原发灶相同,但偶尔有差异。某些肿瘤,如前列腺腺癌,其前列腺内原发灶与髂淋巴结内转移灶的形态学几乎完全相同。乳腺或胃肠道黏液癌常含细胞内或细胞外黏液,黏液染色可清楚显示。甲状腺和卵巢的原发瘤和转移瘤均常见乳头状结构。头颈部鳞癌及其引流淋巴结内常见角化珠或蝌蚪形细胞。

黑色素的出现有助于识别淋巴结转移性黑色素瘤。有些转移瘤或多或少类似于淋巴瘤或造血系统肿瘤,因此可能误诊(表98.1)。

表98.1   类似淋巴或造血系统肿瘤的转移瘤

肿瘤类型	组织病理学	有用的诊断标记物
肺小细胞癌	细胞核拥挤、铸型	CK(+),角蛋白鸡尾酒点状阳性
乳腺小叶癌	位于淋巴窦内,细胞粘附性差;无导管形成	CK(+);胞质内黏蛋白
鼻咽癌	大的上皮样细胞、有粘附性,可见核仁	CK(+),EBER(+)
精原细胞瘤	胞质透明的大细胞	PLAP(+),OCT3/4(+)
神经母细胞瘤	细胞小、铸型核,原纤维样基质	Syn(+),CgA(+)
Ewing 肉瘤	小细胞弥漫分布	PAS(+),t(11;22)(q24;q12),WT1(+)
腺泡性横纹肌肉瘤	假腺泡结构	Myogenin,desmin
黑色素瘤	胞质丰富的大细胞	S100(+),MelanA(+),HMB-45(+)

CK,细胞角蛋白;EBER,EB病毒编码RNA;PLAP,胎盘碱性磷酸酶;WT1,Wilms瘤蛋白

免疫组化评估

肿大淋巴结的评估对分期很重要,准确评估需要获得完整的临床病史。如果临床病理表现不具有特征性,可结合组织学、组织化学或免疫组织化学方法来进一步验正原发瘤与转移瘤之间的一致性。免疫组化标记可用于确定转移瘤最可能的原发部位。细胞角蛋白鸡尾酒是最有用的组合性抗体之一,其阳性表达几乎可以确定肿瘤为上皮来源[3]。CD45/LCA阳性一般提示为淋巴或造血系统来源。Syn和S-100阳性分别支持神经内分泌和黑色素细胞起源。因此建议使用一组抗体,这样有助于确定转移瘤的起源,并缩小鉴别诊断范围。在选用抗体时,应考虑到患者的临床背景,以及抗体的敏感性和特异性。还需要强调的是,原发性和转移瘤的免疫表型可能会存在细微变化。

分析淋巴结转移瘤的免疫组化表达情况,结合淋巴结的解剖部位,可非常准确的判断肿瘤原发部位。例如,腋窝淋巴结转移瘤表达ER和PR,高度提示为乳腺原发。颈部淋巴结转移瘤表达TTF-1,支持甲状腺原发,滤泡癌、乳头状癌或髓样癌均可阳性。纵隔淋巴结转移瘤表达TTF-1支持肺原发。PSA或PAP阳性高度提示为转移性前列腺癌。淋巴结转移瘤表达S-100、HMB-45或Melan A,高度提示为转移性恶性黑色素瘤。

其他方法

组织化学方法(如PAS、粘蛋白卡红、网状纤维染

色,多巴氧化酶、酸性磷酸酶)也可用于检测,但很少用于肿瘤诊断。超微结构分析对于转移性恶性肿瘤的诊断也有帮助,但由于免疫组织化学方法非常便捷,因此超微结构分析应用也不多。

特殊疾病

腋窝淋巴结转移性乳腺癌

腋窝淋巴结转移最常见于浸润性乳腺癌,当其出现时,乳腺癌患者需要接受辅助治疗。预后与受累淋巴结数量有关。在腋窝淋巴结癌转移患者中,不足1%的病例在经广泛细致地检查后,乳腺内仍找不到原发灶。罕见病例没有乳腺原发灶,淋巴结内的癌可能是淋巴结内胚胎性上皮残余发生肿瘤性转化的结果。

单巢肿瘤细胞>2mm,或转移瘤完全取代淋巴结,这两种情况对肿瘤分期和临床管理有显著影响。直径<2mm的小巢肿瘤细胞分为两种情况,一是直径0.2~2mm的微转移,二是单个细胞,或单巢肿瘤细胞<0.2mm,这些转移灶的临床意义目前还有争议。微转移和单个细胞转移常在免疫组化标记CK和前哨淋巴结活检时发现。值得注意的是,正常淋巴结中的少量间质细胞也可表达CK。

前哨淋巴结活检

前哨淋巴结活检和淋巴管显影是在恶性肿瘤累及

的器官或结构的实质内注射染色剂(如美兰)或示踪剂(放射性胶体),用于检测亚临床或不可触及的淋巴结转移。手术探查时,沿染色剂或示踪剂的走向来寻找区域淋巴结,切除淋巴结后进行彻底地病理评估。前哨淋巴结的状态通常可以代表周围淋巴结的状况[4,5]。与传统腋窝淋巴结清扫术相比,这些手术创伤小,并发症少[6]。

转移性黑色素瘤

黑色素瘤分期最重要的内容包括皮肤黑色素瘤的诊断和区域淋巴结的分期评估,后者可以是明显肿大的淋巴结或前哨淋巴结。有时经形态学和免疫组化分析证实为转移性黑色素瘤,但却找不到原发灶,这种情况并不罕见,一些患者回忆曾有色素性病变,但已消退,这些病例可能属于消退性黑色素瘤。此外,这种情况也可能是罕见部位发生的原发性色素性病变,例如肛管黏膜。

原发病灶不确定的转移癌

约5%的淋巴结转移癌患者不能确定原发灶。转移性黑色素瘤、精原细胞瘤和鼻咽癌是较难确定原发灶的代表。免疫组织化学法、mRNA 表达法或基因表达谱分析等系统性研究方法可确定多达80%患者的原发瘤。依据基因表达谱分析成果,推荐用于原发灶未知病例转移瘤诊断的免疫组化标记物见表98.2[7,8]。

表 98.2 原发灶未知的转移瘤的诊断

广义分类	标记物
癌	广谱 CK、CK7、CK20、EMA
黑色素瘤	S-100、MelanA、HMB-45
淋巴或造血系统肿瘤	CD45/LCA、CD20、CD3、CD138 等
肉瘤	actin、desmin、S-100
特殊亚型	**标记物**
腺癌	CK7、CK20
乳腺癌	CK7+/CK20-、GCDFP-15
结肠癌	CK7-/CK20+
生殖细胞肿瘤	OCT4、PLAP、HCG、AFP
肺癌	TTF1、CK7+/CK20-
神经内分泌癌	CgA、CD56、Syn
卵巢浆液性癌	WT1、PAX8、CA-125、CK7+/CK20-
前列腺癌	PSA、CK7-/CK20-
鳞癌	CK5、CK6、p63
胃	CK7(+/-)/CK20+、CDX2
甲状腺	TTF1、甲状腺球蛋白

AFP,甲胎蛋白;CK,细胞角蛋白;EMA,上皮膜抗原;GCDFP-15,巨囊液球蛋白-15;HCG,促性腺激素;LCA,白细胞共同抗原;PLAP,胎盘碱性磷酸酶;PSA,前列腺特异抗原;TTF-1,甲状腺转录因子-1;WT1,Wilms 瘤蛋白

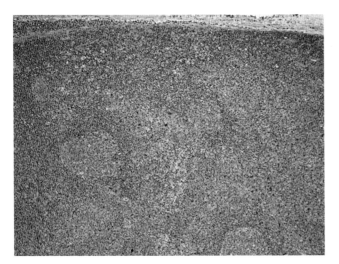

图98.1 鼻咽癌淋巴结转移,低倍放大。肿瘤浸润滤泡间区

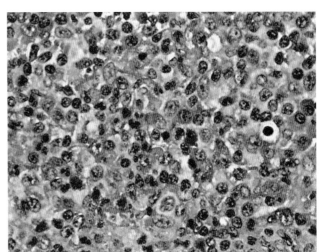

图98.2 转移性鼻咽癌,高倍放大。瘤细胞大,泡状核,偶见明显核仁。背景可见小淋巴细胞、浆细胞和嗜酸性粒细胞。这些表现易与淋巴造血系统肿瘤混淆

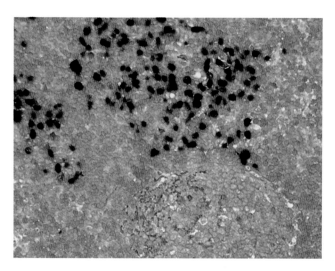

图98.3　鼻咽癌,EBER 原位杂交,大多数肿瘤细胞阳性

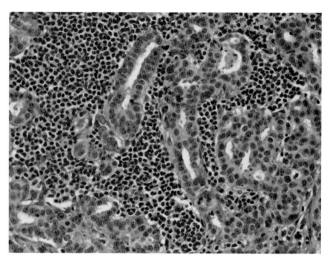

图98.4　腋窝淋巴结转移性乳腺癌,有清楚的导管结构。本例伴有乳腺浸润性导管癌

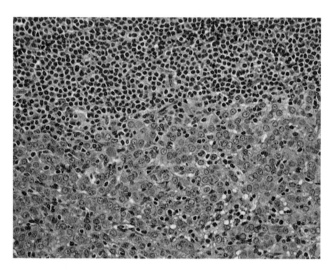

图98.5　腋淋巴结转移性乳腺癌,高倍放大。可见片状癌细胞。本例伴有分化较差的浸润性乳腺癌

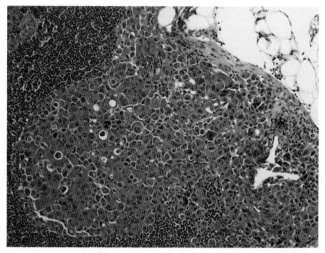

图98.6　纵隔淋巴结转移癌。可见大巢癌组织,癌细胞大,有多形性,胞质中等。可见残留的反应性淋巴结组织

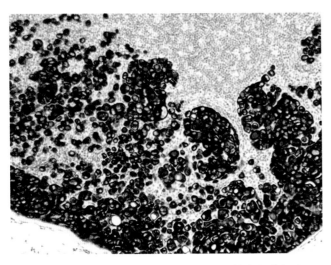

图 98.7 免疫组化 CK7 染色,纵隔淋巴结内的癌细胞强阳性

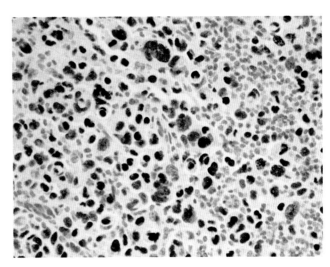

图 98.8 免疫组化 TTF-1 染色,纵隔淋巴结的癌细胞强阳性。肺腺癌和甲状腺癌高度特异性表达 TTF-1。本例证实为原发性肺癌

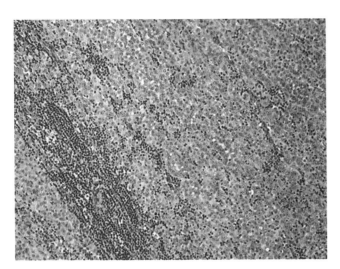

图 98.9 腹股沟淋巴结转移性黑色素瘤。恶性肿瘤弥漫生长,几乎完全取代淋巴结结构

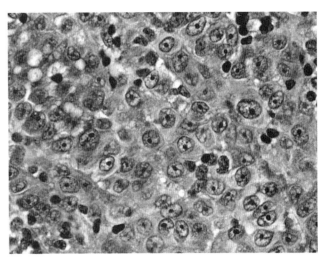

图 98.10 腹股沟淋巴结转移性黑色素瘤。肿瘤弥漫排列,瘤细胞大,染色质空泡状。未见胞质内色素

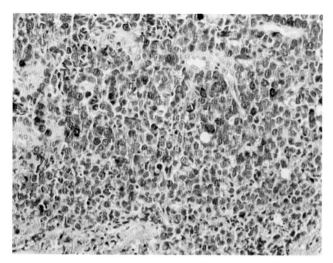

图 98.11 腹股沟淋巴结转移性黑色素瘤,免疫组 S100 染色。大多数细胞阳性,定位于胞质和胞核

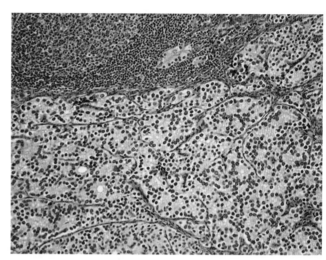

图 98.12 髂淋巴结转移性前列腺腺癌。由小腺泡构成,与前列腺内的原发癌极为相似

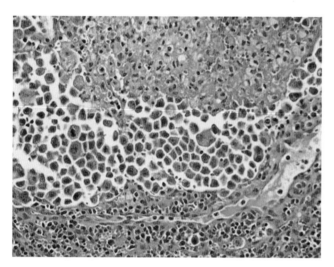

图 98.13 颈部淋巴结转移癌,原发灶不明。淋巴结内转移灶由无粘附性的大细胞构成,可见广泛坏死。经广泛细致检查,仍未能发现任何实质器官内有恶性病变

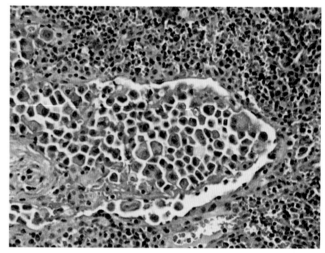

图 98.14 颈部淋巴结转移癌,原发灶不明。肿瘤细胞黏蛋白染色阳性,符合腺癌

（张磊 张雷 译）

参考文献

1. Ioachim HL, Decuseara R, Giancotti F, Dorsett BH. FAS and FAS-L expression by tumor cells and lymphocytes in breast carcinomas and their lymph node metastases. Pathol Res Pract. 2005;200:743–51.

2. Aparicio S, Caldas C. The implications of clonal genome evolution for cancer medicine. N Engl J Med. 2013;368:842–51.

3. Lerwill MF. Current practical applications of diagnostic immunohistochemistry in breast pathology. Am J Surg Pathol. 2004;28:1076–91.

4. Bricou A, Duval MA, Charon Y, Barranger E. Mobile gamma cameras in breast cancer care—a review. Eur J Surg Oncol. 2013; 39(5):409–16.

5. Frumovitz M, Euscher ED, Deavers MT, et al. "Triple injection" lymphatic mapping technique to determine if parametrial nodes are the true sentinel lymph nodes in women with cervical cancer. Gynecol Oncol. 2012;127:467–71.

6. Delpech Y, Bricou A, Lousquy R, et al. The exportability of the ACOSOG Z0011 criteria for omitting axillary lymph node dissection after positive sentinel lymph node biopsy findings: a multicenter study. Ann Surg Oncol. 2013;20:2556–61.

7. Oien KA, Dennis JL. Diagnostic work-up of carcinoma of unknown primary: from immunohistochemistry to molecular profiling. Ann Oncol. 2012;23:271–7.

8. Pavlidis N, Pentheroudakis G. Cancer of unknown primary site. Lancet. 2012;379:1428–35.

索　引